Bewegungsstörungen der oberen Extremität bei Kindern

Jörg Bahm
(Hrsg.)

Bewegungsstörungen der oberen Extremität bei Kindern

Konservative und operative Therapie

Mit 364 Abbildungen und Zugang zu 7 Online-Videos

Mit Geleitworten von Rolfe Birch und Thomas Kretschmer

Springer

Herausgeber
Jörg Bahm
Franziskushospital Aachen GmbH
Aachen, Deutschland

Alle Videos zum Buch finden Sie unter http:// www.springermedizin.de/vzb-Bahm

ISBN 978-3-662-50425-3 978-3-662-50426-0 (eBook)
https://doi.org/10.1007/978-3-662-50426-0

Die Deutsche Nationalbibliothek verzeichnet diese Publikation in der Deutschen Nationalbibliografie; detaillierte bibliografische Daten sind im Internet über http://dnb.d-nb.de abrufbar.

Springer

Umschlaggestaltung: deblik Berlin
Fotonachweis Umschlag: © WavebreakMediaMicro/Fotolia
Zeichner: Michaela von Aichberger, Erlangen

Gedruckt auf säurefreiem und chlorfrei gebleichtem Papier

Springer ist Teil von Springer Nature
Die eingetragene Gesellschaft ist Springer-Verlag GmbH, DE
Die Anschrift der Gesellschaft ist: Heidelberger Platz 3, 14197 Berlin, Germany

Geleitwort

> Dass wir solche Dinge lehren
> Möge man uns nicht bestrafen:
> Wie das alles zu erklären
> Dürft ihr euer Tiefstes fragen.
> Höhere und Höchstes.
> Johann Wolfgang Goethe 1818

Jörg Bahm and his colleagues make a distinguished and distinctive contribution with this book whose theme is that difficult matter of the birth lesion of the brachial plexus. Perplexities arise for several reasons. The traction and compression forces act upon the conducting tissues for hours during protracted ,difficult delivery quite unlike the sudden tearing of high energy ,high speed traction injury. There are important differences between the immature and mature nervous systems and in their response to injury.

In the infant the spinal cord fills the cervical canal, the spinal rootlets emerging from it at or close to a right angle from it. The transitional zone is unstable; myelination is far from complete so that conduction velocities approach adult levels only after 5 years. This means that the deep afferent pathways are immature and probably unstable. The density of the conducting tissue and the blood flow to it are higher in the infant. Perhaps unexpectedly the cell bodies of the neurones in the spinal cord and dorsal root ganglia are more vulnerable to proximal axonotomy or pre ganglionic injury than is the case in the adult.

The disturbance of growth and the associated muscle imbalance may prove to be a potent cause of deformity.These factors contribute to the severe problem of posterior subluxation or dislocation of the gleno-humeral joint which we encountered in one quarter of our cases of birth palsy but do they explain the finding that 25 % of dislocations occur at birth or within the first 12 weeks of life?

Prolonged conduction block is common and confounds clinical diagnosis: even more confounding is the unexpected spontaneous recovery of hand function in some apparently severe (group4) lesions.

The reality of cortical plasticity is exemplified by the accurate localisation in the dermatomes of avulsed spinal nerves which had been reinnervated by intercostal nerves transferred from remote spinal segments, an outcome never even remotely matched by our adults. And yet why is it that predicted limb preference (or dominance) is regained in only a minority of children? Does this reflect the prolonged dissociation between the Central nervous system and the affected upper limb during the critical early months of development?

Jörg Bahm and his colleagues present us with a fine work. It is a pleasure to read, well illustrated, and above all, it shines with observation shorn of dogma. It will repay the reader and I hope that speedy translation will widen the audience-deservedly so!

Rolfe Birch
London, Januar 2017

Geleitwort

Das vorliegende Buch beschäftigt sich im Detail mit Bewegungsstörungen der oberen Extremität bei Kindern, wie sie zum Beispiel in Folge einer geburtsbedingten Parese des Plexus brachialis oder einer Arthrogrypose auftreten können. Dem Herausgeber und seinen Autoren ist es sehr gut gelungen, diesen Themenkomplex, zu dem es bisher keine zusammenfassende, alle Teilaspekte umfassende Monographie im deutschsprachigen Raum gibt, umfassend darzustellen.

Schon bei Durchsicht der Gliederung wird erkennbar, wie viele Teilaspekte zu berücksichtigen sind, wenn man der Behandlung derartiger Bewegungseinschränkungen gerecht werde möchte. So spannt sich der Themenbogen von der Diagnostik aus Sicht des Kinderarztes/Neuropädiaters und des Operateurs unter Beschreibung von Messverfahren, der Bildgebung, elektrophysiologischer Methoden und dem Einsatz der transkraniellen Magnetstimulation über die Aspekte der kortikalen Plastizität zu den konservativen Behandlungsmethoden und den Möglichkeiten der primär- und sekundär rekonstruktiven Eingriffe. Hierbei werden die einzelnen Problemkreise und Behandlungsverfahren direkt durch die Überschriften identifizierbar: Spastik, Gelenksteife, neuroorthopädische Korrekturverfahren und Nerven/Neurochirurgie. Nicht ausgespart bleiben die Spezifika der Kinderanästhesie und mikrochirurgischer Verfahren.

Bei den sekundären Verfahren besticht eine topographische Aufteilung der chirurgischen Lösungsansätze (Schulter, Ellenbogen, Unterarmdrehung, Handgelenk und Hand). Schließlich wird ebenso ausführlich auf die Wichtigkeit und die Methoden der Nachbehandlung eingegangen, bevor mit den Erfahrungsberichten Betroffener die Augen des Lesers für die Patientensicht geöffnet werden. Abschließend werden zudem juristische Aspekte dargestellt.

Bei aller Umfänglichkeit liest sich der Text zügig und relevante Informationen sind für den zielstrebig Suchenden schnell aufzufinden. Das veranschaulichende Bilder- und Videomaterial ergänzt die Darstellung der funktionellen Aspekte.

Der sich durchziehende Fokus der Betrachtung liegt auf der Funktionswiederherstellung und -verbesserung. Den betroffenen Kindern soll eine möglichst geringe Einschränkung ihrer Teilhabe und persönlichen Entwicklung ermöglicht werden. Dass dies eine multidisziplinäre und über Jahre andauernde Aufgabe ist, erschließt sich bereits bei Durchsicht des Inhaltsverzeichnisses. Die prägnanten Texte des Buches spiegeln hierbei viele Jahre praktischer beruflicher Erfahrung und die notwendige Passion und Widmung wider. Eine solche Widmung ist für eine erfolgreiche Behandlung dieser Kinder absolut notwendig.

Den Autoren gelingt es hervorragend, sämtliche Aspekte die mit einer im Kindesalter bestehenden Einschränkung der Funktion der oberen Extremitäten einhergehen in gebündelter Form darzustellen. In der Behandlungskette Tätige können so sowohl einen Überblick als auch Detailwissen über notwendige Maßnahmen und Aspekte gewinnen.

Im klinischen Alltag wird das mögliche Behandlungsangebot für diese Kinder nicht selten zu wenig genutzt. Leider manchmal auch aufgrund mangelnder Beratungskompetenz. Das vorliegende Buch verdeutlicht, wie viel Funktion durch entsprechende Maßnahmen und ein Ausschöpfen der Behandlungsmöglichkeiten gewonnen werden kann, wenn rechtzeitig die geeigneten Behandlungspfade geebnet werden.

In diesem Sinne wünsche ich dem Buch eine weite Verbreitung und gratuliere dem Herausgeber und den gewonnen Experten zu ihrer Darstellung.

Thomas Kretschmer
Oldenburg, Dezember 2016

Vorwort

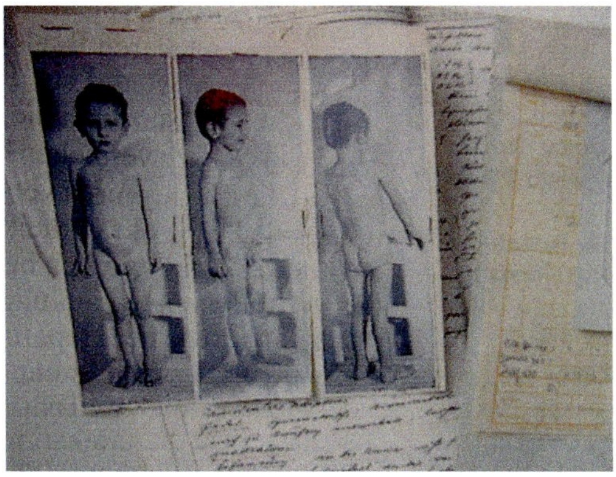

Es gab schwierige und sogar unmögliche Zeiten in der Behandlung körperbehinderter Kinder in unserem Land – auch wir haben heute ein Vermächtnis.

Benzenhöfer hat 2000 in einer Übersicht zur Kindereuthanasie im Dritten Reich an schreckliche Selektionskriterien erinnert, wie: »Missbildungen jeder Art, besonders das Fehlen von Gliedmaßen, schwere Spaltbildungen des Kopfes und der Wirbelsäule, Lähmungen einschließlich Little'sche Erkrankung.«

So vieles verpflichtet uns, gerade bei der rekonstruktiven Behandlung von Kindern große ethische Sorgfalt in Diagnose- und Indikationsstellung sowie Therapie und Nachbehandlung walten zu lassen.

Nach nunmehr 20 Jahren schwerpunktmäßiger klinischer und chirurgischer Arbeit an Kindern mit Bewegungsstörungen der oberen Extremität, vor allem nach geburtsassoziierter Plexusparese, sehe ich heute manches klarer, übersichtlicher, im Zusammenhang. Wenn ein neuer Patient in die neuroorthopädische Sprechstunde kommt, so ergibt sich recht schnell ein Leitgedanke, ein roter Faden von der klinischen Untersuchung zur operativen Strategie und einem möglichen funktionellen Resultat. »Erfahrung« gekoppelt mit permanenter Neugier, das möchten wir unseren Lesern vermitteln, um den vielfältigen Problemen dieser Kinder gerechter zu werden und für alle Ansprechpartner die richtigen Worte zur Information zu finden.

Es freut mich sehr, dass so viele Wegbegleiter bei diesem Buchprojekt schnell zugesagt haben, und wir so ein umfangreiches Puzzle vorstellen können, das über die medizinischen Fachrichtungen hinaus auch Aspekte der Physiotherapeuten, Eltern und Sozialberufe enthält.

All diese Kinder werden in unserer Gesellschaft zurechtkommen. Unsere Behandlung sollte die betroffene Extremität fachgerecht in Funktion und Habitus so gut wie eben möglich aufwerten.

Es vermittelt eine große Zufriedenheit, gelungene Resultate nach einer komplexen Nervenrekonstruktion, nach sekundären Muskeltransfers oder Gelenkkorrekturen zu sehen – mit der verbesserten Funktion ist auch die Freude und Erleichterung der Eltern verbunden, die über Jahre eine solche Sprechstunde tragen, beleben und anspornen.

Dieses Buch ist den vielen großen und kleinen Kindern der letzten 20 Jahre gewidmet, die wir beraten und behandeln konnten, und die durch ihre Spontaneität die gemeinsame Zeit in einem oft anstrengenden Klinikalltag in ein freudiges und stimulierendes Miteinander verwandelt haben.

Jörg Bahm
Aachen, im März 2017

Die Originalversion des Autorenverzeichnisses in diesem Buch wurde revidiert.
Ein Erratum ist online unter https://doi.org/10.1007/978-3-662-50426-0 verfügbar.

Inhaltsverzeichnis

III Konservative Behandlungsmethoden

Autorenverzeichnis

Bahm, Jörg, Dr.
Plastische und Handchirurgie
Franziskushospital
Morillenhang 27
52074 Aachen, Germany
gc075108@belgacom.net

Becher, Thomas
Facharzt für Kinder- und Jugendmedizin
SP Neuropädiatrie
Diplom Heilpädagoge
Gestalt-Psychotherapeut (GIK)
Mydlinghoven 4
40629 Düsseldorf, Germany
thbecher@web.de

Böttcher, Richarda, Dr.
Karower Str. 13
16341 Panketal, Germany
richarda.boettcher@wmanage.de,

Bussmann, Cornelia, Dr.
Praxis für Kinderneurologie, Atosklinik
Bismarckstr. 9–15
69115 Heidelberg, Germany
kinderneurologie@atos.de

Disselhorst-Klug, Catherine, Prof. Dr. rer. Nat.
Institut für Angewandte Medizintechnik
RWTH Aachen
Pauwelstr. 20
52074 Aachen, Germany
disselhorst-klug@hia.rwth-aachen.de
disselhorst-klug@ame.rwth-aachen.de

Döderlein, Leonhard, Dr. med.
Behandlungszentrum Aschau GmbH
Bernauer Straße 18
83229 Aschau i. Chiemgau, Germany
l.doederlein@bz-aschau.de,

Dussa, Chakravarthy, Dr. med.
Behandlungszentrum Aschau GmbH
Bernauer Straße 18
83229 Aschau i. Chiemgau, Germany

Gohritz, Andreas, Dr. med.
Plastische, Rekonstruktive und Ästhetische Chirurgie,
Handchirurgie
Universitätsspital Basel
Spitalstr. 21
4031 Basel, Suisse
andreas_gohritz@yahoo.com

Hägele, Anke,
Kinderneurologisches Zentrum
Sana Kliniken Düsseldorf GmbH
Gräulinger Straße 120
40625 Düsseldorf, Germany
ankylose@freenet.de

Hagemann, Christian, Dr. med.
Pädiatrisches Wirbelsäulenzentrum
AKK Altonaer Kinderkrankenhaus gGmbH
Bleickenallee 38
22763 Hamburg, Germany
c.hagemann@gmx.net,

Kaiser, Annett, Rechtsanwältin
Rechtsanwaltssozietät Kaiser & Köpke GbR
Große Steinstraße 11
06108 Halle, Germany
mail@kaiser-koepke.de

Langer, Martin, Prof. Dr. med.
Unfall-, Hand- und Wiederherstellungschirurgie
Universitätsklinik Münster
Albert-Schweitzer-Campus 1
48149 Münster, Germany
martin.langer@ukmuenster.de,

Mahler, Mirjam
Plexuskinder e.V.
Georgstr. 3
89077 Ulm, Germany
info@plexuskinder.de

Mecher, Frauke,
Physiotherapeutische Gemeinschaftspraxis
Mecher & Kollegen
Güldenstr. 19
38100 Braunschweig, Germany
f.mecher@freenet.de

Sauerzapfe, Barbara, Dr. med
Abteilung Anästhesie
Franziskushospital Aachen
Morillenhang 27
52074 Aachen, Germany
b.sauerzapfe@franziskus-hospital.de

Schaakxs, Dominique, MD PhD
Avenue de Lavaux 68 A
1009 Pully, Switzerland
dschaakxs@yahoo.fr,

Schaefer, Michael, Dipl.-Orthopädiemechaniker-Meister
Pohlig GmbH
Grabenstätter Str. 1
83278,Traunstein, Germany
M.Schaefer@Pohlig.Net

Schaumberg, Jens, Dr. med.
Abteilung Neurologie
Asklepios Klinik Altona
Paul-Ehrlich-Str. 1
22763 Hamburg, Germany
j.schaumberg@asklepios.com,

Schwandt, Heinz-Dietrich, Dr. med.
Abteilung Neurologie
Asklepios Klinik Altona
Paul-Ehrlich-Str. 1
22763 Hamburg, Germany
D.Schwandt@Asklepios.com

Schwenzer, Thomas, Prof. Dr. med.
Direktor der Frauenklinik
Klinikum Dortmund gGmbH
Beurhausstr. 40
44137 Dortmund, Germany
thomas@schwenzerdo.de
thomas.schwenzer@klinikumdo.de

Stuecker, Ralf, Prof. Dr. med.
Abteilung Kinderorthopadie
Altonaer Kinderkrankenhaus
Bleickenallee 38
22763 Hamburg, Germany
ralf.stuecker@kinderkrankenhaus.net

Uphoff, Roland, Dr.
Fachanwalt f. Medizinrecht,
Henrich-von-Kleist Str. 4
53113 Bonn, Germany
roland@uphoff.de

Einleitung

Einleitung

J. Bahm

J. Bahm (Hrsg.), *Bewegungsstörungen der oberen Extremität bei Kindern*
DOI 10.1007/978-3-662-50426-0_1

1

1.1 Definitionen

Bewegungsstörungen der oberen Extremität beruhen meist auf einer ursprünglich oder sekundär gestörten neuromuskulären Funktion des Bewegungsapparates.

Neben primären Muskelschäden (die nicht operativ verbessert werden können und deshalb nicht hier, sondern in kinderneurologischen Lehrbüchern behandelt werden) unterscheidet man bei den Nervenschäden solche des peripheren Nervensystems der Leitbahnen von denen des Gehirns, die meist mit Spastik einhergehen.

Es ist also eingangs wichtig, eine klare Unterscheidung der verschiedenen klinischen Krankheitsbilder vorzunehmen und wesentliche Grundbegriffe zu erklären: Dabei setzen wir das Basiswesen zur Anatomie und Physiologie des Nervensystems und des Bewegungsapparates voraus (z. B. Schünke 2000) bzw. verweisen auf Buchkapitel wie zum Beispiel zur Biomechanik (Kummer 2005) und die weiterführende Literatur im Anhang.

Typische Bewegungsveränderungen beim Neugeborenen sieht man zum Beispiel im Rahmen eines Sauerstoffmangels unter der Geburt (hypoxischer Hirnschaden mit Entwicklung einer spastischen Bewegungsstörung einer oder beider oberen Extremitäten – ggf. mit Beteiligung der unteren Extremitäten), bei einer geburtsassoziierten Nervenverletzung am Hals (Schädigung des Plexus brachialis – kindliche Plexusparese) oder einer komplexen neuroorthopädischen Störung wie bei der Arthrogrypose (Arthrogryposis multiplex congenita, AMC; obere und/oder untere Extremitäten betroffen; meist aber nicht ausschließlich beidseits). Natürlich gibt es noch seltene neurogene Störungen der Rückenmarksneurone (z. B. spinale Atrophien), die aber nicht chirurgisch behandelt werden können und zu denen deshalb auf ein neuropädiatrisches Fachbuch verwiesen wird.

Alle oben genannten Krankheitsbilder fallen im Neugeborenen- und Säuglingsalter durch die ein- oder zweiseitige auffällige **Bewegungsstörung** auf (insbesondere, wenn der Vergleich zu einer normalen kontralateralen Extremität möglich ist) – **sensible Veränderungen** sind in diesem Lebensalter nicht zu messen. Die ▶ Übersicht zeigt die typischen Merkmale, die zu den einzelnen Diagnosen gehören.

Klinische Merkmale wesentlicher Bewegungsstörungen der oberen Extremität bei Kindern

- Spastik: zentralnervöse Ursache, v. a. Hypoxie?
- Schlaffe = periphere Lähmung: Dermatome und Myotome führen zur Lokalisation der Störung
- Einseitiger/zweiseitiger Befall; Beteiligung der unteren Extremitäten
- Neurogene vs. myogene Schäden
- Greifbare »mechanische« Ursache (Schulterdystokie, Verkehrsunfall, offene Verletzung, Lähmung durch Tumor)

Jede der von uns betrachteten Bewegungsstörungen der oberen Extremität hat ursächlich etwas mit den Nerven zu tun und deshalb unterscheiden wir zuerst **zentralnervöse** (Gehirn) von **peripheren Schädigungen**.

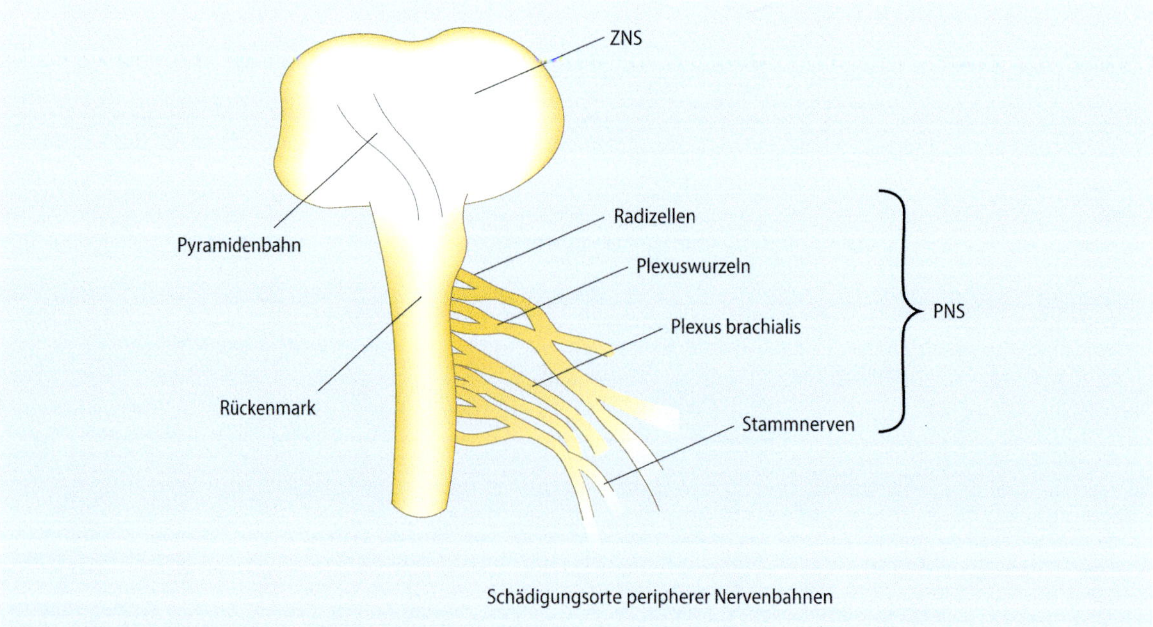

Abb. 1.1 Schädigungsorte peripherer Nervenbahnen

Im **Gehirn** kann durch Sauerstoffmangel unter der Geburt (peripartale Anoxie bei Zerebralparese), eine Durchblutungsstörung (Blutung, Thrombose) oder einen Tumor die Pyramidenbahn zum Rückenmark geschädigt sein. Meist findet sich dann eine begleitende geschwindigkeitsabhängige Muskelspastik.

Daneben gibt es viele Ursachen zur Schädigung **peripherer Nervenbahnen**, von den Rückenmarksneuronen über die Radizellen zu den Plexuswurzeln, dem eigentlichen Plexusgeflecht bis hin zu den Stammnerven (Kline 2001; ◻ Abb. 1.1). Diese peripheren Schädigungen gehen mit einer mehr oder minder ausgeprägten Muskellähmung (Parese) bestimmter »Kennmuskeln« (Myotome) einher.

Traumatisch geschädigte Nerven **degenerieren** distal der Verletzungsstelle, wobei der distale Axonanteil sich bis auf Grundstrukturen auflöst und die **»Regeneration«** durch neu aussprossende Regenerationskegel vorbereitet. Die Zielmuskeln verkümmern, atrophieren (**Denervationsamyotrophie)** und schalten auf ein basales Aktionsmuster um (die elektromyographisch feststellbare Spontanaktivität) und bauen erst wieder auf, wenn der neu regenerierende Nerv sie über die motorische Platte wieder erreicht und anspricht. Danach ist Übung und Geduld notwendig, um ggf. wieder ein gutes Funktionsniveau, auch in Zusammenspiel mit den anderen Muskeln und der Willküraktivität, zu erreichen.

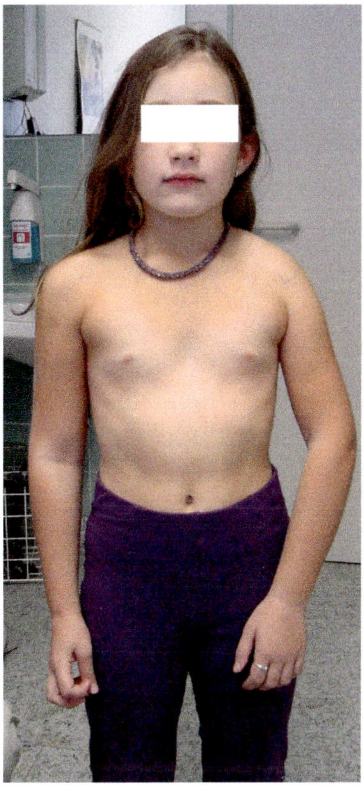

◻ **Abb. 1.2** Haltungsvergleich gesunde – betroffene Extremität

1.2 Klinische Erscheinungsbilder (neurologisch-orthopädisch)

Auffällig ist in jedem Alter zuerst einmal der Anschein, die Haltung der Extremität im Vergleich zur gesunden Gegenseite (◻ Abb. 1.2): Suchen wir also erst einmal nach Veränderungen der Grundhaltung: beispielsweise eine Innenrotation der Schulter, ein angewinkelter Ellenbogen, ein pronierter oder supinierter Unterarm, ein hängendes oder seitlich abweichendes Handgelenk, gefaustete oder schlaffe Finger.

Schwer betroffene Arme werden gar nicht in das Körperschema mit einbezogen und »vernachlässigt« (der so genannte **Neglect**), da unzureichende sensible Wahrnehmungen über Gefühlskontakt und Propriozeption dem Gehirn wohl keine ausreichende Eigenerfahrung vermitteln. Mitunter beißen die Babies in den betroffenen Arm oder bewegen ihn mit der anderen oberen Extremität, als sei er ein Fremdkörper.

1.2.1 Spontanmotorik

Sie ist häufig in Ausmaß und Kraft verringert, wobei beim Neugeborenen die Amyotrophie aufgrund des vermehrten subkutanen Fettgewebes nicht sichtbar wird. Sowohl im Liegen als auch im Sitzen fällt der Gegensatz zum gesunden Arm auf; und es lassen sich leicht die Problemzonen bestimmen und damit zum Beispiel zwischen oberen und kompletten Lähmungen unterscheiden.

1.2.2 Kokontraktionen

Bei ausgeprägten proximalen Nervenläsionen kommt es bei der Reinnervation in neuromatösen Arealen (wo sich die einzelnen regenerierenden Minifaszikel durchaus vermischen) zu Mischreinnervationen, entweder unter gleichgesinnten Muskeln (Agonisten) oder auch mit Gegenspielern (Antagonisten). Wird nun der proximale Nerv aktiviert, so entsteht ein Signal, dass über das Neurom gleichzeitig zu den Gegenspielern gesandt wird (◻ Abb. 1.3) und demnach gleichzeitig gegenläufige Muskeln aktiviert: das Resultat ist eine langsam beginnende, wie »versteifte« Bewegung, die bei zunehmender Anstrengung dann ins Stocken gerät und aufhört: der Armanteil bleibt auf halber Bewegungsstrecke »stecken«.

Über ein parallel an beiden Gegenspielern abgeleitetes Oberflächen-Elektromyogramm (sEMG; »surface electromyography«) kann man diese Koaktivierung sehr schön

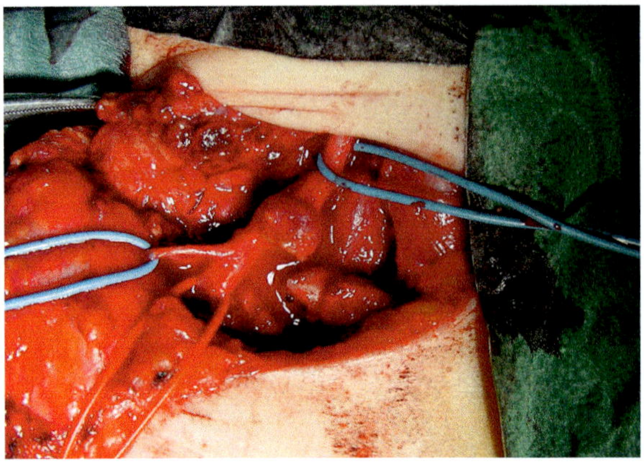

Abb. 1.3 Kokontraktionen: Mischreinnervation von Antagonisten durch ein traumatisches Neurom

dokumentieren und dann im Rahmen der Therapie auch gut die Einwirkung von Botulinumtoxin in den Antagonisten objektivieren, dies auch im Zeitverlauf (Bahm et al. 2003; Abb. 1.4).

Natürlich sind nicht alle Kokontraktionen pathologisch, da wir unsere Arme in bestimmten Stellungen im Raum positionieren, gegen die Schwerkraft halten müssen und dies nur durch eine dosierte, gleichzeitige Aktivierung verschiedener Antagonisten möglich ist. Pathologische Kokontraktionen können aber beim Ablauf des skapulohumeralen Rhythmus an der Schulter oder sehr sichtbar bei der Ellenbogenbeugung gängige Bewegungsmuster erheblich stören und so zum Beispiel eine typische Hand-zu-Mund-Bewegung verhindern, obwohl jeder Muskel für sich gut ausgebildet und nerval ansprechbar ist. Das

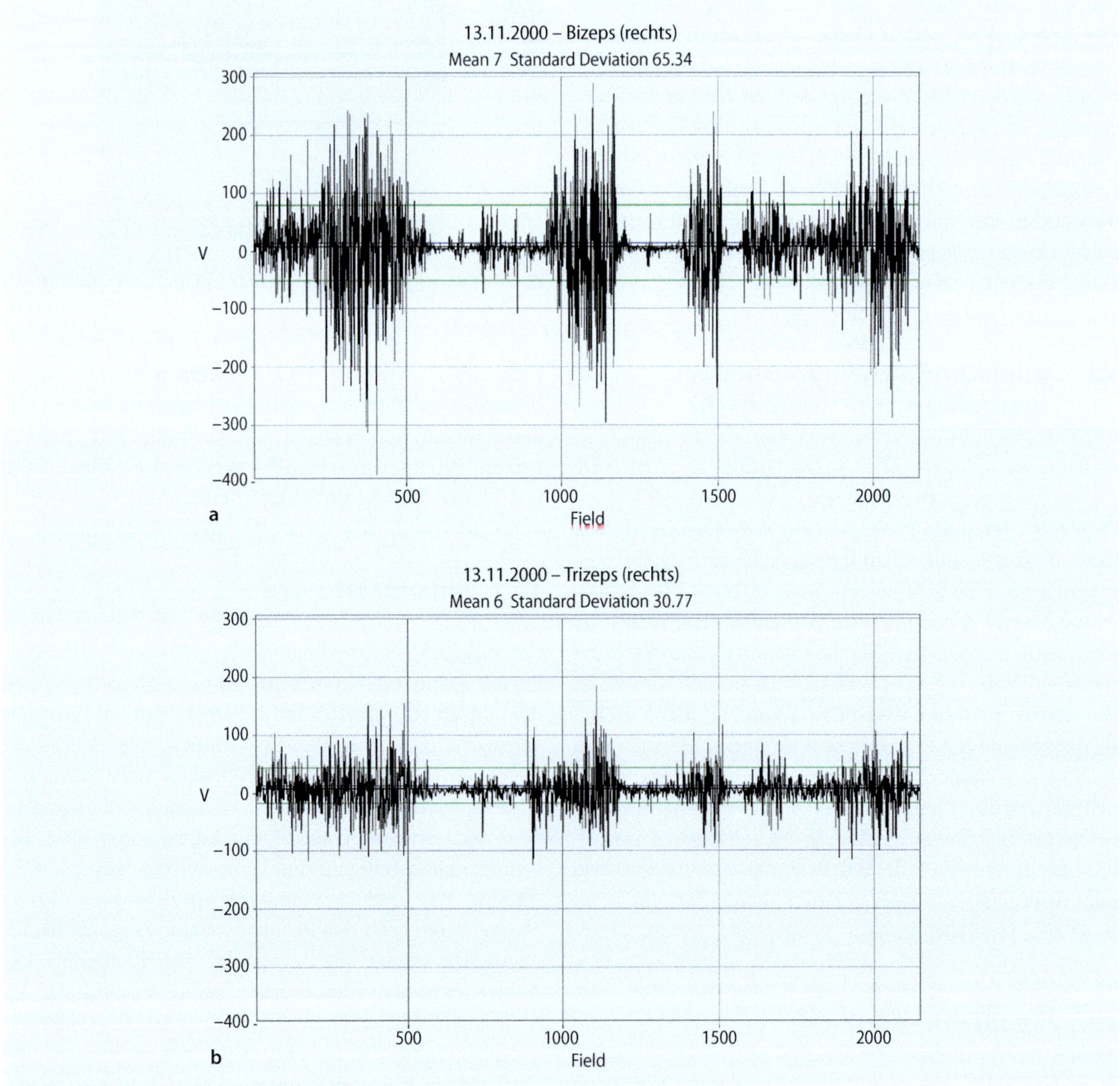

Abb. 1.4a,b Koaktivierung von M. biceps und triceps im Oberflächenelektromyogramm

EMG des einzelnen Muskels ist auch nicht pathologisch; die Pathophysiologie wird erst in der Zusammenschau mit den Aktivierungsmustern der Antagonisten sichtbar (► Kap. 6).

1.2.3 Spastik

Bei zentralnervösen Störungen ist der Reflexbogen meist derart gestört, dass ein spontaner oder durch Bewegung verstärkter, pathologischer Myotonus, die Spastik, entsteht. Diese ist nicht global, sondern nur in bestimmten Muskelgruppen anzutreffen, die das Bewegungsmuster dann erheblich beeinflussen und verändern. Spastische Phänomene sind auch geschwindigkeitsabhängig, so dass der Untersucher und Physiotherapeut gehalten ist, die betroffenen Gelenke sehr langsam und progressiv gegen den spastisch kontrakten Muskel zu bewegen.

Die Spastik führt durch den vermehrten, nicht antagonisierten Kraftaufbau, durchaus schnell zu erheblichen Gelenkkontrakturen und Wachstumsveränderungen an Gelenken und Röhrenknochen, so dass sehr früh mit Orthesen und korrigierenden Eingriffen (Botulinumtoxin, Muskellösungen und Tenotomien) eingegriffen werden muss, um zumindest elementare Bewegungsmuster ins Gleichgewicht zu bringen oder dort zu halten.

Morphologisch zeigt sich in der spastischen Muskulatur über die Zeit eine bindegewebige Infiltration; ebenso werden ultrastrukturelle Veränderungen der Sarkomere diskutiert.

1.2.4 Kompensationsbewegungen

Das Lernprogramm der üblichen, altersstadienabhängigen Bewegungsmuster (exzellent durch Vojta beschrieben) wird durch all diese Phänomene gestört und das reifende Gehirn erhält sicher eine Anzahl Fehlermeldungen, die es dynamisch zu kompensieren sucht. Sehr schnell entwickelt das Kleinkind also ausgleichende Bewegungsmuster, indem normal entwickelte Muskeln schwächere unterstützen oder unmögliche Bewegungsketten durch Umgehungsbewegungen ersetzt werden (als Beispiel die wie beim Trompeter typische Hand-zu-Mund-Bewegung beim Ausbleiben eines kräftigen M. biceps und fehlender aktiver Außenrotation der Schulter, ◘ Abb. 1.5).

Kompensationen können im Lauf der Zeit dann verschwinden, wenn die schwachen Muskeln regenerieren oder Muskeltransfers »nachhelfen«. Manche Störungen, insbesondere zum Beispiel unbewusste Ausgleichsbewegungen wie das Schwingen der Arme beim Laufen und Rennen, fehlen bei diesen Kindern und werden erst in der Pubertät »eingeholt«; jahrelang sorgen sich die Eltern, dass

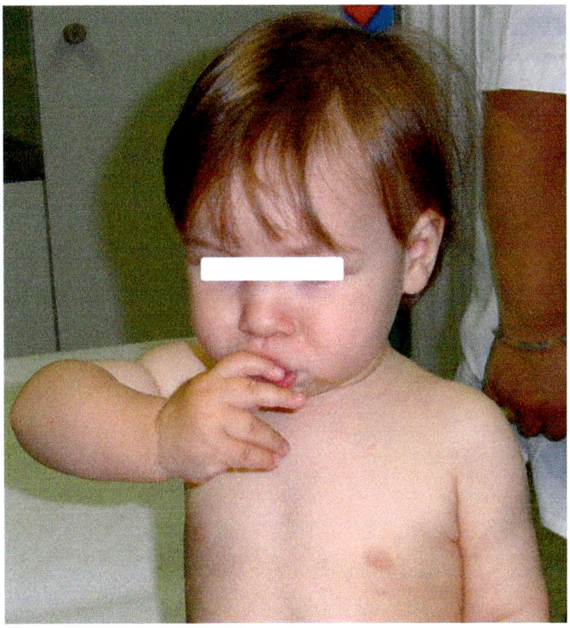

◘ **Abb. 1.5** Trompeter-Zeichen

der Arm beim Rennen an den Körper in einer Schonhaltung geparkt wird, die an den ursprünglichen Lähmungszustand erinnert und demnach die Angehörigen immer wieder beunruhigt.

Bei schweren und insbesondere anfangs nur unzureichend versorgten Lähmungen werden die Kompensationsmuster, die durchaus den ganzen Oberkörper einbeziehen können, zum bleibenden Ergänzungsmerkmal der Bewegungsabläufe (◘ Abb. 1.6) und viele Physiotherapeuten fürchten aufgrund der Fehlhaltung des Rumpfes eine skoliotische Entwicklung der Wirbelsäule.

1.2.5 Begleiterscheinungen

Folgende Fragen stellen sich:

- Sind die anderen Extremitäten betroffen?
- Ist bei einer ausgeprägten Plexusparese auch das Zwerchfell einseitig beeinträchtigt (Schädigung der Wurzel C4 und des daraus entspringenden N. phrenicus), was sich häufig durch wiederholte Atemwegsinfekte zeigt?
- Ist das Auge im Sinn einer Horner-Trias bei einer kompletten Plexusparese (◘ Abb. 1.7) mitbeteiligt (Ptose des Oberlides, Myosis der Pupille, Enophthalmie – als Zeichen einer schweren Verletzung der Wurzel Th1)?

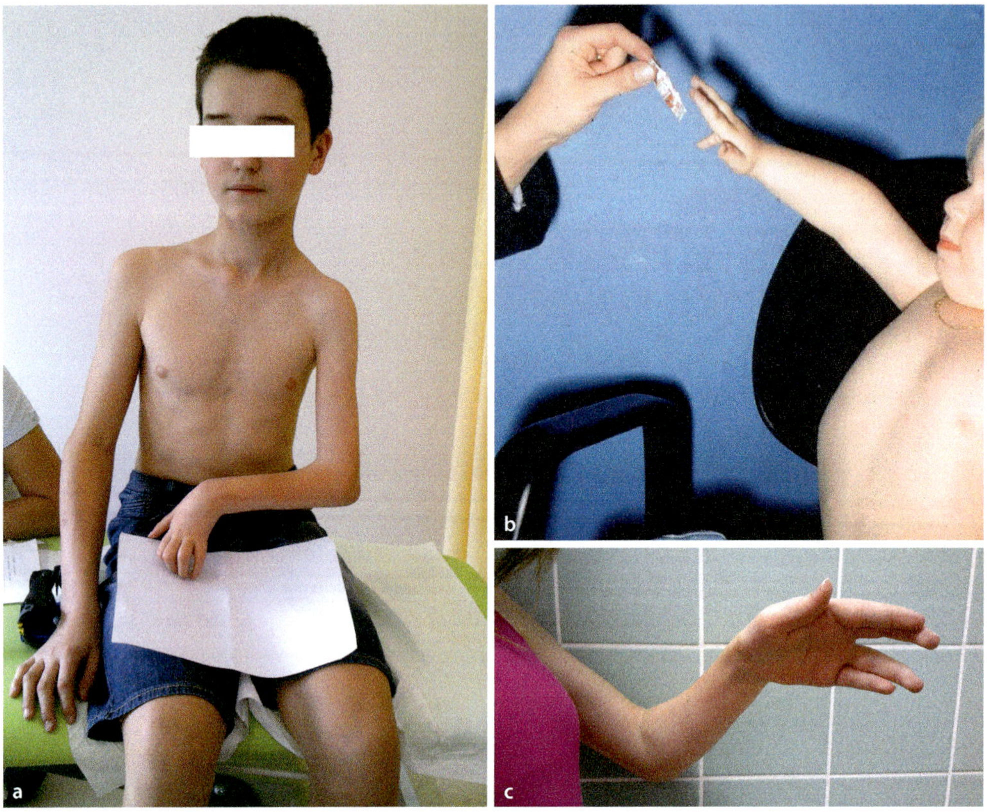

Abb. 1.6a–c Kompensationsbewegungen des Rumpfes zum »Ausgleich« der Muskelschwäche an der Schulter (**a**) und Kontrakturen (**b,c**)

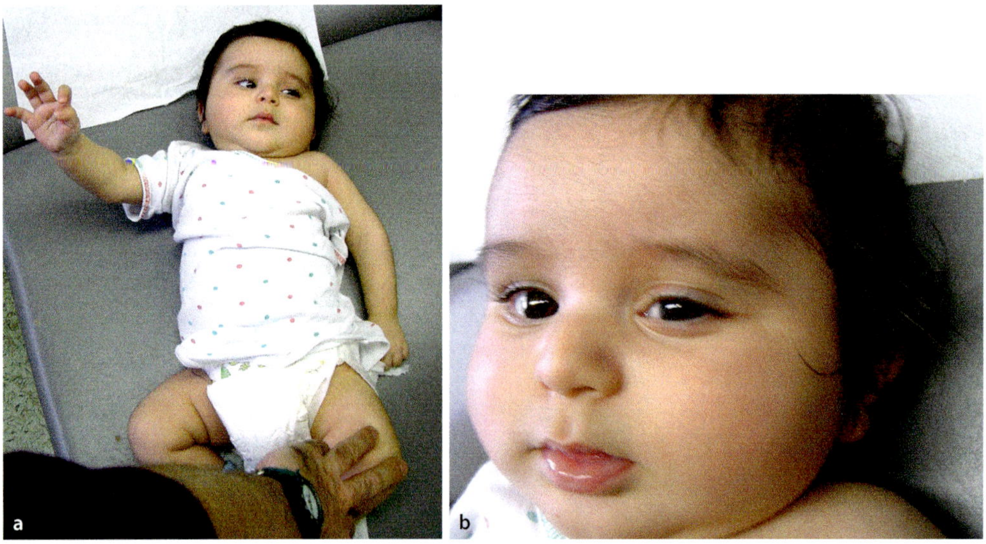

Abb. 1.7 Horner-Trias bei schwerer Schädigung der Wurzel Th1 mit Begleitverletzung des Sympathikus (Myosis, Ptosis, Enophthalmie)

1.2.6 Wiederholte Untersuchungen

All diese Merkmale müssen in mehrmonatlichen Abständen erneut abgefragt und die Entwicklung dokumentiert werden (▶ Kap. 4), da hier die wesentlichen Argumente für Operationsindikationen und die Bewertung von Therapieerfolgen liegen.

Anfangs sehen wir die Kleinkinder alle 2–3 Monate, nach nervalen Rekonstruktionen alle 6 Monate, später einmal jährlich bis zum abgeschlossenen Körperwachstum bzw. bis zur Aufhebung der Symptome.

1.3 Bedeutung für die Gesellschaft

Kinder und Jugendliche mit Bewegungsstörungen der oberen Extremität treffen in verschiedenen Altersgruppen auf unterschiedliche soziale Akteure und vor allem auf unkundige und leider häufig intolerante Gleichaltrige, die in ihren Reaktionen auf die sichtbare und funktionsverändernde Körperbildabweichung unterschiedlich reagieren und damit bei dem Heranwachsenden, der sich ursprünglich als Kleinkind auf seine Art als intakt erfahren hat, zunehmend störende Wahrnehmungen auslösen, die im Schulalter und unter der Pubertät kumulieren.

Viele der anstehenden Probleme können wir nur stichwortartig umreißen:

- **Vorschulalter**
  - Anpassung von Spielzeugen, Roller und Fahrrad; Teilnahme am Wassersport und Schwimmkursen
  - Integrative Kindergartenplätze, Abstimmung der Physiotherapie im Kindergarten oder auswärts
  - Verständnis von Lehrpersonen und Freunden, Familienangehörigen
  - Parallele Beschäftigung der Eltern mit forensischen und juristischen Fragen
- **Schulzeit**
  - Anpassung sportlicher Betätigung und deren Benotung; Inklusion
  - Selbstwertgefühl, Akzeptanz des veränderten Körperbildes, soziale Interaktion mit Mitschülern
  - Auseinandersetzung mit Ursächlichkeit der Veränderung und Therapieoptionen
  - Stellung der Eltern bei Entscheidungsprozessen (von der Fürsorge zur Selbstbestimmung)
  - Pubertierende erleben sich vor dem Spiegel und im Angesicht Gleichaltriger: Sie möchten unauffällig sein.
- **Ausbildung, GdB**
  - Ausbildungswahl mit Einschränkungen
  - Lebenslauf mit Grad der Behinderung
  - Position in konkurrenzorientierten Sport- und Berufsaktivitäten
  - Entwicklung einer Langzeitperspektive
- **Beruf und soziales Leben**
  - Langfristige körperliche Belastung im Beruf
  - Belastungsabhängige Schmerzen
  - Arbeitsunfähigkeitsperioden
  - Mögliche Spätschäden: Schulterbeschwerden, früher Gelenkverschleiß
- **Und bei den Eltern?**
  - Schuldgefühle der Schwangeren?
  - Weiterer Kinderwunsch und Entbindungsplanung?
  - Integration des betroffenen Kindes in der Familiengemeinschaft. Juristische Aufarbeitung über 10 Jahre und mehr
  - Anspruch an unser Sozialwesen

Literatur

Bahm J, Meinecke L, Brandenbusch V, Rau G, Disselhorst-Klug C (2003) High spatial resolution electromyography and video-assisted movement analysis in children with obstetric brachial plexus palsy. Hand Clinics 19: 393–399

Kline DG, Hudson AR, Kim DH (2001) Atlas of peripheral nerve surgery. Saunders, Philadelphia

Kummer B (2005) Biomechanik – Form und Funktion des Bewegungsapparates. Deutscher Ärzteverlag, Köln

Schünke M (2000) Topographie und Funktion des Bewegungssystems. Thieme, Stuttgart

Geschichte der rekonstruktiven Eingriffe[1]

A. Gohritz, M. Langer

---

1 Herrn Prof. Hanno Millesi zum 90. Geburtstag gewidmet

J. Bahm (Hrsg.), *Bewegungsstörungen der oberen Extremität bei Kindern*
DOI 10.1007/978-3-662-50426-0_2

2.1 Einleitung

Muskuläre und nervale Ersatzoperationen sind faszinierende Eingriffe der rekonstruktiven Chirurgie, da sie irreparabel verlorene Bewegungsabläufe wiederherstellen können. Die Funktion gelähmter oder zerstörter Muskeln kann entweder durch Verlagerung gesunder Sehnen-Muskel-Einheiten (Muskeltransposition) oder Reinnervationen mittels entbehrlicher Spenderaxone (Nerventransposition) aus der Umgebung wiederhergestellt werden.

Hauptindikation für muskuläre oder nervale Ersatzoperationen

- **Läsion des unteren Motoneurons**
  - Periphere Nervenverletzung der oberen Extremität
    - Plexus brachialis, N. axillaris, N. suprascapularis, N. musculocutaneus
    - N. radialis, N. medianus, N. ulnaris, kombinierte Läsionen
  - Periphere Nervenverletzung der unteren Extremität
    - Plexus lumbosacralis, N. femoralis, N. ischiadicus, N. tibialis, N. peronaeus
  - Erkrankungen des peripheren Nervensystems, z. B. Charcot-Marie-Tooth-Syndrom, Hansen-Krankheit (Lepra), Poliomyelitis, Guillain-Barré-Syndrom
- **Läsion des oberen Motoneurons**
  - Rückenmarkverletzung (Tetraplegie)
  - Schädel-Hirn-Trauma (SHT)
  - Zerebrovaskulärer Insult (Schlaganfall)
  - Zerebralparese
- **Zerstörung der Muskel-Sehnen-Einheit**
  - Direktes Gewebetrauma (Quetschung, Verbrennung, Stromverletzung etc.)
  - Ischämie (Kompartmentsyndrom, Volkmann-Kontraktur)
  - Entzündung (v. a. rheumatoide Arthritis)
  - Tumor (z. B. maligne Weichteiltumoren)
- **Angeborene Fehlbildungen**
  - Hand- und Fußfehlbildungen mit fehlenden Muskeln oder Anomalien der Sehnenansätze

Die geschichtliche Betrachtung zeigt, dass viele der heutigen Standardoperationen bei Bewegungsstörungen an der oberen Extremität auf Konzepte deutschsprachiger Chirurgen und Orthopäden aus der Zeit zwischen Ende des 19. und Beginn des 20. Jahrhunderts zurückgehen, gewonnen vor allem aus der Behandlung der epidemischen Poliomyelitis und von Schussverletzten des 1. Weltkrieges.

Dieser historische Rückblick gibt Einblick in die Entwicklung der nervalen und muskulären Ersatzoperationen, insbesondere auch bei Plexus-brachialis-Läsionen. Er stellt einige wichtige Protagonisten aus der Zeit zwischen 1880 bis in unsere Zeit vor, wobei der Fokus auf dem deutschsprachigen Raum liegt.

2.2 Entwicklung der operativen Orthopädie zum Ende des 19. Jahrhunderts

Die historische Entwicklung der modernen rekonstruktiven Orthopädie und Chirurgie bei Bewegungsstörungen der oberen Extremität findet vor dem Hintergrund einer äußerst bewegten Zeit statt und spiegelt zeitgeschichtliche Ereignisse und technologische, soziale und politische Veränderungen wider.

In der zweiten Hälfte des 19. Jahrhunderts tritt in der Orthopädie neben den mechanischen Therapien (mit Hilfe von Apparaten) und dynamischen Behandlungen (Massage und Krankengymnastik) die operative Behandlung zunehmend in den Vordergrund. Operationen können in vielen Fällen Zeit, Aufwand und Kosten der Behandlung erheblich verringern, z. B. wenn man kontrakte Sehnen beim Klumpfuß oder Schiefhals chirurgisch durchtrennt anstatt sie wie vorher üblich über Monate und Jahre zu aufzudehnen. Wegweisend ist hier die von G.F. Louis Strohmeyer (1804–1876) 1831 wieder eingeführte Durchtrennung der Achillessehne. Es werden neue Techniken wie Arthrodesen, Sehnenverpflanzungen oder später Nervenplastiken eingeführt.

2.2.1 Wissenschaftliche und technologische Voraussetzungen

Zu dieser Zeit entstehen neue Möglichkeiten zur Diagnose und chirurgischen Therapie zahlreicher Erkrankungen durch wissenschaftliche Erkenntnisse in Physik, Bakteriologie, Physiologie und Pharmakologie. Entscheidend für die Evolution der Extremitätenchirurgie sind jedoch vor allem die Einführung einer sicheren **Schmerzbehandlung** zur Mitte des 19. Jahrhunderts und etwas später die wirksame **Vermeidung von Wundinfektionen** (Tab. 2.1): »Antisepsis und Asepsis führten zu einer völligen Erneuerung der Chirurgie und verwandelten die chirurgischen Abteilungen nach Jahrhunderten des Hospitalbrands in Orte, die man in der Hoffnung, sie lebend wieder zu verlassen, betreten konnte« (Ackerknecht 1967).

Erst jetzt können auch komplexe Eingriffe mit vertretbarem Risiko durchgeführt, also Gelenke eröffnet, Knochen durchsägt und begradigt, Muskeln und Sehnen verlagert und Nerven genäht werden. Chirurgen und Orthopäden gelingen vorher für unmöglich gehaltene Eingriffe, die mit zunehmender Erfahrung und nach Analyse der klinischen Ergebnisse verfeinert werden. Ein wesentlicher Faktor ist außerdem der rasant zunehmende medizinische Informationfluss durch erleichtertes Reisen und die steigende Anzahl wissenschaftlichen Publikationen in Zeitschriften und auf Kongressen. Beginnend mit der Jahrhundertwende gibt es bereits im Rahmen von Kongressen, aber auch bei Hospitationen im Operationssaal, einen regen Gedanken- und Erfahrungsaustausch europäischer und amerikanischer Chirurgen. Neue Ideen werden rasch klinisch erprobt, die ärztliche Experimentierfreude ist kaum eingeschränkt, auch weil die Idee der Arzthaftung noch nicht existiert (Smith 1988).

2.2.2 Historische und gesellschaftliche Einflüsse

Starken Einfluss auf Fortschritte der chirurgischen Funktionswiederherstellung hatten auch zeitgeschichtliche Ereignisse und soziale und politische Veränderungen, wie an Beispielen dargestellt werden soll, die vor allem den deutschsprachigen Raum betreffen (Tab. 2.2).

Epidemisches Auftreten der Poliomyelitis

Durch die Industrialisierung ändert sich die Inzidenz vieler Erkrankungen. Die Poliomyelitis epidemica anterior acuta (kurz Polio) befällt als virale Infektionskrankheit die muskelsteuernden Nervenzellen des Rückenmarks und führt zum Tod oder bleibenden Lähmungen. Der Schwarz-

Tab. 2.1 Voraussetzungen für Entwicklung der modernen Extremitätenchirurgie und motorischer Ersatzoperationen am Übergang des 19. zum 20. Jahrhundert

Voraussetzung/Technologie	Art des Verfahrens
Anästhesie	Gasnarkose: Lachgas 1844 (Wells), Äther 1846 (Morton und Warren), Chloroform 1847 (Simpson) Leitungsanästhesie: Kokain-Infiltration 1892 (Schleich), Fingerblockade 1888 (Oberst) Intravenöse Regionalanästhesie 1908 (Bier)
Asepsis (Keimfreiheit)	Händehygiene 1847 (Semmelweis), Gummihandschuhe 1894 (Halstead), Desinfektion des Operationsfelds mit Jodtinktur 1908 (Grossich)
Antisepsis (Keimreduktion)	Karbolspray 1867 (Lister), Dampfsterilisation 1892 (v. Bergmann und Schimmelbusch)
Blutleere	Gummibinde 1854 (Esmarch)
Spezielle Diagnostik von Nervenverletzungen	Nervenstimulation zur Unterscheidung motorischer und sensibler Fasern (ca. 1910), zervikale Myelographie (1947), Elektromyographie (1948), Aktionspotenziale peripherer Nerven (1949), Histamin-Test (1954)
Medizinischer Informationsaustausch, v. a. zwischen USA und Europa	Erleichterte Reisemöglichkeiten, Zunahme von medizinischen Zeitschriften/Berichten auf Kongressen, Entstehung großer bekannter Zentren mit internationalen Besuchern

Tab. 2.2 Zeitgeschichtliche Ereignisse mit Relevanz für die Entwicklung der funktionellen Chirurgie

Jahr	Ereignisse mit Relevanz für die Entwicklung der funktionellen Chirurgie
Seit ca. 1880	Poliomyelitis-Epidemien in USA und Europa (vorher nur endemisches Auftreten) mit häufig auftretenden Folgelähmungen, v. a. bei Kindern und Jugendlichen
1883	Einführung der Kranken- (1883), Unfall- (1884) und Alters- und Invalidenversicherung (1889) durch Otto von Bismarck
1906	Deutschlandweite Erfassung aller Körperbehinderten – »Reichskrüppelzählung«
1914–18	Erster Weltkrieg mit typischen Schussverletzungen des Stellungskampfes – Millionen Kriegsversehrte
1920	Preussisches Krüppelversorgungsgesetz (Anspruch jedes Körperbehinderten bis zum 15. Lebensjahr auf kostenlose Behandlung und Ausbildung)
1939–45	Zweiter Weltkrieg
1960er- bis 1980er Jahre	Zunahme der Motorisierung, v. a. auch mit Motorrädern, Helmpflicht, vermehrtes Überleben von (polytraumatisierten) Patienten mit schweren Nervenverletzungen

wälder Orthopäde Jakob von Heine (1800–1879) stellt das Krankheitsbild 1840 in seinem Buch »Beobachtungen über Lähmungszustände der unteren Extremitäten und deren Behandlung« dar, in der zweiten Auflage 1860 prägt er den Begriff »spinale Kinderlähmung«. Gegen Ende des 19. Jahrhunderts breitet sich Polio in bedrohlichem Maße aus, vermutlich als paradoxe Folge der sich verbessernden Hygiene und damit nachlassenden (Schmutz-)Autoimmunisierung, sodass sie etwa ab 1880 als epidemische Krankheit eingestuft wird. Betroffen sind überwiegend Kinder im Alter zwischen 3 und 8 Jahren, seltener auch Jugendliche oder Personen bis ins Erwachsenenalter. Ab etwa 1910 werden in Europa und den USA alle 5–6 Jahre regionale Epidemien beobachtet, die Tausende Menschen betreffen und vor allem Kinder mit körperlichen Folgeschäden zurücklassen.

Einführung neuer Versicherungssysteme (durch Bismarck ab 1883)

Als politische Neuerung sehen sich Politiker zum Ende des 19. Jahrhunderts genötigt, auf die Bedürfnisse der einfachen Bevölkerung einzugehen – weniger aus Mitmenschlichkeit, sondern um radikale und sozialistische Einflüsse zu beruhigen. Reichskanzler Otto von Bismarck führt ab 1883 neue gesetzliche Versicherungssysteme ein, die sich vorwiegend auf Arbeiter richten. Seine Motive sind politischer Natur, er will soziale Unruhen vermeiden und dem Einfluss von Kirche und Gewerkschaften mit eigenen freiwilligen Versicherungen die Grundlage entziehen. »Mein Gedanke war, die arbeitenden Klassen zu gewinnen, oder soll ich sagen zu bestechen, den Staat als soziale Einrichtung anzusehen, die ihretwegen besteht und für ihr Wohl sorgen möchte.« (Bismarck 1924) Dies bedingt eine wesentliche Verbesserung der medizinischen Versorgung der Bevölkerung, jeder Kranke oder Verletzte kann jetzt ärztliche Behandlung beanspruchen. Es wird sogar eine Langzeitbehandlung möglich, wenn z. B. Verletzungen als Berufsunfall anerkannt werden.

Erfassung der Körperbehinderten im Deutschen Reich (»Krüppelzählung«) 1906 und Preussisches Krüppelfürsorgegesetz (1920)

Die nächste entscheidende Etappe ist die damals so genannte **»Krüppelfürsorge«**, aus der sich die »Kriegsorthopädie« und aus dieser die »Friedensorthopädie« entwickelt. Zentrales Ereignis dieser Entwicklung ist die Registrierung aller Körperbehinderten im Deutschen Reich vom 1.Oktober 1906, bekannt als »Reichskrüppelzählung«.

Der Orthopäde **Konrad Biesalski** (1868–1930) (◘ Abb. 2.1) stellt als Schularzt die hohe Anzahl an körperbehinderten Kindern fest. Er sieht die Hauptaufgabe seines Fachgebietes in der »Erforschung und Behandlung der krankhaften Zustände des Bewegungsapparats unter sozial-biologischer Indikation« (Lange 1928). Der »Krüppel« ist für ihn nicht ein hilfloser und gebrechlicher »Siecher« und damit Objekt der kirchlichen Armenfürsorge. Er definiert ihn als heilbaren Kranken, dem eine spezielle »Fürsorge« gewidmet werden muss, mit dem Ziel ihn wieder sozial und beruflich in die Gesellschaft einzugliedern: »Der Krüppel soll erwerbsfähig, kurz gesagt, aus einem Almosenempfänger ein Steuerzahler, aus einem parasitischen ein produktives, aus einem unsozialen ein soziales Mitglied der menschlichen Gesellschaft werden. Gelingt das durch ausreichende Fürsorgeeinrichtungen, so werden jährlich viele Millionen, die dem Unterhalt erwerbsunfähiger Krüppel dienen, für andere Zwecke frei, und ebenso viele Millionen […] werden durch Arbeit der erwerbsfähig gemachten Krüppel neu verdient« (Osten 2004).

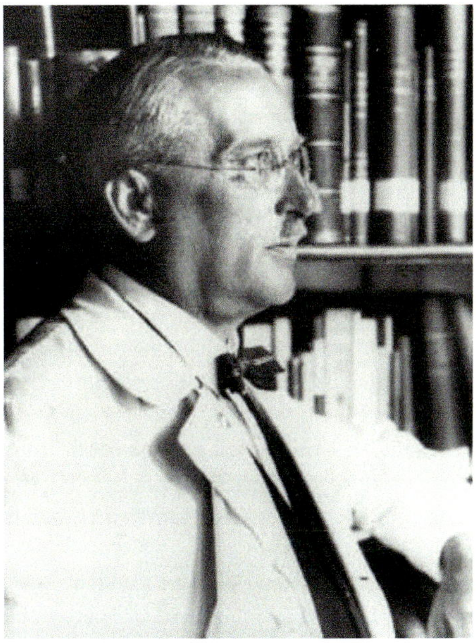

◘ **Abb. 2.1** Konrad Biesalski (1868–1930) initiiert 1906 die landesweite Erfassung aller Körperbehinderter (so genannte »Reichskrüppelzählung«). Sein Ziel ist die Erwerbsbefähigung der Betroffenen: »…aus einem Almosenempfänger (soll) ein Steuerzahler werden.« Erreicht werden soll dies mittels eines sozialmedizinischen Konzepts aus medizinischen, pädagogischen und berufsbildenden Maßnahmen (Krüppelfürsorge), das heute als Grundlagen der modernen Rehabilitation und Behindertenbetreuung gelten kann. (Aus Thomann 2000)

Biesalski setzt eine diese deutschlandweite Erfassung zum Nutzen der behinderten Menschen – und im Interesse der Orthopäden – durch. Planung und Auswertung sind mangelhaft und die Zahlen der als »heimbedürftig« erklärten Kinder und Erwachsenen weit übertrieben. Die wirklichen Daten werden der Öffentlichkeit vorenthalten, um den Ausbau des neuen Fürsorgezweiges nicht zu gefährden. Die propagierten Zahlen suggerieren ein krasses Missverhältnis zwischen dem übergroßen Bedarf und verschwindend geringen Angebot an orthopädischer Therapie. Das Leid der körperbehinderten Menschen und der Wunsch, Sozialausgaben einzusparen, werden zu einem schlagenden Argument für den Ausbau der Orthopädie im ganzen Land: Die Bedeutung des Faches wird insgesamt stark aufgewertet, im Jahr 1924 wird die Orthopädie Pflichtfach in der medizinischen Ausbildung (Thomann 2000). Diese Übernahme von chirurgischen Aufgaben wird nicht immer begrüsst: »Die Orthopäden sind Räuber und nehmen den Chirurgen ein Arbeitsfeld nach dem anderen – und Fritz Lange ist der Schlimmste«, äußert der chirurgische Lehrstuhlinhaber in München, Erich Lexer (1867–1937), über seinen orthopädischen Kollegen.

Dank der öffentlichen Aufmerksamkeit, staatlicher Zuwendungen und einer hohen Spendenbereitschaft der Bevölkerung können innerhalb kurzer Zeit weitere große orthopädische Kliniken errichtet werden. Berühmte Beispiele sind das Oskar-Helene-Heim in Berlin (geleitet von Biesalski selbst) oder die Staatliche Orthopädische Klinik in München (unter Max Lange). Fast alle namhaften orthopädischen Kliniken verdanken ihre Gründung der Krüppelfürsorge, dem »Umweg über das Krüppelheim« (Vulpius u. Stoffel 1920). Die Patientenkonzentrierung in diesen großen orthopädischen Behandlungszentren ermöglicht die Erprobung und Etablierung innovativer Operationsmethoden (Thomann 2000).

Nach dem Ersten Weltkrieg wird – trotz größter finanzieller Probleme – am 6. Mai 1920 das preußische Krüppelfürsorgegesetz verabschiedet, das der Orthopädie und Rehabilitationsmedizin den Durchbruch bringt. Weltweit einmalig räumte es jedem Kind bis zum 15. Lebensjahr das Recht auf unentgeltliche orthopädische Behandlung, Schul- und Berufsausbildung ein.

All dies wäre ohne die von Biesalski selbst manipulierten Zahlen kaum möglich gewesen, die Ergebnisse der Reichskrüppelzählung erscheinen aus heutiger Sicht als »Lüge zum guten Zweck« (Thomann 2000).

Behandlung der Extremitätenverletzten des Ersten Weltkriegs 1914–18

Seit Beginn des Ersten Weltkrieges und auch noch danach müssen sich Chirurgen und Orthopäden mit der Behandlung der typischen Verletzungsfolgen des Stellungskrieges und Grabenkampfes auseinandersetzen. Bei Kriegsausbruch stehen zur Versorgung von verletzten Soldaten (»Kriegskrüppeln«) in ganz Deutschland 111 Kliniken und Beratungsstellen bereit, welche durch Biesalskis Initiative entstanden sind (Osten 2004). Die in der »Krüppelfürsorge« entwickelten Behandlungskonzepte werden in der »Kriegsorthopädie« erfolgreich auf die Lähmungsmuster nach Nerven- und Muskelzerstörungen infolge von Schussverletzungen übertragen.

Auf deutscher Seite verbleiben mehr als 4 Mio. Versehrte, noch 1924 sind mehr als 650.000 Kriegsbeschädigte mit einer Minderung der Erwerbsfähigkeit von 25 % versorgungsberechtigt.

In die Zeit während des Ersten Weltkrieges fallen besonders viele innovative Entwicklungen auf dem Gebiet der Orthopädietechnik, aber auch der operativen Methoden. Dies gilt vor allem bezüglich der Muskelersatzoperationen an den oberen Gliedmaßen (◘ Tab. 2.3): »Während vor dem Kriege die Sehnenverpflanzung für Hand- und Fingergelenke über spärliche Versuche nicht hinausgekommen war, kann jetzt die Sehnenplastik bei irreparabler Radialislähmung mit zu den dankbarsten Operationen der orthopädischen Chirurgie gerechnet werden«, schreibt Perthes 1922.

2.3 Geschichtliche Entwicklung der Sehnen- und Muskeltranspositionen

2.3.1 Frühe Pionierarbeiten

Zum Ende des 19. Jahrhunderts sind Muskellähmungen fast ausschließlich die Spätfolge der Poliomyelitis. Eine komplizierte Apparateversorgung wird meist zur Stabilisierung der paralytischen Schlottergelenke angewandt. So wurde z. B. für die lähmungsbedingt instabile Schulter (◘ Abb. 2.2) ein Konstrukt aus Gurten und einem Schulterring empfohlen, an dessen Innenseite 3 aufblasbare Kissen angebracht waren, »so dass dem Gelenk die nöthige Stütze gegeben werden kann, ohne dass Druckerscheinungen auf Nerven oder Gefäße hervorgerufen werden« (Hoffa 1891). Diese Bandagen und Apparate sind aufwändig und für die Tausenden Betroffenen nicht bezahlbar, so dass hier auf die »billigere« (und wirksamere) Methoden, wie die Gelenkversteifungen oder Muskelersatzoperationen zurückgegriffen werden muss.

Der Grazer Chirurg **Carl Nicoladoni** (1847–1902) veröffentlicht 1880 als erster die Idee, die Funktion eines gelähmten Muskels durch Verlagerung eines gesunden Muskels wiederherzustellen. Er ersetzt bei poliobedingtem Hackenfuß die Funktion des Triceps surae durch Verpflanzung beider Peronealsehnen – wenn auch nur mit zeitlich begrenztem Erfolg wegen Separation der Sehnen. Vorher nehmen bereits Tillaux (1869) und Duplay (1876) Sehnenverlagerungen vor, allerdings bei irreparablen Strecksehnenverletzungen. Muskelersatzoperationen werden zunächst wesentlich öfter an der unteren Extremität durchgeführt als an Arm und Hand. Grund hierfür ist das

Tab. 2.3 Entwicklung der Muskelersatzoperation

Jahr	Beschreiber, Herkunft	Werk, Technik
1869 1874	Tillaux, Frankreich Duplay, Frankreich	Sehnenverlagerung bei Strecksehnendefekten
1880	Nicoladoni, Österreich	1. Sehnentransposition bei poliobedingtem Hackenfuß (Peronaealsehnen an Triceps surae) – nur kurzer Erfolg, Rezidiv wegen Separation der Sehnen
1891	Hoffa, Deutschland	»Lehrbuch der orthopädischen Chirurgie« – 1. Standardwerk der operativen Orthopädie
1894	Drobnik, Polen	Strecker-Ersatzoperation an der Hand bei partieller Radialisparese (Poliomyelitis)
1897	Franke, Deutschland	Streckerersatz bei kompletter Radialisparese
1897	Rochet, Frankreich	Sehnentransposition und Release an Unterarm und Hand bei spastischer Hemiplegie
1899	Codivilla, Italien	Fundamentale Studien zur Sehnentransposition an unterer und oberer Extremität bei Poliomyelitis und Zerebralparese, z. B. Tibialis-posterior-Transfer, 1. Opponensplastik (FDS 5), empfiehlt Frühmobilisation
1902	Vulpius, Deutschland	»Die Sehnenverpflanzung und ihre Verwertung in der Behandlung der Lähmungen«, Deltoideus-pro-Trizeps-Ersatz
1903	Reiner, Österreich	Tenodese (partielle Arthrodese)
1910	Vulpius, Deutschland	»Die Behandlung der spinalen Kinderlähmung«
1913, 1920, 1924	Vulpius und Stoffel, Deutschland	»Orthopädische Operationslehre« (3 Auflagen) – Standardindikationen und -techniken der Muskeltransposition, z. B. Brachioradialis-pro-ECRB
1914	Henze und Mayer, USA	Untersuchungen zu Sehnenadhäsionen, v. a. beim Gebrauch von alloplastischem-Material (Seidenzöpfe)
1916	Biesalski, Deutschland	Trizeps-Bizeps-Transfer
1916	Mayer, USA	Bizeps-Trizeps-Transfer
1916 1919/1920	Schmidt, Deutschland Lexer, Deutschland	Latissimus-Transfer als Bizepseratz
1916	Biesalski, Deutschland Mayer, USA	»Die Physiologische Sehnenverpflanzung« – Techniken der Sehnentransposition, tendinöse und perostale Fixation
1916/21	Jones, England	Neue Techniken zum Sehnenersatz, vor allem PT-ECRB (heutige Standardoperation zum Handgelenkstreckerersatz)
1917 1918	Schulze-Berge, Deutschland	Pectoralis-major-Transfer zum Bizepsersatz
1918/1919	Steindler, USA	Bizepsersatz durch Proximalisierung der Unterarmmuskeln
1918	Perthes, Deutschland	»Viersehnenplastik« mit Extensortenodese am Handgelenk beim Radialisersatz
1921	Huber, Deutschland	Opponensplastik mit M. abductor digiti minimi – heute meist bei kindlicher Daumenhypoplasie verwendet
1922	Bunnell, USA	Atraumatische Technik, Blutleere mit Tourniquet, Sehnentransplantate (Palmaris longus, FDS, Zehenstrecker), Nervennaht/-rekonstruktion vor Muskelersatz, Fetttransplantate als Gleitlager, Sehnenumleitungen (Pulleys)
1922	Starr, USA	Grundregeln zur Sehnenverlagerung, Teilung von Spendermuskeln
1943	Sudeck, Deutschland	Simultane Nervenrekonstruktion und vereinfachter motorischer Ersatz (»Einsehnenplastik«) bei Radialislähmung (»innere Schiene«)
1944, 1948	Bunnell, USA	»Surgery of the Hand« – Grundlagen der modernen Handchirurgie, in 2. Auflage 1948 1. Funktionsrekonstruktion bei C6-Tetraplegie
1946	Merle d' Aubigné, Frankreich	Klassische Technik zum Radialisersatz (PT-ECRB, FCU-EDC,PL-EPL)

Tab. 2.3 (Fortsetzung)

Jahr	Beschreiber, Herkunft	Werk, Technik
1949	Littler, USA	Funktionsrekonstruktion bei kombinierten Nervenläsionen an der Hand mit Sehnentransfer und Arthrodese
1952	Brand, USA	»Reconstruction of the Hand in Leprosy« – motorische (und sensible) Ersatzoperationen bei Lepra
1956	Pulvertaft, England	Durchflechtungstechnik zur Sehnennaht
1957	Zancolli, Argentinien	Zancolli-Lasso-Plastik bei intrinsischer Handmuskellähmung
1960, 1962	Boyes, USA	Auswahl des Spendermuskels, zählt 58 verschiedene Methoden der Radialisersatzplastik, neue Idee: FDS 4-Verlagerung
1967	Saha, Indien	»Surgery of the Paralyzed and Flail Shoulder« – Wiederherstellung der gelähmten Schulterfunktion
1967	Zancolli, Argentinien	Versetzung des Ansatzes (Re-routing) der Biceps-Sehne zur Korrektur einer Supinationskontraktur
1968/1979	Zancolli, Argentinien	»Structural and Dynamic Bases of Hand Surgery« – Funktionsrekonstruktion bei peripherer Nerven- und Plexusläsion, Zerebralparese und Tetraplegie, z. B. Lasso-Plastik
1970	Tamai, Japan	Mikrochirurgische Transplantation von funktionellen Muskel-Sehnen-Einheiten
1985	Brand, USA	»Clinical Mechanics of the Hand« – Biomechanik der Muskelfunktion und -transposition, Einfluss der Muskelarchitektur auf Muskelersatzoperationen
1979	Moberg, Schweden	»The Upper Limb in Tetraplegia« – Grundlagen der Rekonstruktion der Arm- und Handfunktion, Klassifikation, Internationales Treffen zur Tetraplegie-Chirurgie
1985	Steinau und Biemer, Deutschland	Muskuläre Ersatzoperationen nach extremitätenerhaltender Resektion von malignen Weichteiltumoren
1992	Lieber, USA	Einfluss der Muskelarchitektur von Unterarm- und Handmuskeln im Hinblick auf Muskelersatzoperationen
1994	Ninkovic, Österreich	Simultaner neuro-muskulo-tendinöser Transfer (M. gastrocnemius-Transposition mit mikrochirurgischem Nervenanschluss an N. peronaeus bei Fallfuß)
2002	Lieber, USA und Fridén, Schweden	Experimentelle Studien zur optimalen Muskelspannung (u. a. mit Laser-Disfraktion) und Einfluss der Muskelarchitektur
2010	Fridén, Schweden	Alphabet-Operation zur einzeitigen Rekonstruktion von aktiver Flexion und passiver Extension von Daumen und Fingern und intrinsischer Handfunktion bei Tetraplegie, Frühmobilisierung möglich nach besonders stabiler Seit-zu-Seit-Sehnennaht

typische Lähmungsmuster der Poliomyelitis, die Hauptursache der Lähmungen ist und nur selten bis zu den Armen aufsteigt. Der polnische Kinderarzt Drobnik überträgt diese Idee 1894 auf die obere Extremität und stellt die Streckfunktionen bei partieller Radialisparese (durch Polio) wieder her.

Der Chirurg **Felix Franke** (1860–1937) aus Braunschweig führt 1897 eine motorische Ersatzoperation bei kompletter Radialisparese durch. Er führt eine Transposition des M. flexor carpi ulnaris auf die Fingerstrecker und des M. flexor carpi radialis auf M. abductor pollicis und M. extensor carpi radialis brevis durch, zudem eine Tenodese beider radialer Handgelenksstrecker. Franke »kann … mit Recht behaupten, es giebt keine unheilbare Radialislähmung mehr, so lange wenigstens nicht der N. medianus bezw. der N. ulnaris gelähmt ist.« (Franke 1898).

Alessandro Codivilla (1861–1912), Direktor des orthopädischen Rizzoli-Instituts in Bologna, führt grundlegende Studien zu Sehnentransposition an unterer und oberer Extremität bei Poliomyelitis und Zerebralparese durch und erkennt wichtige Grundsätze, wie z. B. die Unterscheidung zwischen gelähmten und nur durch Inaktivität atrophen Muskeln und das Ideal eines Gleichgewichts zwischen Agonisten und Antagonisten. Er beschreibt die erste Opponensplastik (mittels FDS 5) und

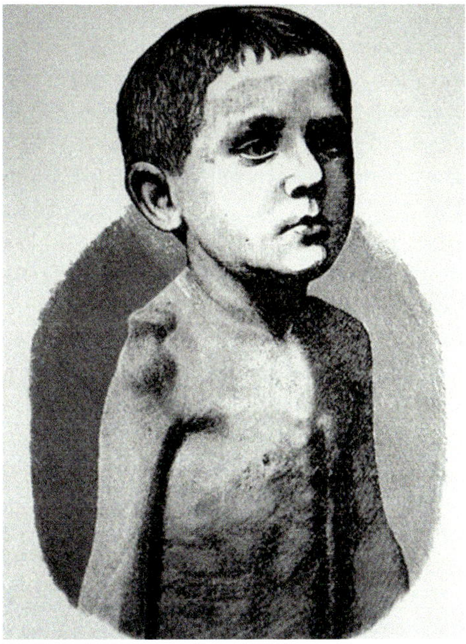

Abb. 2.2 Typische Schlotterschulter als Folge von Poliomyelitis: »Werden nun diese Muskeln aus irgend einer Ursache functionsuntüchtig, so verliert die Kapsel ihre Spannung, der Arm aber sinkt, seiner Schwere und dem Zuge der Innenrotatoren folgend, soweit herab, als es die schlaffe Kapsel erlaubt. Das Gewicht des Armes zieht nun beständig an der atonischen Kapsel und vermag diese dadurch in bedeutendem Maße zu dehnen. Damit ist aber die Function des Gelenkes vernichtet, es ist ein Schlottergelenk entstanden.« Und weiter: »Der ganze Arm baumelt nur noch so zu sagen an der schlaffen Kapsel. … Ebenso ist durch die Hyperpronation des Vorderarmes der Gebrauch der Hand sehr eingeschränkt« (Hoffa 1891)

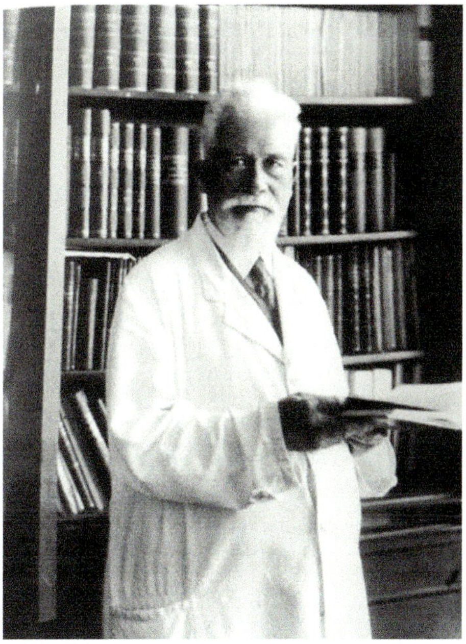

Abb. 2.3 Oskar Vulpius (1867–1936) setzt sich schon um 1900 intensiv mit der Idee der Sehnentransposition bei Lähmungen an den Extremitäten, ihrer Operationstechniken und Nachbehandlung auseinander. Seinen mahnenden Worte gelten bis heute: »Wer zum Messer greift, um eine orthopädische Operation auszuführen, der übernimmt damit die moralische Verpflichtung, die Nachbehandlung in exakter Weise durchzuführen. Wer diese Forderung aus Mangel an spezieller Begabung, an Neigung, an Zeit nicht gerecht werden kann, wem die dazu nötigen Einrichtungen fehlen, der lasse korrekterweise die Hand vom Messer«. (Mit freundlicher Genehmigung des Archivs der Vulpius-Klinik Bad Rappenau)

empfiehlt postoperative Frühmobilisation der verlagerten Muskeln.

Oskar Vulpius aus Heidelberg (1867–1936) (Abb. 2.3) setzt sich in seinem 1902 erschienen Werk »Die Sehnenverpflanzung und ihre Verwertung in der Behandlung der Lähmungen« als einer der Ersten wissenschaftlich mit muskulären Ersatzoperationen auseinander. Liegt sein Fokus auch auf der Behandlung der Folgen der spinalen Kinderlähmung, die hauptsächlich die untere Extremität befällt, gibt er auch zahlreiche Fallbeschreibungen von Sehnentransplantationen an der oberen Extremität an. Es handelt sich um eine umfassende Darstellung der bis dahin publizierten Fälle, mit eigenen Erfahrungen und Kommentaren versehen. Vulpius beschreibt 12 Fälle von Sehnentranspositionen bei Verletzungen der Extensoren sowie 9 Fälle bei Verletzung der Flexoren der Hand, darunter 4 Fälle von Radialisparese. Interessanterweise verwendet er bereits eine Durchflechtungsnaht, die der wesentlich später von **Guy Pulvertaft** (1907–1986) beschriebenen Technik entspricht. Die Textstelle dazu zeigt sein tiefes Verständnis der Sehnenphysiologie: »Wo die Beanspruchung der Sehnen besonders stark ist, wo eine genügend lange Ruhigstellung der operierten Extremität nicht gesichert ist, wenn die Beschaffenheit der Sehne ein Ausreißen der Sehnennähte befürchten lasst, kann man zwischen die Knopfnähte eine oder die andere durchschlungene Naht legen. Die sich kreuzenden Touren der Naht dürfen natürlich nur einen Teil der Sehne umfassen, um die Ernährung derselben nicht zu gefährden.«

Im Jahre 1913 (1. Teil 1911) veröffentlicht Vulpius mit seinem Oberarzt **Adolf Stoffel** (1880–1937) das über fast 40 Jahre konkurrenzlose Werk »Orthopädische Operationslehre« mit zahlreichen bis heute wertvollen Standardtechniken der Muskeltransposition bei bis heute aktuellen Lähmungsmustern (Abb. 2.4). Die zweite wichtige Grundlagenarbeit, mit experimentellen und klinischen Studien, wird schon im Sommer 1914 fertiggestellt, erscheint wegen Kriegsbeginn aber erst 1916 – »Die Physiologische Sehnenverpflanzung«, verfasst von Biesalski und seinem amerikanischen Assistenten **Leo Mayer** (1884–1972). Sie untersuchen experimentell und klinisch vor allem die verschiedenen Möglichkeiten der Sehnentransposition und -fixation.

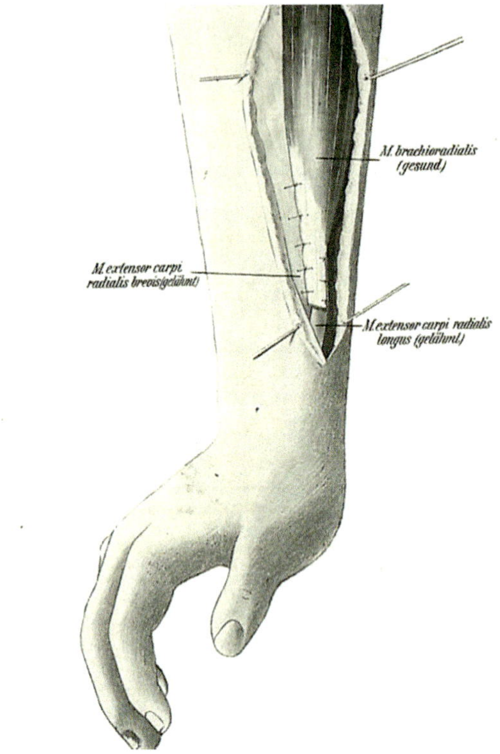

Abb. 2.4 Erstbeschreibung der Wiederherstellung der Handgelenkstreckung durch Transposition des gesunden M. brachioradialis auf die gelähmten radialen Handgelenkstrecker, M. extensor carpi radialis longus et brevis. Heute wird diese Methode klassischerweise zur Rekonstruktion eines passiven Schlüsselgriffs bei hoher Tetraplegie (Funktionsgruppe 1) angewandt. (Aus: Vulpius u. Stoffel 1920)

2.3.2 Erster Weltkrieg

Durch die enormen Fallzahlen während des Ersten Weltkriegs gewinnen orthopädische Ersatzoperationen für die Therapie von Lähmungsfolgen nach Nervenverletzungen enorm an Bedeutung, wobei sich der Schwerpunkt von der unteren auf die obere Extremität verlagert.

Am Ende seines Buches berichtet Biesalski über »Klinische Erfahrungen nach Abschluss des Manuskripts«:

> Da der Wortlaut des Buches schon im August 1914 fertiggestellt wurde, hat sich während der inzwischen verflossenen 2 Jahre natürlich reichlich Gelegenheit geboten, die physiologische Sehnenverpflanzung an dem großen Lähmungsmaterial meiner Klinik anzuwenden, in der bisher über 300 einzelne Sehnenverpflanzungen ausgeführt wurden. Vorbehaltlich einer späteren kritischen Veröffentlichung kann doch heute schon allgemein gesagt werden, dass die Erfolge sehr zufriedenstellend waren, ja zum Teil überraschend gut, und dass in den seltenen Fällen, wo Fehlschläge eintraten, regelmäßig auch technische Versehen nachzuweisen waren. Auch bei spastischen Lähmungen wurden häufiger als früher Sehnenverpflanzungen mit gutem Erfolg vorgenommen … Bei Kriegsverletzungen sind vielfach Sehnenverpflanzungen an der Hand vorgenommen worden … (Biesalski u. Mayer 1916).

Muskel- und Sehnenverpflanzungen funktionieren noch besser als nach Poliomyelitis, da im Vergleich ein »ausgezeichnetes Ersatzmaterial« an nicht gelähmten Spendermuskeln zur Verfügung steht. Biesalski selbst übernimmt in Berlin eine Lazarettabteilung, wobei ihm für die Betreuung der 500 dort untergebrachten Soldaten ein einziger Assistent zur Seite gestellt wird. Nerven- und Sehnenplastiken, die Therapie infektiöser Komplikationen an Zentralnervensystem, Knochen und Gelenken nehmen dabei den größten Raum ein. Das mit bis zu 300 Betten belegte Zehlendorfer Lazarett wird bis zum Kriegseintritt der USA im Frühjahr 1917 durch Biesalskis Forschungsassistenten, den Amerikaner Leo Mayer, betreut (Osten 2004). Eine Vielzahl der heute noch angewendeten Operationstechniken werden im Zeitraum von 1914–1920 entwickelt (Tab. 2.3).

2.3.3 1920- bis 1930er Jahre

In vielen Ländern macht die Orthopädie durch die Behandlung der Kriegsverletzten enorme Fortschritte. Nach Kriegsende fasst Stoffel (1921) seine Erfahrungen zusammen:

> Trotzdem die Kinderlähmung, die Hauptquelle der Sehnenoperationen im Frieden, dem Lazarett so gut wie niemals Arbeit macht, stehen Eingriffe am Muskelsehnentraktus häufig auf der Liste des Operationssaales. … Die neuheitlichen Kampfmittel verursachen oft außergewöhnlich schwere Weichteilverletzungen. Auf eine größere Strecke hin werden mehrere nebeneinanderliegende Sehnen und Muskeln zerrissen, oft zu einem Brei zertrümmert. Die bald einsetzende Eiterung vernichtet noch weitere Teile der Sehnensubstanz. Sind die ausgefallenen Funktionen hochwichtiger Natur, so müssen sie unbedingt ersetzt werden. Die jetzige Kampfweise bringt es mit sich, dass Verletzungen häufiger an der oberen als an der unteren Extremität beobachtet werden. Hierbei überwiegen noch Verletzungen der mit zahlreichen Sehnen ausgestatteten Hand und Finger, die wie kein anderes Glied kräftigste Hilfe verlangen. Eine brauchbare Arbeitshand zu schaffen, ist daher eine unserer dringlichsten Aufgaben.

Borchardt schreibt 1922 im Handbuch der ärztlichen Erfahrungen im Weltkrieg: »Ich halte es für einen Kunstfehler, wenn man die Verletzten auf die Möglichkeit operativer Heilung nicht aufmerksam macht«.

In Großbritannien erprobt **Sir Robert Jones** (1857–1933) neue Techniken zum Sehnenersatz, vor allem die heute klassische Methode zum Handgelenkstrecker-Ersatz bei Radialislähmung durch Transpostion des M. pronator teres auf den M. extensor carpi radialis brevis (Jones 1916, 1921).

Sterling Bunnell (1882–1957), Captain des U.S. Army Medical Corps, behandelt an der Front in Frankreich unzähligen Kriegsverletzungen und konzentriert sein gesamtes Interesse auf die rekonstruktive Handchirurgie: Bahnbrechend und neu sind die von ihm durchgeführten Sehnen- und Nerventransplantationen zur Defektüberbrückung nach schwerem Handtrauma, spezielle Ausziehdrahtnähte für die Sehnenrekonstruktionen und dynamische Schiene in der Nachbehandlung. Er propagiert in seinen Arbeiten 1918–1922 u. a. eine atraumatische Gewebebehandlung, Operationen in Blutleere mit Tourniquet, Verwendung von freien Sehnentransplantaten und primäre Nervennaht und -rekonstruktion vor einem Muskelersatz. Er legt so bereits die Grundlagen der modernen Handchirurgie, ehe 1944 sein Buch »Surgery of the Hand« erscheint, das auch die Erfahrungen des Zweiten Weltkrieges einschließt. Marc Iselin (1898–1937) aus Nanterre verfasst 1938 das später in mehrere Sprachen übersetzte Werk »Chirurgie de la Main«. Ab 1941 beschäftigt er sich fast ausschließlich mit Handchirurgie, inklusive der funktionellen Ersatzoperationen.

Wichtige Prinzipien bei Sehnentransposition nach Bunnell (veröffentlicht 1918–1922)

- Blutleere durch Tourniquet
- Atraumatische Operationstechnik
- Fettgewebe als Gleithilfe für Sehnen
- Bewahrung/Schaffung von Sehnenumlenkungen (Pulleys)
- Vermeidung von mittigen palmaren Inzisionen, um Kontrakturen zu vermeiden
- Freie Sehnentransplantate (Palmaris longus, FDS oder Zehenstrecker)
- Vorsichtig progressive Schienung, um Kontrakturen zu verbessern
- Vorbereitung des Wundbettes bei Vernarbung durch gestielte Gewebelappen
- Frühzeitige, aber nicht übertriebene Bewegungsübungen
- Opponensplastik mit Flexor carpi ulnaris als Spendermuskel (Umlenkung über Os pisiforme)
- Grundsatz »Eine Sehne – eine Funktion«
- Prinzipien der primären Nervennaht und -rekonstruktion sind zu beachten
- (Epineurale Naht, feine Seidenfäden, deutlich bessere Ergebnisse bei distaler Nervennaht)
- Beachtung der Sensibilität und ihrer Bedeutung für die Handfunktion

2.3.4 Zweiter Weltkrieg

Der 2. Weltkrieg verursacht erneut zahllose Schussverletzugen der oberen Extremität, vor allem des N. radialis. Von deutschen Autoren werden, ausgehend von der »Viersehnenplastik« nach Perthes (1918), mit Tenodese des Handgelenks und Kraftübertragung durch Muskelverpflanzung auf sämtliche Fingersehnen der Streckseite, verschiedene Varianten erprobt. Man versucht statt der die Handgelenksbeugung aufhebenden Tenodese die aktive Handstreckung durch Verlagerung des M. flexor carpi radialis, des M. brachioradialis oder des M. palmaris longus zu zu erreichen. Paul Sudeck (1866–1945) beschränkt sich 1943 auf eine »Einsehnenplastik« mit dem Flexor carpi ulnaris simultan mit der N.-radialis-Rekonstruktion, um dem Patienten durch »innere Schienung« ohne äussere Orthese sofort wieder Stabilität und Funktion zu geben – eine einfache und wirkungsvolle Technik, die sich bei besonderen Indikationen bis heute bewährt. 1944 erscheint Bunnells Buch, »Surgery of the Hand«, das zum offiziellen Lehrbuch der U.S. Army wird und weltweite Anerkennung findet.

2.3.5 Nachkriegszeit

Nach dem 2. Weltkrieg werden durch Pioniere wie **Marc Iselin** (1898–1987), **Robert Merle d'Aubigné** (1900–1989) und **Raoul Tubiana** (1915–2013) in Frankreich, **Guy Pulvertaft** (1907–1986), **Douglas Lamb** (1921–2001) in Großbritannien und **Paul Brand** (1914–2003), **William Littler** (1915–2005), **Daniel Riordan** (1917–2002) in den USA eine Vielzahl unterschiedlicher Techniken entwickelt. **Joseph Boyes** (1905–1995) sammelt 1960 alle 58 bis dahin beschriebenen Techniken der Radialisplastik und trägt selbst eine neue Standardtechnik bei, Spender ist die FDS 4-Sehne. Trotz dieser enormen Vielzahl lässt sich bei den am häufigsten verwendeten Techniken ein muskuläres Verteilungsmuster erkennen, das jedoch im internationalen Vergleich der verschiedenen »Schulen« Unterschiede zeigt. Die Handgelenkstreckung wird in der Regel durch Verlagerung des N.-medianus-innervierten M. pronator teres auf den M. extensor carpi radialis brevis wiederhergestellt (nach Jones 1916). Die Handgelenkstenodese nach Perthes hält sich in Deutschland jedoch bis nach dem Zweiten Weltkrieg, ehe die Vorteile einer aktiven Beweglichkeit gewürdigt werden. In Deutschland und Frankreich ist die Operation nach Merle d'Aubigné bis heute die häufigste Basistechnik. Hierbei wird zur Rekonstruktion der Fingerstreckung die Sehne des M. flexor carpi ulnaris transponiert. Nach dem Rat von Brand, den FCU als Handgelenksstabilisator zu erhalten, wird hingegen in den USA hierzu häufiger der M. flexor carpi radialis eingesetzt.

Durch medizinischen Fortschritt (Impfungen ab 1962) verschwindet die Poliomyelitis, die Indikationen zur Muskelersatzoperation weiten sich allerdings auf andere Patientengruppen aus, bei denen irreparable Funktionsverluste vorliegen, z. B. infolge Plexus-brachialis-Läsion, Rückenmarkverletzungen (Tetraplegie), spastischer Lähmung, rheumatoider Arthritis oder Nervenerkrankungen wie Lepra. Entscheidend ist auch hier der Einsatz von innovativ denkenden Einzelpersonen, denen ihre Zeitgenossen nicht selten mit Skepsis oder sogar Widerstand begegneten. Zwei Beispiele illustrieren dies eindrucksvoll:

Der schwedische Chirurg **Erik Moberg** (1905–1993) (◘ Abb. 2.5) widmet sich erst nach seiner Pensionierung vollkommen der Funktionsrekonstruktion an Armen und Händen von Tetraplegikern, für die er vorher nicht ausreichend Zeit gehabt habe. Durch weltweite Kontakte und unermüdliche Aufbauarbeit gelingt es ihm dieses nach Fehlschlägen der 1950er- bis 1960er Jahre »verbotene Feld« international neu zu erschließen. Die von Moberg konzipierte internationale Klassifikation und sinnvolle Richtlinien stehen am Anfang einer bis andauernden Entwicklung der spezialisierten Tetraplegie-Handchirurgie (Moberg 1979; Fridén 2005; Fridén u. Gohritz), die bis heute Tausenden Betroffenen mehr Eigenbestimmung, Mobilität, Privatsphäre und Unabhängigkeit schenkt.

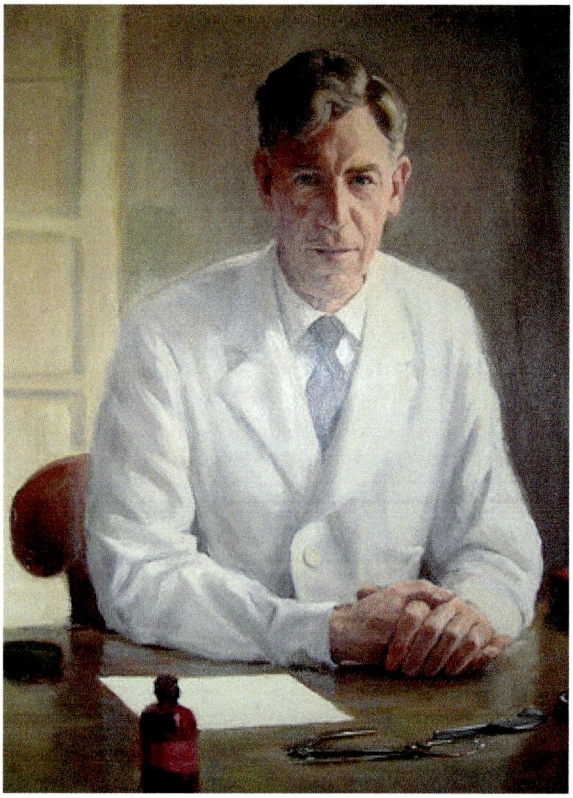

◘ Abb. 2.5 Erik Moberg (1905–1993) wird 1958 in Göteborg Leiter der ersten selbständigen Abteilung für Hand- und Extremitätenchirurgie Europas. Nach seiner Emeritierung 1970 widmet er sich schwerpunktmäßig der chirurgischen Rekonstruktion der Arm- und Handfunktion bei Tetraplegikern und erreicht durch sein Engagement einen weltweiten Erfahrungsaustausch, der zu einer bis heute gültige Klassifikation und anerkannten Therapiegrundsätzen auf diesem Gebiet führt. Ein von ihm 1978 erstmalig ins Leben gerufenes internationales Treffen findet weiterhin alle 3 Jahre statt

Der britische Handchirurg **Paul Brand** (1914–2003) weist nach, dass bei Hansen-Erkrankung (Lepra) Verletzungen, Geschwüre und Gliedmaßenverlust infolge fehlender Schutzsensibilität durch bakteriell-bedingte Neuropathie entstehen - und nicht, wie zuvor angenommen, als unmittelbare Folge der Erkrankung selbst. Er wird berühmt durch seine Sehnenverpflanzungen an den Händen und plastisch-chirurgische Wiederherstellung der Gesichtsformen von Leprakranken. Seine Erfahrungen beruhen auf der chirurgischen Behandlung von Opfern des Bombenkriegs in London und der Behandlung von Poliopatienten während des Zweiten Weltkriegs. Zur Forschung, Rehabilitation und erleichterten Reintegration von Leprakranken gründet er 1950 in Vellore, Indien das New Life Center mit Werkstätten und Hütten, in denen die Patienten wohnen und neue Fertigkeiten erlernen. Später überträgt er seine Studien und Therapiekonzepte zum Schmerzempfinden (»The Gift of Pain«) auch auf andere Neuropathien, z. B. bei Diabetikern. Seine Forschungen zur Biomechanik der Muskelfunktion an Unterarm und Hand, insbesondere auch hinsichtlich von Muskelverlagerungen, werden zum Grundwissen für Handchirurgen und Physiotherapeuten (Brand 1952, 1985).

2.3.6 1970er Jahre bis heute

Die verstärkte Motorisierung in der Nachkriegszeit erhöht die Anzahl von Armplexusverletzungen, insbesondere durch Motorradunfälle. Mit der Etablierung der Mikrochirurgie treten Muskelersatzoperationen jedoch in den Hintergrund, ja geraten teilweise in Vergessenheit. Patienten mit komplexen Nervenausfällen, bei denen mikrochirurgische Rekonstruktionsversuche scheitern, bleiben nicht selten sich selbst überlassen. Das einsetzende

Bewusstsein um die nicht selten verbleibenden Restdefekte nach mikrochirurgischer Rekonstruktion – vor allem bei proximalen Läsionen – führen jedoch zu einer Rückbesinnung auf muskuläre Ersatzoperationen in den 1980er Jahren. Auch Patienten mit Extremitätenerhalt bei malignen Weichteiltumoren profitieren oft durch Muskelersatzoperationen, die Gebrauchsfähigkeit eines Arms oder Beines auch nach onkologischer Resektion ganzer Muskelgruppen entscheidend verbessern (Steinau u. Biemer 1985). Lieber und Fridén (2002) klären durch experimentelle und klinische Studien, welche wichtige Rolle die Architektur und Spannung des Spendermuskels auf Exkursion und Kraftentwicklung bei Muskeltranspositionen spielt. Sie messen hierzu mittels Laser-Disfraktion die intraoperativen Längenunterschiede des Sarkoms, der kleinsten kontraktilen Muskeleinheit.

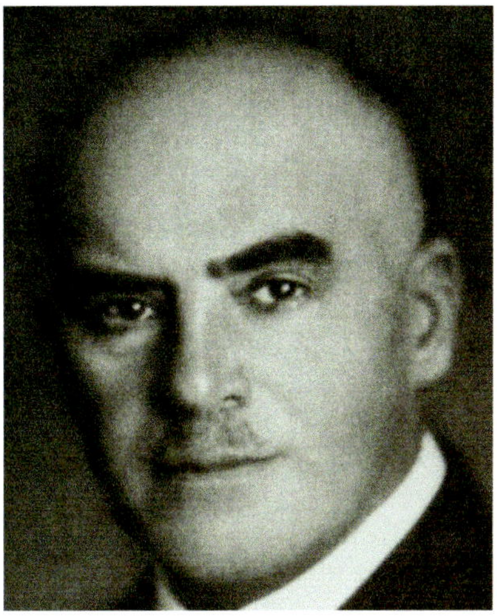

Abb. 2.6 Adolf Stoffel (1880–1937) nimmt als Pionier der faszikulären Nervenanatomie, selektiven Neurektomie und Nerventransposition in seinen Arbeiten viele erst in den letzten Jahrzehnten wiederentdeckte Ideen proximaler und distaler Nervenverlagerungen vorweg

2.4 Geschichtliche Entwicklung der peripheren Nervenchirurgie und nervalen Ersatzoperationen

2.4.1 Anfänge

Parallel zur Entwicklung der Sehnenverpflanzung entwickelten sich die Chirurgie der peripheren Nerven und die Nervenersatzoperationen (Tab. 2.4). Voraussetzung für nervale Ersatzoperationen ist ein verbessertes Verständnis der Anatomie, Physiologie und Pathologie des peripheren Nervensystems. Die Vorgänge der Nervendegeneration und -regeneration liegen von der Antike bis zu den Arbeiten von Augustus Waller (1856–1922) und Santiago Ramon y Cajal (1852–1934) zum Ende des 19. Jahrhunderts weitgehend im Dunklen (Tab. 2.4). Falsche Vorstellungen über die Vorgänge der Nervenregeneration sind oft Grund für widersinnige Behandlungsdogmen, irrige Techniken und schlechte klinische Ergebnisse. Beispiele sind Instrumente zur exzessiven Nervendehnungen oder Nervenlappen mit dem Ziel der Defektüberbrückung.

Der heute in Vergessenheit geratene orthopädische Chirurg **Adolf Stoffel** (1880–1937) (Abb. 2.6) erkennt bereits 1909, dass Nerven nicht »seilartige Strukturen« wie Sehnen sind, sondern ihre »Topographie« aus funktionell unterschiedlichen motorischen und sensorischen Fasern besteht. Basierend auf Nervenquerschnitts-Studien entwickelt er Techniken zur Neurotomie und Nerventransposition an der oberen und unteren Extremität. Stoffel arbeitet am Universitäts-Institut für Anatomie in Heidelberg, bevor er seine orthopädische chirurgische Ausbildung bei Vulpius aufnimmt, der seine anatomischen Studien über die Topographie motorischer und sensorischer Fasern in peripheren Nerven fördert.

Im Jahr 1911 entwickelt Stoffel eine Operation zur selektiven Neurotomie bei spastischen Extremitätenlähmungen, die bis heute seinen Namen trägt. Sie erlebt als »partielle Neurektomie« in den letzten Jahren bei Spastiken an Arm und Hand eine Renaissance (Parot u. Leclercq 2016). Die mit Vulpius verfasste »Orthopädische Operationslehre« enthält eine Vielzahl von selektiven Nerventranspositionen an der oberen und unteren Extremität (Tab. 2.5). Diese werden teilweise erst 80 Jahre später »neu« entdeckt, z. B. die Reanimation des gelähmten N. axillaris durch Nervenfaszikel des N. radialis (zum Caput longum und mediale) oder die Transpositionen von Fasern des N. peroneus auf den N. tibialis (Tab. 2.5). Stoffel verwendete für diese Operationen intraoperativ elektrische Nervenstimulation, um motorische Spenderfaszikeln auf Höhe des Empfängers sicher identifizieren und verlagern zu können (Abb. 2.7 und Abb. 2.8). Bereits 1910 prophezeit er: »Vergleichen wir heute prüfend Grad und Sicherheit der Erfolge mittels Sehnenüberpflanzung und Nervenplastik, so stellt sich freilich die erstere als Goliath dar. Aber es lässt sich ahnen, dass ihr in der Nervenpfropfung ein sieghafter David ersteht« (Vulpius u. Stoffel 1910).

2.4.2 Erster Weltkrieg

Die Behandlung peripherer Nervenverletzungen wandelt sich dramatisch durch die massenhaften anfallenden Schussverletzten des 1. Weltkrieges, mit denen die Lazarette ab 1914 überschwemmen. Allein vom französischen

Tab. 2.4 Entwicklung der peripheren Nervenchirurgie und nervalen Ersatzoperationen

Jahr/Zeitraum	Protagonist, Herkunftsland	Ereignis/Beschreibung
Altes Testament, Bibel (ca. 1500 v. Chr.)	Jakob, Israel	Erstbeschreibung einer Nervenläsion – vermutlich N.-ischiadicus-Läsion beim Kampf mit abtrünnigem Engel (Genesis 32: 25–33): »... und er hinkte an seiner Hüfte«
Antike, ca. 400 v. Chr.	Hippokrates (460–377 v. Chr.), Griechenland	Keine Behandlung von Nervenverletzung, Furcht vor Komplikationen (Konvulsion und Tod)
Ca. 300 v. Chr.	Herophilus (325–255 v. Chr.), Griechenland	Größter Anatom der Antike, unterscheidet Sehnen und Nerven (sensible und motorische Anteile)
1608	Ferrara, Italien	Erste Naht nach Nervendurchtrennung
1828	Fluorens (Italien)	Nerventransposition von Beuger- auf Strecker am Hühnerflügel
1851	Waller, UK	Degeneration und Regeneration von Nerven nach Durchtrennung
1863/70	Phillipeaux/Vulpian, Frankreich	Nerveninterposition (N. hypoglossus/N. lingualis)
1864	Nélaton, Frankreich	Sekundäre Nervennaht
1871	Hueter, Deutschland	Primäre epineurale Nervennaht
1873	Létiévant, Frankreich	Nervenplastik, z. B. End-zu-Seit-Neurorrhaphie
1875	Albert, Österreich	Klinische Anwendung von (xenogenem) Nerveninterponat
1882	Vanlair, Frankreich	Erfolgreiche Nerventubulation (Knochen) für 3 cm N. ischiadicus
Seit 1890	Ramon y Cajal, Spanien	Histologie peripherer Nerven, Nachweis axonaler Aussprossung nach Nervendurchtrennung
1910, 1912	Stoffel, Deutschland	Nervenquerschnittstudien, Topographie sensibler und motorischer Fasern, selektive Neurektomie bei Spastik (Stoffel-Operation 1911)
1915	Hofmann, Deutschland Tinel, Frankreich	Klopfzeichen bei Nervenschädigung/-regeneration
1914	Heineke, Erlacher, Deutschland	Direkte Muskelneurotisation (Implantation eines Nervenstumpfes)
1914–20	Foerster, Deutschland	Spezielle Symptomatologie und Therapie von mehr als 4000 Schussverletzungen peripherer Nerven– Basis für moderne Techniken der Nervennaht, Rekonstruktion mit Interponaten und Verlagerung (zusammengefasst 1929)
1939	Bunnell und Boyes, USA	»Cable grafting« (Kabelinterponate) zur Nervenüberbrückung
1940	Young und Medawar, England	Fibrinkleber zur Nervenkoaptation (N. accessorius und ulnaris)
1943	Seddon, England	Klassifikation der Nervenverletzung in 1. Neuropraxie, 2. Axonotmesis und 3. Neurotmesis
1948	Lurje, Russland	Nerventranspositionen an Schulter und Oberarm
1951	Sunderland, Australien	5 Grade der Nervenläsionen (auf Basis der Seddon-Klassifikation)
1960	Jacobsen, USA	Operation unter dem Mikroskop bei Extremitätenverletzungen
1962	Millesi, Österreich	Spannungsfreie faszikuläre Nervennaht und Nerveninterposition
1964	Smith, USA	Mikrochirurgie peripherer Nerven
1965	Benassy, Frankreich	1. Nerventransfer bei Tetraplegie (Brachialis-Ast auf N. medianus)
1968, 1978	Sunderland, Australien	»Nerves and Nerve Injuries«: v. a. Studien zur Nerventopographie
1972	Seddon, UK	»Disorders of the Peripheral Nerves«, Pathologie der Nervenschädigung
1976	Taylor und Ham, Australien	Freie vaskularisierte Nerventransplantate
1988	Mackinnon und Dellon, USA	»Surgery of the Peripheral Nerve«, Zusammenfassung des Kenntnisstandes, v. a. Mikrochirurgie, Nervendekompression, Schmerzbehandlung (Neurome) und Sensibilitätsmessung, Unterteilung der Nervenverletzungen in 6 Grade

Tab. 2.4 (Fortsetzung)

Jahr/Zeitraum	Protagonist, Herkunftsland	Ereignis/Beschreibung
1988	Lundborg, Schweden	»Nerve Injury and Repair« – Nervenrekonstruktion und -regeneration
1992	Millesi, Österreich	»Chirurgie der peripheren Nerven« – Anatomie und Operationstechniken
1994	Oberlin, Frankreich, Leechavengvongs, Thailand u. a.	Proximale Nervenfaszikeltranspositionen zur Rekonstruktion von Bizeps- und Schulterfunktion, v. a. bei oberer Plexusläsion
2004	Kuiken, Dumanian, USA	»Targeted muscle reinnervation« (gezielte Nerventranspositionen zur gedanklichen Steuerung bionischer Prothesen nach Arm- und Beinamputation)
2004	Lundborg, Schweden	»The Nerve and the Brain« – Zusammenspiel von Hand und Gehirn – Gehirnplastizität
2010 bis heute	Bertelli, Brasilien, Mackinnon, USA u. a.	Proximale und distale Nerventranspositionen bei Verletzung des Plexus brachialis, distaler Stammnerven und Tetraplegie
2011	Xu, China	Kontralaterale C7-Reinnervation bei spastischer Hemiplegie

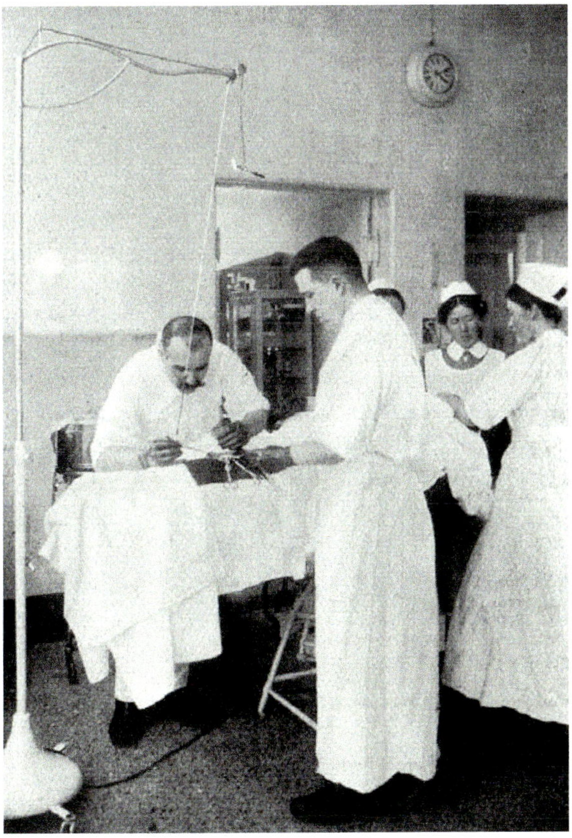

Abb. 2.7 Adolf Stoffel bei intraoperativer Nervenstimulation während einer operativen Exploration der Fasern des N. ischiadicus in der Kniekehle

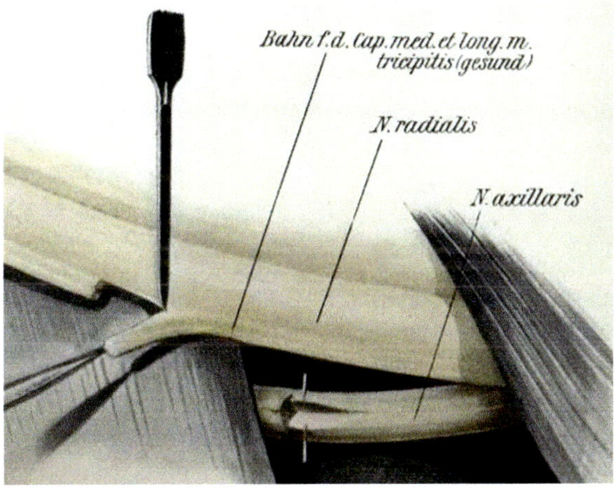

Abb. 2.8 Selektive Nerventransposition von motorischen Axonen des N. radialis auf den N. axillaris zur Wiederherstellung der Schulterabduktion (M. deltoideus) nach Stoffel, farbig illustriert von seiner Frau Edda (Vulpius u. Stoffel 1920)

Service de Santé werden schätzungsweise 30.000, auf britischer Seite bis 1918 mindestens genauso viele Nervenverletzten versorgt. Geschätzt weisen 20 % aller »Schwerverletzten« auch Nervenverletzungen auf. In spezialisierten Lazaretten, in Großbritannien geleitet von Sir Robert Jones (1857–1933) und in den USA von Gorgas und Frazier, werden Forschungslabore und ein Register für Periphere Nervenverletzungen eingerichtet (Hanigan 2010).

Tab. 2.5 Adolf Stoffels Techniken der (faszikulären) Nerventransposition (1920)

Spendernerven	Empfängernerv
Obere Extremität	
Faszikel zu Caput longum/mediale M. triceps des N. radialis	N. axillaris
Faszikel des N. radialis	N. musculocutaneus/N. medianus
N. subscapularis (Ast zum M. teres major)	N. axillaris
Faszikel des N. medianus	N. ulnaris (intrinsische Handfunktion)
Untere Extremität	
Spendernerven	Empfängernerv
Faszikel des N. ischiadicus	Nn. gluteales (M. gluteus maximus, medius und minimus)
N. obturatorius	N. femoralis
N. tibialis	N. peroneus profundus et superficialis

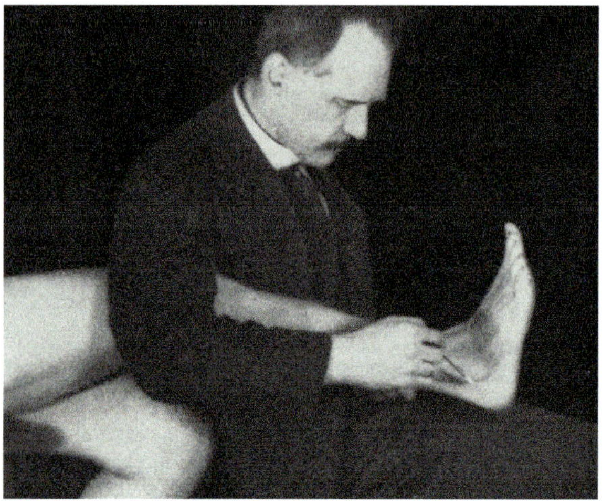

Abb. 2.9 Otfrid Foerster (1867–1942) bei der Untersuchung des sensiblen Versorgungsgebietes des Nervus suralis, den er wahrscheinlich als Erster seit 1916 zur Überbrückung zahlreicher motorischer Nervendefekte nach Schussverletzungen des Ersten Weltkrieges einsetzte

Hervorragend auf deutscher Seite wirkt der Neurologe und autodidaktische Nervenchirurg **Otfrid Foerster** (1867–1942 (Abb. 2.9), der von 1914–20 insgesamt 4.787 Schussverletzungen peripherer Nerven behandelt, von denen er selbst 745 selbst operiert. Foerster erfasst Symptomatologie, Therapie und Verlauf seiner Patienten minutiös und schafft so wichtige Grundlagen zur modernen Rekonstruktion, Transplantation und Transposition peripherer Nerven. Konfrontiert mit Tausenden von Schussverletzungen – und dem Desinteresse und miserablen Ergebnissen seiner chirurgischen Kollegen – entscheidet er 1914 als Neurologe selbst zu operieren, obwohl er nie eine chirurgische Ausbildung erhalten hat. Er begründet dies folgendermaßen: »Ich musste die Diagnose stellen, den Patienten in den Operationssaal bringen, dem Chirurgen sagen, wo er operieren soll, ihm sagen was er tun soll, wenn er drin ist. Und dann starben alle Patienten – ich entschied, dass ich es nicht schlechter machen könnte« (Gohritz et al. 2013).

Foerster führt erfolgreich Neurolysen und Nervenrekonstruktionen mittels Interposition entbehrlicher sensibler Nerven (N. suralis ab 1916) durch, ebenso intraplexale Neurotisationen und zahlreiche Nervenverlagerungen an den oberen und unteren Gliedmaßen. Bei Nervennähten achtet er auf feinste und spannungsfreie Technik. Er legt größten Wert auf die postoperative Rehabilitation mit Hilfe von Elektrostimulation und Physiotherapie, um die auch über die Plastizität des Gehirns die Ergebnisse nach nervaler Regeneration zu optimieren. Sein langjähriger Schüler, **Sir Ludwig Guttmann** (1899–1980), der nach seiner Emigration im Zweiten Weltkrieg zum Vater der modernen Behandlung von Querschnittsgelähmten wird, sieht diese überaus sorgfältigere und systematische Nachbehandlung als Hauptgrund für Foersters Erfolg trotz widriger Bedingungen: »Mit anderen Worten ein besseres Verständnis der Rehabilitation« (Gohritz et al. 2013).

Foersters Prinzipien und Techniken bei der Funktionswiederherstellung bei peripheren Nervenläsionen (1929)

- Komplette Entfernung von Narbengewebe, um neue Koaptation zu ermöglichen
- Superfeines Nahtmaterial (dünnste Seidenfäden oder Frauenhaar)
- Naht nur des Perineuriums
- Sorgfältige Blutstillung
- Strenge Antiseps
- Mobilisation der Nervenstümpfe/Relaxation durch adaptierte Gelenkstellung
- Überbrückung von Nervendefekten mittels sensibler Nervenkabel
- Direkte Nerv-Muskel-Implantation, wenn Naht unmöglich (N. musculocutaneus, N. radialis, N. medianus, N. peronaeus profundus)
- Nerventransposition (»Nervenpfropfung«) bei Plexus-brachialis-Läsionen (Spendernerven: Nn. pectorales, N. subscapularis, N. thoracicus longus, N. thoracodorsalis)

2.4.3 1920er- bis 1930er Jahre

Nach dem Krieg ist eine sorgfältige Nachuntersuchung in vielen Zentren problematisch, weil Aufzeichnungen verloren gehen und die Patienten aus der Beobachtung entlassen wurden. Das Fehlen eines standardisierten Beurteilungssystems beeinträchtigt die Möglichkeit, klinische Veränderungen zu dokumentieren und Ergebnisse miteinander zu vergleichen (Hanigan 2010). Im Gegensatz dazu ist Foerster in der Lage, den Verlauf der meisten seiner Patienten persönlich zu verfolgen. Er kann die postoperative Entwicklung mehrere Jahre postoperativ mit Muskel- und sensorischen Tests, Fotografien und Filmen und Färbungen der Schweißproduktion dokumentieren, um die Funktionswiederkehr zu beweisen. Als persönlicher Arzt von Lenin nach seinem Schlaganfall verbringt Foerster fast zwei Jahre in Sibirien und verdichtet dort seine Erfahrungen und Dokumente in zwei Bänden, die 1929 veröffentlicht werden. Leider sind diese Meisterwerke nie aus dem Deutschen übersetzt und daher nicht allgemein bekannt geworden (Gohritz et al. 2013). Die Forschung zur Nervenregeneration intensiviert sich in den 1930er Jahren in Erwartung eines bevorstehenden globalen Konflikts. Bunnell und Boyes veröffentlichten 1939 das Konzept des »cable grafting« zur Überbrückung von Nervendefekten.

2.4.4 Zweiter Weltkrieg (1939–1945)

Während des Zweiten Weltkrieges beherrschen in der US Army Neurochirurgen das Gebiet der peripheren Nervenchirurgie, im Vereinigten Königreich sind es die orthopädische Chirurgen. Neurologen tragen sehr wertvolle Neuerungen zur Diagnostik und Beurteilung von Nervenverletzungen und ihrer Behandlungsergebnisse bei, so veröffentlichen 4 renommierte Neurologen des British Medical Research Council eine wichtige Broschüre, die eine quantitative Bewertung der Muskelkraft beschreibt und in einem Atlas mit Diagrammen zeigt, wie die Schlüsselmuskeln mit ihrer Innervation und die wichtigsten sensiblen Dermatome klinisch geprüft werden.

Die chirurgische Erfahrung des Zweiten Weltkrieges führt zu einer neuen Klassifizierung von Nervenverletzungen und einem verfeinerten Timing für chirurgische Eingriffe. Führend ist hier die Forschungsgruppe aus Oxford, wo **Herbert Seddon** (1903–1977), Professor für Orthopädische Chirurgie, von einem Team herausragender junger Chirurgen und Neurowissenschaftler unterstützt wird. Seddon klärt wichtige Aspekte der Pathologie peripherer Nervenverletzungen und definiert 3 Schädigungsgrade (Neurapraxie, Axonotmesis, Neurotmesis), für die er das jeweilige Management vorschlägt (Seddon 1943, 1972). Die australischen Streitkräfte überweisen ab 1941 sämtliche peripheren Nervenverletzungen an das Allgemeine Krankenhaus in Heidelberg bei Melbourne, das von dem Professor für Anatomy und Experimentelle Neurologie, **Sidney Sunderland** (1910–1993), geleitet wird. Bis 1945 studiert Sunderland anhand von klinischen Parametern und Laboruntersuchungen die Behandlungsergebnisse Hunderter peripherer Nervenverletzungen.

2.4.5 Nachkriegszeit

Nach 1945 werden Nachuntersuchungsdaten von mehr als 7.000 Nervenverletzungen aus Zentren in Großbritannien und den USA verfügbar, es zeigen sich jedoch oft schlechte Ergebnisse nach peripherer Nervennaht und Nerventransfer, besonders entmutigend sind die Resultate nach Plexus-brachialis-Verletzungen. Die Forschung der Nachkriegszeit beschäftigt sich daher mit den Zielen einer verbesserten Technik zur Nerventransplantation, intraoperativen Diagnoseverfahren und Strategien zur Funktionsrekonstruktion nach Plexus-brachialis-Verletzungen. Sunderlands Fähigkeit, klinische, anatomische und pathologische Befunde zu kombinieren verleiht ihm über einen langen Zeitraum große Autorität. 1968 veröffentlicht er sein monumentales Buch, »Nerves and Nerve Injuries« (2. Auflage 1978). Er leistet hervorragende Untersuchungen zur inneren Topographie der peripheren Nerven, die besondere Relevanz gewinnen, als in den 1960er Jahren mit neuen mikrochirurgischen Methoden versucht wird, die Ergebnisse durch eine faszikuläre Nervenrekonstruktion zu optimieren.

2.4.6 Ära der Mikrochirurgie (seit 1960er Jahren)

Die medikamentöse Antikoagulation und das Operationsmikroskop sind die technologische Voraussetzungen für den Durchbruch der Mikrochirurgie von Gefäßen mit einem Durchmesser von unter 1 mm. Parallel zur Etablierung der Mikrogefäßchirurgie durch Replantation (eines komplett abgetrennten Daumens 1965 durch Komatsu und Tamai) sowie spätere Gewebetransplantationen in den 1970 und 1980er Jahren entwickelt sich die periphere Nervenchirurgie. Die »spannungsfreie« Technik bei der Direktnaht oder Überbrückung mit autologen Interponaten wird vor allem durch **Hanno Millesi** (*1927) aus Wien zum anerkannten Goldstandard.

Die erstaunlich guten klinischen Erfolge werden zunächst nicht selten angezweifelt. Millesi veröffentlicht mit seinen Mitarbeitern Meissl und Berger in Wien weltweit beachtete Erfolgsserien nach spannungsfreier Nervennaht an den oberen Stammnerven. Eines Tages ruft der berühmte schwedische Handchirurg Erik Moberg bei ihm an und kündigt sich für die folgende Woche an, um persönlich eine Anzahl von Patienten nachzukontrollieren. Überzeugt wird der skeptische Moberg durch eine Patientin mit mittelmäßiger Funktionsrückkehr nach Ulnaris-Neurolyse – erst nach Hinweis des Operateurs bemerkt er, dass zusätzlich ein 12 cm langer Defekt des N. radialis rekonstruiert worden war (Mackinnon 2015; Millesi 2016). Millesi beweist, dass »völliges Fehlen der Spannung an der Nahtstelle als wichtigster Faktor für eine erfolgreiche Nervenreparatur« anzusehen ist und die gezielte interfaszikuläre Nervenrekonstruktion zu einer besseren Funktionswiederkehr führt. Trotz anfänglicher Begeisterung können sich freie vaskularisierte Nerventransplantate (Taylor u. Ham 1976) in der Klinik nicht durchsetzen. Die Forschungen der folgenden Jahrzehnte bis in die Jetztzeit konzentrieren sich auf Verfeinerung der grundlegenden Operationstechniken, ein tieferes Verständnis der Nervenbiologie und -anatomie (Gleitgewebe), besseres Nahtmaterial und biologische Implantate zum Nervenersatz, inklusive Allografts und Heterotransplantation (Millesi 1990, 2004).

2.4.7 21. Jahrhundert

Ein moderner Forschungsschwerpunkt wird die zentrale Reorganisation oder »Gehirnplastizität« nach peripheren Nervenverletzung, deren gezielte Beeinflussung funktionelle Verbesserungen ermöglicht (Lundborg 2004). Die Transposition entbehrlicher Spenderaxone erlebt auch bei Patienten mit Halsrückenmarkschädigung (Tetraplegie) eine Renaissance und ergänzt die klassischen Methoden. Zur Wiederherstellung einer aktiven Handöffnung empfiehlt Bertelli die Verlagerung der Supinator-Äste auf den N. interosseous posterior (S-PIN-Operation) sowie Axontransfers zur Wiederherstellung der Ellenbogenstreckung und Beugerfunktion der Hand (Bertelli et al. 2016). In manchen Fällen wird die Nerventransposition mit klassischen Muskelverlagerungen und Gelenkstabilisierungen auch kombiniert (Fridén u. Gohritz 2015). Bahm rekonstruiert mittels Nervenverlagerungen wichtige Armfunktionen bei Arthrogryposis multiplex (Bahm et al. 2015). Seit einigen Jahren kontrollieren Armamputierte ihre bionische Prothesen mittels gezielter Muskelreinnervation (»targeted muscle reinnervation«). Mit der gleichen Technik ist es möglich, sehr schwache Nervenimpulse durch transplantierte Muskeln zu amplifizieren und komplett funktionslose Hände nach Unterarm-Amputation durch gedankengesteuerte Prothesen zu ersetzen (Aszmann et al. 2015). Bei Patienten mit Hemiplegie kann durch Reinnervation aus der kontralateralen C7-Nervenwurzel eine Reduktion der Spastik und Verbesserung der Extremitätenfunktion erzielt werden (Xu et al. 2011).

2.5 Behandlung von Verletzungen des Plexus brachialis

2.5.1 Von weltgeschichtlicher Bedeutung?

Die historische Entwicklung von Verletzungen des Armnervengeflechts (Plexus brachialis) soll extra dargestellt werden (◘ Tab. 2.6) – nicht zuletzt, weil ihr weltgeschichtliche Wichtigkeit zugesprochen wird (Ober 1992): Der berühmteste Plexuspatient ist der letzte deutsche **Kaiser Wilhelm II** (1859–1942) (◘ Abb. 2.10). Zahlreiche Zeitgenossen und später Historiker und Psychologen sehen den Schlüssel zum Verständnis dieser geschichtlichen Unglücksgestalt in seinem lebenslangen Kampf gegen die Schwäche seiner körperlichen Behinderung und dem kompensatorischen Wunsch nach Dominanz und Stärke. Wilhelm selbst ist überzeugt: »… ein Engländer hat meinen Arm verkrüppelt« und meint damit den von seiner Großmutter Queen Victoria geschickten Geburtshelfer.

Die damaligen Therapieversuche der berühmtesten Kapazitäten erscheinen heute wie eine »grauenvolle Kindesmisshandlung« (Röhl 2008) (◘ Tab. 2.7). Neben ständigen kalten Bädern, Massagen und Bewegungsübungen muss sich der Prinz ab dem Alter von einem halben Jahr zweimal wöchentlich »animalischen Bädern« unterziehen, d. h. der linke Arm wird für jeweils für eine halbe Stunde in ein noch warmes, frisch geschlachtetes Kaninchen gesteckt. Um die Benutzung des gelähmten

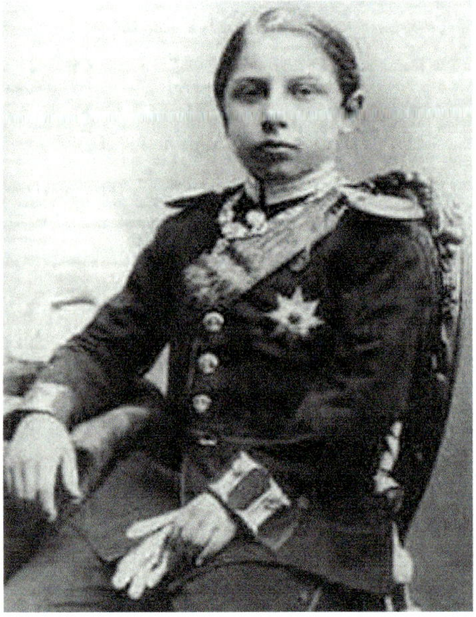

◘ **Abb. 2.10** Der letzte deutsche Kaiser Wilhelm II. (1859–1942) als Kind. Sein vermutlich durch geburtstraumatische Plexusläsion gelähmter und (im Erwachsenenalter um ca. 15 cm) verkürzter linker Arm ist optisch durch einen Handschuh verlängert. (Mit freundlicher Genehmigung des Archivs des Hauses Hessens)

Tab. 2.6 Entwicklung der Behandlung von Plexus-brachialis-Läsionen

Jahr	Autor, Herkunft	Beschreibung/Erkenntnis
Antike Ca. 700–800 v. Chr.	Homer, Ilias, Griechenland	Erstbeschreibung einer Armlähmung nach Plexus-brachialis-Verletzung (durch Speerstich und Steinschlag im Schulterbereich)
Ca. 1505	Dürer, Deutschland	Bild »Madonna mit Kind« zeigt typische Anzeichen oberer Plexusläsion
1768	Smellie, Schottland	Erste englischsprachige Beschreibung einer Plexus-brachialis-Läsion nach Zangengeburt (1746)
1827	Flaubert, Frankreich	Neurovaskuläre Traktionsverletzungen des Plexus brachialis (mit Ausriss von C6–Th1 und A. axillaris) bei Reduktion veralteter Schulterdislokationen
1861	Duchenne, Frankreich	Begriff der »obstetrischen Plexusläsion« anhand von 4 Neugeborenen
1872	Mitchell, USA	Schmerzsyndrom nach Plexus-brachialis-Läsion im Amerikanischen Bürgerkrieg (»causalgia«) - nur Dekompression, keine Naht durchgeführt
1875	Erb, Deutschland	Erbscher Punkt (Punctum nervosum), obere Plexusläsion (C5–6, Typ Erb)
1877	Seeligenmüller, Deutschland	Komplette (totale) geburtstraumatische Plexusläsion
1885	Augusta Klumpke, USA, Frankreich	Untere Plexus-brachialis-Läsion (C7-Th1, Typ Klumpke) mit Horner-Syndrom
1885	Sécretan, Frankreich	Studie von 24 Fällen von Plexusläsion in der deutschen, französischen und englischen Literatur
1898 1899	Duval und Guillain, Frankreich Horsley, UK	Experimentelle Studien ergeben, dass bei geschlossenen Plexusläsionen entweder Elongation (spontane Besserung) oder Wurzelausriss (Therapie unmöglich) vorliegt
1900	Thoburn, UK	Erste chirurgische Behandlung des Plexus brachialis 7 Monate nach schwerem Traktionsschaden (teilweise Funktionswiederkehr) – hellsichtige Analyse des chirurgischen Problems
1903	Kennedy, Schottland	Chirurgische Neurom-Resektion und Direktnaht der Nervenstümpfe nach geburtstraumtischer Plexusläsion
1903	Harris und Low, UK	Intraplexuale Neurotisation (»cross-union«) bei zervikalem Wurzelausriss infolge Geburtstrauma
1913	Tuttle, UK	Neurotisation aus Plexus cervicalis und intraplexalen Wurzeln bei Plexus-brachialis-Läsion
1913	Fairbanks, USA	Subluxation und Innenrotation der Schulter als Plexuslähmungsfolge
1914–1920	Foerster, Deutschland	Erfolgreiche Operation von 64 Plexus-brachialis-Verletzungen während und nach dem 1. Weltkrieg (zusammengefasst 1929)
1916, 1918	Sever, USA	36-seitige Monographie über Plexus-brachialis-Läsion, Untersuchung von mehr als 1100 Fällen: Skepsis gegenüber Nervenoperation, Physiotherapie und Muskelumlagerung empfohlen
1916, 1917	Sharpe und Wyeth, USA	Auswertung von 81 kindlichen Plexusoperationen – Intervention im 1. Lebensmonat empfohlen
1920	Taylor, USA	Vergleich von 70 operierten und 130 nicht operierten Fällen von Plexuslähmung – oft erstaunliche Besserung nach Operation, nur 1 % spontane Erholung
1934	Stevens, USA	Sofortige Revision bei Plexusläsion empfohlen, aber Operation bei Traktionsverletzung mit Wurzelruptur sei »verlorene Hoffnung«
1936	Bonola, Italien	Bericht über zunehmende Plexusverletzungen durch Motorradunfälle
1934, 1939	L'Episcopo, USA	Operationen zur sekundären Rekonstruktion, v. a. zur Schulteraußenrotation
1942	Scaglietti, Italien	Mehrere Hundert Fälle von Neurolysen und Direktnähten bei Plexusläsionen
1961/63	Seddon, UK	Interkostalis-Transfer zum Bizepserstz mit Interponat – nur bescheidener Erfolg
Seit 1964	Millesi, Österreich	Beginn mit mikrochirurgischen Plexus-brachialis-Operationen, v. a. Neurolyse und Rekonstruktionen mit spannungsfreier interfaszikulärer Naht und Interposition

Tab. 2.6 (Fortsetzung)

Jahr	Autor, Herkunft	Beschreibung/Erkenntnis
1966	SICOT (Societé Internationale de Chirurgie Orthopédique et Traumatologique)	Internationale Sitzung in Paris mit Beschluss, die Behandlung von Traktionsverletzungen des Plexus brachialis sei nicht sinnvoll, Empfehlung: Amputation und Prothesenversorgung
Seit Mitte 1960er	Narakas, Schweiz (Litauen)	Etablierung mikrochirurgischer Operationen am Plexus brachialis, Klassifikation, internationales Treffen zur Plexus-brachialis-Chirurgie
1972	Tsyuyama und Hara	Direkter Intercostalis-Transfer (ohne Interponate) – bessere Ergebnisse
1980	Wynn Parry, UK	Serie von 275 Patinenten zeigt Schmerzsyndrome v. a. bei Wurzelausrissen
1981	Narakas, Schweiz (Litauen)	Chirurgische Therapie kann Auftreten von Schmerz erheblich reduzieren
1977	Millesi, Österreich	Mikrochirurgische Rekonstruktion bei 56 Patienten, 70 % mit Funktionsbesserung nach >5 Jahren
1984	Gilbert und Tassin, Frankreich	Überzeugende Ergebnisse nach frühzeitiger mikrochirurgischer Primärrekonstruktion des kindlichen Plexus brachialis in 180 Fällen
1987	Narakas, Schweiz (Litauen)	Klassifikation der (kindlichen) Plexusparese: Typ II (C5–6), II (C5–7), III (C5–Th1), IV (C5–Th1 mit Horner-Syndrom)
1989	Narakas, Schweiz (Litauen)	Weltweite chirurgische Erfahrung bei >4000 Fällen von Plexusläsionen
1989	Gu, China	Neurotisation des Plexus brachialis mit kontralateraler C7-Wurzel
1994	Oberlin, Frankreich Mackinnon, USA u. a.	Proximale Nerven(faszikel)transpositionen bei Plexus-brachialis-Läsionen
2010 – heute	Bertelli, Brasilien Mackinnon, USA u. a.	Distale Nerventranspositionen bei Stammnervenläsionen
2015	Aszmann, Österreich	Unterarm-Amputation und Ersatz der funktionslosen Hand mittels bionischer (durch selektive Nerventranspositionen gesteuerter) Prothese

Tab. 2.7 Behandlungsmethoden der (vermuteten) Plexus-brachialis-Lähmung von Kaiser Wilhelm II. (1859–1941) während seiner Kindheit

Beginn	Therapieformen
Ab ersten Lebensmonaten	Kalte Bäder in den ersten Monaten, regelmäßige Meerwasser Duschen
Ab 4. Lebensmonat	Passive Bewegungsübungen (3-mal täglich)
Ab 1. Lebensjahr	Regelmäßige Elektrostimulationen (Wechselstrom und Galvanisation)
Ab 6. Lebensmonat	Forcierter Gebrauch des gelähmten linken Armes (gesunder Arm täglich stundenweise auf Rücken gebunden), dadurch als Kleinkind häufig Sturz aufs Gesicht »Animalische Bäder«: 2-mal wöchentlich für 30 min Einlage des linken Armes in noch warmes, frisch geschlachtetes Kaninchen
Ab dem 4. Lebensjahr	Torticollis-Behandlung mit schmerzhaften Streck-Geräten und mehrfache Operationen
Ab dem 8. Lebensjahr	Regelmäßiges Einspannen des gelähmten Armes in eine Streckmaschine

Armes anzuregen, wird der gesunde auf dem Rücken festgebunden, was im Stadium des Laufenlernens dazu führt, dass Wilhelm ständig schmerzhaft aufs Gesicht fällt. Zusätzlich wird der linke Arm regelmäßig mit Elektroschocks behandelt, seit seinem achten Lebensjahr muss er dreimal täglich eine »Armstreckmaschine« anlegen.

Ob hier die Ursache für Wilhelms Hass auf England liegt, der möglicherweise den Lauf der Geschichte beeinflusst hat (Ober 1992), kann nur vermutet werden. Dass diese äußerst schmerzhafte und vollkommen erfolglose Behandlung eine nachhaltige Störung der Persönlichkeitsentwicklung des Prinzen auslöst, erscheint nachvollziehbar (Röhl 2008). Die Hilflosigkeit seiner Ärzte wird eher verständlich, wenn man sich vergegenwärtigt, wie gering das Wissen über komplexe Nervenverletzungen zur damaligen Zeit ist.

2.5.2 Erste medizinische Beschreibungen (1746–1861)

Zwar beschreibt schon Homer vor fast 3000 Jahren in seiner »Ilias« schlaffe Armlähmungen infolge Speerstich und Steinschlag im Schulterbereich und Albrecht Dürer (1471–1528) stellt um 1505 auf seinem Bild »Madonna mit Kind« das Jesuskind mit typischen Merkmalen einer oberen Plexuslähmung dar (Abb. 2.11). Erst 1768 erscheint jedoch der erste medizinische Bericht eines schottischen Geburtshelfers namens Smellie (1697–1763), der 1746 eine bilaterale Plexus-brachialis-Läsion nach Zangengeburt beobachtet. Der Vater des berühmten französischen Schriftstellers Gustave Flaubert (1821–1880), Achille-Chleophas (1784–1846), dokumentiert in Rouen 1827 in Autopsiebefunden zwei katastrophale Traktionsverletzungen des Plexus brachialis bei Erwachsenen. Der Versuch, durch Zug von bis zu 8 Männern veraltete Schulterdislokationen einzurenken, endet für beide Patienten tödlich. Die Obduktion zeigt starke Einblutungen und Wurzelausrisse von C6–Th1 (C5 ist intakt), im einen Fall ist die A. axillaris gerissen.

Der französische Arzt Guillaume Benjamin Armand Duchenne (1806–1875) prägt erst 1861 – also 2 Jahre nach Kaiser Wilhelms Geburt – anhand der Untersuchung von 4 Neugeborenen den Begriff der »obstetrischen Plexusläsion« und benennt als Ursache übermäßige Zugkräfte am Arm beim Geburtsvorgang. Die Schwere der Lähmung versucht er durch Elektrodiagnostik (ähnlich einem Elektromyogramm) zu bewerten. Er interessiert sich auch bereits für prognostische und therapeutische Behandlungsaspekte (Robotti et al. 1995).

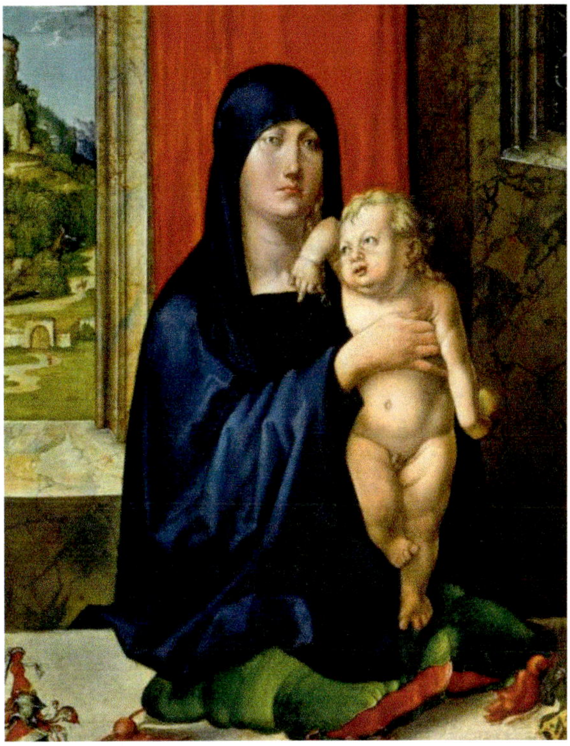

Abb. 2.11 Das Bild »Madonna mit Kind am Fenster« (um 1498) des Nürnberger Renaissance-Malers Albrecht Dürer (1471–1528) zeigt den kleinen Jesus mit typischen Merkmalen einer oberen Plexus-brachialis-Läsion links: Innenrotation und Adduktion der Schulter, Extension des Armes und Flexion des Handgelenks – heute »waiter's tip« oder Trinkgelddeformität genannt

2.5.3 Einteilung in verschiedene Läsionstypen (1875–1885)

Der deutsche Neurologe **Wilhelm Heinrich Erb** (1840–1921), Gründer der Deutschen Zeitschrift für Neurologie und der Deutschen Gesellschaft für Neurologie, weist 1875 durch anatomische Beobachtungen und Elektrostimulation nach, dass Plexusschädigungen am häufigsten im Bereich der Wurzeln C5 und C6 vorkommen, heute bekannt als Erb-Punkt. Die obere Plexuslähmung vom Typ Erb trägt seinen Namen.

Zwei Jahre später dokumentiert Seeligenmüller eine komplette (totale) geburtstraumatische Plexusläsion (C5–Th1), ehe Augusta Klumpke (1859–1927) 1885 die untere Plexus-brachialis-Läsion (C7–Th1, Typ Klumpke) untersucht. Sie ist die erste Frau, die an der medizinischen Fakultät der Sorbonne in Paris eine vollwertige Ausbildungsstelle bekommt. Mit ihrem Professor und späteren Ehemann, dem Neurologen Joseph Jules Dejerine (1849–1917), stellt sie fest, dass Schädigungen des unteren Plexus nicht nur Funktion und Empfindung an Unterarm, Handgelenk und Hand schädigen, sondern auch Pupillenverengung (Miosis) und hängendes Augenlid (Ptosis) verursachen, wie bereits 1869 vom Schweizer Augenarzt Georg Johann Friedrich Horner (1831–1886) beobachtet.

2.5.4 Chirurgische Behandlungspremieren (um 1900)

Erst 15 Jahre später wird die die erste chirurgische Therapie einer Nervenkoaptation bei einer geschlossenen Plexusläsion bekannt, die **William Thoburn**, Assistant Surgeon an der Royal Infirmary in Manchester am 13. April 1896 ausführt (Thorburn 1900). Er legt bei einer 16-jährigen Mühlenarbeiterin 7 Monate nach schwerem Traktionsschaden den Plexus brachialis transklavikulär frei und führt eine – angeblich spannungsfreie – Direktnaht der Nerven mit feinster Seide durch. Bei der Kontrolluntersuchung 4 Jahre später zeigt die Patientin zwar nur geringe Schulterkontrolle und fast keine Ellenbogenstreckung und Handfunktion, aber nützliche Ellenbogen- und Handgelenksbeugung.

Thoburn gibt seinen begrenzten Erfolg ehrlich zu und folgert erstaunlich hellsichtig: »Mit der hier gewonnen Erfahrung kann kein Zweifel bestehen, dass veraltete Verletzungen des Plexus brachialis, wenn sie zugänglich sind, einer Operation zugeführt werden und nicht als hoffnungslos verdammt werden – eine Einstellung, die sogar zur Amputation geführt hat, um eine nutzlose Belastung zu entfernen. Nur in den Fällen, in denen der Plexus vom Rückenmark weggerissen ist, ist eine Operation unmöglich.« Auch Kennedy gelingt 1903 in Schottland eine chirurgische Neuromresektion und primäre Direktnaht der Nervenstümpfe nach geburtstraumtischer Plexusläsion. Im gleichen Jahr führen die britischen Neurologen Harris und Low erstmals eine intraplexuale Neurotisation (»cross-union«) zur Umgehung eines Wurzelausrisses infolge Geburtstrauma aus, 1913 erfolgt durch Tuttle die Neurotisation aus Plexus cervicalis und intraplexalen Wurzeln.

2.5.5 Konservative Primär- und operative Sekundärrekonstruktion (bis 1970er Jahre)

Trotz dieser chirurgischen Hoffnungsschimmer besteht die Behandlung von Plexusläsionen viele Jahrzehnte meist nur in Physiotherapie – in Erwartung spontaner Regeneration oder bleibendem komplettem Funktionsausfall. Operationen finden nur ausnahmsweise statt, die erreichten Ergebnisse sind bescheiden, größeren Patientenserien selten. Auch später werden speziell bei Traktionsverletzungen trotz Nerveninterponaten meist unbefriedigende Resultate erzielt, sodass bei geburtsassoziierten Läsionen meist nur konservative Maßnahmen angewendet werden. James W. Sever (1878–1964) stellt 1925 eine 36-seitige Monographie über Plexus-brachialis-Läsion zusammen, die mehr als 1.100 Fällen einschließt. Er empfiehlt primär Physiotherapie und sekundär Muskelumlagerungen und bestätigt die Skepsis gegenüber Nervenoperationen, aufgrund meist schlechter Ergebnisse. Joseph B. L‹Episcopo (1890–1947) veröffentlicht 1934 und 1939, angelehnt an Sever, klassische Operationstechniken zur Wiederherstellung der Muskelbalance an der Schulter. Ziel ist es durch Muskelumsetzung und -release die Abduktion und Außenrotation zu verstärken (Sever-L'Episcopo-Operation).

In der Zeit zwischen den beiden Weltkriegen scheinen Operationen am Plexus brachialis fast in Vergessenheit zu geraten. Selten Ausnahmen sind z. B. die Arbeiten von Otfrid Foerster, der in Breslau während des Ersten Weltkrieges 64 Läsionen teilweise mit bewundernswerten Resultaten rekonstruiert (Foerster 1929). Taylor stellt 1920 einen interessanten Vergleich zwischen 70 operierten und 130 nicht operierten Fällen von Plexuslähmungen vor: Operationen bringen oft erstaunliche Besserungen, eine vergleichbare Spontanerholung bei konservativer Therapie tritt nur in nur 1 % auf. Während des Zweiten Weltkrieges behandelt der italienische orthopädische Chirurg Oscar Scaglietti (1906–1993) mehrere Hundert Fälle von Schussverletzungen des Plexus brachialis, hauptsächlich durch Neurolysen und Direktnähte.

Die Einstellung gegenüber der chirurgischen Primärversorgung bleibt lange Zeit pessimistisch, obwohl neue diagnostische Methoden eine genauere Untersuchung, Graduierung und Therapieplanung ermöglichen: 1947 wird die zervikale Myelographie, 1948 die Elektomyographie, 1949 die Aufzeichnung von Nervenaktionspotenzialen und 1954 der Histamin-Test (zur Unterscheidung zwischen prä- und postganglionärer Nervenschädigung) eingeführt. Seddon untersucht seit 1943 im Auftrag der britischen Regierung periphere Nervenverletzungen bei Soldaten und Zivilisten und entwickelt mit seinen Mitarbeitern zahlreiche Strategien zur autologen Rekonstruktion. Er präsentiert 1963 die Transposition von Interkostalnerven auf den N. musculocutaneus zur Wiederherstellung der Bizepsfunktion.

Die Ergebnisse sind oft enttäuschend und 1966 behaupten Seddon und Robert Merle d'Aubigné im Rahmen einer internationalen Tagung der SICOT in Paris, dass trotz chirurgischer Behandlung bei kompletten Lähmungen ein befriedigendes Ergebnis praktisch ausgeschlossen sei. Die Behandlung von Traktionsverletzungen sei sinnlos, die chirurgische Plexusexploration, speziell infraklavikulär, bringe diagnostisch keinen Nutzen, die chirurgische Reparatur sei oft unmöglich und selbst nach Operation könne kein nützlicher Effekt garantiert werden. Mehrere Autoren amputieren ihren Patienten folglich den gelähmten Arm auf Oberarmniveau und veranlassen eine Prothesenversorgung (Fletcher 1969). Diesem therapeutischen Nihilismus stellen sich nur wenige Chirurgen entgegen.

2.5.6 Ära der Mikrochirurgie (1960 bis heute)

Die Perspektive ändert sich aber grundlegend zum Ende der 1960er und Anfang der 1970er-Jahre infolge des Aufkommens mikrochirurgischer Techniken. Durch Präparation unter dem Mikroskop können externe und interfaszikuläre Neurolysen erfolgreich durchgeführt und die Nervenregeneration in Gang gesetzt oder beschleunigt werden. Die mikrochirurgische Nerventransplantation erlaubt spannungsfreie Defektüberbrückungen und exakte Naht bei Nervenverlagerungen.

Der wegweisende Pionier ist auch hier **Hanno Millesi** aus Wien, der sich seit 1958 mit peripherer Nervennaht und seit 1964 mit Hilfe eines geliehenen Zeiss-Mikroskops intensiv mit der nervalen Mikrochirurgie und der Plexuschirurgie beschäftigt. Er entwirft mehrstufige Behandlungsalgorithmen. Diese zielen zunächst auf mikrochirurgische Neurolyse oder Nerventransplantation und im weiteren Verlauf auf teils bewährte, teils neue Methoden des Muskeltransfers, um auch bei ausgedehnten Lähmungsmustern ein optimales Ergebnis zu erzielen. So kann er beispielweise selbst bei vorher als aussichtlos geltenden Wurzelläsionen in über 80 % befriedigende Ergebnisse hinsichtlich der Ellbogenbeugung erzielen (Millesi 1977, 2003).

Ein zweiter Pionier ist durch seinen Lebensweg besonders vorbereitet auf seine Aufgaben als Plexuschirurg. **Algimantas Otonas Narakas** (1927–1993) aus Litauen erleidet als 11-järiger beim Spielen mit Munition eine tiefe Hüftwunde, aus der sich eine Knocheninfektion und Hüftarthrose entwickeln. Für eine Kur in der Schweiz verlässt er 1938 seine Heimat, in die er auch nach dem Zweiten Weltkrieg nicht mehr zurückkehren kann. Bis Antibiotika seine Osteomyelitis kurz nach 1945 heilen, verbringt er viele Jahre großteils im Bett, lernt Sprachen, liest und beschäftigt sich mit feinmotorischen Tätigkeiten, z. B. Modellbau. Als Staatenloser kann er zwar 1957 sein Medizinstudium abschließen, aber nicht als Arzt arbeiten und setzt daher seine Ausbildung in den verschiedensten chirurgischen Bereichen fort, einschließlich der Neurochirurgie, Orthopädie und Extremitätenchirurgie.

Diese Arbeit macht ihn mit allen wichtigen Aspekten von Plexus-brachialis-Verletzungen vertraut, die er sich ab 1966 – nach Erhalt der Schweizer Staatsbürgerschaft – in bis zu 19 Stunden dauernden Operationen versorgt. Seine Operationszeichnungen erweisen sich als wertvolles Werkzeug zum Verständnis komplexer Verletzungsmuster. Er entwirft eine Klassifikation, auf deren Grundlage vier Kategorien mit entsprechender Therapie und voraussichtlicher Prognose gebildet werden (Narakas 1987) und ruft ein Treffen (Narakas-Club) ins Leben, auf dem bis heute alle zwei Jahre an der Plexuschirurgie Interessierte ihre Erfahrungen austauschen.

Bei den geburtstraumatischen – heute sachlicher »geburtsassoziierten« – Plexusläsionen verändert sich die Sichtweise ebenso zu Beginn der 1980er Jahre. Gilbert und Tassin (1984) legen anhand von 180 Patienten überzeugende Ergebnisse nach primär mikrochirurgischer Behandlung vor und andere wie Autoren bestätigen diese Herangehensweise. Die Arbeitsgruppe um Gu aus Shanghai macht 1989 die Neurotisation mit kontralateralen C7-Wurzel zu einer Ausweichmöglichkeit bei ausgedehnten einseitigen Schädigungen. Im Jahr 1993 erweitert Oberlin das Behandlungsspektrum bei C5–7-Läsionen. Er erzeugt mittels eines einfachen oder doppelten Faszikeltransfers aus dem N. ulnaris und N. medianus direkt auf den Bizeps- oder Brachialis-Ast des N. musculocutaneus mit hoher Wahrscheinlichkeit eine gute Ellenbogenbeugung. In der Folge wird – gut 100 Jahre nach Adolf Stoffels Pionierarbeit – durch Autoren wie Jayme Bertelli (Florianopolis, Brasilien) oder Susan Mackinnon (St. Louis, USA) eine Vielzahl innovativer proximaler und später distaler Faszikelaustausch-Operationen entwickelt. Diese beschleunigen und verbessern die Funktionswiederkehr sowohl im Schulter- und Oberarmbereich als auch an Unterarm und Hand erheblich.

2.6 Schlussfolgerungen

Die Rückschau auf die Entwicklung der muskulären und nervalen Ersatzoperationen schenkt uns einen faszinierenden Einblick in die Anfänge der orthopädischen und chirurgischen Fachgebiete und die Pionierleistungen unserer Vorgänger, die bis heute gültigen Prinzipien dieser Eingriffe begründeten. Die daraus resultierende Erkenntnisse lassen sich folgendermaßen zusammenfassen:

- Anatomische Studien sind Voraussetzung für klinischen Wissensfortschritt und dadurch verbesserte chirurgische Behandlungsmethoden, da Struktur und Funktion nicht voneinander getrennt werden können.
- Die technische Weiterentwicklung werden maßgeblich durch gesellschaftlich-soziale Veränderungen und zeitgeschichtliche Ereignisse beeinflusst, vor allem die Polio-Epidemien seit ca. 1880, die Einführung von Versicherungssystemen den Ersten und Zweiten Weltkrieg.
- Entscheidend ist jedoch oft der unermüdliche Einsatz von Einzelpersonen, die ihrer Zeit weit voraus denken, auch wenn ihnen ihre Zeitgenossen nicht selten mit Skepsis oder sogar Widerstand begegnen.
- Viele Innovationen werden zum Zeitpunkt ihrer Erstbeschreibung in ihrer Bedeutung nicht adäquat erkannt, geraten in Vergessenheit und werden erst viel später wiederentdeckt. Eine sorgfältige Untersuchung der alten Gedanken unserer Vorgänger bestätigt nicht nur unser heutiges Handeln, sondern bietet auch die Chance manche dieser Ideen in unserem zeitlichen und technologischen Zusammenhang »neu« zu bewerten und sie nutzbringend anzuwenden.
- Die historische Analyse der Anfänge der motorischen und nervalen Ersatzoperationen zeigt uns vor dem Hintergrund einer äußerst ereignisreichen Zeit beispielhaft Erfindergeist, Ausdauer und Genauigkeit unserer Vorgänger, die uns als Inspiration und Vorbild bei der täglichen Arbeit und beim Blick in die Zukunft der funktionellen Wiederherstellungschirurgie dienen können.

Literatur

Ackerknecht E (1967) Kurze Geschichte der Medizin. Thieme, Stuttgart

Aszmann OC, Roche AD, Salminger S, Paternostro-Sluga T, Herceg M, Sturma A, Hofer C, Farina D (2015) Bionic reconstruction to restore hand function after brachial plexus injury: a case series of three patients. Lancet 30;385(9983): 2183–9

Bahm J (2013) Arguments for a neuroorthopaedic strategy in upper limb arthrogryposis. J Brachial Plex Peripher Nerve Inj 17;8:9

Biesalski K, Mayer L (1916) Die physiologische Sehnenverpflanzung. Springer, Berlin Heidelberg New York

Bismarck O (1924/1935) Gesammelte Werke (Friedrichsruher Ausgabe), Band 9, S.195/196

Borchardt F (1922) Nervenverletzungen. In: Schjerning (Hrsg) Handbuch der ärztlichen Erfahrungen im Weltkrieg, Barth, Leipzig

Boyes JH: (1960) Tendon transfer for radial palsy. Bull Hosp Jt Dis 21: 97–105

Boyes JH (1962) Selection of a donor muscle for tendon transfer. Bull Hosp Jt Dis 23: 1–4

Boyes JH (1976) On the shoulders of Giants. Notable Names in Hand Surgery. Lippincott, Philadelphia

Brand P (1974) Biomechanics of tendon transfer. Orthop Clin North Am 5: 205–230

Braun A (1997) Oscar Vulpius – Leben und Werk. Verlag Brigitte Gunderjahn, Heidelberg

Bunnell S (1948) Surgery of the hand, 2nd ed. Lippincott, Philadelphia

Cajal RS (1928) Degeneration and Regeneration of the Nervous System. Oxford University Press, London

Codivilla A (1903) Meine Erfahrungen über Sehnenverpflanzungen. Verh Deutsch Orthop Ges 2: 221–251

Codavilla A (1899) Sui trapienti ttendinei nella practica orthopedia. Archivo Orth 16: 225

Dellon AL (2004) History of Peripheral Nerve Surgery. In: Winn HR (ed) Youman's neurological surgery. 5th ed.: WB Saunders, Philadelphia, pp 3798–3808

Duchenne GB (1872) Du l'électrisation localisée et de son application á la pathologie et á la thérapeutique par courants induits et par courants galvaniques interrompus et continus. Bailliére et fils, Paris

Drobnik T (1896) Über die Behandlung der Kinderlähmung mit Funktionsteilung und Funktionsübertragung der Muskeln. Dtsch Z Chir 43

Erb WH (1874) Über eine eigenthümliche Lokalisation von Lähmungen des Plexus brachialis. Verhdl naturhist-med Vereins zu Heidelberg 2: 130–6

Erlacher P (1914) Ueber die motorischen Nervendigungen. Z Orthop Chir 34:561

Erlacher P (1914) Hyperneurotisation; muskuläre Neurotisation; freie Muskeltransplanttion. Zentr Mbl. f. Chirurg. Bd. 15

Fletcher I (1969) Traction lesions of the brachial plexus. Hand 1: 129

Foerster O (1929) Die Therapie der Schussverletzungen der peripheren Nerven. In: Bumke Foersters Handb. Neurol. (Lewandowsky) 3: 1509–1720

Franke F (1898) Ueber operative Behandlung der Radialislähmung nebst Anmerkungen über die Sehnenüberpflanzung bei spastischen Lähmungen. Arch Klin Chir 57: 763

Fridén J, Lieber RL (2002) Mechanical considerations in the design of surgical reconstructive procedures J Biomechanics 35: 1039–1045

Fridén J (2005) Tendon transfers in Reconstructive Hand Surgery. Taylor & Francis, London

Fridén J, Gohritz A (2015) Update on tetraplegia management. J Hand Surg 40:2489–500

Friedman AH (2009) An eclectic review of the history of peripheral nerve surgery. Neurosurgery 65: A3–8

Gilbert A, Tassin JL (1984). Réeparation chirurgical du plexus brachial dans la paralysie obstétricale. Chir 110: 70–75

Gohritz A, Dellon AL, Guggenheim M, Spies M, Steiert A, Vogt PM (2013) Otfrid Foerster – self-taught neurosurgeon and innovator of peripheral nerve surgery. J Reconstr Microsurg 29: 33–43

Hahn P, Braun AC, Unglaub F (2112) Oscar Vulpius und die Sehnentranspositionen an der Hand. Handchir Mikrochir Plast Chir 44: 187–188

Hanigan W: The development of military medical care of peripheral nerve injuries during World War I. Neurosurg Focus. 2010; 28: E24

Hoffa A (1891) Lehrbuch der orthopädischen Chirurgie. Enke, Stuttgart.

Hohmann G (1918) Ersatz des gelähmten Bizeps brachii durch den Pectoralis major. Münch Med Wochenschr 45: 1132–1133

Horner JF (1869): Über eine Form von Ptosis. Klin Monatsbl Augenheilk 7: 193–198

Hua XY, Qiu YQ, Li T, Zheng MX, Shen YD, Jiang S, Xu JG, Gu YD, Xu WD (2015) Contralateral peripheral neurotization for hemiplegic upper extremity after central neurologic injury. Neurosurgery 76:187–95

Heineke D (1914) Die direkte Einflanzung des Nervs in den Muskel. Zentralb Chir 41:465

Huber E (1921) Hilfsoperationen bei Medianuslähmung, Dtsche Zeitschr Chir 162: 271–275

Jain V, Sebire NJ, Talbert DG (2005) Kaiser Wilhelm syndrome: obstetric trauma or placental insult in a historical case mimicking Erb's palsy. Med Hypotheses 65: 185–191

Jones R (1921) Tendon transplantation in cases of musculospinal injuries not amendable to suture. Am J Surg 35: 333–335

Klumpke A (1885) Paralysies radiculaires de plexus brachiale: Paralysies radiculaires totales. Paralysies radicullaires inferiores. De la participation des filets sympathiques oculo-pupillaires dans ces paralysies. Rev Med Paris 5: 739

Kuiken TA, Dumanian GA, Lipschutz RD, Miller LA, Stubblefield KA (2004) The use of targeted muscle reinnervation for improved myoelectric prosthesis control in a bilateral shoulder disarticulation amputee. Prosthet Orthot Int 28:245–53

L'Episcopo JB (1934) Tendon transplantation in obstetrical paralysis. Am J Surg 25: 122

Lange F (1900) Über periostale Verpflanzung. Münch Med Wochenschr 15

Lange F (1903) Die Sehnenverpflanzung. Verh Dtsch Orthop Ges 2: 16–44 38

Lange F (1928) Lehrbuch der Orthopädie, 3. Aufl. Gustav Fischer, Stuttgart

Lanska D (2009) Historical Perspective: Neurological Advances from Studies of War Injuries and Illnesses. Ann Neurol 66: 444–459

Leechavengvongs S, Witoonchart K, Uerpairojkit C, Thuvasethakul P, Ketmalarisi W (1998) Nerve transfer to biceps muscle using a part oft he ulnar nerve in brachial plexus injury (upper type): A report of 32 cases. J Hand Surg 23A: 711–716

Lexer E (1931) Die Gesamte Wiederherstellungschirurgie, Barth, Leipzig

Lieber RL, Jacobson MD, Fazeli BM, Abrams RA, Botte MJ (1992) Architecture of selected muscles of the arm and forearm: anatomy and implications for tendon transfer. J Hand Surg 17A: 787–798

Littler JW (1949). Tendon transfers and arthrodeses in combined median and ulnar nerve paralysis. J Bone Joint Surg 31A: 225–234

Mackinnon SE, Dellon AL (1988) Surgery of the Peripheral Nerve. Thieme, New York

Mackinnon SE (2015) Nerve Surgery. Thieme, New York
Mayer L (1916) The physiological method of tendon transplantation. Surg Gynecol Obstet 22: 182–197
Mayer L (1929) Transplantation of the trapezius for paralysis of abductors of the arm. J Bone Joint Surg 11: 80–88
Medical Research Council (1954). Methods of investigating nerve injuries. In: Seddon HJ (ed) Peripheral nerve injuries, Part 1. Her Majesty's Stationery Office, London
Merle d'Aubigné R, Lange P (1946) Transplantations tendineuses dans le traite-ment des paralysies radiales post-traumatiques. Sem Hop Paris 22: 1666–1680
Millesi H (1962) Klinische und experimentelle Untersuchungen bei der Wiederherstellung peripherer Nervenläsionen. Langenbecks Arch Chir 301: 893–7
Millesi H (1977) Surgical management of brachial plexus injuries. J. Hand Surg 25: 367–379
Millesi H (1990) Progress in Peripheral Nerve surgery. World J Surg 14: 733–47
Millesi H (2004) Chirurgie traumatischer Plexus brachialis-Läsionen. Handchir Mikrochir Plast Chir 36: 29–36
Millesi H (2016) Persönliche Mitteilung
Naff NJ, Ecklund JM (2001) History of peripheral nerve surgery techniques. Neurosurg Clin N Am 2001; 12: 197–209
Narakas AO (1979) Traumatic brachial plexus injuries. In: Lamb D (ed) The Paralyzed Hand, pp. 100–115
Narakas AO (1979) Obstetrical brachial plexus injuries. In: Lamb D (ed) The Paralyzed Hand, pp 116–135
Narakas AO, Hentz VR (1988) Neurotization in brachial plexus injuries. Clin Orthop Rel Res 237: 43–56
Nicoladoni C (1881) Nachtrag zum Pes calcaneus und zur Transplantation der Peronealsehnen. Arch Klin Chir Berlin 27: 660
Ninković M, Sućur D, Starović B, Marković S (1994) A new approach to persistent traumatic peroneal nerve palsy. Br J Plast Surg 47: 185–189.
Ober WB (1992) Obstetrical events that shaped Western European history. Yale J Biol Med 65: 201–210
Oberlin C, Beal D, Leechavengvongs S, Salon A, Dauge MC, Sarcy JJ (1993) Nerve transfer to biceps muscle using a part of ulnar nerve for C5-C6 Avulsion of the brachial plexus: Anatomical study and report of four cases. J Hand Surg 19A: 232–237
Osten P (2004) Über den Aufbau einer »modernen Krüppelfürsorge« 1905–1933, Mabuse, Frankfurt/Main
Parot C, Leclercq C (2016) Anatomical study of the motor branches of the median nerve to the forearm and guidelines for selective neurectomy. Surg Radiol Anat 38:597–604
Perthes O (1918) Über Sehnenoperationen bei irreparabler Radialislähmung. Beitr Klin Chir 113: 289–296
Perthes O (1922) Die Funktionellen Ergebnisse der Sehnenoperationen bei irreparabler Radialislähmung. Klein Wochenschr 3: 127–129
Pulvertaft RG (1956) Tendon grafts for flexor tendon injuries in the fingers and thumb: a study of technique and results. J Bone Joint Surg 38B:175–194
Ray WZ, Chang J, Hawasli A, Wilson TJ, Yang L (2016) Motor Nerve Transfer: A comprehensive Review. Neurosurgery 78:1–26
Robotti E, Longhi P, Verna G, Bocchiotti (1995) Brachial Plexus Surgery – An Historical Perspective. Hand Clin 11: 517–53
Röhl JCG: Wilhelm II (2008) Die Jugend des Kaisers, 3. Aufl. 1859–1888. Beck, München
Seddon HJ (1943) Three types of nerve injury. Brain 66: 237–288
Seddon HJ (1954) Peripheral nerve injuries. Medical Research Council Special Report Series No. 282. London: Her Majesty's Stationary Office
Seddon HJ (1972) Surgical Disorders of the Peripheral Nerves. Churchill Livingstone, Edinburgh, UK:
Simpson D (2009) From Lanfranc to Sunderland: the surgery of peripheral nerve. ANZ J Surg 79: 930–5
Smith RJ (1987) History of Tendon Transfers. In: Smith RJ, ed. Tendon transfers of the hand and forearm. Little, Brown, Boston
Spitzy H (1904) Die Bedeutung der Nervenplastik für die Orthopädie. Verh Dtsch Orthop Ges 3: 94–123 47
Starr C (1922) Army experiences with tendon transference. J Bone Joint Surg (Am) 4: 3–21
Steinau HU, Biemer E (1985) Plastisch-chirurgische Rekonstruktionsmöglichkeiten bei gliedmaßenerhaltender Resektion maligner Weichteiltumoren der Extremitäten. Chirurg 56: 741–745
Steindler A (1918) Orthopaedic reconstruction work on hand and forearm. New York Med J 108: 1117–9
Stoffel A (1912) Zum Bau und zur Chirurgie der peripheren Nerven. Verh Dtsch Orthop Ges 11: 177–189 50
Stoffel A (1921) Muskel- und Sehnenoperationen nach Kriegsverletzungen, Enke, Stuttgart
Sudeck P (1943) Gedanken zur Radialislähmung. Chirurg 15: 665
Sunderland S (1951). A classification of peripheral nerve injuries producing loss of function. Brain 74: 491–516
Sunderland S (1991) Nerve injuries and their repair. A critical Appraisal. Melbourne: Churchill Livingstone
Tamai S, Komatsu S, Sakamoto H, Sano S, Sasauchi N (1970) Free muscle transplants in dogs with microsurgical neurovascular anastomoses. Plast Reconstr Surg 46: 219–225
Taylor IG, Ham FJ (1976) The free vascularized nerve graft. Plast Reconstr Surg 57: 413.-426
Thoburn W (1900) Secondary suture of brachial plexus. Br Med J 1: 1073–1075
Thomann KD (2000) Geschichte der Reichskrüppelzählung von 1906. Orthopäde 29: 1055–1066
Thomann KD, Rauschmann M, Heine MC (2001) Die Deutsche Orthopädische Gesellschaft von 1918–1932. Entwicklungen und Strömungen. Orthopäde 30: 685–711
Tuttle H (1913) Exposure of the brachial plexus with nerve transplantation. JAMA 61: 15
Vulpius O (1902) Die Sehnenüberppflanzung und ihre Verwertung in der Behandlung der Lähmungen, Veit & Comp, Leipzig
Vulpius O (1910) Die Behandlung der spinalen Kinderlähmung. Thieme, Leipzig
Vulpius O, Stoffel A (1910) Orthopädische Therapie. In: Lewandowsky M (Hrsg.) Handbuch der Neurologie, Bd. I, Teil 2, S. 1299–1321
Vulpius O, Stoffel A (1913, 1920, 1924) Orthopädische Operationslehre, Enke, Stuttgart
Wirth CJ, Rühmann O (1997) Historische Entwicklung der Ersatzoperationen bei Armplexuslähmung. Orthopäde 26: 626–629
Wood MB, Murray PM (2007) Heterotopic nerve transfers: recent trends with expanding indication. J Hand Surg Am 32:397–408
Xu WD, Hua XY, Zheng MX, Xu JG, Gu YD (2011) Contralateral C7 nerve root transfer in treatment of cerebral palsy in a child: case report. Microsurgery 31: 404–8
Zancolli EA (1957) Claw-hand caused by paralysis of the intrinsic muscles: a simple surgical procedure for its correction. J Bone Joint Surg Am 39: 1076–1080
Zancolli E (1968) Structural and dynamic bases of hand surgery. Lippincott, Philadelphia
Zülch KJ (1966) Otfrid Foerster – Arzt und Naturforscher 1873–1941. Springer, Berlin Heidelberg New York

Geburtshilfliche Risikofaktoren

T. Schwenzer

J. Bahm (Hrsg.), *Bewegungsstörungen der oberen Extremität bei Kindern*
DOI 10.1007/978-3-662-50426-0_3

3.1 Schulterdystokie

3.1.1 Definitionen und Häufigkeit

Die Schulterdystokie ist die Hauptursache für geburtsassoziierte Plexusparesen. In den meisten Fällen handelt es sich um den typischen hohen Schultergeradstand mit Einklemmung der vorderen Schulter über der Symphyse. Viel seltener kommt es zum Geburtsstillstand mit Einklemmung der Schultern bereits nach Eintritt der Schultern in das mütterliche Becken. Hier liegt typischerweise ein flaches (platypelloides Becken) vor. Noch seltener ist die beidseitige Schulterdystokie mit Einklemmung sowohl der vorderen als auch der hinteren Schulter.

Es gibt allerdings keine einheitliche Definition für die Schulterdystokie (Gottlieb u. Galan 2007). Das Fehlen einer allgemeingültigen Definition für eine Schulterdystokie ist ein Grund dafür, dass die Zahl der tatsächlich auftretenden Schulterdystokien nicht vollständig erfasst wird, weil z. B. leichtere Formen nicht dokumentiert werden (Gonik et al. 1991; Romoff 2000, ACOG Technical Bulletin 1991; Gherman et al. 1998; Spong et al. 1995; Rouse et al. 1996; ACOG practice patterns 1997).

Bei Geburtsgewichten zwischen 2.500 g und 4.000 g beträgt die Inzidenz 0,6–1,4 % (Baxley u. Gobbo 2004); bei Geburtsgewichten zwischen 4.000 g und 4.500 g 5–9 %. Bei Kindern mit einem Geburtsgewicht jenseits von 4.500 g wird die Häufigkeit einer Schulterdystokie mit mehr als 15 % angegeben (Øverland et al. 2012) (▪ Abb. 3.1). Bei einem mütterlichen Diabetes mellitus ist die Häufigkeit einer Schulterdystokie signifikant höher auch bei Vergleichen mit nichtdiabetischen Schwangeren in den jeweiligen Gewichtsklassen (▪ Tab. 3.1).

▪ **Tab. 3.1** Häufigkeit der Schulterdystokie in Abhängigkeit vom Geburtsgewicht und dem Vorhandensein eines Diabetes mellitus. (Modifiziert nach American College of Obstetricians and Gynecologists 1998)

Geburtsgewicht	Häufigkeit der Schulterdystokie ohne Diabetes mellitus	Häufigkeit der Schulterdystokie mit Diabetes mellitus
<4.000 g	0,1–1,1 %	0,6–3,7 %
4.000–4.499 g	1,1–10,0 %	4,9–23,1 %
≥4.500 g	4,1–22,6 %	20,0–50,0 %

Die Inzidenz der Schulterdystokien – zumindest bezogen auf die vaginalen Geburten – steigt ganz offenbar an. Dies belegen Daten einzelner Institutionen, die die Frequenz der Schulterdystokien über lange Zeitintervalle konsequent erfasst haben. Øverland et al. (2012) berichten eine Inzidenz von 0,25 % für den 10-Jahres-Zeitraum 1967–1976 und in den nachfolgenden 10-Jahres-Abschnitten jeweils signifikante Anstiege bis auf 1,21 % im letzten Zeitraum 1997–2006. Dandolu et al. (2005) berichten aus dem Bundesstaat Maryland bei knapp 280.000 vaginalen Geburten einen Anstieg der Schulterdystokie-Inzidenz von 0,21 % im Jahr 1979 auf 2,11 % in 2003. Dies entspräche einer Verzehnfachung der Fälle.

Auch die Daten anderer Autoren unterstreichen einen Anstieg der Schulterdystokie-Fälle bei vaginalen Geburten (Acker et al. 1985; Nesbitt et al. 1998; Gherman et al. 2006; Hamilton et al. 2008; Dodd et al. 2012; Hedegaard et al. 2015). Nocon et al. (1993) geben auf 12.532 vaginale

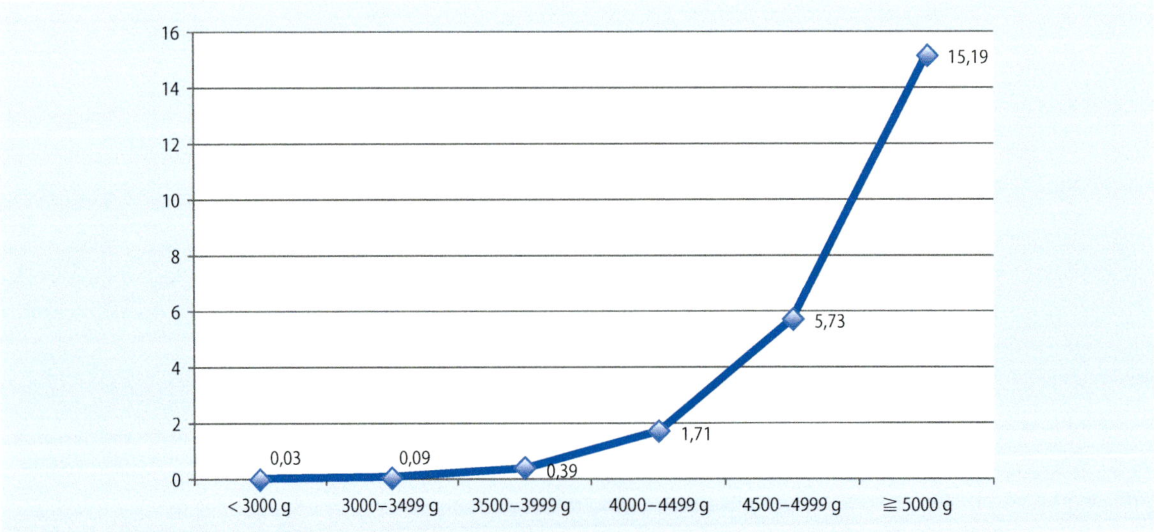

▪ **Abb. 3.1** Häufigkeit der Schulterdystokie in Abhängigkeit vom Geburtsgewicht (Øverland et al. 2012)

Geburten 185 registrierte Schulterdystokien an, was einer Rate von 1,4 % entspricht. Bei diesen 185 Fällen konnten 14 Schlüsselbeinfrakturen und 28 Plexusparesen gefunden werden. Zusätzlich haben sie in ihrem Patientengut aber 19 Patientinnen identifiziert, bei denen keine Schulterdystokie verschlüsselt wurde, in denen aber trotzdem 5 Plexusparesen und 14 Schlüsselbeinfrakturen gefunden wurden.

Diese Daten unterstreichen das Problem der Untererfassung der Schulterdystokie. Addiert man diese 19 Fälle noch zu den ursprünglich 185 erfassten Schulterdystokie-Fällen hinzu, kommt man auf eine Inzidenz von 1,6 %. In einer aktuellen Arbeit von Grobman (2013) wird für die Schulterdystokie sogar eine Häufigkeit bis 3 % bezogen auf alle vaginalen Entbindungen angegeben.

In einer europäischen bzw. nordamerikanischen Population muss man unter Berücksichtigung der verfügbaren Literatur davon ausgehen, dass die Inzidenz der Schulterdystokie über 1 %, aber deutlich unter 2 % liegt.

Sehr viel präziser sind Angaben zur **Plexusparese** als wichtigste Komplikation der Schulterdystokie. Hier finden sich Häufigkeiten zwischen 1,5 ‰ und 2 ‰ (Okby u. Sheiner 2012). Daraus lässt sich abschätzen, dass etwa 10–15 % der Schulterdystokien mit einer Plexusparese assoziiert sind bzw. die Parese möglicherweise auch ohne erfasste Schulterdystokie auftritt.

Spong et al. (1995) definieren das Vorliegen einer Schulterdystokie bei einer verlängerten Zeit zwischen Geburt des Köpfchens und der Geburt des Rumpfs und/oder der Notwendigkeit zusätzliche geburtshilfliche Maßnahmen zur Geburt des Rumpfes zu ergreifen. Sie haben ein Intervall von 60 Sekunden angegeben, weil in ihrem Kollektiv die 60-Sekunden-Grenze etwa der doppelten Standardabweichung für das normale Intervall zwischen Kopf- und Rumpfgeburt entsprach.

Eine andere Definition diagnostiziert die Schulterdystokie bei einer verzögerten Geburt der Schulter oder dem Unvermögen einer Spontangeburt der Schultern (Smeltzer 1986; Kreitzer 2009). Häufig wird die Diagnose einer Schulterdystokie dann gestellt, wenn die Schulter trotz »normalem«, »üblichem« oder »sanftem« Zug am kindlichen Kopf nicht folgt (Kreitzer 2009; Revicky et al. 2012).

Problematisch ist bei Anwendung dieser Definition, dass nach Ansicht vieler Autoren jedweder Zug am kindlichen Kopf bei einer unproblematischen Geburt überflüssig ist und bei Vorliegen einer Schulterdystokie sogar einen Plexusschaden bereits auslösen kann (Smeltzer 1986), ja möglicherweise starker Zug auch bei fehlender Blockade durch eine Schulterdystokie bereits ein Trauma am Plexus setzen kann. In vielen Geburtskliniken ist es üblich, dass die Hebamme nach der Geburt des Köpfchens zunächst die Rotation abwartet. Folgt der Rumpf nicht in der gleichen Wehe, wird oft durch die Hebamme das Köpfchen biparietal gefasst und versucht, zunächst die vordere und dann die hintere Schulter zu entwickeln. Eine Schulterdystokie ist bei dieser Vorgehensweise dann zu diagnostizieren, wenn entweder direkt ein deutliches **»turtle sign«** besteht, wenn bei vorsichtigem (!) Zug am Köpfchen der Rumpf nicht folgt oder spätestens mit der nächsten Wehe der Rumpf nicht geboren wird.

Definitionen der Schulterdystokie

Eine der folgenden Sachverhalte liegt vor:

- Nach der Geburt des Köpfchens ist der Kopf fest auf die Vulva aufgepresst – »turtle sign«
- Bei vorsichtigem (!) Zug am kindlichen Kopf folgt der Rumpf nicht.
- Der Rumpf wird ohne Zug nicht mit der nächsten Wehe oder nach spätestens 1 min geboren.

Liegt ein entsprechender Befund vor, sollte dann allerdings auch immer die Diagnose einer Schulterdystokie gestellt werden und zwar unabhängig davon, wie leicht oder schwer und mit welchen Maßnahmen sich die Dystokie überwinden lässt. Andere Begrifflichkeiten wie »erschwerte Schulterentwicklung« etc. sind fehl am Platz und verwirren nur, besonders dann, wenn ein Plexusschaden resultiert.

Diese Definitionen einer Schulterdystokie basieren immer auf der Feststellung einer Entwicklungsbehinderung einer der beiden kindlichen Schultern. Es gibt möglicherweise aber auch vorübergehende Blockaden einer oder sogar beider Schultern während der Passage durch das mütterliche Becken, die gar nicht bemerkt werden, sondern sich durch mütterlichen Lagewechsel und/oder die Kraft der Wehen selbstständig auflösen und trotzdem einen vorübergehenden oder sogar bleibenden Plexusschaden herbeiführen können. Diese Form der Schulterdystokie findet in einem Statement des American College of Obstetricians and Gynecologists besondere Berücksichtigung (Report of the American College of Obstetricians and Gynecologists' 2014).

3.1.2 Risikofaktoren

Führend für das Schulterdystokie-Risiko ist die **fetale Makrosomie** ab 4.000 g Geburtsgewicht und besonders ab 4.500 g. 41 % aller Schulterdystokien treten aber bei normgewichtigen Feten unter 4.000 g auf (Gupta et al. 2010).

Im Einzelfall ist schwer zu differenzieren, worauf die Makrosomie zurückzuführen ist. Es ist sicher ein multifaktorielles Geschehen und setzt sich zusammen aus dem erhöhten Risiko für einen Gestationsdiabetes, einer erhöhten Inzidenz mütterlicher Übergewichtigkeit und einer erhöhten Inzidenz für eine übermäßige intrapartale Gewichtszunahme (O'Leary 2009). Stotland et al. (2004) haben in einer multivariaten Analyse als signifikante Risikofaktoren für eine Makrosomie >4.500 g das männliche Geschlecht, Multiparität, ein mütterliches Alter zwischen 30 und 40 Jahren, den Diabetes mellitus und eine Tragzeit >41 Schwangerschaftswochen ermittelt.

Die Abschätzung des tatsächlichen Geburtsgewichts ist auch heute noch mit einem Schätzfehler verbunden, der ganz sicher auch durch die Erfahrung des Untersuchers und die Untersuchungsbedingungen beeinflusst wird. Dieser Schätzfehler erlaubt eine Risikostratifizierung nach dem erwarteten Geburtsgewicht nur sehr begrenzt. Gerade die besonders von der Schulterdystokie betroffene Gewichtsklasse ab 4.500 g ist einer sinnvollen Risikoabschätzung mittels Ultraschalluntersuchung nur schwer zugänglich (Schwenzer u. Bahm 2016).

Der **Diabetes mellitus** sowohl in der Form des präexistenten Diabetes als auch des Gestationsdiabetes stellt definitiv einen Risikofaktor für eine Schulterdystokie dar, der unabhängig von der mit der Stoffwechselstörung gehäuft auftretenden Makrosomie relevant ist und in den klinischen Entscheidungen Berücksichtigung finden muss. In allen Gewichtskategorien weisen Diabetikerinnen ein signifikant höheres Risiko für eine Schulterdystokie auf als nichtdiabetische Schwangere. Bei Diabetikerinnen muss mit über 30 % Schulterdystokie-Fällen in der Gewichtsgruppe ab 4.000 g gerechnet werden. Dies hat auch Eingang in die Leitlinien der wissenschaftlichen Fachgesellschaften sowohl in USA als auch Europa gefunden (ACOG practice bulletin 2002; Arbeitsgemeinschaft Medizinrecht der Deutschen Gesellschaft für Gynäkologie und Geburtshilfe 2010; Chauhan et al. 2010; Royal College 2012). Mit Verbesserung der Stoffwechseleinstellung diabetischer Schwangerer verliert dieser Faktor jedoch an Bedeutung und die nicht-diabetische, konstitutionsbedingte fetale Makrosomie dominiert die Schulterdystokien bei makrosomen Kindern.

Mit der Makrosomiehäufigkeit sind auch das Gewicht der Mutter, die mütterliche Gewichtszunahme während der Schwangerschaft, das Alter der Mutter und die Parität verbunden, ohne dass multivariate Analysen ein eigenständiges Risiko hätten ermitteln können. Vom denktheoretischen Ansatz her stellt am ehesten noch das Gewicht der Mutter zum Zeitpunkt der Geburt ein selbstständiges Risiko dar, weil bei höhergradiger Adipositas auch die Geburtswege von der Vergrößerung der Fettdepots betroffen sind.

Die Gewichtszunahme des Fetus endet nicht am Termin. Vielmehr kommt es auch jenseits von 40 abgeschlossenen Schwangerschaftswochen noch zu einem weiteren fetalen Wachstum. Die Wahrscheinlichkeit, dass das Geburtsgewicht 4.000 g übersteigt, ist bei 42 abgeschlossenen Schwangerschaftswochen doppelt so hoch wie bei 40 Schwangerschaftswochen. Bei einer Studie mit 519 Schwangerschaften und einer **Tragzeit** von mehr als 41 Wochen hatten 23 % der Neugeborenen ein Geburtsgewicht über 4.000 g und 4 % sogar ein Geburtsgewicht über 4.500 g (Carpenter 1991). Auch Boyd et al. (1983) fanden eine 21 %ige Inzidenz für eine Makrosomie bei 42 abgeschlossenen Schwangerschaftswochen, im Gegensatz zu nur 12 % bei 40 abgeschlossenen Wochen.

Die **Parität** stellt einen ebenfalls mit der Makrosomieinzidenz verbundenen Risikofaktor dar, weil mit zunehmendem Lebensalter der Schwangeren die Wahrscheinlichkeit für einen höheren BMI wächst. Das männliche Geschlecht besitzt wahrscheinlich nicht nur über das höhere Geburtsgewicht ein höheres Schulterdystokie-Risiko als Mädchen, sondern es gibt auch konstitutionstypische Eigenschaften, die unabhängig von dem Geburtsgewicht zumindest in höheren Gewichtsklassen ab 4.500 g das Risiko für eine Schulterdystokie begünstigen.

Die **protrahierte Eröffnungs- und Austreibungsperiode** findet sich gehäuft bei makrosomen Kindern, sodass hier nicht sicher ist, ob der protrahierte Verlauf ein eigenständiges Risiko für eine Schulterdystokie darstellt. Auch bei Schulterdystokien normal gewichtiger Kinder ist überproportional häufig eine protrahierte Austreibungsperiode erwartbar, weil in diesen Fällen oft ein relativ verengtes (platypelloides) Becken zunächst den protrahierten Verlauf und dann die Schulterdystokie triggert.

Die **vaginal-operative Entbindung** stellt zweifelsfrei ein unabhängiges Risiko für eine Schulterdystokie dar. Zwar bedingt auch hier der Geburtsstillstand in der Austreibungsperiode wegen sog. relativen Missverhältnisses häufig die Indikationsstellung zur Forzeps- oder Vakuumentbindung und diese Indikation beruht letztlich entweder auf einem für die konkrete Situation (zu) großen Kind oder einem für die Größe des Kindes relativ (zu) engen Becken. Durch den Einsatz der operativen Entbindung in dieser Situation verwirklicht sich aber ein zusätzliches eigenständiges Risiko für die Schulterdystokie. Ganz offenbar wird durch das forcierte Herunterholen des kindlichen Köpfchens der physiologische Eintritt der Schultern in den Beckeneingang und das Tiefertreten durch das Becken gehäuft blockiert. Das erhöhte Schulterdystokie-Risiko nach vaginal-operativer Entbindung besteht sowohl bei der Vakuumextraktion als auch bei der Zangenentbindung. Benedetti und Gabbe (1978) haben darauf hingewiesen, dass bei makrosomen Kindern eher eine Vakuumentbindung eingesetzt wird. Wer bei protrahiertem Geburtsverlauf in der Austreibungsperiode eine vaginal-operative Geburt durchführt, muss sich besonders bei einem Höhenstand des kindlichen Köpfchens noch in Beckenmitte über dieses erhöhte Risiko für die Schulterdystokie im Klaren sein. Dies gilt ganz besonders bei erwartbar großem Kind.

Der Zustand nach Schulterdystokie ist differenziert zu betrachten: Häufig ist das Makrosomierisiko genau so hoch oder sogar noch höher als in der vorangegangenen Schwangerschaft mit der Schulterdystokie. Hier wird man bei einer erneuten vaginalen Entbindung von einem relativ hohen Risiko ausgehen müssen, dass sich erneut eine Schulterdystokie einstellt. Wenn man sicher davon ausgehen kann, dass z. B. bei verbesserter Stoffwechseleinstellung jetzt mit einem normalgewichtigen Kind zu rechnen ist, dann ist auch das Wiederholungsrisiko für diese Komplikation gering. Bei einer Schulterdystokie mit normalgewichtigem oder sogar eher leichtgewichtigem Kind liegt überproportional häufig ein **verengtes (platypelloides) Becken** vor. In dieser Situation ist das Risiko hoch, dass sich die gleiche Komplikation einstellt wie in der vorherigen Schwangerschaft.

3.1.3 Pathomechanismen

Im amerikanischen Schrifttum werden die **Risikofaktoren** einer Schulterdystokie mit den »**3 P**« gekennzeichnet (O'Leary 2009):

- Passenger – Geburtswege
- Passage – Geburtsobjekt – Kind
- Power – Kraft

Diese Charakterisierung spiegelt gut wider, welche Faktoren die Entstehung einer Schulterdystokie beeinflussen.

Die Schulter des Kindes tritt normalerweise mit ihrer Breite quer oder schräg in das Becken ein. Der Kopf des Kindes steht in dieser Phase der Geburt typischerweise mit der Leitstelle fast auf dem Beckenboden. Die Pfeilnaht ist nahezu vollständig oder schon komplett ausrotiert. Nach der Geburt des kindlichen Kopfes rotiert der Schultergürtel dann ebenfalls durch das Becken, erkennbar an der Rückdrehung des Köpfchens. Ohne Unterstützung durch Zug am Kopf wird dann die vordere Schulter unter der Symphyse geboren. Sie verharrt dort, weil durch die Wehenkräfte zunächst der Rumpf mit der hinteren Schulter kreuzbeinwärts geschoben wird. Hier besteht normalerweise Raum zur Entfaltung. Dadurch tritt schließlich die hintere Schulter über der Damm, wobei die Symphyse für die vordere, bereits teilweise geborene Schulter quasi als Hypomochlion wirkt.

Bei der typischen Schulterdystokie tritt der Schultergürtel durch die Makrosomie des Kindes oder durch die Dysproportion zwischen Kind und Becken (Geburtsobjekt und Geburtskanal) nicht quer oder schräg in das Becken ein. Schon vor dem Ausrotieren des Köpfchens mit der Pfeilnaht in den geraden Durchmesser dreht sich der in der Sagittalebene oder leicht schräg stehende Schultergürtel nicht mit (◘ Abb. 3.2). Er verharrt oberhalb der Beckeneingangsebene während das Köpfchen unter dem Druck der Wehenkräfte seine Rotation im Geburtskanal vollendet und schließlich geboren wird. Diese Geburt des Köpfchens wird möglich, weil die hintere Schulter normalerweise über das Promontorium tiefer tritt und so der Rumpf die längere Wegstrecke entlang der Sakralhöhle zurücklegt. Der Rumpf rotiert um die Symphyse und die vordere Schulter wird durch den Druck der Wehenkräfte immer

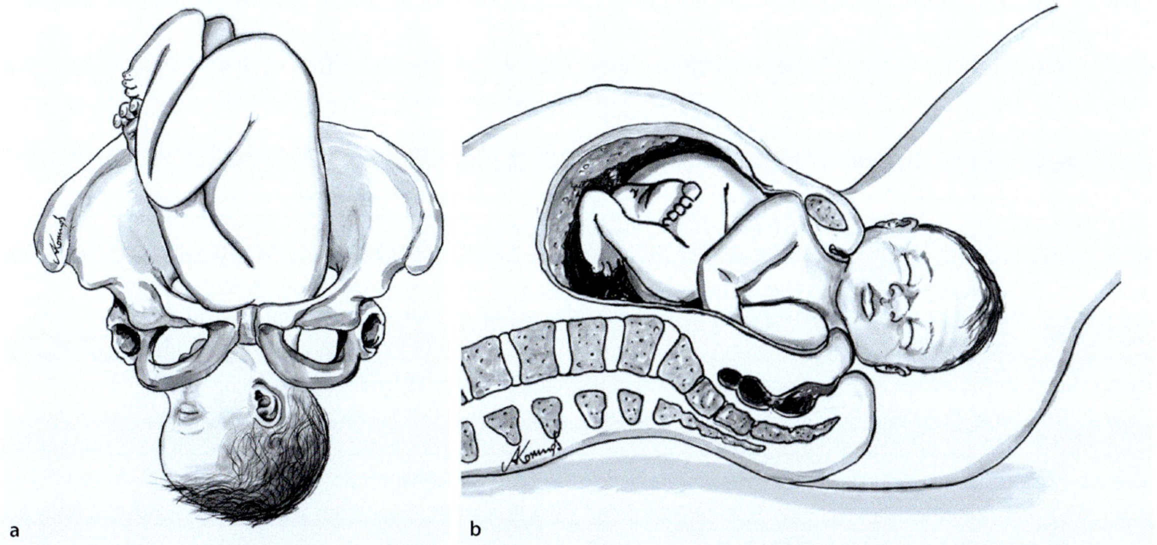

◘ **Abb. 3.2a,b** Typischer hoher Schultergeradstand mit Einklemmung der vorderen Schulter hinter der Symphyse

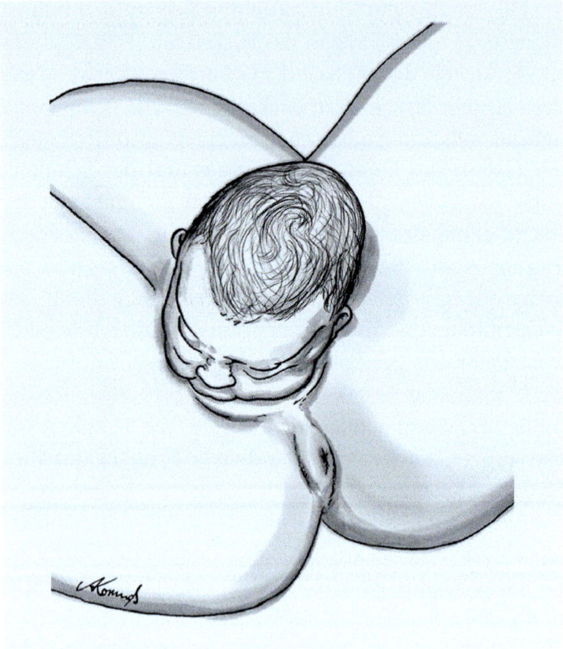

Abb. 3.3 Turtle-Phänomen bei Schulterdystokie mit Einklemmung der vorderen Schulter

mehr fixiert. Dieser hohe Schultergeradstand stellt die häufigste Form der Schulterdystokie dar und ist für den Geburtshelfer klinisch unmittelbar zu erfassen. Klinisch imponiert diese Form der Schulterdystokie durch das »**turtle sign**« (Abb. 3.3) mit dem fest der Vulva aufgepressten Kopf und dem Gesicht zur Seite oder allenfalls schräg nach dorsal.

Bei sehr breiten Schultern in Relation zum geraden Beckendurchmesser kommt es sehr selten zu einer Blockade auch der hinteren Schulter oberhalb des Promontoriums. In dieser Situation wird der Kopf normalerweise durch die Wehenkräfte nicht oder zumindest nicht vollständig geboren. In dieser Situation wird dann manchmal operativ mittels Forzeps oder Vakuum das Köpfchen entwickelt. Diese doppelte Schulterdystokie stellt eine besonders schwere Verlaufsform dar.

Plexusschäden beim Neugeborenen werden selten auch an der hinteren Schulter beobachtet und auch in Fällen, in denen möglicherweise keine externen Kräfte am Kind in Form einer manuellen Traktion oder durch Vakuum oder Forzeps erfolgen (Gherman Ouzounian u. Goodwin 1999). In einem Positionspapier des American College wird diese Form der Schulterdystokie besonders thematisiert und als Erklärung dafür gesehen, dass geburtsassoziierte Plexusparesen auch ohne vorangegangene, zumindest ohne dokumentierte Schulterdystokie auftreten.

Eine Schulterdystokie kann selten auch ganz ohne Blockade der vorderen Schulter hinter der Symphyse bzw. der hinteren Schulter durch das Promontorium entstehen. Bei Beckendeformitäten, insbesondere bei einem flachen Becken (**platypelloides Becken**), kann der Schultergürtel mit beiden Schultern in das Becken eintreten und es kommt dann zu einem Geburtsstillstand, weil die Schultern quasi in den Beckenkanal eingepresst sind (Kreitzer 2009). Diese Form der Schulterdystokie ist auch bei normalgewichtigen Kindern zu beobachten. Beim flachen Becken ist die Häufigkeit einer Schulterdystokie 8- bis 10-mal so hoch wie bei normal konfiguriertem Becken (Kreitzer 2009).

Die Tatsache, dass in vielen Arbeiten über **Plexusparesen** berichtet wird, die ohne Schulterdystokie, zumindest ohne dokumentierte Schulterdystokie auftreten und die z. T. auch bleibende Schäden darstellen, hat dazu geführt, Überlegungen zum Pathomechanismus dieser Paresen anzustellen. Diese Arbeiten werden weiter dadurch bestärkt, dass diese Paresen häufig gerade die hintere, der Symphyse abgewandte Schulter betreffen (Gherman et al. 1999). Das Kind als Geburtsobjekt wird durch interne und gelegentlich zusätzliche externe Kräfte durch den Geburtskanal getrieben. Interne Kräfte werden durch die Wehentätigkeit und in der Austreibungsperiode zusätzlich durch das aktive Mitpressen der Schwangeren aufgebaut. Externe Kräfte entstehen durch Zug am kindlichen Köpfchen mit den Händen des Geburtshelfers oder im Rahmen einer vaginal-operativen Entbindung mittels Forzeps oder Vakuumextraktion. Diese Kräfte können die hintere Schulter gegen das Promontorium pressen und so zu einer Belastung für den Plexus brachialis führen. Die Stellungnahme des American College (Task Force on Neonatal Brachial Plexus Palsy 2014) befasst sich mit den Entstehungsmöglichkeiten einer Parese des Plexus brachialis ohne Schulterdystokie, zumindest ohne dokumentierte Dystokie. Diese Fälle treten für den Kliniker sub partu nicht in Erscheinung, sondern sind nur für die Entstehungsmöglichkeiten einer postpartal festgestellten Plexusparese ohne klinische Schulterdystokie relevant.

3.2 Plexusschaden

Für den Geburtshelfer gilt es, das Risiko für die Entstehung einer Plexusparese zu minimieren. Dazu müssen zwei wesentliche Strategien verfolgt werden:

Zum einem muss schon vor dem Eintritt in die Geburt eine **Risikostratifizierung** erfolgen, ob in der konkret vorliegenden Schwangerschaft ein deutlich erhöhtes Schulterdystokie-Risiko besteht und daher mit der Schwangeren die Alternative einer Kaiserschnittentbindung besprochen werden sollte. Nach der gefestigten Rechtsprechung des Bundesgerichtshofs ist eine Aufklärung über die Alternative eines Kaiserschnitts zur vaginalen Geburt dann erforderlich, wenn das Risiko der vaginalen Geburt deutlich erhöht ist (BGH 1993; BGH 2004; BGH 2011). Im Gespräch zur Geburtsplanung muss der Geburtshelfer mit seiner Erfahrung ein entsprechendes Risikoprofil erstellen und die Schwangere auf dieser Basis beraten. Der Hinweis auf eine erhöhtes Risiko für eine Schulterdystokie bedeutet nicht, dass die Schwangere immer und stets mittels Kaiserschnitt entbunden werden muss. Die Schwangere muss nur auf dem Boden einer umfassenden Risikoaufklärung in der Lage sein, selbstbestimmt eine Entscheidung zu treffen. Jeder Geburtshelfer muss sich im Klaren sein, dass er in der Aufklärungsfalle dann sitzt, wenn er beim Eintritt einer vorhersehbaren Komplikation über die Entbindungsalternativen nicht umfassend und ergebnisoffen aufgeklärt hat.

Die zweite Komponente, wie das Risiko einer geburtsassoziierten Plexusparese gesenkt werden kann, besteht in der Beherrschung der Maßnahmen, die bei Eintritt einer Schulterdystokie geeignet sind, das noch ungeborene Kind trotzdem ohne Schaden zu entwickeln. Dies gelingt auch dem erfahrensten Geburtshelfer nicht immer. Er kann auch von einer schweren Schulterdystokie bei einer Frau unter der Geburt überrascht werden, die sich nie vor der Entbindung vorgestellt hat und bei eigenem massivem Übergewicht ein stark makrosomes Kind über 4.500 g oder sogar 5.000 g ausgetragen hat. Allein aus einem eingetretenen Plexusschaden darf also nicht auf einen Fehler des Geburtshelfers rückgeschlossen werden. Wenn der Geburtshelfer aber die notwendigen äußeren und inneren Maßnahmen zur Behebung der Schulterdystokie beherrscht (Schwenzer u. Bahm 2016), kann das Risiko eines Plexusschadens dadurch minimiert werden. Dazu gehört auch ein regelmäßiges Training der Ärzte und Hebammen am Phantom und ein strukturierter Notfallplan zur Umsetzung aller notwendigen Schritte bei Auftreten einer Schulterdystokie.

Literatur

Acker DB, Sachs BP, Friedman EA (1985) Risk factors for shoulder dystocia. Obstetrics and Gynecology 66(6): 762–8. http://www.ncbi.nlm.nih.gov/pubmed/4069477

ACOG practice bulletin clinical management guidelines for obstetrician-gynecologists. Number 40, November 2002 (2002) Obstetrics and Gynecology 100(5 Pt 1): 1045–50. http://www.ncbi.nlm.nih.gov/pubmed/12434783

ACOG practice patterns. Shoulder dystocia. Number 7, October 1997. American College of Obstetricians and Gynecologists (1998) International Journal of Gynaecology and Obstetrics: The Official Organ of the International Federation of Gynaecology and Obstetrics 60(3): 306–13. http://www.ncbi.nlm.nih.gov/pubmed/9544722

ACOG Technical Bulletin Number 159 – September 1991 (1992) Fetal macrosomia. International Journal of Gynaecology and Obstetrics: The Official Organ of the International Federation of Gynaecology and Obstetrics 39(4): 341–5. http://www.ncbi.nlm.nih.gov/pubmed/1361472

Arbeitsgemeinschaft Medizinrecht der Deutschen Gesellschaft für Gynäkologie und Geburtshilfe. Empfehlungen zur Schulterdystokie Erkennung, Prävention und Management (2010) http://www.awmf.org/uploads/tx_szleitlinien/015-024_S1_Empfehlungen_zur_Schulterdystokie_05-2008_05-2013.pdf

Baxley EG, Gobbo, RW (2004) Shoulder dystocia. American Family Physician 69(7): 1707–14. http://www.ncbi.nlm.nih.gov/pubmed/15086043

Benedetti TJ, Gabbe SG (1978) Shoulder dystocia. A complication of fetal macrosomia and prolonged second stage of labor with midpelvic delivery. Obstetrics and Gynecology 52(5): 526–9. http://www.ncbi.nlm.nih.gov/pubmed/724169

BGH VI ZR 186/03 Urteil v. 14.9.2004 (2004) NJW, 3703

BGH VI ZR 300/91 Urteil v. 16.2.1993 (1993) NJW, 2372

BGH VI ZR 69/10 Urteil v. 17.5.2011 (2011)

Boyd ME, Usher RH, McLean FH (1983) Fetal macrosomia: prediction, risks, proposed management. Obstetrics and Gynecology 61(6): 715–22. http://www.ncbi.nlm.nih.gov/pubmed/6843930

Carpenter MW (1991) Rationale and performance of tests for gestational diabetes. Clinical Obstetrics and Gynecology 34(3): 544–57. http://www.ncbi.nlm.nih.gov/pubmed/1934706

Chauhan SP, Gherman R, Hendrix NW, Bingham JM, Hayes E (2010) Shoulder dystocia: comparison of the ACOG practice bulletin with another national guideline. American Journal of Perinatology 27(2): 129–36. doi:10.1055/s-0029-1224864

Dandolu V, Lawrence L, Gaughan JP et al. (2005) Trends in the rate of shoulder dystocia over two decades. The Journal of Maternal-Fetal & Neonatal Medicine: The Official Journal of the European Association of Perinatal Medicine, the Federation of Asia and Oceania Perinatal Societies, the International Society of Perinatal Obstetricians 18(5): 305–10. doi:10.1080/14767050500312730

Dodd JM, Catcheside B, Scheil W (2012) Can shoulder dystocia be reliably predicted? The Australian & New Zealand Journal of Obstetrics & Gynaecology 52(3): 248–52. doi:10.1111/j.1479-828X.2012.01425.x

American College of Obstetricians and Gynecologists' Task Force on Neonatal Brachial Plexus Palsy (2014) Executive summary: Neonatal brachial plexus palsy. Obstetrics and Gynecology 123(4): 902–4. doi:10.1097/01.AOG.0000445582.43112.9a

Gherman RB, Chauhan S, Ouzounian JG et al. (2006) Shoulder dystocia: the unpreventable obstetric emergency with empiric management guidelines. American Journal of Obstetrics and Gynecology 195(3): 657–72. doi:10.1016/j.ajog.2005.09.007

Gherman RB, Ouzounian JG, Goodwin TM (1999) Brachial plexus palsy: an in utero injury? American Journal of Obstetrics and Gynecology 180(5): 1303–7. http://www.ncbi.nlm.nih.gov/pubmed/10329894

Gherman RB, Ouzounian JG, Miller DA et al. (1998) Spontaneous vaginal delivery: a risk factor for Erb's palsy? American Journal of Obstetrics and Gynecology 178(3): 423–7. http://www.ncbi.nlm.nih.gov/pubmed/9539501

Gonik B, Hollyer VL, Allen R (1991) Shoulder dystocia recognition: differences in neonatal risks for injury. American Journal of Perinatology 8(1): 31–4. doi:10.1055/s-2007-999334

Gottlieb AG, Galan HL (2007) Shoulder dystocia: an update. Obstetrics and Gynecology Clinics of North America 34(3): 501–31, xii. doi:10.1016/j.ogc.2007.07.002

Grobman W (2013) Shoulder dystocia. Obstetrics and Gynecology Clinics of North America 40(1): 59–67. doi:10.1016/j.ogc.2012.11.006

Gupta M, Hockley C, Quigley MA, Yeh P, Impey L (2010) Antenatal and intrapartum prediction of shoulder dystocia. European Journal of Obstetrics, Gynecology, and Reproductive Biology 151(2): 134–9. doi:10.1016/j.ejogrb.2010.03.025

Hamilton E, Ciampi A, Dyachenko A et al. (2008) Is shoulder dystocia with brachial plexus injury breventable? Fetal Matern Med Rev 19 293–310

Hedegaard M, Lidegaard Ø, Skovlund C, Mørch L (2015) Perinatal outcomes following an earlier post-term labour induction policy: a historical cohort study. BJOG : An International Journal of Obstetrics and Gynaecology. doi:10.1111/1471–0528.13299

Kreitzer MS (2009) Recognition, Classification, and Management of Shoulder Dystocia: The Relationship to Causation of Brachial Plexus Injury. In O'Leary J (ed) Shoulder Dystocia and Birth Injury, 3rd ed, pp. 179–208) Humana Press, Totowa

Nesbitt T, Gilbert W, Herrchen B (1998) Shoulder dystocia and associated risk factors with macrosomic infants born in California. Am J Obstet Gynecol 179: 476–480

Nocon JJ, McKenzie DK, Thomas LJ, Hansell RS (1993) Shoulder dystocia: an analysis of risks and obstetric maneuvers. American Journal of Obstetrics and Gynecology 168(6 Pt 1): 1732–7; discussion 1737–9. http://www.ncbi.nlm.nih.gov/pubmed/8317515

Okby R, Sheiner E (2012) Risk factors for neonatal brachial plexus paralysis. Archives of Gynecology and Obstetrics 286(2): 333–6. doi:10.1007/s00404–012–2272-z

O'Leary J (2009) Shoulder Dystocia and Birth Injury, 3rd ed. Humana Press, Totowa

Øverland EA, Vatten LJ, Eskild A (2012) Risk of shoulder dystocia: associations with parity and offspring birthweight. A population study of 1 914 544 deliveries. Acta Obstetricia et Gynecologica Scandinavica 91(4): 483–8. doi:10.1111/j.1600–0412.2011.01354.x

Revicky V, Mukhopadhyay S, Morris EP, Nieto JJ (2012) Can we predict shoulder dystocia? Archives of Gynecology and Obstetrics 285(2): 291–5. doi:10.1007/s00404–011–1953–3

Romoff A (2000) Shoulder dystocia: lessons from the past and emerging concepts. Clinical Obstetrics and Gynecology, 43(2): 226–35. http://www.ncbi.nlm.nih.gov/pubmed/10863622

Rouse DJ, Owen J, Goldenberg RL, Cliver SP (1996) The effectiveness and costs of elective cesarean delivery for fetal macrosomia diagnosed by ultrasound. JAMA : The Journal of the American Medical Association 276(18): 1480–6. http://www.ncbi.nlm.nih.gov/pubmed/8903259

Royal College of Obstetricians and Gynaecologists (2012) Shoulder Dystocia Green-top Guideline No. 42. www.rcog.org.uk/files/rcog-corp/GTG42_150713.pdf

Schwenzer T, Bahm J (2016) Schulterdystokie und geburtsassoziierte Plexusparese. Springer, Berlin Heidelberg New York

Smeltzer JS (1986) Prevention and management of shoulder dystocia. Clinical Obstetrics and Gynecology 29(2): 299–308. Retrieved from http://www.ncbi.nlm.nih.gov/pubmed/3720062

Spong CY, Beall M, Rodrigues D, Ross MG (1995) An objective definition of shoulder dystocia: prolonged head-to-body delivery intervals and/or the use of ancillary obstetric maneuvers. Obstetrics and Gynecology 86(3): 433–6. doi:10.1016/0029–7844(95)00188-W

Stotland NE, Caughey AB, Breed EM, Escobar GJ (2004) Risk factors and obstetric complications associated with macrosomia. International Journal of Gynaecology and Obstetrics: The Official Organ of the International Federation of Gynaecology and Obstetrics 87(3): 220–6. doi:10.1016/j.ijgo.2004.08.010

Diagnostik

Diagnostik und Therapieplanung aus Sicht des Neuropädiaters

T. Becher, C. Bußmann

J. Bahm (Hrsg.), *Bewegungsstörungen der oberen Extremität bei Kindern*
DOI 10.1007/978-3-662-50426-0_4

4.1 Welches Ziel hat Diagnostik?

Die Mehrzahl fokaler Bewegungsstörungen sind chronisch und nicht lebensbedrohlich. Nur ein kleiner Teil tritt akut auf und führt zu einer Vorstellung in einer Notfallambulanz oder einem kurzfristigen Termin in einer neuropädiatrischen Spezialambulanz. Das akute Auftreten einer fokalen neurologischen Störung erfordert eine sofortige diagnostische Abklärung, um (soweit möglich) umgehend therapeutische Maßnahmen einleiten zu können. Der erste Schritt in der Diagnostik sollte daher immer die primäre Unterteilung in eine akute, subakute oder chronische Störung darstellen. Zusätzlich ist diese Einteilung eine unverzichtbare Voraussetzung für die ätiologische Zuordnung der Bewegungsstörung. Dabei ist zu beachten, dass als subakut zu klassifizierende Bewegungsstörungen sich sowohl langsam progredient, aber auch rasch fortschreitend entwickeln können. Erst im Verlauf kann beurteilt werden, ob es sich um eine transiente oder permanente Störung handelt.

Primäres Ziel der neuropädiatrischen Diagnostik ist die **ätiologische Zuordnung** der Bewegungsstörung. Mindestens ebenso wichtig ist im zweiten Schritt die Diagnostik des **Ausmaßes der funktionellen Störung** und deren **Bedeutung im Alltag** des Kindes. Die reine Funktionsprüfung der neuropädiatrischen Untersuchung sollte hier durch Fragebögen zur Hand-/Armfunktion (z. B. Children's Hand-use Experience Questionnaire, CHEQ) und funktionsorientierte Klassifikationssysteme (z. B. Manual Ability Classification System, MACS) ergänzt werden. Auf diesen Grundlagen sind die möglichen Therapieoptionen für das einzelne Kind abzuwägen. Zusätzlich bieten sie gute Messinstrumente zur Beurteilung des Therapieverlaufs.

Häufig meinen wir als Fachleute zu wissen, was für unsere Patienten die richtige und notwendige Therapie ist. Bei somatischen akuten Erkrankungen ist das zumeist auch richtig, die Therapieziele ergeben sich aus der Erkrankung, weil Heilung das Ziel ist. Mit Blick auf die Bewegungsstörungen gilt das für alle akut auftretenden Formen ebenso wie für rekonstruktive Eingriffe, die frühzeitig erfolgen, z. B. die mikrochirurgische Nervenrekonstruktion. Bei chronischen Erkrankungen, insbesondere bei Bewegungsstörungen, bei denen keine Heilung möglich ist, benötigen wir eine andere Orientierung, weil die Interessen und Umweltbedingungen des Patienten die Relevanz von Tätigkeiten im Alltag bestimmen. Mit zunehmendem Alter differenzieren sich bevorzugte Tätigkeiten immer weiter aus.

Wir können nach vielen Erkenntnissen der Rehabilitationsforschung nicht davon ausgehen, dass eine Intervention in der Domäne der Struktur und Funktion wie von selbst zu einer Verbesserung in der Domäne der Tätigkeiten führt. Ein sehr gut untersuchtes Beispiel ist die Behandlung mit Botulinumtoxin (BoNT) an der oberen Extremität:

In einem Cochrane-Review (Hoare et al. 2010) zur Therapie der oberen Extremität bei unilateraler spastischer Zerebralparese wird deutlich formuliert, Botulinumtoxin sollte nicht allein benutzt werden, sondern in Kombination mit geplanter Ergotherapie. Eine Kombination von Botulinumtoxin und Ergotherapie ist effektiver als Ergotherapie allein in der Reduktion des Impairments, der Verbesserung der Aktivitätslevel und der Ziel-Erreichung, aber nicht in der Verbesserung der Lebensqualität oder der Selbstwirksamkeit. Dieser systematische Review fand hohe Evidenz für den Einsatz von BoNT als zusätzliche Therapie für das Management der oberen Extremität bei Kindern mit spastischer CP.

Entscheidend ist die Betonung individueller Therapieziele und die Forderung, BoNT solle nicht allein, sondern nur in Kombination mit geplanter Ergotherapie eingesetzt werden (»BoNT-A should not be used in isolation but should be accompanied by planned occupational therapy.«) Analog ist diese Forderung auch für alle operativen Maßnahmen zu erheben.

Um interdisziplinär und mit dem Patienten zu gemeinsamen Therapiezielen zu kommen, steht die individuelle Diagnostik hier im Dienste der Definition des Ziels der therapeutischen Tätigkeit. Eben weil keine Heilung möglich ist, ergeben sich sinnvolle Therapiepläne aus der Analyse der Alltagsaktivitäten und den Schwierigkeiten des Patienten.

Traditionelle Diagnostik zielt auf die »objektiven Parameter«, auf messbare strukturelle Defizite wie Kraftminderung, aktives Bewegungsausmaß, Kontrakturen, Innervation. Moderne Diagnostik nimmt zusätzlich die Performance mit in den Blick – letztlich das, was der Patient im Alltag aus seinen reduzierten Möglichkeiten macht – und die Einschränkungen, die ihn im Alltag stören.

4.2 Die ICF als Orientierungshilfe

Die International Classification of Functioning (ICF) ist eine von der WHO initial 2001 erstellte und herausgegebene Klassifikation zur Beschreibung des funktionalen Gesundheitszustandes, der Behinderung, der sozialen Beeinträchtigung sowie der relevanten Umweltfaktoren von Menschen. Die ICF umfasst die objektiv erfassbaren Dimensionen des menschlichen Lebens. Die subjektive Dimension der Funktionsfähigkeit und Behinderung (subjektives Wohlbefinden) ist dabei nicht eingeschlossen. Eine deutsche Fassung der ICF für Kinder und Jugendliche wurde 2011 von Olaf Kraus de Camargo und Judith Hollenweger (Kraus de Camargo 2011) herausgegeben, eine Darstellung der Anwendung in der Praxis 2013 von Olaf Kraus de Camargo und Liane Simon (Kraus de Camargo 2013).

Die ICF unterscheidet **fünf Domänen** zur Beschreibung eines Gesundheitsproblems und der assoziierten Faktoren. Die verschiedenen Domänen sind in ▪ Abb. 4.1 und in den nachfolgenden Tabellen kurz erläutert.

4.2.1 Teilhabe und Tätigkeiten (▪ Tab. 4.1)

In dieser Domäne werden die Aktivitäten beschrieben, die für eine Teilhabe an altersangemessenen Betätigungsfeldern wichtig sind, sie differieren von Kind zu Kind, je nach seinen persönlichen Vorlieben und seiner Umgebung. Häufig genannt werden ab dem Grundschulalter alle

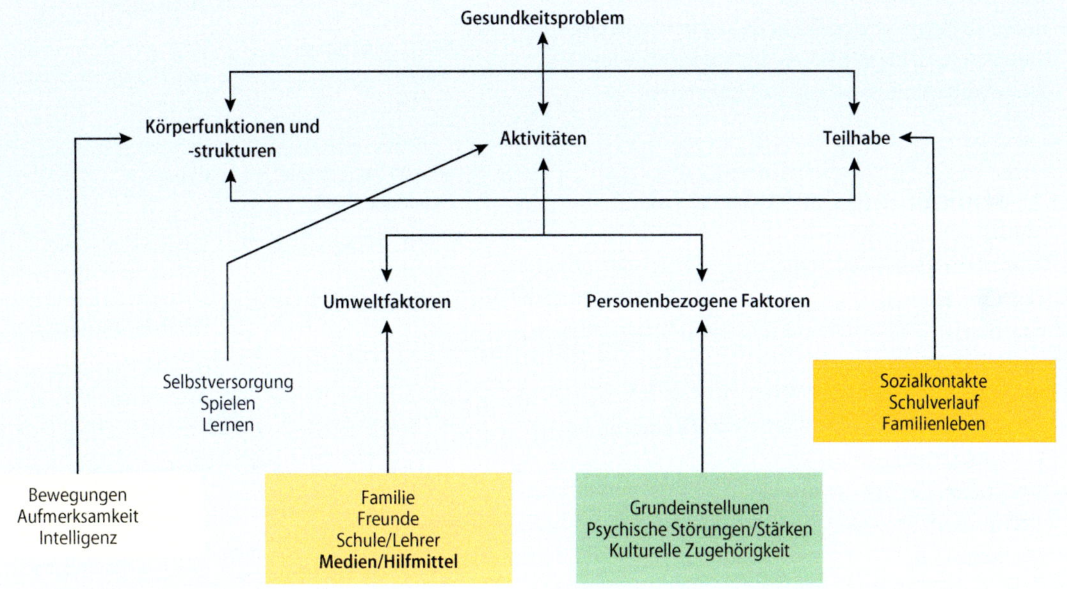

▪ **Abb. 4.1** Das biopsychosoziale Modell der ICF

▪ **Tab. 4.1** Klassifikation der Aktivitäten und Teilhabe (BAR 2008)

Aktivitäten und Teilhabe	Beispiele
Lernen und Wissensanwendung	Bewusste sinnliche Wahrnehmungen, elementares Lernen, Wissensanwendung
Allgemeine Aufgaben und Anforderungen	Aufgaben übernehmen, die tägliche Routine durchführen, mit Stress und anderen psychischen Anforderungen umgehen
Kommunikation	Kommunizieren als Empfänger, Kommunizieren als Sender, Konversation und Gebrauch von Kommunikationsgeräten und -techniken
Mobilität	Die Körperposition ändern und aufrecht erhalten, Gegenstände tragen, bewegen und handhaben, gehen und sich fortbewegen, sich mit Transportmitteln fortbewegen
Selbstversorgung	Sich waschen, pflegen, an- und auskleiden, die Toilette benutzen, essen, trinken, auf seine Gesundheit achten
Häusliches Leben	Beschaffung der Lebensnotwendigkeiten, haushaltsaufgaben, Haushaltsgegenstände pflegen und anderen helfen
Interpersonelle Interaktionen und Beziehungen	Allgemeine interpersonelle Interaktionen, besondere interpersonelle Beziehungen
Bedeutende Lebensbereiche	Erziehung/Bildung, Arbeit und Beschäftigung, wirtschaftliches Leben
Gemeinschafts-, soziales und staatsbürgerliches Leben	Gemeinschaftsleben, Erholung und Freizeit, Religion und Spiritualität

Tätigkeiten, die mit eigenständiger Selbstversorgung (sich waschen, Zopf binden, sich anziehen, Reißverschlüsse und Knöpfe, allein essen können, Essen zubereiten), Schule (mit Lineal umgehen) und Sport (einen Ball fangen und werfen) zu tun haben. Häufig werden aber auch sehr individuelle Problembereiche benannt

Im Gespräch mit dem Kind ist es wichtig, Interesse für dessen Alltag zu entwickeln, danach zu fragen, woran es Spaß hat, den Tagesablauf gemeinsam durch zu gehen und gelingende sowie schwierige Tätigkeiten zu identifizieren und förderliche und hemmende Einflussfaktoren zu benennen.

4.2.2 Struktur und Funktion (Tab. 4.2)

In diesen Domänen werden die körperlichen Beeinträchtigungen im engeren Sinne beschrieben, hier bilden sich die neurologische Störung und ihre unmittelbaren Folgen auf die Funktion ab.

Am Beispiel der Plexusparese:

- Strukturen des Nervensystems: C5 + C6 (Erbsche Lähmung)
- Strukturen, die mit der Bewegung in Zusammenhang stehen: M. deltoideus + M. infraspinatus (C5) und M. biceps (C6)
- Bewegungsbezogene Funktionen: Oberarm ist adduziert, innenrotiert, Unterarm gestreckt, Hand- und Fingerbeweglichkeit frei

4.2.3 Umfeld und persönliche Faktoren (Tab. 4.3)

Klassifikation der personenbezogenen Kontextfaktoren (BAR 2008)

- Alter
- Geschlecht
- Charakter
- Lebensstil
- Fitness
- Sozialer Hintergrund
- Erziehung
- Bildung/Ausbildung
- Beruf
- Erfahrung
- Copingstrategien
- Genetische Prädisposition

Tab. 4.2 Klassifikation der Körperfunktionen und der Körperstrukturen (BAR 2008)

Klassifikation der Körperfunktionen	Klassifikation der Körperstrukturen
Mentale Funktionen	Strukturen des Nervensystems
Sinnesfunktionen und Schmerz	Das Auge, das Ohr und mit diesen in Zusammenhang stehende Strukturen
Stimm- und Sprechfunktion	Strukturen, die an der Stimme und dem Sprechen beteiligt sind
Funktionen des kardiovaskulären, hämatologischen, Immun- und Atmungssystems	Strukturen des kardiovaskulären, des Immun- und des Atmungssystems
Funktionen der Verdauungs-, des Stoffwechsel- und des endokrinen Systems	Mit dem Verdauungs-, Stoffwechsel- und endokrinen System in Zusammenhang stehende Strukturen
Funktionen des Urogenital- und reproduktiven Systems	Mit dem Urogenital- und Reproduktionssystem in Zusammenhang stehende Strukturen
Neuromuskuloskelettale und bewegungsbezogene Funktionen	Mit der Bewegung in Zusammenhang stehende Strukturen
Funktionen der Haut und der Hautanhangsgebilde	Strukturen der Haut und der Hautanhangsgebilde

Tab. 4.3 Klassifikation der Umweltfaktoren (BAR 2008)

Umweltfaktoren	Beispiele
Produkte und Technologien	Lebensmittel, Medikamente, Hilfsmittel, Vermögenswerte
Natürliche und vom Menschen veränderte Umwelt	Demographischer Wandel, Pflanzen, Tiere, Klima, Laute, Geräusche, Luftqualität
Unterstützung und Beziehungen	Familie, Freunde, Vorgesetzte, Hilfs- und Pflegepersonen, Fremde
Einstellungen	Individuelle Einstellungen der Familie, von Freunden, gesellschaftliche Einstellungen
Dienste, Systeme, Handlungsgrundsätze	Des Wohnungs-, Versorgungs-, Transport-, Gesundheitswesens, der Wirtschaft, Rechtspflege, Politik

Tab. 4.4 Dokumentation der erfassten ICF-Domänen

Komponente	Teilhabe	Aktivitäten	Strukturen Funktionen
Techniken	Vereinstraining	Krafttraining Kletterwand Spezifisches Training	BoNT Silikon-Handorthese
Therapieziele	Besserer Torwart Mit den anderen mitkommen	Fangen eines Balles auf der rechten Körperseite mit beiden Händen	Schulterbeweglichkeit Supination Handgelenksfestigkeit Orientierung im Raum
Umweltfaktoren: Stabilisierende Familie, tragfähige Beziehungen zu Freuden, Fußballverein			
Persönliche Faktoren: Hohe Motivation, guter Intellekt, Anstrengungsbereitschaft			

Die Beschreibung dieser Domänen umfasst die Lebenswelt des Kindes und seiner Familie, die Ressourcen, die hemmenden Faktoren, auch Motivation und Therapiewillen bilden sich hier ab. Für die Formulierung interdisziplinärer und konsensierter Therapieziele sind diese Domänen von größter Wichtigkeit. Die Nicht-Berücksichtigung kindlicher und familiärer Bedingungen für eine intensive Therapiemaßnahme oder eine Operation kann zu erheblichen Komplikationen im Verlauf, Enttäuschungen und unbefriedigenden Ergebnissen führen.

4.2.4 Integration der Ebenen

In unserer interdisziplinären Arbeit haben wir einen einfachen Bogen (Tab. 4.4) entwickelt, mit dessen Hilfe wir unter den verschiedenen Disziplinen, aber auch im Gespräch mit Kind und Eltern, eine Dokumentation der erfassten Domänen darstellen können.

Es hat sich bewährt, bei der Planung von Operationen, Behandlungen mit Botulinumtoxin, intensiven Therapiemaßnahmen wie Rehabilitationsaufenthalten und in der Langzeit-Therapieplanung so die verschiedenen Dimensionen von alltagsbezogenen, therapierelevanten Problemen darzustellen.

Ziele auf unterschiedlichen Ebenen

- **Partizipationsziele:** Ergeben sich aus den Betätigungsbedürfnissen und -problemen, den Hobbies und der Lebenswelt
- **Aktivitätsziele:** Analyse des Alltags des Kindes. Was stört das Kind besonders? Wo ärgert es sich über fehlende Fähigkeiten? So konkret wie möglich formulieren. Überprüfbare Kriterien wählen.
- **Funktionsziele:** Welche motorischen Voraussetzungen müssen erarbeitet werden, um das Betätigungsziel zu erreichen?
- **Strukturelle Ziele:** Welche strukturellen Voraussetzungen müssen verändert oder geschaffen werden?
- **Umweltfaktoren/-beratung:** Was kann ergänzt, adaptiert oder verändert werden, z. B. angepasste Produkte und Technologie zum Spielen (z. B. ferngesteuerte Autos) oder Hilfsprodukte für den persönlichen tägl. Gebrauch z. B. Orthesen
- **Welche Maßnahmen sind zu ergreifen:** Welche Therapie ist unter Berücksichtigung des neurologischen Befundes, individueller Interessen und der Ressourcen geeignet?

4.3 Klinische Untersuchung

Schon zu Beginn der Vorstellung können erste Eindrücke über das Ausmaß der Bewegungsstörung des Kindes gewonnen werden. Dabei ist insbesondere auf die **spontane Haltung** des betroffenen Armes zu achten, sowohl beim Laufen (z. B. beim Betreten des Untersuchungszimmers) als auch in der Spontanmotorik der oberen Extremität (z. B. Ausziehen der Jacke, auf einen Stuhl klettern, einem Elternteil Gegenstände reichen) als auch in Ruhe.

> **Während der sich an die Begrüßung des Kindes und seiner Eltern anschließenden Anamnese ist unbedingt zu empfehlen, Motorik und Verhalten des Kindes im Blick zu behalten. Bereits diese »relativ unbeobachtete« Situation erlaubt wichtige Rückschlüsse auf das motorische Defizit.**

4.3.1 Kognition

Zur neurologischen Untersuchung einer Bewegungsstörung im Kindes- und Jugendalter gehört immer auch eine Beurteilung des kognitiven Entwicklungsstandes. Dies erfolgt zu großen Teilen über die Anamnese. In der Untersuchungssituation ist dann neben der expressiven Sprache vor allem auf das Sprachverständnis sowie auf Verhaltensauffälligkeiten zu achten. Zusätzliche Informationen liefern Zeichenaufgaben einfacher Formen und Figuren und je nach Entwicklungsstand im Schreiben und Lesen. Bestehen Hinweise auf eine mentale Entwicklungsstörung sollte, soweit bisher nicht erfolgt, eine standardisierte psychologische Diagnostik ergänzend angestrebt werden.

Die im Folgenden dargestellte neurologische Diagnostik der oberen Extremität stellt den Idealfall einer Untersuchung bei einem kooperationsfähigen und zudem noch kooperationsbereiten Kind ca. ab dem Grundschulalter dar. Der Neuropädiater ist allerdings häufig mit Untersuchungssituationen konfrontiert, die diesem Ideal nicht entsprechen. Dann ist die Beobachtungsgabe gefragt. Versuchen Sie mit dem Kind zu spielen oder wenn es schon das nicht toleriert, eine Spielsituation von Eltern und Kind entstehen zu lassen. Auch so können wichtige Untersuchungsbefunde erhoben werden:

- Spontane Haltung der oberen Extremität?
- Einsatz beider Hände? Transferieren? Fein- und Grobmotorik beider Hände annähernd seitengleich? 2. Hand nur Hilfshand? Vollständiger Neglect der 2. Hand?
- Bewegungsausmaß des Armes? (Spielzeug wird in verschiedene Höhen gehalten)
- Haltung von Arm und Hand beim Gehen und beim schnellen Rennen?

4.3.2 Motorik

Die motorische Diagnostik der oberen Extremität beginnt mit der **Inspektion im Seitenvergleich** beider Arme und Hände. Dabei ist auf folgende Punkte zu achten:

- Spontane Haltung: Stellung der Gelenke? (z. B. Beugung Ellbogen, Pronation Unterarm bei Pyramidenbahnstörung), Handgelenk- und Fingerposition?
- Muskelrelief: umschriebene oder globale Atrophiezeichen? Längendifferenz?
- Pathologische Bewegungen (Tremor, Choreoathethose, Dystonie)?

Es folgt die Beurteilung des **Muskeltonus** (isoliert und im Seitenvergleich). Dabei ist das Kind zu ermutigen, umgehend zu melden, wenn eine Bewegung schmerzhaft ist. Die Beurteilung des Muskeltonus erfolgt am besten durch passive Flexion und Extension des Ellbogens, Pronation und Supination des Unterarmes und Flexion, Extension und Drehung des Handgelenks. Dabei wird bewertet, ob ein normaler Muskeltonus, ein Hypertonus oder Hypotonus vorliegt. Ein erhöhter Muskeltonus findet sich in der Regel bei einer Läsion des ersten Motorneurons, ein reduzierter Muskeltonus weist auf eine Läsion des zweiten Motorneuron, eine zerebelläre Läsion, eine periphere Nervenläsion oder eine neuromuskuläre Erkrankung hin.

Für einen Hypertonus aufgrund einer Spastik (Pyramidenbahnschädigung) ist ein Catch-Phänomen typisch: bei schneller Durchbewegung z. B. des Ellbogengelenks kommt es abrupt zu einem plötzlichen Widerstand (Catch). Dies kommt bei einem erhöhten Muskeltonus aufgrund einer extrapyramidalen Störung (Rigor) nicht vor, hier kann ein Zahnradphänomen nachgewiesen werden.

Die **Muskelkraft** wird nach der **MRC-Skala** bewertet. Die Pareseskala des Medical Research Council (MRC) ist in 6 Stufen (0–5) eingeteilt (Tab. 4.5).

Tab. 4.5 MRC-Skala

0	Keine Kontraktion sicht- oder fühlbar
1	Sicht- oder tastbare Kontraktion
2	Bewegung ohne Einfluss der Schwerkraft möglich
3	Bewegung gegen Schwerkraft möglich
4	Bewegung gegen Schwerkraft und Widerstand möglich
5	Normale Muskelkraft

Tab. 4.6 MRC-Skala

0	Keine Muskelkontraktion
1	Sicht- oder tastbare Muskelkontraktion
1,5	Bewegung ohne Einfluss der Schwerkraft mit teilweisem Bewegungsausmaß
2	Bewegung ohne Einfluss der Schwerkraft mit vollem Bewegungsausmaß
2,5	Bewegung gegen die Schwerkraft mit teilweisem Bewegungsausmaß
3	Bewegung gegen die Schwerkraft mit vollem Bewegungsausmaß
3,5	Bewegung gegen leichten Widerstand mit vollem Bewegungsausmaß
4	Bewegung gegen moderaten Widerstand möglich
4,5	Muskel arbeitet gegen starken Widerstand, aber noch nicht völlig normal
5	Normale Muskelkraft

Da diese Einteilung bei leichteren Paresen zu ungenau ist, gibt es verschiedene Modifizierungen dieser Skala. Eine differenziertere Einteilung bietet die **Skalierung von Luc Noreau** von 1998 (◘ Tab. 4.6).

Die in ◘ Tab. 4.7 und ◘ Tab. 4.8 aufgeführten Bewegungen sind sinnvoller Weise im Bereich der Schulter- und Armmuskulatur zu untersuchen. In ◘ Tab. 4.9 sind die Untersuchungen von Extension und Fingerflexion aufgeführt.

Bei der Beurteilung einer Muskelschwäche sind folgende Fragen zu beurteilen:

- Liegt eine proximale, distale oder generalisierte Schwäche vor?
- Entspricht die Schwäche dem Versorgungsgebiet eines Nerven oder dem Verteilungsgebiet eines Myotoms?

◘ **Tab. 4.7** Zu untersuchende Bewegungen im Bereich der Schulter- und Armmuskulatur

Bewegung	Muskel
Schulterabduktion	Erste 90°: M. supraspinatus (C5), zweite 90°: M. deltoideus (C5)
Schulteradduktion	M. latissimus dorsi, M. pectoralis major (C7)
Schulteraußenrotation	M. infraspinatus (C5)
Schulterinnenrotation	M. subscapularis, M. teres minor (C5)
Ellbogenflexion (in Supination)	M. biceps (C5–6)
Ellbogenflexion (in Mittelstellung)	M. brachioradialis (C5–6)
Ellbogenextension	M. triceps (C7)

◘ **Tab. 4.8** Normwerte für die aktive und passive Schulterbewegung (Neutral-0-Methode)

Adduktion/Abduktion	20–40°–0–180°
Anteversion/Retroversion	150–170°–0–40°
Horizontalextension/-flexion	135°–0–40–50°
Innen-/Außenrotation in Adduktion	95°–0–40–60°
Innen-/Außenrotation in 90°-Abduktion	70°–0–70°

◘ **Tab. 4.9** Untersuchung der Hand-/Fingermuskulatur

Extension Handgelenk	M. extensor carpi ulnaris (C7–8)
Fingerextension	M. extensor digitorum (C7–8)
Daumenabduktion	M. abductor pollicis brevis (C8–Th1)
Fingerabduktion	Mm. interossei (C8-Th1)

4.3.3 Reflexe

Die Eigenreflexe der oberen Extremität unterliegen wie alle Reflexe interindividuell einer großen Variabilität. Eine valide Aussage zu gesteigerten oder abgeschwächten Reflexen ist nur im Seitenvergleich möglich (sofern es sich nicht um eine bilaterale Störung handelt).

- Bizepssehnenreflex (BSR) testet C5,6 und den N. musculocutaneus
- Radiusperiostreflex (RPR) testet C5,6 und den N. radialis
- Trizepssehnenreflex (TSR) testet C7,8 und den N. radialis

Sofern die Reflexe nicht spontan auslösbar sind, kann eine Bahnung mittels **Jendrasik-Manöver** versucht werden. Dabei zählt der Untersucher bis drei und bei drei beißt der Patient die Zähne aufeinander und der Untersucher löst parallel den Reflex aus.

Koordination Die Haupttests der Koordinationsprüfung erfolgen mit dem **Finger-Nase-Versuch** zur Beurteilung eines Intentionstremors oder einer Dysmetrie und schnell alternierenden Pro- und Supinationsbewegungen der Handflächen (Dysdiadochokinese).

Spiegelbewegungen Zur Überprüfung der Innervation der betroffenen Extremität bei zentralen Läsionen bietet sich die Überprüfung von Spiegelbewegungen der **betroffenen** Hand an, dazu werden die unilaterale Pro-/Supination im Wechsel, alternierendes Faustschließen und -öffnen und die Fingerdaumen-Opposition geprüft. Zeigen sich Spiegelbewegungen (nicht nur eine Tonuserhöhung) in der betroffenen Hand, spricht dies für eine ipsilaterale Innervation.

4.3.4 Sensibilität

Die Sensibilitätsprüfung ist mehr noch als alle anderen Untersuchungen abhängig vom Verständnis und der Kooperationsbereitschaft des zu untersuchenden Kindes.

Zu testen sind die Propriozeption, die Spitz-Stumpf-Diskrimination und der Vibrationssinn.

Abhängig vom klinischen Bild muss die Sensibilitätsprüfung auch entlang der Dermatome C5–Th1 erfolgen.

Wenn eine periphere Nervenläsion vermutet wird, erfolgt die Sensibilitätsprüfung gezielt in den sensiblen Versorgungsgebieten der peripheren Armnerven:

Tab. 4.10 Spezielle Wurzelsyndrome

	Dermatom	Kennmuskel
C5	Mitte des lateralen Oberarmes	M. deltoideus
C6	Radiale Seite des Unterarmes, Daumenballen, Daumen und radiale Seite des Zeigefingers	M. biceps brachii M. brachioradialis
C7	Ventrale und dorsale Mittelhand mit Mittelfinger und angrenzenden Fingerhälften	M. triceps brachii Daumenballen M. pronator teres
C8	Ulnare Handseite und ulnare Seite des Ringfinger, kleiner Finger	Kleinfingerballenmuskeln In geringerem Ausmaß auch Mm. interossei
Th1	Mitte medialer Unterarm	M. abductor pollicis brevis

- N. radialis, C5–Th1 (radialer Handrücken, 1. Spatium interosseum)
- N. medianus, C5–Th1 (radialer Rand des Zeigefingers)
- N. ulnaris C8–Th1 (ulnarer Rand des kleinen Fingers)
- N. musculocutaneus, C5–C7 (radiale Seite Unterarm)
- N. axillaris, C5–C6 (dorsolaterale Schulterwölbung)

Anhand des neurologischen Untersuchungsbefundes sind folgende Fragen zu klären:

- Handelt es sich um eine zentrale Läsion (pyramidal oder extrapyramidal)?
- Handelt es sich um eine Nervenwurzelläsion?
- Handelt es sich um eine Läsion eines peripheren Nervens?

4.3.5 Spezifische Läsionsmuster

Wurzelsyndrome

Die Kenntnis spezifischer Läsionsmuster erleichtert die Zuordnung (Tab. 4.10).

Plexusparese

Einen Überblick über die geburtstraumatischen Plexusparesen gibt Tab. 4.11

Läsionen peripherer Nerven

Hierzu zählen die Radialis-, Medianus und Ulnarisparese (Tab. 4.12).

4.4 Technische Methoden

4.4.1 Neurophysiologische Diagnostik

Das Ergebnis der neurophysiologischen Diagnostik ist von der Kooperationsbereitschaft des Kindes abhängig. Bei Kindern unterhalb des Grundschulalters ist Diagnostik häufig nur in Sedierung möglich. Allerdings gibt es auch hier Ausnahmen. In einer ruhigen, vertrauensvollen Atmosphäre mit Anwesenheit eines Elternteils kann die Untersuchung auch bei jungen Kindern gelingen. Als äußerst hilfreich hat sich dabei die Ablenkung mit kleinen DVD-Spielern oder Tablets gezeigt.

- **Nervenkompressionssyndrome**
  - **Karpaltunnelsyndrom**: N.-medianus-motorische (distal motorische Latenz/dmL) und sensible Neurographie
  - **Sulcus-ulnaris-Syndrom**: N.-ulnaris-motorische Neurographie fraktioniert vor dem Sulkus (Leitungsblock?) und sensible Neurographie

Tab. 4.11 Geburtstraumatische Plexusparesen

Höhe der Läsion	Häufigkeit	Klinisches Bild
C5+C6 (Erbsche Lähmung) M. deltoideus + M. infraspinatus (C5) und M. biceps (C6)	50 % aller Fälle	Oberarm ist adduziert, innenrotiert, Unterarm gestreckt, Hand- und Fingerbeweglichkeit frei
C5–C7 (Erbsche Lähmung plus)	35 % aller Fälle	Oberarm ist adduziert, innenrotiert, Unterarm gestreckt + proniert, Ulnarabduktion, Beugung der Hand- und Fingergelenke = »waiter's tip'«
C5–Th1		Parese des gesamten Armes
C5–Th1 mit schwerer Wurzelverletzung		Parese des gesamten Armes mit zusätzlichem Horner-Syndrom ipsilateral
C8–Th1 (Klumpksche Lähmung)	Extrem selten (!)	Isolierte Handparese (»Pfötchenstellung«) mit zusätzlichem Horner-Syndrom
Obere Plexusparese (Erb) + C4 (N. phrenicus)		Zusätzlich einseitige Zwerchfellparese

Tab. 4.12 Läsionen peripherer Nerven

Läsionsort	Motorische Zeichen	Sensibler Ausfall
Radialisparese		
Mitte Oberarm	»Fallhand« (Parese der Hand- und Fingerextensoren)	1. Spatium interosseum dorsaler Handrücken
Proximaler Unterarm	Lähmung der Fingerstrecker im Grundgelenk und Daumenabduktion, keine Fallhand – Hand bei Extension nach radial	Intakt
(Axilla)	Fallhand + Streckausfall Ellbogen	1. Spatium interosseum dorsaler Handrücken
Medianusparese		
Proximal	»Schwurhand« (Flexionsschwäche von Daumen, Zeige- und Mittelfinger), positives »Flaschenzeichen« (Abduktionsschwäche Daumen)	Radiale Handfläche + 3½ radiale Finger
Karpaltunnel	Abduktions- und Oppositionsschwäche Daumen	3½ radiale Finger
Ulnarisparese		
Oberarm/Ellbogen	»Krallenhand« (Ausfall Mm. interossei), positives »Froment-Zeichen« (Adduktionsschwäche des Daumens)	Ulnare Handfläche und Handrücken + 1½ ulnare Finger
Unterarm/Handwurzel	Krallenhand, Froment-Zeichen	Je nach Läsionshöhe nur ulnare Handfläche + 1½ ulnare Finger oder nur Finger

   - **Loge-de-Guyon-Syndrom:** N.-ulnaris-motorische Neurographie zum M. abductor digiti minimi und M. interosseus dorsalis und sensible Neurographie
- **Traumatische Nervenläsionen:** Motorische und sensible Neurographie der betroffenen Nerven, F-Welle, EMG
- **Plexusläsionen:**
   - Die Wertigkeit neurophysiologischer Untersuchungen in der Diagnostik der kindlichen Plexusparese wird unverändert kontrovers diskutiert (Russmann et al. 2015).
   - Einige Autoren nutzen die Elektromyographie (EMG) und Neurographie, um innerhalb weniger Tage zwischen einer Neuropraxie und einer Axonotmesis bzw. Neurotmesis unterscheiden zu können (Giunta et al. 2010).
   - Die Elektromyographie der Rückenmuskulatur bietet für die Differenzialdiagnose eines Wurzelausrisses sicher die größte Aussagekraft, ist in der Praxis bei einem Säugling aber nur schwer durchführbar. Prognostisch wird dem motorischen Summenaktionspotenzial (»compound muscle action potential«, CMAP) eine Wertigkeit zugesprochen. Eine Reduktion des CMAP auf unter 10 % der Gegenseite korreliert nach einer Studien bereits nach zwei Lebenswochen mit einer deutlichen Schwäche mit 6 Monaten (Heise et al. 2004). Auch die Reinnervation kann mit Hilfe des EMG nachgewiesen werden, scheint aber die Prognose häufig zu positiv einzuschätzen. Bei größeren Kindern kann das EMG für gezielte Fragestellungen zur Funktion einzelner Nerven sinnvoll genutzt werden.

> **Alle neurophysiologischen Befunde sind nur in Zusammenschau mit dem klinischen Verlauf zu interpretieren. Ein Standard für Ihren Einsatz bei der kindlichen Plexusparese hat sich bisher nicht etabliert.**

- **Radikuläre Läsionen:**
   - Den höchsten Stellenwert haben EMG-Untersuchungen in den Kennmuskeln der zervikalen Nervenwurzeln.
   - Polyneuropathie: Motorische und sensible Neurographie (beidseits) zweier Armnerven und mindestens eines Beinnervens einschließlich F-Welle
   - EMG (möglichst distal)

4.5 Klassifikationen

Zur Beschreibung der motorischen Fähigkeiten stehen für die Grobmotorik das »Gross Motor Function Classification System« (GMFCS) und für die Handfunktion das »Manual Ability Classification System« (MACS) zur Verfügung (Becher u. Horn 2016), außerdem die »Bimanual Fine Motor Function (BFMF) Classification« (Elvrum 2016).

4.5.1 Gross Monitor Function Classification System (GMFCS)

Die kanadische Arbeitsgruppe um Peter Rosenbaum (Palisano 2007, 2006) hat die Instrumente GMFM und GMFCS zur Messung der grobmotorischen Fähigkeiten bei Zerebralparese entwickelt. Das GMFCS ist ein Klassifikationsinstrument, das eine altersbezogene Einteilung (von <2 Jahre bis 18 Jahre) der Zerebralparese nach Schweregrad international ermöglicht.

Die GMFCS teilt die Schweregrade der funktionellen Beeinträchtigung in 5 Stufen ein und berücksichtigt die Notwendigkeit von Hilfsmitteln, einschließlich Gehhilfen. Die Stufen 1–5 sind für verschiedene Altersstufen beschrieben und dienen als Richtlinie. Bei Frühgeborenen sollte bis zum 2. Lebensjahr das Lebensalter korrigiert werden.

Die Einteilung erfolgt nach der alltäglichen, derzeitig besten (nicht nach der bestmöglichen) motorischen Fähigkeit, die selbst eingeleitet werden kann. Der Abstand zwischen den einzelnen Stufen entspricht einer Ordinalskala.

Tab. 4.13 Bimanual Fine Motor Function (BFMF) Classification

Stufe 1	Die eine Hand: manipuliert ohne Beschränkung Die andere Hand: manipuliert ohne Beschränkung oder mit Einschränkungen bei komplexeren feinmotorischen Aufgaben
Stufe 2 a	Die eine Hand: manipuliert ohne Beschränkung Die andere Hand: nur Greifen und Halten möglich
Stufe 2 b	Beide Hände: Einschränkungen bei komplexeren feinmotorischen Aufgaben
Stufe 3 a	Die eine Hand: manipuliert ohne Beschränkung Die andere Hand: Keine Funktion
Stufe 3 b	Die eine Hand: Einschränkungen bei komplexeren feinmotorischen Aufgaben Die andere Hand: nur Greifen und Halten möglich
Stufe 4 a	Beide Hände: nur Greifen und Halten möglich
Stufe 4 b	Die eine Hand: nur Greifen möglich Die andere Hand: nur Greifen und Halten oder weniger möglich
Stufe 5	Beide Hände: nur Halten oder weniger möglich

4.5.2 Bimanual Fine Motor Function (BFMF) Classification

Die BFMF wurde 2002 von Beckung und Hagberg analog zur GMFCS entwickelt, sie unterteilt die Fähigkeiten der Hände getrennt voneinander in 5 Stufen (Tab. 4.12; Beckung u. Hagberg 2002).

Die Einteilung dient der Beschreibung bei uni- und bilateralen Paresen, bildet aber unserer Erfahrung nach nur unzureichend die verschiedenen Level der Einschränkung ab. So fehlt die Fähigkeit »Transportieren« gänzlich, der Sprung zwischen Einschränkungen bei »komplexeren feinmotorischen Aufgaben« und »nur Greifen und Halten« ist recht groß.

4.5.3 Manual Ability Classification System (MACS)

Im MACS werden Fähigkeiten von Kindern im Alter von 4–18 Jahren hinsichtlich ihrer bimanuellen Performance in 5 Leveln beschrieben (Abb. 4.2). Für jüngere Kinder steht seit 2016 auch ein mini-MACS zur Verfügung, allerdings noch nicht in deutscher Übersetzung. Erfasst werden Fähigkeiten des Kindes, mit Objekten umzugehen, die wichtig sind für die Aktivitäten des täglichen Lebens, zum Beispiel beim Spielen und im Freizeitbereich, beim Essen und Anziehen. In welcher Situation ist das Kind unabhängig, in welchem Ausmaß benötigt es Unterstützung und Erleichterungen? Die Unterscheidung zwischen den einzelnen Level wird im zur Verfügung stehenden Material durch Beschreibungen erleichtert. So können zum Beispiel »Kinder in Level 2 mit den meisten Gegenständen umgehen, allerdings verlangsamt und ungeschickt. Kinder in Level 3 brauchen infolge ihrer eingeschränkten Fähigkeit, Objekte zu ergreifen oder zu benutzen, gewöhnlich Hilfe bei der Vorbereitung der Aktivität und/oder Anpassung des Umfeldes.« (www.macs.nu).

Gefragt ist die übliche Leistung des Kindes im häuslichen Bereich, in der Schule und im Gemeinschaftsleben. Die Einordnung sollte nicht anhand eines speziellen Testverfahrens, sondern durch Befragung von Personen, die das Kind gut kennen, erfolgen. Die Interpretation muss an das Alter des Kindes angepasst werden, die unterschiedlichen manuellen Fähigkeiten in verschiedenen Lebensaltern sollten berücksichtigt werden. Das MACS ist nützlich in der Kommunikation mit Eltern, unter Fachleuten sowie Politikern und sozialen Diensten, in der Zieldefinition und Evaluation und zur Etablierung von Gruppen in der Forschung. Die Einteilung folgt einer Ordinalskala.

Einen Vergleich zwischen MACS und BFMF publizierten Elvrum et al. (2016).

Was müssen wir für den Gebrauch der MACS wissen?
Fähigkeiten des Kindes, mit Objekten umzugehen, die wichtig für die Aktivitäten des täglichen Lebens sind z. B. beim Spielen und im Freizeitbereich, beim Essen und Anziehen. In welcher Situation ist das Kind unabhängig und in welchem Ausmaß braucht es Unterstützung und Erleichterungen?

I. **Kann ohne wesentliche Schwierigkeiten mit Objekten umgehen.** Einschränkungen dürfen nur bei manuellen Aufgaben bestehen, die Geschwindigkeit und Genauigkeit erfordern und diese nicht die Unabhängigkeit bei Aktivitäten des täglichen Lebens beeinträchtigen.

Unterscheidung zwischen Level I und II
Kinder in Level I dürfen gewisse Einschränkungen beim Umgang mit sehr kleinen, schweren oder fragilen Objekten zeigen, die eine genaue feinmotorische Kontrolle oder eine effiziente bimanuelle Koordination erfordern. Diese Einschränkungen können auch in neuen und unbekannten Situationen auftreten.
Kinder in Level II können nahezu die gleichen Aktivitäten wie Kinder in Level I durchzuführen, tun dies aber ungeschickter oder langsamer. Funktionelle Unterschiede zwischen beiden Händen können die Effektivität der Durchführung einschränken. Kinder in Level II versuchen gewöhnlich den Umgang mit Objekten zu vereinfachen, indem sie z. B. statt beide Hände zu benutzen den Gegenstand mit einer Hand auf der Unterlage fixieren.

II. **Kann mit den meisten Objekten umgehen aber mit reduzierter Qualität und/oder Geschwindigkeit der Durchführung.** Bestimmte Aktivitäten werden vermieden oder mit gewissen Schwierigkeiten durchgeführt. Alternative Strategien können benutzt werden, aber die manuellen Fähigkeiten behindern in der Regel nicht die Unabhängigkeit des Kindes bei alltäglichen Aktivitäten.

Unterscheidung zwischen Level II und III
Kinder in Level II können mit den meisten Gegenständen umgehen, allerdings verlangsamt und ungeschickt. Kinder in Level III brauchen infolge ihrer eingeschränkten Fähigkeit, Objekte zu ergreifen oder zu benutzen gewöhnlich Hilfe bei der Vorbereitung der Aktivität und/oder Anpassungen des Umfeldes. Sie können bestimmte Aktivitäten nicht durchführen und der Grad ihrer Unabhängigkeit hängt von der Unterstützung durch die Umgebung ab.

III. **Benutzt Objekte mit Schwierigkeiten; braucht Hilfe bei der Vorbereitung und/oder Modifizierung der Aktivitäten.** Die Durchführung ist langsam und der Erfolg ist qualitativ und/oder quantitativ eingeschränkt. Aktivitäten werden unabhängig durchgeführt, sofern sie gut vorbereitet oder die Situation entsprechend modifiziert wurde.

Unterscheidung zwischen Level III und IV
Kinder in Level III können bestimmte Aktivitäten durchführen sofern die Situation vorbereitet ist, sie überwacht werden und viel Zeit zur Verfügung haben. Kinder in Level IV benötigen kontinuierliche Hilfe bei der Aktivität und können bestenfalls teilweise sinnvoll mitwirken

IV. **Benutzt eine begrenzte Auswahl von leicht zu handhabenden Objekten in an die Fähigkeit angepassten Ausgangssituationen.** Die Durchführung der Aktivität gelingt mit Anstrengung und mit nur begrenztem Erfolg. Es wird kontinuierliche Unterstützung und Hilfestellung und/oder eine der Situation angepasste Ausstattung auch für einen nur Teilerfolg benötigt.

Unterscheidung zwischen Level IV und V
Kinder in Level IV können eine Handlung teilweise durchführen, benötigen aber kontinuierliche Hilfestellung. Kinder im Level V können bestenfalls eine einfache Bewegung in einer spezifischen Situation durchführen, beispielsweise einen Knopf drücken oder gelegentlich einen einfachen Gegenstand festhalten

V. **Kein Gebrauch von Objekten möglich und deutliche Einschränkung in der Fähigkeit, auch einfache Handlungen durchzuführen.** Braucht Hilfestellung bei allen Tätigkeiten.

Abb. 4.2 Manual Ability Classification System (MACS)

4.6 Fragebögen

4.6.1 Children's Hand-use Experience Questionnaire

Der CHEQ ist ein Online-Fragebogen für Kinder und Jugendliche mit reduzierter Funktion einer Hand ab 6 Jahren, der 29 Tätigkeiten erfasst, die typischerweise mit zwei Händen durchgeführt werden. Der Fragebogen kann von den Kindern allein (Empfehlung: ab 13 Jahren) oder mit den Eltern ausgefüllt werden. Für Kinder von 3–8 Jahren wurde eine mini-CHEQ-Version entwickelt. Erfragt werden selbstständig und nicht selbstständig durchgeführte Aktivitäten, die Verwendung der Hände bei der Ausführung, die Effektivität des Greifens/Stabilisierens, die Geschwindigkeit im Vergleich zu Gleichaltrigen und die empfundene Belastung. Der Fragebogen kann sehr gut eingesetzt werden, um mit dem Kind und den Eltern alltagsrelevante Therapieziele zu definieren und die Effektivität einer Therapie zu messen. Die Evaluation mit dem Fragebogen bildet die Ergebnisse einer multimodalen Therapie (Botulinumtoxin, Orthetik, Physio- und Ergotherapie) sehr gut ab (www.cheq.se).

Tab. 4.14 Vergleich zwischen MACS und BFMF (Elvrum et al. 2016)

Level	BFMF	MACS
Level 1	Eine Hand manipuliert ohne Einschränkungen. Die andere Hand manipuliert ohne Einschränkungen oder mit Einschränkungen bei komplexeren feinmotorischen Aufgaben	Geht mühelos und erfolgreich mit Gegenständen um. Allenfalls ist die Leichtigkeit der Ausführung bei manuellen Aufgaben, die Schnelligkeit und Genauigkeit erfordern, eingeschränkt. Bestehende Einschränkungen manueller Fähigkeiten wirken sich jedoch nicht auf die Selbständigkeit bei Alltagsaktivitäten aus.
Level 2	a) Die eine Hand manipuliert ohne Beschränkungen. Die andere Hand: nur Greifen und Halten möglich b) Beide Hände: Einschränkungen bei komplexeren feinmotorischen Aufgaben	Geht mit den meisten Gegenständen um, jedoch mit leicht eingeschränkter Qualität und/oder Geschwindigkeit der Ausführung. Manche Aktivitäten werden eventuell vermieden oder nur mit etwas Schwierigkeiten ausgeführt; alternative Wege könnten bei der Ausführung eingesetzt werden, aber die manuellen Fähigkeiten schränken die Selbständigkeit bei Alltagsaktivitäten meistens nicht ein.
Level 3	a) Die eine Hand manipuliert ohne Beschränkungen. Die andere Hand: keine Funktion b) Die eine Hand: Einschränkungen bei komplexeren feinmotorischen Aufgaben. Die andere Hand: Nur Greifen oder Halten oder weniger möglich Das Kind braucht Hilfe bei Aufgaben	Geht mit Schwierigkeiten mit Gegenständen um; braucht Hilfe, um Aktivitäten vorzubereiten und/oder abzuwandeln. Die Ausführung ist langsam und wird mit eingeschränktem Erfolg bezüglich Qualität und Quantität erreicht. Aktivitäten werden selbständig ausgeführt, wenn sie vorbereitet oder adaptiert wurden
Level 4	a) Beide Hände: Nur Greifen möglich b) Eine Hand: Nur Greifen möglich. Die andere Hand: Nur Greifen oder Halten oder weniger möglich Das Kind braucht Unterstützung und/oder adaptierte Ausrüstung.	Geht mit einer begrenzten Auswahl von leicht handhabbaren Gegenständen in angepassten Situationen um. Führt Teile von Aktivitäten mit Mühe und begrenztem Erfolg aus. Braucht durchgehend Unterstützung und Hilfe und/oder Hilfsmittel, selbst um eine Aktivität nur teilweise zustande zu bringen
Level 5	Beide Hände: Nur Halten oder weniger möglich	Geht nicht mit Gegenständen um und ist erheblich in seinen Fähigkeiten eingeschränkt, selbst bei der Ausführung einfachster Aktionen. Ist vollständig auf Hilfestellung angewiesen

4.6.2 Assisting Hand Assessment

Für Kinder mit einer Beeinträchtigung der Handfunktion einer Extremität (z. B. unilaterale Zerebralparese oder Plexusparese) wurde das AHA (Assisting Hand Assessment) entwickelt, das die Performanz der betroffenen Hand in ihrer Funktion als Assistenzhand misst. Davon ausgehend, dass »die Hand ihre Rolle als unterstützende, haltende und stabilisierende Hand erfüllt, wird sie im Konzept AHA als »Assistenzhand« bezeichnet (nicht etwa als »nicht-dominante Hand«). Der Test differenziert somit eindeutig zwischen den Rollen einer dominanten Hand, einer nicht-dominanten Hand und einer Assistenzhand mit erheblichen Auswirkungen auf die Formulierung von Therapiezielen und die Auswahl der Therapiemethoden bei Kindern mit unilateralen Beeinträchtigungen. Damit stehen in der Therapie nicht Funktionen im Mittelpunkt, die auf einer gesunden dominanten bzw. einer nicht-dominanten Hand basieren, sondern Funktionen, die für eine Assistenzhand wichtig sind (Romein 2008).

Es existieren 2 Versionen für Säuglinge und Kleinkinder (6–18 Monate, Mini-AHA) und für Kinder (von 18 Monate bis 12 Jahre). In einer videographierten Spielsituation werden jeweils 20 Items in 6 Kategorien bewertet: allgemeiner Einsatz, Einsatz des Armes, Greifen/Loslassen, feinmotorische Anpassung, Koordination und Tempo. Bewertet wird die Qualität der am häufigsten beobachteten Ausführung. Aus dieser Bewertung entsteht ein Gesamtscore, der auf eine Ordinalskala umgerechnet werden kann (»equal interval unit logits«). Der AHA ist standardisiert und valide, erfasst die Performanz des Kindes im Einsatz der Assistenzhand und bietet eine gute Grundlage für die Planung und Evaluation einer aktivitätsorientierten Therapie. Auch für dieses Assessment ist ein Zertifizierungskurs notwendig (http://www. ahanetwork. se)

4.7 Definition und Überprüfung des Therapieziels

Zur Definition von Therapiezielen bieten sich verschiedene Instrumente an, die eine qualitative und quantitative Erfassung auch der Zielerreichung möglich machen. Neben den hier genannten Verfahren ist für den Bereich der

Tab. 4.15 Goal Attainment Scale

Punkte	Beschreibung	Betätigungsziel
+2	Ziel weit über dem erwarteten Maß erreicht	Florian schreibt flüssig mit beiden Händen auf der Tastatur
+1	Ziel etwas über dem erwarteten Maß erreicht	Florian versucht, auch mit den anderen Fingern zu schreiben
0	Ziel erreicht, erwartetes Ergebnis	Florian schreibt mit rechts (mit Zeige- und Mittelfinger) auf der rechten Tastaturhälfte
–1	Ziel zum Teil erreicht	Florian benutzt den rechten Zeigefinger, um einzelne rechtsseitige Tasten zu drücken
–2	Derzeitiger Entwicklungsstand	Florian schreibt vorwiegend mit der linken Hand auf dem Laptop

oberen Extremität und die alltagsbezogenen Aktivitäten insbesondere das **Canadian Occupational Performance Measurement** (COPM) zu nennen, das an anderer Stelle im Buch (▶ Kap. 10) beschrieben wird.

4.7.1 SMART-Ziele

Die Formulierung von Therapiezielen gelingt einfacher, wenn sie die im SMART-Akronym erfassten Kriterien berücksichtigt:

- Spezifisch
- Messbar
- Attraktiv, akzeptiert
- Realistisch
- Terminiert

Therapeutische Ziele sollten spezifisch für den Patienten, messbar, von Kind und Umfeld akzeptiert, realistisch im Hinblick auf den gewünschten Effekt und terminiert im Sinne einer zeitlichen Dimension der Überprüfung des Erfolgs sein. Bovend'Eerdt und Kollegen weisen darauf hin, dass jedes Ziel aus 4 Teilen bestehen sollte: Der Zielaktivität, dem Unterstützungsbedarf, der quantitativen Messung der Performanz und der Zeit zur Erreichung des gewünschten Status. Die Quantität der Performanz kann dabei gemessen werden durch die Zeit, die zur Durchführung benötigt wird, die Quantität, die durch kontinuierliche Aktivität erreicht wird (z. B. zurückgelegte Distanz in einer definierten Zeit) oder durch die Frequenz, in der eine Tätigkeit in einer definierten Zeit ausgeführt werden kann (Bovend‹Eerdt 2009).

4.7.2 Goal Attainment Scale

Zur Operationalisierung spezifischer Ziele kann die Goal Attainment Scale verwendet werden (Tab. 4.13; Maloney 1978). Die Sinnhaftigkeit und Stabilität kindlicher Ziele wurde in einer multizentrischen Studie mit Kindern von 7–11 Jahren von untersucht, demnach sind kindliche Ziele ebenso erreichbar wie die von Eltern genannten. Daher kann Kindern vertraut werden, ihre eigenen Ziele zu definieren – und so ihre Beteiligung am Interventionsprogramm zu beeinflussen (Vroland-Nordstrand 2015).

Besonders bewährt hat sich bei gut absprachefähigen Kindern eine gemeinsame Definition der Teilziele, weil so die Motivation steigt und das Erreichen von Teilzielen als gemeinsamer Erfolg positiv bewertet werden kann.

4.8 Planung und Überprüfung

Gemeinsam mit dem Kind und/oder dessen Eltern werden Ziele beschrieben und definiert. Nach unseren Erfahrungen können Kinder ab dem Grundschulalter bei angemessener Fragestellung und unter Verwendung von Beispielen schon gut über ihren Alltag, ihre Schwierigkeiten und ihre Ziele Auskunft geben (auch unter Verwendung halbstrukturierter Interviews wie dem COPM, ▶ Kap. 10). Zu einem definierten Zeitpunkt werden Fortschritte und Annäherung an das Ziel möglichst qualitativ und quantitativ erfasst.

> **In ambulanten Settings bietet sich vor allem die Goal Attainment Scale und der CHEQ als Instrumente an, da sie rasch und effektiv angewendet werden können.**

Literatur

AHA Network (2016) Assisting Hand Assessment web site. http://www.ahanetwork.se. Zugriff: 24.01.16

BAR – Bundesarbeitsgemeinschaft für Rehabilitation (2008) ICF Praxisleitfaden 2 – medizinische Rehabilitationseinrichtungen. Frankfurt

Becher T, Horn A (2016) GMFCS, MACS, AHA und andere Akronyme. Kann man wirklich damit arbeiten? Neuropädiatrie in Klinik und Praxis 15: 11–18

Beckung E, Hagberg G (2002) Neuroimpairments, activity limitations, and participation restrictions in children with cerebral palsy. Dev Med Child Neurol 44:309–16

Bovend'Eerdt TJ, Botell RE, Wade DT Writing (2009) SMART rehabilitation goals and achieving goal attainment scaling: a practical guide. Clinical Rehabilitation 23(4):352–61

Children's Hand-use Experience Questionnaire (CHEQ). http://www.cheq.se. Zugriff: 24.01.16

Elvrum A-KG et al. (2016) Bimanual Fine Motor Function (BFMF) Classification in Children with Cerebral Palsy: Aspects of Construct and Content Validity. Physical & Occupational Therapy in Pediatrics 36:1–16

Giunta RE et al. (2010) Geburtstraumatische Armplexusparesen. Monatsschr Kinderheilkd 158:262–272

Gordon AB et al. (2011) Modified Goal Attainment Scale outcomes for ambulatory children: with and without orthopedic surgery. Gait Posture. 33:77–82

Heise CO et al. (2007) Clinical-electromyography correlation in infants with obstetric brachial plexopathy. J Hand Surg [Am]: 999–1004

Heise CO et al.(2004) Motor conduction studies for prognostic assessment of obstetrical plexopathy. Muscle Nerve: 451–455

Hoare B J, Wallen M A, Imms C et al. (2010) Botulinum toxin A as an adjunct to treatment in the management of the upper limb in children with spastic cerebral palsy (Cochrane update). Cochrane database of systematic reviews

http://www.macs.nu: Manual Ability Classification System for children with cerebral palsy 4–18 years. Zugriff: 24.01.16

Kraus de Camargo O, Hollenweger J (2011) ICF-CY: Internationale Klassifikation der Funktionsfähigkeit, Behinderung und Gesundheit bei Kindern und Jugendlichen, Bern

Kraus de Camargo O, Simon L (2013) Die ICF-CY in der Praxis. Bern

Maloney FP, Mirrett P, Brooks C, Johannes K (1978) Use of the Goal Attainment Scale in the treatment and ongoing evaluation of neurologically handicapped children. Am J Occup Ther 32:505–10

Russmann B. Neonatal brachial plexus palsy. In: Post TW (Ed) UpToDate. http://www.uptodate.com/contents/neonatal-brachial-plexus-palsy. Zugegriffen am 20.05.16

Vroland-Nordstrand K, Eliasson A-C, Jacobsson H, Johansson, U, Krumlinde-Sundholm L (2015) Can children identify and achieve goals for intervention? A randomized trial comparing two goal-setting approaches. Developmental Medicine & Child Neurology. doi: 10.1111/dmcn.12925

Diagnostik aus Sicht des operativ tätigen Arztes und Messverfahren

J. Bahm

J. Bahm (Hrsg.), *Bewegungsstörungen der oberen Extremität bei Kindern*
DOI 10.1007/978-3-662-50426-0_5

Zur Entscheidung bezüglich konservativer und/oder operativer Behandlung dienen allen gemeinsame, klinisch-subjektive und -objektive Messmerkmale, die im Folgenden besprochen werden.

5.1 Klinische Merkmale

Die erste Kenntnisgrundlage beruht auf der Beobachtung der Kinder und deren problemorientierter Untersuchung sowie der Niederschrift der für die Entwicklungsbeobachtung und Entscheidungsfindung wichtigen Befunde.

5.1.1 Bewegungsausmaß aktiv/passiv

Jedes Gelenk wird in allen Freiheitsgraden passiv und aktiv (beim Säugling im Liegen – Aufhebung der Schwerkraft, danach im Sitzen und Stehen: gegen die Schwerkraft) untersucht und die relevanten Einschränkungen im Vergleich zur gesunden Gegenseite notiert. Aktive Bewegungsausmaße sind von der Patientencompliance stark abhängig, müssen motivierend abgefragt und ggf. wiederholt werden.

Gelenkankylosen sind bei Kleinkindern selten und weisen dann entweder auf eine verkannte (Sub-)Luxation oder eine Arthrogrypose hin.

5.1.2 Muskelschwäche und Scoring

Das British Medical Research Council hat bereits 1943 einen Muskelkraft-Score erarbeitet, der auch heute noch allgemeine Zustimmung findet; Gilbert hat ihn für die Untersuchung von liegenden Kleinkindern abgewandelt (Gilbert et al. 1987, 2006).

Eine Trennlinie besteht beim Kraftgrad M3 (Bewegung gegen die Schwerkraft, also sicht- und einsetzbar beim aufrechten Patienten und demnach »sinnvolle« Funktionsschwelle).

BMRC-Muskelkraft-Score

- 0: Keine Muskelkontraktion
- 1: Sicht- bzw. fühlbare Muskelkontraktion ohne Bewegung
- 2: Bewegung unter Aufhebung der Schwerkraft
- 3: Bewegung gegen Schwerkraft (Eigengewicht des Armes)
- 4: Bewegung gegen Widerstand
- 5: Normale Kraftentwicklung

5.1.3 Sensibilität

Obwohl für Erwachsene sehr gute Untersuchungsmethoden vorliegen, werden diese gerade auf kleine Kinder aufgrund mangelnder Compliance und Rückmeldung, aber leider manchmal auch aus Desinteresse, nur bedingt angewandt, notiert bzw. in einen physiotherapeutischen Therapieplan einbezogen (▶ Kap. 9) – die betroffenen Dermatome sind halt schlecht abgrenz- bzw. bestimmbar.

Kokontraktion

Wie in ▶ Kap. 1 bereits ausgeführt, ist die Beobachtung kokontrakter Bewegungsmuster und deren objektive Feststellung durch eine parallele Oberflächenelektromyographie sehr wichtig.

Die Behandlung mit Botulinumtoxin wird in ▶ Kap. 11 behandelt.

5.1.4 Ausweichbewegung bzw. Anpassungshaltung (Kompensationen)

Manche Kompensationsmuster sind sehr typisch, wie das Zurückwerfen oder Seitlichverlagern des Oberkörpers oder das Trompeter-Zeichen (■ Abb. 1.5).

5.1.5 Wachstumsstörung

Man findet Längenunterschiede der Röhrenknochen; bei der Analyse verschiedener Gelenkkontrakturen fallen in der Bildgebung (am einfachsten im Ultraschall) Gelenkdysplasien durch die hypotrophe Entwicklung von Gelenkpartnern (■ Abb. 5.1), Achsenabweichungen oder eine inkongruente Artikulierung (Subluxation) auf. Diese werden meist durch langanhaltende Muskelungleichgewichte zwischen Antagonisten ausgelöst, die es zuerst zu korrigieren gilt, um nachhaltig auf die das Gelenk beeinflussenden Kräfte einzuwirken (Döderlein 2010).

Auf die Hypoplasie der Epiphysen und das verlangsamte Wachstum des Röhrenknochens haben wir wenig Einfluss; Winkelkorrekturen zum Beispiel am Hals des Humeruskopfes oder Glenoids werden nur zögerlich vorgenommen, da sie zwar mitunter das Röntgenbild korrigieren, nicht aber signifikant die Funktion im Sinne einer Verbesserung des passiven Bewegungsausmaßes (Graichen et al. 1998).

Bei größeren Kindern wird deshalb der vorhandene Gelenkstatus erhalten und im distal liegenden Röhrenknochen eine rotierende Drehosteotomie zur Lagekorrektur durchgeführt.

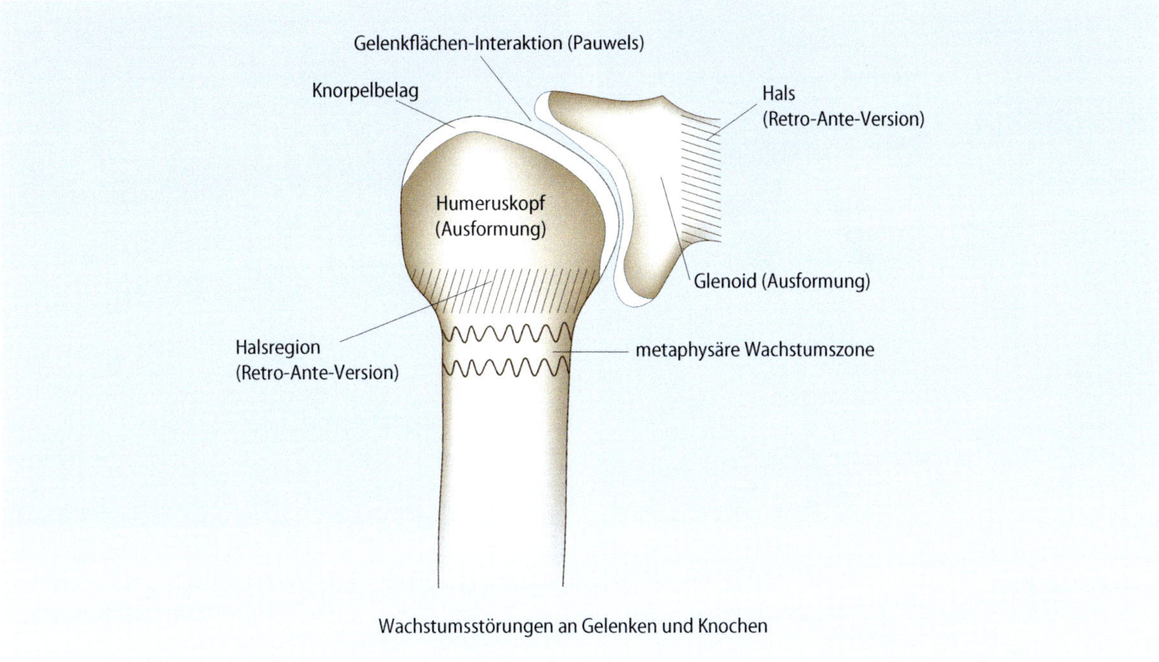

Abb. 5.1 Wachstumsstörungen an Gelenken und Knochen

5.2 Operative Entscheidungskriterien

Bei schweren, traumatischen Nervenschäden ohne Erholungstendenz wird in den ersten drei Monaten bezüglich einer Operation entschieden, im Wesentlichen mit Hinblick auf den fortschreitenden Abbau der motorischen Zielorgane (progressive Denervierungsamyotrophie).

Dies gilt genauso für die kompletten Plexusparesen mit der Beteiligung aller Wurzeln (erfahrungsgemäß sind hierbei meist die unteren, die Hand versorgenden Nervenwurzeln ausgerissen) wie für die Verletzung bzw. den Ausfall einzelner Stammnerven. Auch heute noch ist die chirurgische Exploration zuerst einmal die sicherste Form der Befunderhebung, **vor** der eigentlichen Rekonstruktion in gleicher Sitzung (Bahm 2003; Blaauw et al. 2008).

Teilschäden, und auch obere Plexusschäden, können ruhig entsprechend des Reinnervierungszeitraumes von 6–9 Monaten (bei einer Reinnervierungsgeschwindigkeit von 1–2 mm pro Tag ab Verletzungssitus) entsprechend abwartend begleitet werden; nur beim Ausbleiben einer oder mehrerer bedeutsamer Reinnervierungsziele wird dann die Operationsindikation gestellt.

Ausnahmen bilden hier dokumentierte Wurzelausrisse oder ähnliche Verletzungsmuster, die keine oder nur eine geringe Reinnervationsmöglichkeit haben und demnach sofort exploriert und durch Nerventransfers rekonstruiert werden müssen.

5.3 Begleiterscheinungen

Verschiedene der folgenden Begleitzeichen sprechen für einen erhöhten Verletzungsschweregrad und können eine wie oben beschriebene Indikation zeitlich beschleunigen oder erhärten:

- Das **Horner-Zeichen** legt einen Ausriss der Wurzel T1 nahe und bedeutet bei kompletter Plexusparese eine eindeutige, eigentlich sofortige Operationsindikation, die dann nur mit Rücksicht auf den Allgemeinzustand des Säuglings (Gewicht, Begleiterkrankungen, relative Lungenunreife usw.) zurückgestellt wird.
- Die **Lähmung des Zwerchfells** spricht für eine schwerwiegende Beteiligung der Wurzel C4 (z. B. bei oberen Wurzelausrissen, die sich am Myelon bis auf den Bereich C4 hinziehen) oder des N. phrenicus in seinem Verlauf auf dem M. scalenus anterior, wo er in ein Neurom oder eine sonstige Vernarbung eingebettet sein kann.
- Die **Nageldystrophie**: Abgerissene oder abgekaute Nägel sind bis auf weiteres ein Zeichen einer schweren Sensibilitätsstörung im Bereich C8 und Th1 und meist mit schweren proximalen Nervenschäden (proximaler Wurzelabriss oder -ausriss) vergesellschaftet (Abb. 5.2).

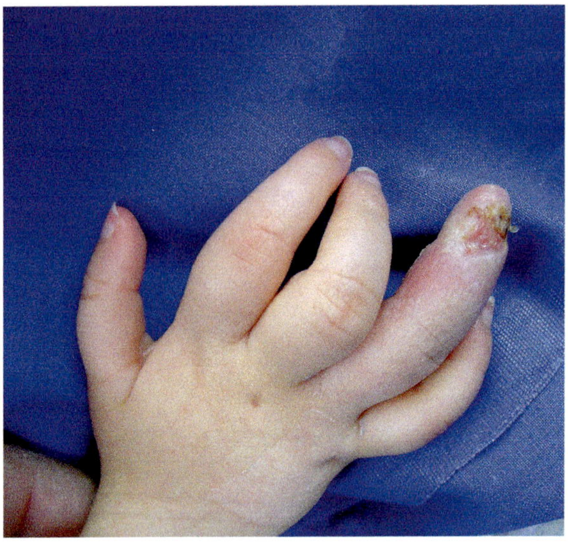

Abb. 5.2 Nageldystrophie als Ausdruck einer schweren Schädigung der Wurzeln C8 und Th1

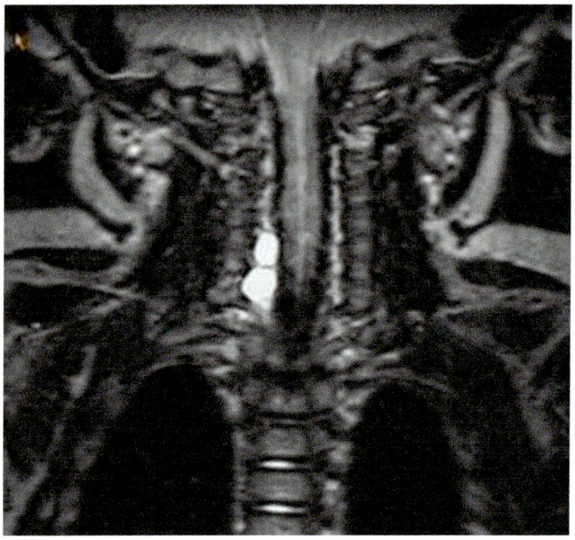

Abb. 5.3 Wurzelausriss im MRT: Man sieht deutlich die hellen Flüssigkeitstaschen (sog. Pseudo-Meningozele), die den verletzten Wurzelansatzbereich am Myelon umgeben, im Vergleich zur nicht betroffenen Gegenseite

5.4 Messverfahren

Hierzu gehören:

- **Klinische Untersuchung:** passiver und aktiver Bewegungsspielraum, als »range of motion« bezeichnet (ROM), Kraft (BRMC M0–5), Sensibilität, tägliche Verrichtungen: ▶ Kap. 2.2
- Objektive Verfahren der **Bewegungsanalyse** (▶ Kap. 6)
- **Bildgebung:** Röntgen, Ultraschall, MRT (Gasparotti et al. 2012)

Die Nutzung bildgebender Verfahren ist bei (kleinen) Kindern aus folgenden Gründen eher eingeschränkt:

- Eine direkte Einsicht in die Nervenverletzung erlaubt heutzutage in sicherer Ausführung kein bildgebendes Verfahren. Nur Nervenwurzelausrisse können im Myelo-CT und MRT sowohl direkt (Abwesenheit der Radizellen im Spinalkanal) als auch indirekt (Meningomyelozele) gesehen werden; erfordern aber eine Sedierung des Kindes und sind natürlich durch falsch-positive und -negative Resultate belastet (Abb. 5.3).
- Strahlenintense Untersuchungen ohne klare Entscheidungspotenz werden bei Kindern aus Strahlenschutzgründen extrem limitiert (vor allem ein CT der Schulterregion).
- Es geht neben der Bildgebung auch um eine kompetente Interpretation der Befunde bei seltenen Erkrankungen; dazu fehlt mitunter die Kompetenz oder das Engagement wohnortnah zum Patienten.

Standard-Röntgenbilder Röntgenaufnahmen sind hilfreich bei der Beurteilung von Röhrenknochen (Frakturausschluss, Zustand nach Osteotomie, Subluxation des Radiusköpfchens, Gelenkbeurteilung bei Arthrogrypose). Beispiele zeigt Abb. 5.4.

Ultraschall Die Sonographie erlaubt zum einen in geübter Hand eine gute und nicht invasive Beurteilung der Gelenkkongruenz der Schulter, wird aber seit wenigen Jahren auch vermehrt zur strukturellen Diagnostik an peripheren Nerven eingesetzt. Es bleibt hier abzuwarten, ob zumindest bei Strukturschäden an größeren Nerven (Kontinuitätsneurom der Trunki) und bei zerebralen Befunden, bei bisher nicht bekannter Schädlichkeit des Verfahrens sich hier nicht das Indikationsspektrum sinnvoll erweitert – zumindest ist dies beim peripheren Nerven des Erwachsenen so. Außerdem kann Ultraschall gut zur morphologischen Untersuchung und auch zur Vermessung von fraglich denervierter Muskulatur heran gezogen werden: Verfettung bzw. Atrophie bei Denervierung (Abb. 5.5).

MRT: Halsmark (Ausrisse) und Großhirn

Die MRT ist das zur Zeit wichtigste Instrument, um eine gute morphologische Abbildung im ZNS und PNS zu ermöglichen, erfordert aber eine Sedierung des Kindes unter stationären Bedingungen und demnach Klinikanbindung. Bildbeispiele zeigt Abb. 5.6.

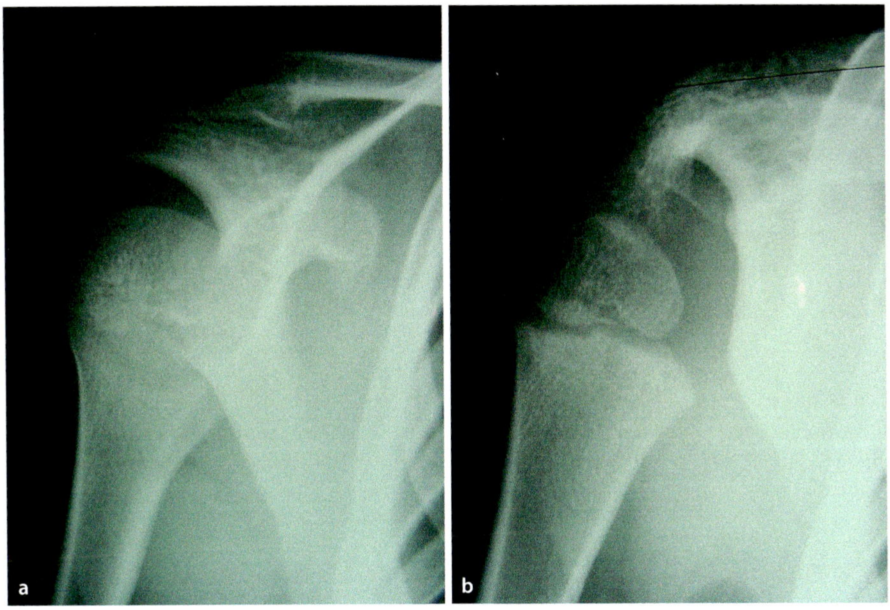

Abb. 5.4a,b Beispiele für Röntgenbefunde des Glenohumeralgelenkes auf der gesunden Seite (**a**) im Vergleich mit der durch eine Innenrotationsfehlstellung veränderten Schulter bei kindlicher Plexusparese (**b**). Man erkennt im Seitenvergleich deutlich den verformten, weniger verknöcherten Humeruskopf, der sich aufgrund der Fehllage verzögert entwickelt

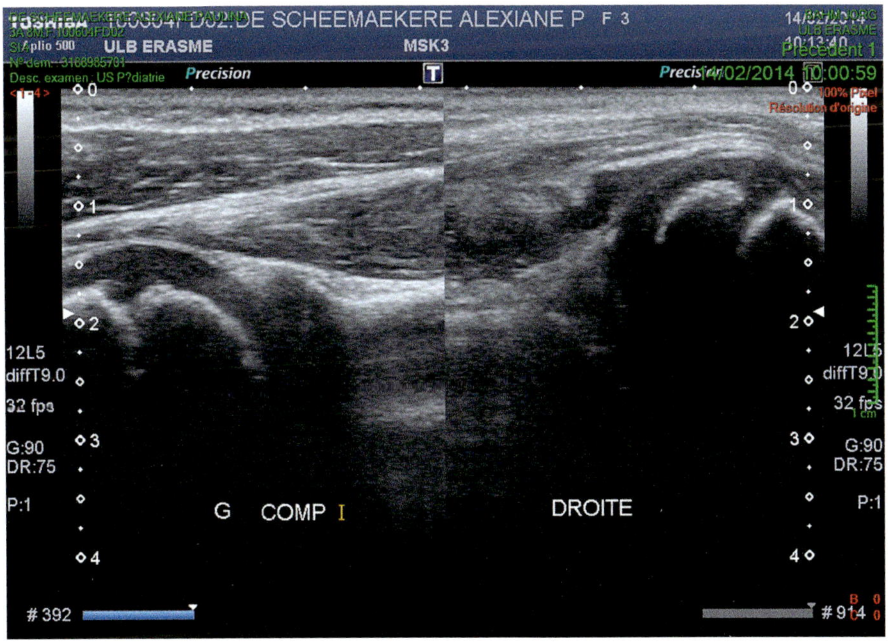

Abb. 5.5 Ultraschallbefunde derselben klinischen Situation wie in Abb. 5.4 bei Innenrotationsfehlstellung der Schulter: *Links:* Normalbefund; *rechts:* glenohumerale Dysplasie. Das Ultraschallbild zeigt zudem die vergleichende Morphologie der Mm. subscapularis und infraspinatus

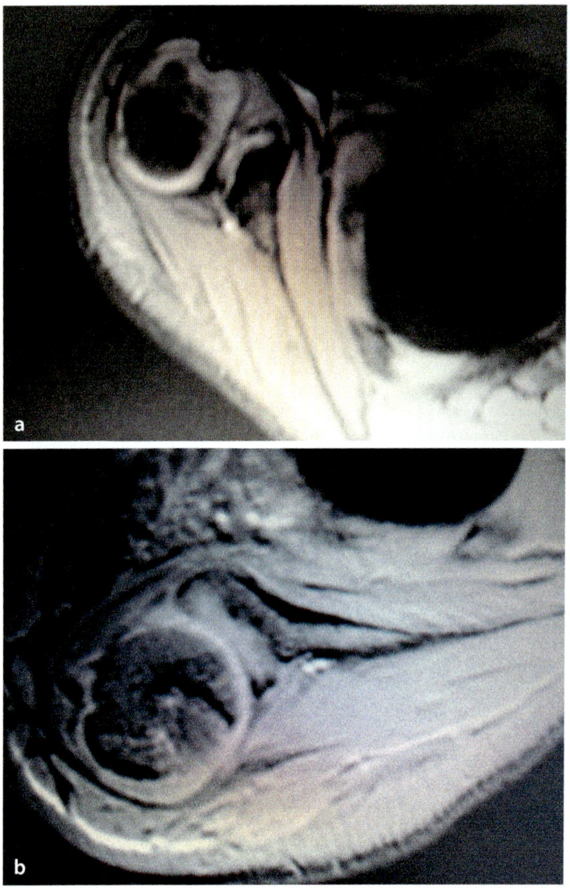

■ **Abb. 5.6a,b** Zwei Beispiele der nach dorsal subluxierten Position des Humeruskopfes im transversalen Bildschnitt bei MRT

Literatur

Bahm J (2003) Die kindliche Armplexusparese – Übersicht zur Klinik, Pathophysiologie und chirurgischen Behandlungsstrategie. Handchirurgie Mikrochirurgie Plastische Chirurgie 35(2): 83–97

Blaauw G, Muhlig RS, Vredeveld JW (2008) Management of brachial plexus injuries. In: Advances and technical standards in neurosurgery. Springer, Wien New York, vol. 33, pp 201–231

British Medical Research Council (1943) Aids to the Investigation of Peripheral Nerve Injuries. His Majesty´s Stationery Office, London

Döderlein L (2010) Bedeutung der Muskulatur für die Entwicklung neuromuskulärer Deformitäten – Neue diagnostische und therapeutische Aspekte. Orthopäde 39: 7–14

Gasparotti R, Garozzo D, Ferraresi S (2012) Radiographic Assessment of Adult Brachial Plexus Injuries. In: Chung KC, Yang LJS, Mc Gillicuddy JE (eds) Practical Management of Pediatric and Adult Brachial Plexus Palsies. Elsevier, Amsterdam

Gilbert A, Hentz VR, Tassin FL (1987) Brachial plexus reconstruction in obstetric palsy: operative indications and postoperative results. In: Urbaniak JR (ed) Microsurgery for major limb reconstruction, Mosby, St Louis

Gilbert A, Pivato G, Kheiralla T (2006) Long-term results of primary repair of brachial plexus lesions in children. Microsurger 26(4): 334–342

Graichen H, Koydl P, Zichner L (1998) Der Stellenwert der Glenoidosteotomie in der Behandlung der posterioren Schulterinstabilität. Z Orthop 136 238–242

Objektive Erfassung pathologischer Bewegungsmuster: muskuläre Koordination und Bewegungsanalyse

C. Disselhorst-Klug

J. Bahm (Hrsg.), *Bewegungsstörungen der oberen Extremität bei Kindern*
DOI 10.1007/978-3-662-50426-0_6

6.1 Einleitung

Die Möglichkeit, sich selbstständig zu bewegen, ist Grundlage für die Handlungsfähigkeit des Menschen. Bewegungsstörungen und funktionelle Bewegungseinschränkungen erzeugen Schmerzen und behindern. Sind die oberen Extremitäten betroffen, ist häufig die Ausübung alltäglicher Tätigkeiten kaum möglich oder sehr beeinträchtigt. Neben der ursächlichen Diagnostik spielt daher die Wiederherstellung der Bewegungsfähigkeit des Patienten durch geeignete individuelle angepasste Maßnahmen eine wichtige Rolle. Dies ist Voraussetzung für eine schnellere Wiederherstellung des Bewegungsvermögens und eine unabhängige Lebensführung.

Das wesentliche Problem im Zusammenhang mit Bewegungsstörungen ist die objektive Bewertung des Bewegungsvermögens des Patienten. Hierfür stützt sich der Arzt neben der klinischen Untersuchung bisher in erster Linie auf die visuelle Beobachtung der Bewegungen, eine qualitative Vorgehensweise, die im Wesentlichen durch den **subjektiven Eindruck** des Untersuchers geprägt ist.

Semiobjektive Verfahren stellen Scores und Fragebögen dar, die jedoch den eigentlichen Bewegungsablauf nicht beschreiben und so beispielsweise Trick- und Ausweichbewegungen nicht berücksichtigen. Bildgebende Verfahren sind in der Regel nicht dynamisch und liefern damit keine Information über die Durchführung und Ablaufdetails der Bewegung.

Eine **objektive Analyse** von Ursache, Umfang und Schwere der Bewegungseinschränkung verbessert jedoch die diagnostischen Möglichkeiten und ist Voraussetzung für eine individuelle Anpassung der Therapiemaßnahmen und Kontrolle des Therapieerfolges. Daher gewinnen Bewegungsanalysen, die quantitative Informationen über die individuellen Defizite liefern, zunehmend an Bedeutung.

Ziel ist es, den Arzt durch Verwendung objektiver Analyseverfahren in seiner Entscheidungsfindung zur Therapie bewegungsgestörter Patienten zu unterstützen und auf diese Weise die Therapie zu optimieren und besser an die individuellen Bedürfnisse des Patienten anzupassen.

Zwei Aspekte sind grundsätzlich wesentlich, wenn es darum geht, die menschliche Bewegung quantitativ zu beschreiben (Abb. 6.1) (Rau et al. 2000). Ein Aspekt ist die rein phänomenologische Beschreibung der eigentlichen Bewegung, meistens entsprechend den Bewegungsgesetzen der Mechanik. Hierzu gehört beispielsweise die Betrachtung von Gelenkstellungen, Bewegungsgeschwindigkeiten oder Symmetrien (Kinematik) sowie die wirkenden Kräfte und Momente (Kinetik) (Disselhorst-Klug et al. 2015). Insbesondere im pathologischen Kontext muss jedoch auch die muskuläre Komponente als eine wesentliche Ursache der Bewegung mit in die Betrachtung einbezogen werden. Über das so genannte **muskuläre Koordinationsmuster** schließt sich der Kreis zwischen Steuerung der Bewegungsausführung durch das zentrale Nervensystem und resultierender Bewegungsausführung. Funktionelle Einschränkungen führen zu Abweichungen im muskulären Koordinationsmuster. Dabei sind tendenziell drei Varianten möglich:

- Aufgrund neuromuskulärer Erkrankungen können einzelne Muskeln nicht mehr oder nur noch mit verminderter Kraft zur Bewegungsausführung beitragen.
- Zerebrale Schädigungen führen dazu, dass einzelne Muskeln oder Muskelgruppen nicht mehr isoliert angesteuert werden können.
- Schmerzhafte Veränderungen des muskuloskelettalen Systems bewirken Schonhaltungen und Ausweichbewegungen mit verändertem muskulären Koordinationsmuster.

Veränderungen im muskulären Koordinationsmuster wirken sich langfristig auf das gesamte muskuloskelettale System aus und führen nicht selten zu **Folgeschäden**, die wiederum eine Einschränkung der Funktionalität zur Folge haben. Informationen über Veränderungen im muskulären Koordinationsmuster sind daher nicht nur für die Bewertung des Bewegungsvermögens wichtig; hieraus lassen sich häufig auch Schlüsse auf Folgeschäden und deren Prävention ziehen.

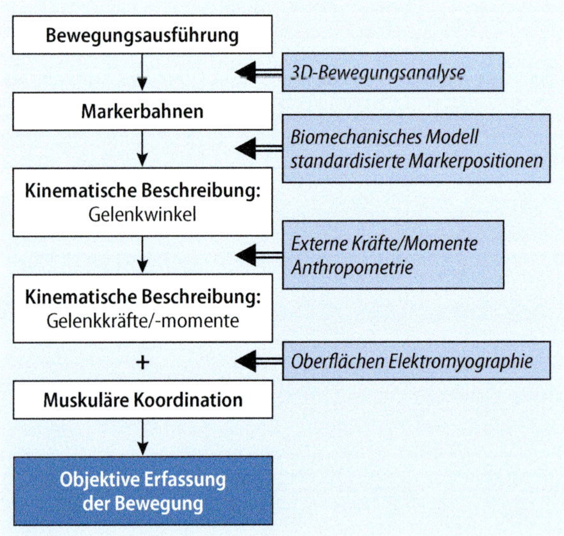

Abb. 6.1 Notwendige Schritte, die zu einer quantitative und objektive Beschreibung der menschlichen Bewegung führen. Der Zugewinn an Information durch die Hinzunahme weiterer Messgrößen sowie biomechanischer Modelle führt zu einer immer detaillierteren Beschreibung der Bewegung. (Modifiziert nach Rau et al. 2000)

6.2 Objektive Erfassung der Bewegungen der oberen Extremität

6.2.1 Bewegungsanalyseverfahren

Alle Vorgehensweisen, die der Erfassung der menschlichen Bewegung dienen, werden als Bewegungsanalyseverfahren bezeichnet. Insbesondere in der klinischen Ganganalyse haben in den letzten Jahren Bewegungsanalyseverfahren zunehmend an Bedeutung gewonnen. Viele der Bewegungsanalyseverfahren, die in der klinischen Ganganalyse eingesetzt werden, betrachteten entweder die Symmetrie des Gangs oder bestimmen Weg-Zeit-Parameter. Diese Vorgehensweise ist in der periodischen Wiederholung des Gangzyklus, der im physiologischen Fall symmetrisch von beiden Körperhälften ausgeführt wird, begründet.

Im Unterschied zum Gang sind Bewegungen der oberen Extremitäten weder symmetrisch noch periodisch. Daher zielen Bewegungsanalyseverfahren zur quantitativen Erfassung von Bewegungen der oberen Extremitäten auf die Bestimmung von Gelenkwinkeln, Gelenkwinkelgeschwindigkeiten und Gelenkwinkelbeschleunigungen ab. Diese als **Kinematik** bezeichnete Beschreibungsform wird häufig durch die **Kinetik** ergänzt, bei der über die Kinematik hinaus die auf die Gelenke wirkenden Kräfte und Momente mit einbezogen werden (Rau et al. 2000; Disselhorst-Klug et al. 2015).

Viele einfache Bewegungsanalyseverfahren, wie beispielsweise **Goniometer** (Winkelmesser) liefern bereits diagnostisch wertvolle quantitative und objektive Aussagen, beispielsweise über den maximalen Bewegungsumfang eines Patienten. Allerdings ist diese Information nur statisch und stellt damit nur eine Momentaufnahme aus dem Bewegungsfluss dar. Außerdem kann in der Regel zu einem Zeitpunkt nur ein Winkel erfasst werden, während die Gelenke der oberen Extremität über zwei, meistens jedoch über drei Freiheitsgrade der Rotation verfügen.

Videoanalysen erlauben die Beurteilung der Bewegungsausführung und dokumentieren der Status quo des Patienten, liefern jedoch keine quantitativen Informationen und sind somit vom subjektiven Eindruck des Beobachters abhängig. Zudem ist das Bild, das sie liefern, zweidimensional, während die Bewegungen der oberen Extremitäten in der Regel in drei Ebenen stattfinden. Dreidimensionale Bewegungsanalyseverfahren (**3D-Bewegungsanalyse**) kombinieren die Vorteile der Videoanalyse mit einer quantitativen Beschreibung der Bewegung und erlauben somit eine objektive Erfassung dynamischer Bewegungen in drei Dimensionen.

Wesentliche technische Fortschritte wurden mit der Einführung **photometrischer Messverfahren** in den letzten 30 Jahren erzielt, so dass heute zuverlässige Systeme mit hinreichender Genauigkeit zur Verfügung stehen. Bei dem photometrischen Messverfahren wird die Bewegung von passiven Infrarotlicht reflektierenden Markern (◘ Abb. 6.2b), die auf das Messobjekt geklebt werden, mit mindestens zwei Kameras erfasst. Anschließend wird aus den Bilddaten die Bewegung der Marker im Raum dreidimensional rekonstruiert. ◘ Abb. 6.2a zeigt eine typische Infrarotkamera, wie sie zur Bewegungsanalyse verwendet wird. Da die Kameras mit einer hohen zeitlichen Auflösung die Bewegung des Markers filmen, ergibt sich somit die Position des Markers im Raum als Funktion der Zeit (Trajektorie) (◘ Abb. 6.2c).

Im Vergleich zum Gang sind die Bewegungen der oberen Extremitäten komplexer und weniger reproduzierbar. Daher ist sind eine hohe Anzahl an Infrarotkameras notwendig, um sicher zu stellen, dass zu jedem Zeitpunkt einer Bewegung ein auf dem Arm befestigter Marker von mindestens zwei Kameras gesehen wird. Moderne Bewegungsanalyselaboratorien verfügen nicht selten über 10 und mehr Kameras, die kreisförmig angeordnet sind. Somit kann sichergestellt werden, dass auch bei komplexen Bewegungen die Marker von mindestens zwei Kameras

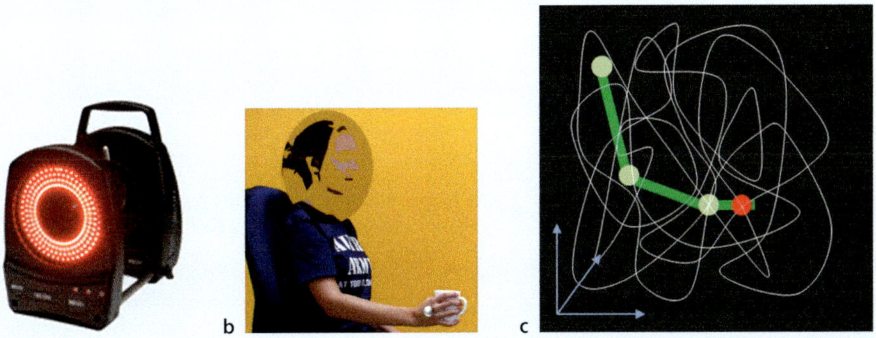

a b c

◘ **Abb. 6.2a–c** Photometrische Bewegungsanalyse. **a** Infrarotlichtkamera. **b** Marker auf der Hand. **c** Dreidimensionale Trajektorie des Markers während einer 1-minütigen Bewegung der Hand erfasst werden. Werden die Markerpositionen mit einem biomechanischen Modell des menschlichen Körpers verknüpft, kann die Position und Orientierung jedes Modellsegmentes im Raum eindeutig festgelegt werden (◘ Abb. 6.1). Auf diese Weise können Rückschlüsse auf die tatsächlich vom Patienten ausgeführte Bewegung gezogen werden. Marker-basierte 3D-Bewegungsanalyse-Systeme stellen heute ein zuverlässiges, schnelles und äußerst genaues Werkzeug zur Erfassung der Bewegung in allen Freiheitsgraden dar (Nigg u. Herzog 1994; Whittle 1995).

6.2.2 3D-Bewegungsanalyse der oberen Extremität (Kinematik)

Objektive Bestimmung der Gelenkstellung und des Gelenkwinkelverlaufes

Zur Verknüpfung der Markerbewegungen der photometrischen Bewegungsanalyse mit den im klinischen Alltag etablierten Rotationsbewegungen um anatomische Gelenkachsen ist ein **biomechanisches Modell** notwendig (◘ Abb. 6.1) (Disselhorst-Klug 2015). Wie die meisten biomechanischen Modelle basieren auch das biomechanische Modell der oberen Extremität auf der Grundannahme von starren Segmenten, die durch ideale Kugelgelenke verbunden sind (Rau et al. 2000; Williams et al. 2006). Dabei wird Hand, Unterarm, Oberarm, Schlüsselbein und Rumpf jeweils als ein starres Segment angesehen (◘ Abb. 6.3) (Schmidt et al. 1999; Rau et al. 2000; Williams et al. 2006).

Die Bewegung jedes einzelnen Segmentes im Raum lässt sich in allen Freiheitsgraden durch drei nicht kollineare Marker pro Segment erfassen, die sich nicht relativ zueinander bewegen dürfen. Solch eine Markeranordnung wird in der Regel durch **Markertripletts** realisiert (◘ Abb. 6.3). Eine Ausnahme bildet das Schlüsselbein, da dieses Segment nicht durch auf der Haut befestigte Marker zugänglich ist. Das Schlüsselbein wird daher als starre Verbindungslinie zwischen Brustbein und Humeruskopf angenommen (Williams et al. 2006).

Mit Hilfe der Markertripletts ist die Bewegung und Orientierung der einzelnen Segmente im Raum definiert. Wichtig für die klinische Beurteilung einer Bewegung ist jedoch die Orientierung der einzelnen Segmente relativ zueinander, da diese die eigentliche Gelenkstellung beschreibt. Damit die berechnete Gelenkstellung der anatomischen Gelenkstellung entspricht, muss dabei das Drehzentrum dem anatomischen Gelenkzentrum und die Drehachsen den anatomischen Achsen des verbindenden Gelenkes entsprechen. Die Gelenkzentren werden durch eine statische Kalibrierungsmessung, bei der Gelenkmarker an anatomisch definierten Positionen angebracht werden (◘ Abb. 6.3 – grüne Marker), bestimmt. Unter Zuhilfenahme zusätzlicher, anthropometrischer Informationen wie Größe, Gewicht und Gelenkdicke kann aus der Position der Gelenkmarker die Lage der anatomischen Gelenkzentren (◘ Abb. 6.3 – blaue Punkte) relativ zu den Markertripletts geschätzt werden (Williams et al. 2006).

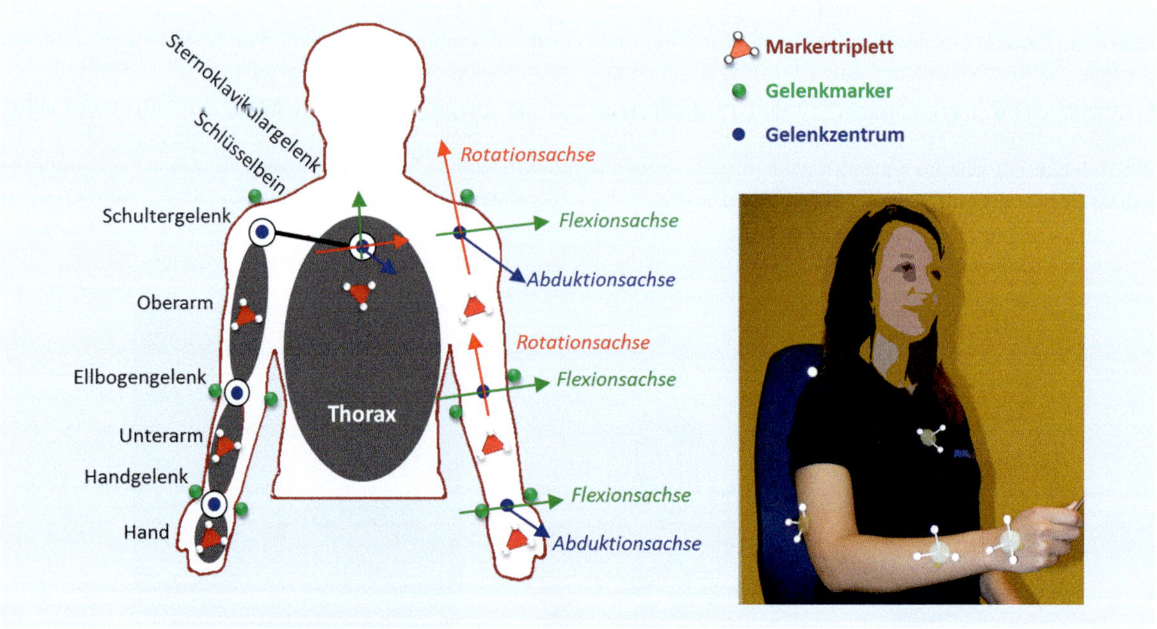

◘ **Abb. 6.3** Struktur des biomechanischen Modells der oberen Extremität und die resultierende Markeranordnung. Die Bewegung jedes Segments wird durch ein Markertriplett (*rot*) beschrieben. Zur Definition der Gelenkzentren und der anatomischen Gelenkachsen sind zusätzliche Marker (*grün*) erforderlich

Wegen der starken Hautbewegung an den Gelenken werden die Gelenkmarker nur während der statischen Kalibrierungsmessung genutzt und später entfernt. Die Drehung um die einzelnen anatomischen Gelenkachsen kann nach Kalibrierung aus den Trajektorien der Marker des Tripletts berechnet werden (Schmidt et al. 1999; Williams et al. 2006). Hierfür werden, wie bei der klinischen Ganganalyse, Euler/Kardan – Winkel genutzt. Hieraus definieren sich:

- Flexion/Extension
- Abduktion/Adduktion
- Die um die Längsachse eines Segments durchgeführte Rotation

Dabei ist zu beachten, dass anatomisch im Ellbogengelenkes keine Abduktions-/Adduktionsachse und im Handgelenk keine Rotationsachse definiert ist (◘ Abb. 6.3). Definitionsgemäß sind alle Gelenkwinkel in der Neutral-Null-Stellung null.

> **Die Neutral-Null-Stellung stellt die mathematische Ausgangsposition dar.**

Im Vergleich zum Gang werden zur Lösung einer Bewegungsaufgabe der oberen Extremität von unterschiedlichen Personen unterschiedliche Bewegungsstrategien gewählt. Dieses führt in der Regel zu einer großen Variabilität zwischen den einzelnen Messungen (Rau et al. 2000). Es ist also dringend erforderlich, dem Patienten oder dem Probanden eine möglichst genaue definierte Bewegungsaufgabe zu geben. Diese kann sich beispielsweise an definierten zielgerichteten Alltagsbewegungen, bei denen die Anfangs- und die gewünschte Endposition bekannt ist, orientieren. Beispiele hierfür sind der so genannten »**Cooky-Test**«, bei dem die Hand vom Knie zum Mund geführt wird, oder die unten beschriebene Bewegungsaufgabe »Parkschein«. Eine alternative Vorgehensweise stellt die Methode des so genannten **3D-Trackings** dar (Popovic et al. 2009) dar, bei der ein Roboter eine definierte dreidimensionale Bewegungsbahn vorgibt, der der Proband mit dem Finger folgen soll. Durch diese Vorgehensweise wird zu jedem Zeitpunkt der Bewegung die Position der Hand vorgegeben und dadurch die Möglichkeiten der Variation bezüglich Gelenkstellungen und Bewegungsgeschwindigkeit eingeschränkt. Verglichen zu frei ausgeführten, zielgerichteten Bewegungen kann durch das Verfahren des 3D-Trackings eine höhere Reproduzierbarkeit der Bewegung erreicht werden (Popovic et al. 2009).

Pathologische Veränderungen in den Bewegungsmustern

◘ Abb. 6.4 zeigt das typische Bewegungsmuster für die Alltagsbewegung »**Parkschein**«. Hierbei wurden gesunde Probanden aufgefordert, eine Bewegung durchzuführen, die nötig ist, um aus sitzender Position (Auto) einen Parkschein aus einem Automaten am Eingang eines Parkhauses zu ziehen. Aufgetragen sind basierend auf dem biomechanischen Modell die aus den Positionen der Marker der Tripletts berechneten Größen der Bewegungen um die anatomischen Achsen von Schulter-, Ellbogen- und Sternoklavikulargelenk. Das Beispiel der komplexen Alltagsbewegung »Parkschein« zeigt, dass mit der Methode der 3D-Bewegungsanalyse eine quantitative Erfassung der Bewegungen oberer Extremitäten möglich ist. Darüber hinaus zeigt sich, dass Bewegungsabläufe zwischen einzelnen Probanden reproduzierbar sind und dass sich, ähnlich wie bei der klinischen Ganganalyse, ein Vergleichskollektiv aus gesunden Bewegungsmustern erstellen lässt (Williams et al. 2006).

Pathologische Bewegungen lassen sich nun patientenindividuell gegen diese Vergleichskollektiv bewerten. ◘ Abb. 6.4 zeigt das Beispiel eines Patienten mit Schultersteife. Deutlich ist eine pathologisch verringerte Abduktion sowie eine leicht verminderte Rotation des Schultergelenks zu sehen. Dieser spezielle Patient kompensiert die Bewegungseinschränkung der Schulter durch eine vermehrte Flexion der Schulter sowie durch ein Senken der Schulter im Sternoklavikulargelenk. Weiterhin ist das zeitliche Zusammenspiel der einzelnen Komponenten der Gliederkette deutlich verändert. So dauert die Streckung des Ellbogens während der Haltephase deutlich länger (Williams et al. 2006). Ebenfalls bei Patienten mit Schultersteife konnte gezeigt werden, dass es mit diesem Verfahren möglich ist eine Qualitätskontrolle in der Rehabilitation oberer Extremitäten herbeizuführen (Miltner et al. 2003a, b).

Bahm und Kollegen nutzen erstmals die Informationen der 3D-Bewegungsanalyse zur Therapieplanung (Bahm et al. 2003, 2004) bei Kindern mit geburtstraumatischer Plexus-brachialis-Läsion (Bahm et al. 2003, 2004). Bei unterschiedlichen Alltagsaufgaben wurden die individuellen Bewegungsmuster der Kinder analysiert und der Grad der Bewegungseinschränkung bestimmt. Verglichen wurde in diesem Patientenkollektiv jeweils die betroffene mit der nicht-betroffenen Seite.

Bei vielen von einer geburtstraumatischen Plexus-brachialis-Läsion betroffenen Patienten kommt es zu einer pathologischen Innenrotationsfehlstellung der Schulter. ◘ Abb. 6.5a zeigt, dass sich der Grad der pathologischen Fehlstellung während der Ausführung der Bewegung mit Hilfe der 3D-Bewegungsanalyse oberer Extremitäten quantifizieren lässt. So ist, beispielsweise, bei der Ausführung einer Flexions-/Extensionsbewegung der Schulter im Vergleich zur nicht-betroffenen Seite eine Rotationsfehlstellung von durchschnittlich 60° im Schultergelenk zu erkennen, während die Bewegungen um die anderen Gelenkachsen unverändert sind (◘ Abb. 6.5a).

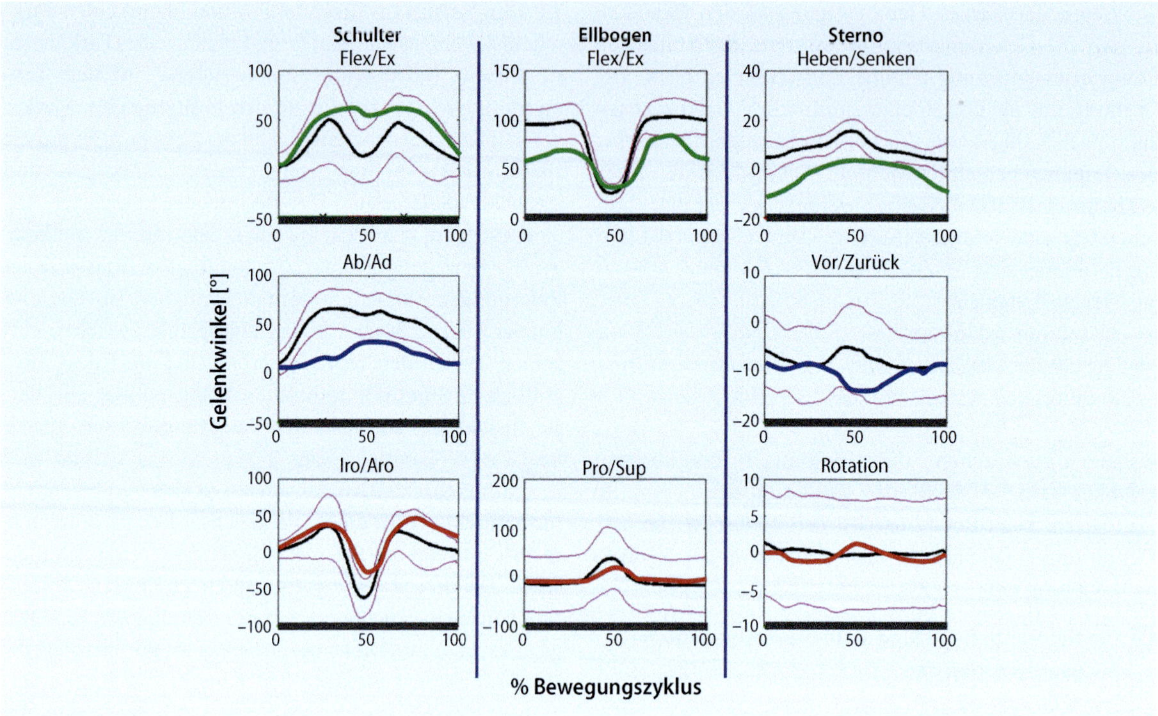

Abb. 6.4 Bewegungsmuster der Bewegungsaufgabe »Parkschein« für ein gesundes Normalkollektiv und einen Patienten mit Schultersteife. *Schwarz*: Mittlere Bewegungslösung eines Normalkollektives; Magenta: Standardabweichung des Normalkollektives. *Grün*: Flexionsbewegung des Patienten in den einzelnen Gelenken. *Blau*: Abduktionsbewegung des Patienten in den einzelnen Gelenken; Rot: Rotationsbewegung des Patienten in den einzelnen Gelenken. Beim Ellbogengelenk ist anatomisch die Abduktion/Adduktion nicht definiert. (Modifiziert nach Williams et al. 2006)

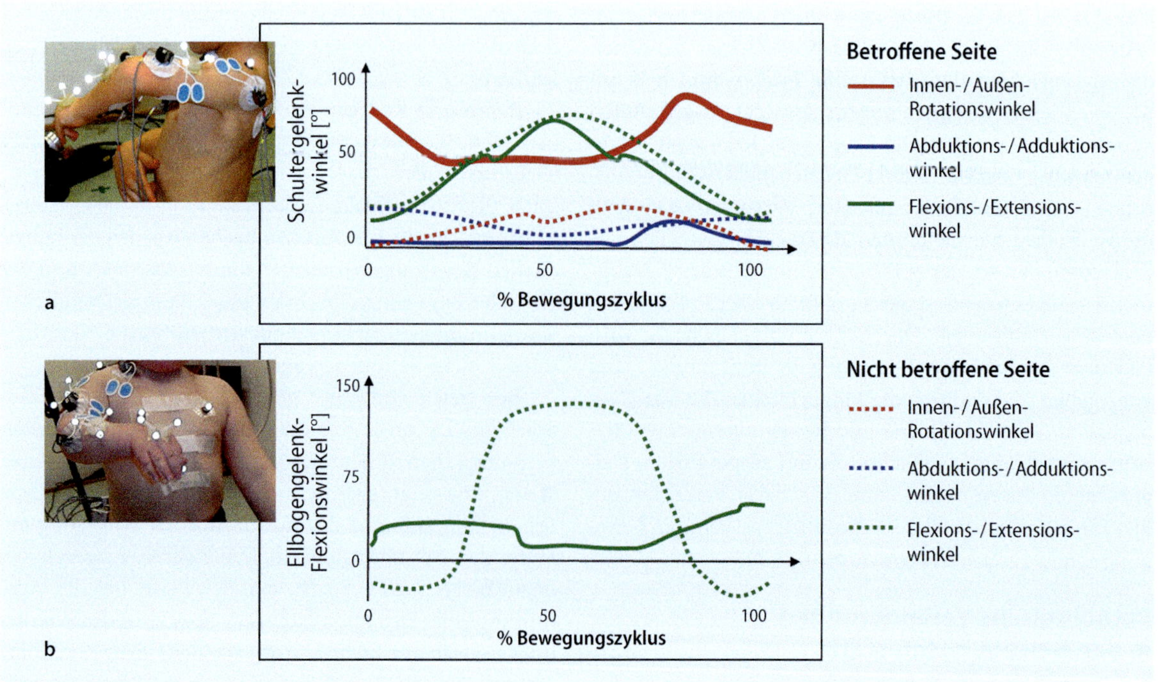

Abb. 6.5a,b Typische Veränderungen im Bewegungsmuster von Patienten mit geburtstraumatischer Plexus-Läsion. **a** Pathologisch verändertes Bewegungsmuster einer Schulter-Flexions-/Extensionsbewegung (0–90°) bei pathologischer Innenrotationsfehlstellung der der Schulter. **b** Aktive Bewegungseinschränkung des Ellbogengelenkes während einer »Hand-zum-Mund-Bewegung« (Cooky-Test)

◘ Abb. 6.5b zeigt das Beispiel einer komplexeren Alltagsbewegung, bei der die Hand in sitzender Position des Patienten vom Knie zum Mund geführt werden soll. Während mit der nicht-betroffenen Seite die Bewegungsaufgabe von der Patientin erfolgreich ausgeführt werden konnte, erreichte die Hand auf der betroffenen Seite den Mund nicht. Ursache hierfür ist eine deutliche Einschränkung des aktiven Bewegungsumfangs im Ellbogengelenk (◘ Abb. 6.5b), die die Beugung des Ellbogens während der Bewegungsausführung verhindert. Typisch für diese Patienten ist, dass die Bewegungseinschränkung nur während der aktiven Bewegungsausführung auftritt, während passiv die Ellbogenflexion möglich ist.

6.2.3 Gelenkwirksame Kräfte und Momente bei Bewegungen der oberen Extremität (Kinetik)

Die 3D-Bewegungsanalyse der oberen Extremität liefert objektive Informationen über pathologische Abweichungen in den Bewegungsmustern der Patienten. Der Grad der Bewegungseinschränkung sowie Trickbewegungen, die von den Patienten ausgeführt werden, um eine Bewegungsaufgabe zu erfüllen, können somit quantitativ erfasst werden.

Die Bewegungsanalyse allein liefert aber noch keine Information über die Schädlichkeit der pathologischen Bewegungsmuster für Gelenke und umgebende Strukturen (◘ Abb. 6.1). Ausschlaggebend für Belastung der Gelenke während der Bewegung sind die wirkenden Kräfte und Momente. Da knöchernen Strukturen die Fähigkeit besitzen, sich an die wirkenden Kräfte funktionell anzupassen (Wolff 1892; Pauwels 1940), manifestiert sich diese Anpassung makroskopisch in Form und Größe von Knochen sowie den Angriffspunkten von Sehnen, Bändern und Muskeln. Dieses wurde von Pauwels systematisch beschrieben (Pauwels 1951), der zeigen konnte, dass unphysiologische Belastung zu einer Beanspruchung des Knochens und Knochengewebe führt, die das Risiko für Gelenkdeformationen und für Gelenkverschleiß erhöht. Tatsächlich kommt es auch bei Bewegungsstörungen der oberen Extremität zu Veränderungen der Gelenkform, die mit hoher Wahrscheinlichkeit auf pathologische Kräfte, die auf die Gelenke wirken, zurückzuführen sind (Bahm et al. 2007; Hogendoorn et al. 2010). Aus diesem Grunde ist es sinnvoll, neben der Kinematik auch die Kinetik der ausgeführten Bewegung zu betrachten, die die wirkenden Kräfte und Momente in die mechanische Beschreibung der Bewegung einbezieht (◘ Abb. 6.1).

Bestimmung der in den Gelenken wirkenden externen Kräfte und Momente

Die Kräfte und Momente, die während einer Bewegung auf die Gelenke der Extremitäten wirken, lassen sich in interne Kräfte, die durch den Körper selbst erzeugt werden, und externe Kräfte, die durch die Wechselwirkung des Körpers mit seiner Umgebung zurückzuführen sind, unterscheiden (Disselhorst-Klug et al. 2015). Zu den **internen Kräften** gehören die aktiven Muskelkräfte sowie passive Kräfte von Sehnen, Bändern oder knöchernen Strukturen. Bei der kinetischen Beschreibung der Bewegung werden die Kräfte und Momente berechnet, die in den einzelnen Gelenken entweder durch die Bewegung selber oder durch die externen Kräfte entstehen und die in der Regel mit den inneren Kräften im Gleichgewicht stehen. Bei der kinetischen Beschreibung der Bewegung werden daher die inneren Kräfte, insbesondere die aktiven Muskelkräfte, außer Acht gelassen. Eine Abschätzung des Anteils der Muskulatur an den gelenkwirksamen Kräften und Momenten liefert das muskuläre Koordinationsmuster (s. unten).

Voraussetzung für die kinetische Beschreibung der Bewegung oberer Extremitäten ist zunächst die Erfassung der Kinematik für Hand-, Ellbogen-, Schulter-, und Sternoklavikulargelenk entsprechend der anatomischen Achsen wie oben beschrieben. Bei Bewegung wirken auf die einzelnen Körpersegmente (Hand, Unterarm und Oberarm) Gewichts- und Trägheitskräfte (Schewe 2000). Diese können aus den anthropometrischen Daten des jeweiligen Probanden/Patienten und den Gelenkstellungen jedes einzelnen Gelenkes berechnet werden (Kleiber et al. 2013). Nach Zatsiorsky lassen sich die Massen der einzelnen Körpersegmente, deren Massenträgheitsmomente sowie der Abstand der Körpersegmentschwerpunkte vom Drehzentrum des Gelenkes aus einfach messbaren Größen wie Körpergewicht, Körpergröße und die Segmentlängen berechnen (Zatsiorsky u. Seluyanov 1983). Solange also lediglich der eigene Körper bewegt wird, reichen anthropometrische und kinematische Daten aus, um die gelenkwirksamen Kräfte zu berechnen (◘ Abb. 6.6).

Werden während der Bewegung von dem Probanden/Patienten zusätzliche **externe Kräfte** aufgebracht, müssen diese bekannt sein und zu den Gewichts- und Trägheitskräften addiert werden (◘ Abb. 6.1, ◘ Abb. 6.6) (Kleiber et al. 2013). Diese zusätzlichen externen Kräfte können beispielsweise durch eine Hantel oder durch einen Isokineten vorgegeben werden. Innovative neue Verfahren nutzen Robotik, um die externen Kräfte vorzugeben und zu kontrollieren. Bei dieser Vorgehensweise führt der Roboter die Hand des Probanden/Patienten. Gleichzeitig werden die wirkenden Kräfte und Momente mittels eines Kraft-Momenten-Sensors, der sich zwischen Roboter und Hand befindet, gemessen. Vorteil dieser Vorgehensweise ist eine

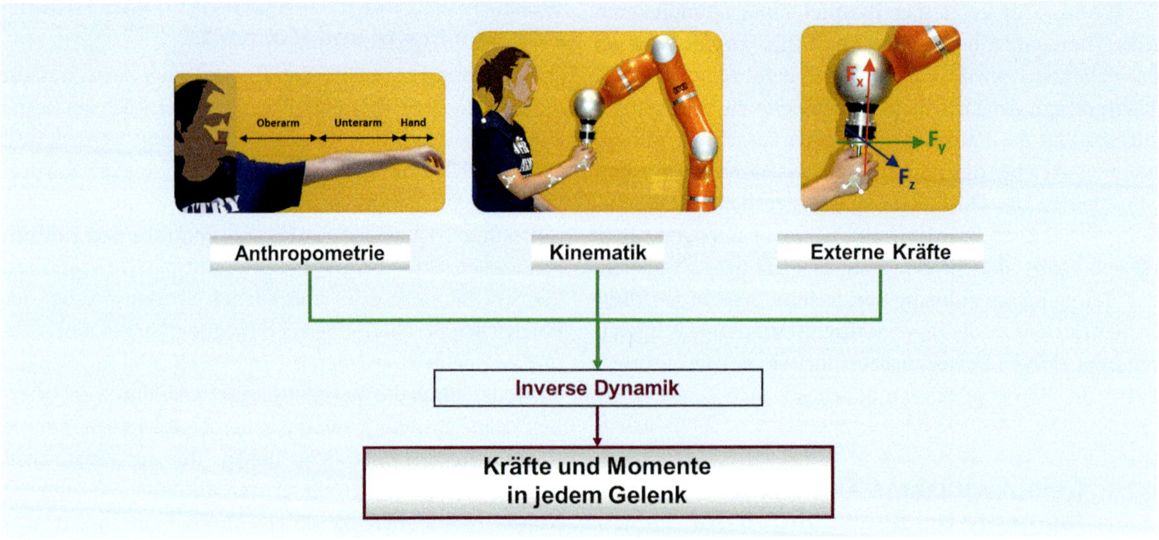

Abb. 6.6 Vorgehensweise zur kinetischen Beschreibung der Bewegung. Aus anthropometrischen Daten, kinematischer Bewegungsbeschreibung und gemessenen externen Kräften lassen sich die die in den einzelnen Gelenken wirkenden Kräfte und Momente berechnen

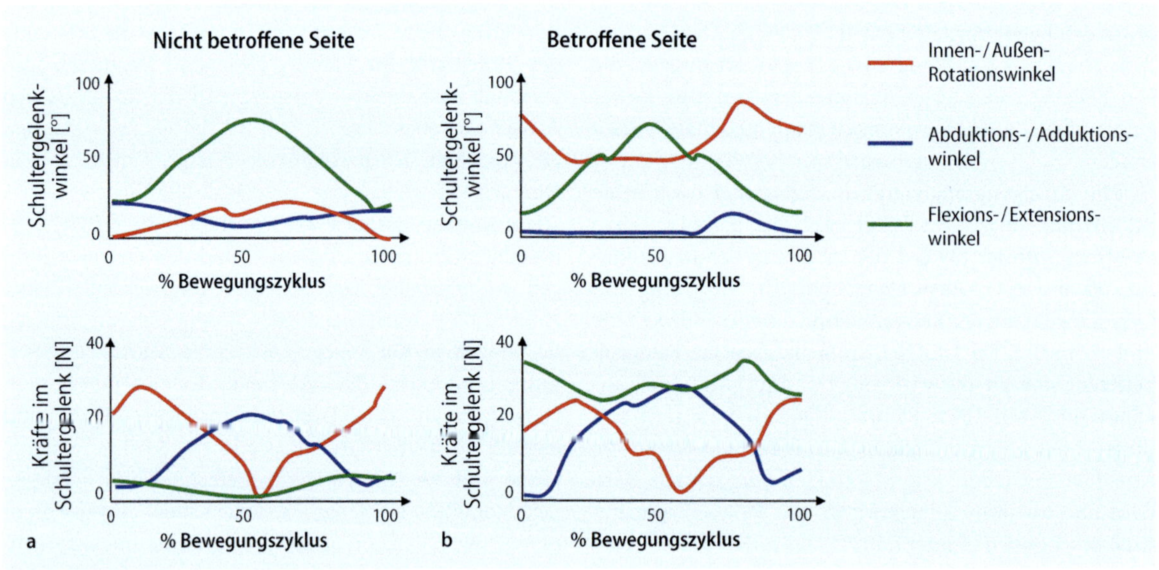

Abb. 6.7 Kräfte, die im Schultergelenk während einer Flexions-/Extensionsbewegung (0–90°) der Schulter wirken, wenn während der Bewegung der Ellbogen einen Beugungswinkel von 120° aufweist und die Hand in pronierter Stellung gehalten wurde. **a** Physiologische Bewegung. **b** Pathologische Bewegungsausführung mit einer durchschnittlich 60° innenrotierten Schulter. (Modifiziert nach Kleiber et al. 2013)

hohe Reproduzierbarkeit sowohl der Bewegung wie auch der aufgebrachten Kräfte (Popovic et al. 2009).

Sind die anthropometrischen Daten, die Kinematik der Bewegung und die äußeren Kräfte bekannt, kann mit Hilfe der **inversen Dynamik** auf die in den einzelnen Gelenken wirkenden Kräfte zurückgeschlossen werden (Abb. 6.6). Im Falle der oberen Extremität bedeutet inverse Dynamik, dass zunächst aus den externen Kräften und Trägheits- sowie Gewichtskräften der Hand die Gelenkkräfte und -momente im Handgelenk berechnet werden. Die Gelenkkräfte und -momente im Ellbogengelenk ergeben sich dann durch Addition der Trägheits- und Gewichtskräfte des Unterarmes und den Gelenkkräften im Handgelenk. Die Kräfte und Momente im Schultergelenk entsprechen der Summe aus Gewichts- und Trägheitskräfte des Oberarmes und der Gelenkkräfte im Ellbogengelenk (Kleiber et al. 2013; Disselhorst-Klug et al. 2015).

Abb. 6.7a zeigt die typischen Kräfte, die im Schultergelenk während einer Flexions-/Extensionsbewegung von 0 bis ca. 90°-Flexion entstehen. Da bei der Berechnung der gelenkwirksamen Kräfte mittels inverser Dynamik die wirkenden Gelenkkräfte von distal nach proximal aufaddiert werden, sind die im Schultergelenk wirkenden Kräfte nur dann richtig zu interpretieren, wenn die Gelenkstellungen der distal gelegenen Gelenke bekannt sind. Bei der ◘ Abb. 6.7a zugrunde liegenden Bewegung war der Flexionswinkel des Ellbogens ca. 60°, was einem Beugungswinkel von 120° entspricht. Zusätzlich befand sich die Hand in pronierter Stellung (Kleiber et al. 2013).

Zu Beginn der Bewegung, während der Arm nach unten hängt, wirkt die Gewichtskraft von Hand, Unterarm und Oberarm entlang des Humerus und damit in Richtung der Rotationsachse des Schultergelenkes. Während der Ausführung der Bewegung verändert sich die Wirkrichtung der Kraft bezogen auf die Lage der anatomischen Gelenkachsen. Bei einer Flexionsstellung von 90° der Schulter wirken die Gewichtskräfte ausschließlich entlang der anatomischen Abduktions-/Adduktionsachse des Schultergelenkes, die zu dieser Phase der Bewegung in Richtung Boden gerichtet ist. Zu keinem Zeitpunkt bei der physiologisch ausgeführten Bewegung wirkten Kräfte entlang der Flexions-/Extensionsachse der Schulter.

Pathologische gelenkschädliche Kräfte

Kleiber et al. haben sich ausführlich mit der Frage auseinander gesetzt, wie sich pathologische **Ausweichbewegungen** (Trickbewegungen) auf die gelenkwirksamen Kräfte der Gelenke der oberen Extremität auswirken (Kleiber et al. 2013). Grundlage waren auch hier Untersuchungen von Ausweichbewegungen von Patienten mit einer geburtstraumatischen Plexus-brachialis-Läsion. ◘ Abb. 6.7b zeigt exemplarisch die wirkenden Kräfte im Schultergelenk des Patienten aus ◘ Abb. 6.5a, bei dem eine Innenrotationsfehlstellung von durchschnittlich 60° im Schultergelenk bestand. Bis auf die Rotationsfehlstellung der Schulter entsprach die Bewegungsausführung dem Beispiel von ◘ Abb. 6.7a (Schulter Flexion 0° bis ca. 90°; Ellbogen um 120° gebeugt; Hand proniert). Deutlich ist zu erkennen, dass über dem gesamten Bewegungsbereich durch die Fehlstellung der Schulter eine zusätzlich Kraft entlang der Flexions-/Extensionsachse wirkt.

Kleiber et al. konnten insbesondere durch Simulationen zusätzlich zeigen, dass es mit zunehmender Innenrotation der Schulter zu einer zusätzlichen Erhöhung der Kraft entlang der Abduktions-/Adduktions-Achse der Schulter kommt. Der resultierende Kraftvektor zeigt medial-posterior. Der Körper reagiert auf diese unphysiologischen Kräfte mit einem knöchernen Wachstum, das der Kraft entgegengesetzt ist. Entsprechende morphologische Veränderungen des Schultergelenkes im Zusammenhang mit einer geburtstraumatischen Plexus-brachialis-Läsion sind in der Literatur beschrieben und durch bildgebende Verfahren belegt (Bahm et al. 2007; Hogendoorn et al. 2010).

6.3 Objektive Erfassung der muskulären Koordination

Kinematik und Kinetik liefern zwar quantitative Größen der Bewegungsausführung, die eine objektive Beschreibung des Zustandes sowie eine Verlaufskontrolle ermöglichen, sie geben aber keine Auskunft über die Ursache der Bewegungseinschränkung. Informationen über mögliche Ursachen kann jedoch das **muskuläre Koordinationsmuster** liefern, das die Bewegungssteuerung durch das zentrale Nervensystem widerspiegelt.

Die zeitliche Koordination einzelner Muskeln oder Muskelgruppen führt zur gezielten und hoch präzisen Ausführung einer Bewegung. Dabei arbeiten zur Steuerung der Bewegung agonistische, synergistische und antagonistische Muskeln als aktive antreibende Kraftquellen stets Hand in Hand (Winter et al. 2001). Ziel ist eine möglichst genau ausgeführte, zielgerichtete Bewegung bei gleichzeitig geringem Energieverbrauch. Dabei nutzt das neuro-muskuloskelettale System neben der aktiven Kraftentwicklung durch die Muskulatur auch passive Kräfte, wie beispielsweise die Gravitationskraft, die Massenträgheitskraft oder die passive Rückstellkraft der Muskulatur. Ausgeführte Bewegung und muskuläre Koordination gehen also immer eng Hand in Hand.

> **Demnach bedarf die Interpretation einer Bewegungsausführung auch immer der Information über das zugrunde liegende muskuläre Koordinationsmuster. Umgekehrt ist aber auch eine Interpretation des muskulären Koordinationsmusters nicht möglich, wenn keine Information über die ausgeführte Bewegung vorhanden ist.**

6.3.1 Oberflächen-Elektromyographie (sEMG)

Bei der Erregung der Muskulatur durch das zentrale Nervensystem entsteht auf der Hautoberfläche ein elektrisches Feld, dessen Stärke den Grad der Aktivierung der Muskulatur wiedergibt und das sich mittels Oberflächenelektroden erfassen lässt. Diese Oberflächen-Elektromyographie (»surface-electromyography«; sEMG) genannte Vorgehensweise stellt ein etabliertes Verfahren dar, die Muskelfunktion zu untersuchen (Basmajian et al. 1985).

Verglichen mit der in der Neurologie weit verbreiteten Nadel-Elektromyographie, bei der die Signale direkt an der Muskelfaser ableitet werden, verfügt das sEMG über eine wesentlich geringere räumliche Auflösung und liefert somit lediglich eine Aussage über die globale Aktivität einzelner Muskeln oder Muskelgruppen (Ludin 1981). Wegen seines nicht-invasiven Charakters ist es aber insbesondere

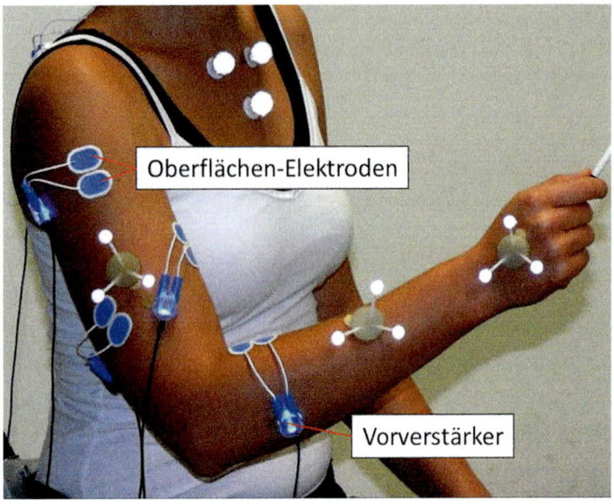

Abb. 6.8 Ableitung des Oberflächen-Elektromyogramms mittels Oberflächenelektroden (*blau*) zur Erfassung des muskulären Koordinationsmusters der oberen Extremität und Markeranordnung zur gleichzeitigen Erfassung der Bewegungsausführung

für Untersuchungen des muskulären Koordinationsmusters während dynamischer Bewegungen gut geeignet. Hierfür werden die sEMG-Signale von mehreren Muskeln oder Muskelgruppen mittels Oberflächenelektroden gleichzeitig abgeleitet und synchron zur Bewegung erfasst (Disselhorst-Klug et al. 2015).

Abb. 6.8 zeigt die typische Elektrodenanordnung zur Erfassung des muskulären Koordinationsmusters der oberen Extremität, das während der Hand-zu-Mund-Bewegung (Cooky-Test) für die koordinierte Bewegung von Ellbogen und Schulter verantwortlich ist. Die Ableitung der sEMG-Signale erfolgt bipolar mit relativ großen Elektroden (Durchmesser 0,8 cm) und einem weiten Elektrodenabstand (Elektrodenabstand 2 cm). Die EMG-Signale werden unmittelbar hinter den Elektroden verstärkt, um eine ausreichend gute Signalqualität zu gewährleisten. Um das muskuläre Koordinationsmuster in Beziehung zur ausgeführten Bewegung setzen zu können, wird gleichzeitig mittels 3D-Bewegungsanalyse die Bewegungsausführung erfasst (Abb. 6.8, Abb. 6.1). Das auf diese Weise gewonnene muskuläre Koordinationsmuster gibt Aufschluss darüber, welcher Muskel zu welchem Zeitpunkt im Bewegungsablauf aktiviert wurde (Winter 1985; Perry 1992).

6.3.2 Muskuläre Koordination bei Bewegungen der oberen Extremität

Im Sinne einer energieeffizienten Bewegungsausführung werden während einer Bewegungsausführung synergistische Muskeln mit leichten Variationen zum gleichen Zeitpunkt in einem Bewegungsablauf aktiviert, während antagonistische Muskel so zeitlich versetzt aktiviert werden, dass die Überlappung minimal wird.

Abb. 6.9a zeigt das physiologische Koordinationsmuster der beiden Antagonisten Bizeps und Trizeps, wie es bei der Flexions-/Extensionsbewegung des Ellbogens auftritt. Entsprechend seiner Funktion als Ellbogenbeuger wird der Bizeps während der Flexion des Ellbogens durch das zentrale Nervensystem aktiviert und bewegt so den Unterarm gegen die Gewichtskraft. Bei vollständiger Flexion des Ellbogens wirkt der Bizepsmuskel lediglich stabilisierend, wofür eine geringere Muskelkraft und damit eine geringere Aktivierung durch das zentrale Nervensystem notwendig sind. Die Extension des Ellbogens wird maßgeblich durch die Gewichtskraft des Unterarmes herbeigeführt. Aus diesem Grund erfolgt die Ellbogenstreckung passiv und ein aktiver Beitrag des Trizeps-Muskels ist nicht erforderlich. Eine Aktivierung des Trizepses erfolgt lediglich bei Überstreckung des Ellbogens, hier um das Gelenk zu stabilisieren.

Bei neurologischen Erkrankungen kann es zu einer pathologischen Veränderung in der muskulären Koordination kommen, die sowohl zentral wie auch peripher bedingt sein kann. Unter die zentral bedingten Koordinationsstörungen fallen vor allen Dingen **Spastiken**. Ein Beispiel einer peripheren Störung stellt die Patientin aus Abb. 6.5b mit einer geburtstraumatischen Plexus-brachialis-Läsion dar (Abb. 6.9b). In Folge der geburtstraumatischen Plexus-brachialis-Läsion war eine aktive Beugung des Ellbogens während einer Hand-zum-Mund-Bewegung nicht möglich. Die Ursache der Bewegungsstörung wird durch die Methode der Oberflächen-Elektromyographie deutlich. Die beiden Antagonisten Bizeps und Trizeps werden durch das Nervensystem zeitgleich aktiviert. Während der Bizeps das Ellbogengelenk beugt wird es gleichzeitig vom Trizeps gestreckt. Das Resultat ist ein verbleibender minimaler aktiver Bewegungsumfang im Ellbogen.

Die Bewertung des Zusammenspiels zwischen muskulärer Aktivierung, muskulärer Koordination und resultierender Bewegung ist immer noch Gegenstand aktueller Forschungsarbeiten. Das Problem hierbei ist, dass derzeit weder die Biomechanik der Bewegung oberer Extremitäten noch die Prinzipien der muskulären Kraftentwicklung vollständig verstanden sind. Letzteres bezieht sich hauptsächlich auf die Rolle des **Titins** bei der physiologischen und insbesondere pathologischen Muskelkontraktion (Herzog 2014). Viele Studien insbesondere im Bereich der oberen Extremitäten liefern unterschiedliche Ergebnisse, was häufig zur Folge hat, dass die gesamte Methodik der Oberflächen-Elektromyographie in Frage gestellt wird. Von Werder et al. konnten jedoch zeigen, dass eine systematische Analyse der Signale in Korrelation mit der Bewegungsausführung zu deutlich signifikanteren und

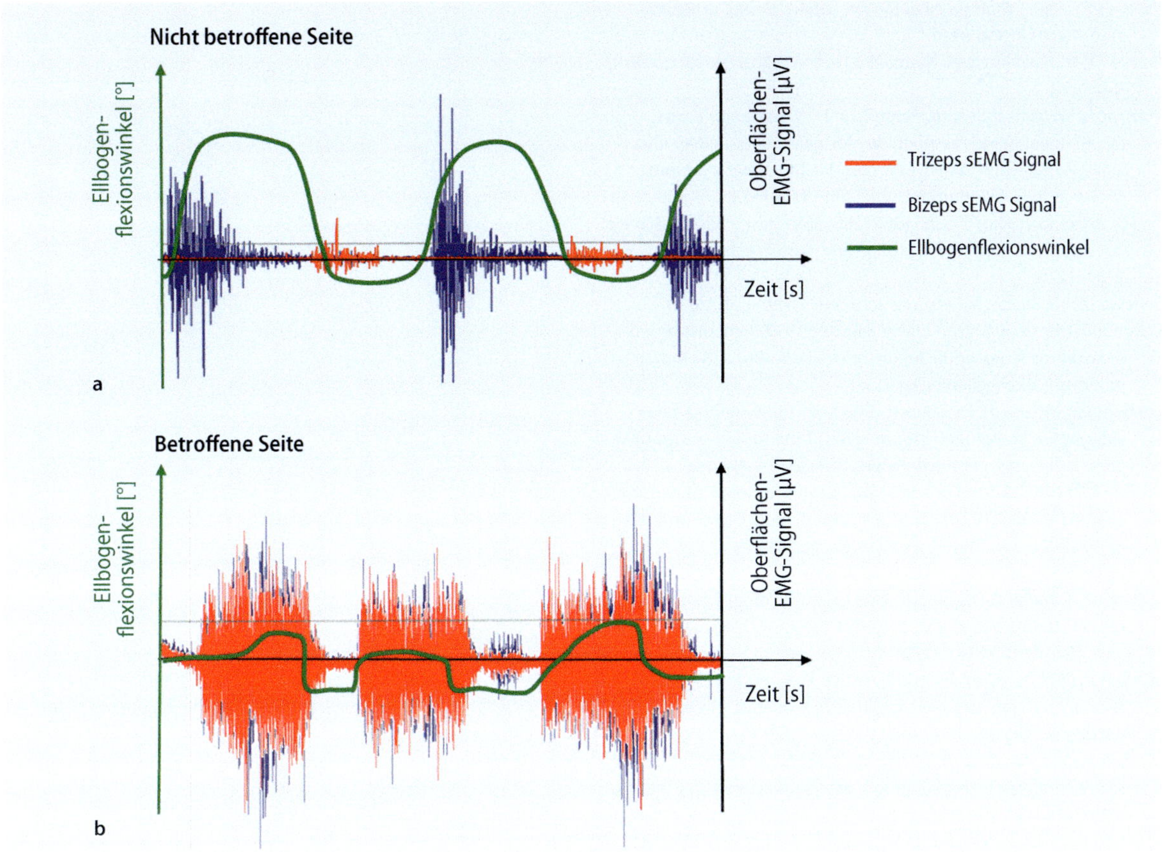

Abb. 6.9a,b Muskuläres Koordinationsmuster von Bizeps und Trizeps während einer »Hand-zum-Mund«-Bewegung (Cooky-Test) (Abb. 6.5b). **a** Physiologisches Koordinationsmuster. **b** Pathologische Koaktivierung der antagonistischen Muskeln bei einem Patienten mit geburtstraumatischer Plexusläsion

einheitlicheren Ergebnissen führt (von Werder et al. 2015), sodass zukünftig die diagnostische Bedeutung der Oberflächen-Elektromyographie und des muskulären Koordinationsmusters steigen wird.

Literatur

Bahm J, Becker M, Disselhorst-Klug C, Williams S, Meinecke L, Müller H, Sellhaus B, Schröder J, Rau G (2004) Surgical strategy in obstetric bracjial plexus palsy: The Aachen experience. Seminars in Plastic Surgery 18,4: 285–299

Bahm J, Meinecke L, Brandenbusch V, Rau G, Disselhorst-Klug C (2003) High spatial resolution electromyography and video-assisted movement analysis in children with obstetric brachial plexus palsy. Hand Clin 19: 393–399

Bahm J, Wein B, Alhares G, Dogan C, Radermacher K, Schuind F (2007) Assessment and treatment of glenohumeral joint deformities in children suffering from upper obstetric brachial plexus palsy. J Pediatr Orthop B 16(4): 243–51

Basmajian JV, De Luca CJ (1985) Muscle Alive; Their Functions Revealed by Electromyography, 5th ed. William & Wilkins, Baltimore

Disselhorst-Klug C, Besdo S, Oehler S (2015) Biomechanik des muskuloskelettalen Systems. In Kraft M, Disselhorst-Klug C: Biomedizinische Technik – Rehabilitationstechnik; De Gruyter, Berlin, S. 53–105

Herzog W (2014) The role of titin in eccentric muscle contraction. J Exp Biol 217: 2825–2833

Hogendoorn S, van Overvest K, Watt I, Duijsens A, Nelissen R (2010) Structural changes in muscle and glenohumeral joint deformity in neonatal brachial plexus palsy. Bone Joint Surg Am 92(4): 935–942

Kleiber T, Popovic N, Bahm J, Disselhorst-Klug C (2013) A modeling approach to compute modification of net joint forces caused by coping movements in obstetric brachial plexus palsy. Journal of Brachial Plexus and Periphal Nerve Injury 8:10

Ludin HP (1981) Praktische Elektromyographie. Enke, Stuttgart

Miltner O, Williams S, Disselhorst-Klug C (2003a) Dreidimensionale Bewegungsanalyse der oberen Extremitäten – eine klinische Anwendung. Orthopädische Praxis 39: 272–276

Miltner O, Williams S, Schmidt R, Siebert Ch, Rau G, Zilkens KW, Disselhorst-Klug C (2003b) 3D-Analyse der Armbewegung: eine neue Methode und erste klinische Anwendung. Orthop 141: 171–176

Nigg BM, Herzog W (1994) Biomechanics of the Musculo-Skeletal System. Wiley, Chichester

Pauwels F (1951) Über die Bedeutung der Bauprinzipien des Stütz- und Bewegungsapparates für die Beanspruchung des Röhrenknochens. Acta Anatomica 12: 207–227

Pauwels F (1940) Grundriss einer Biomechanik der Frakturheilung. Verh Dtsch Orthop Ges 34

Perry P (1992) Gait Analysis, Normal and Pathological Function. Slack, New York

Popovic N, Williams S, Schmitz-Rode T, Rau G, Disselhorst-Klug C (2009) Robot based methodology for a kinematic and kinetic analysis of unconstrained, but reproducible upper extremity movement. J. of Biomechanics 42(10): 1570–1573

Rau G, Disselhorst-Klug C, Schmidt R (2000) Movement Biomechanics goes upwards: from the leg to the arm. J. Biomechanics 33(10): 1207–1216

Schewe (2000) Biomechanik – wie geht das? Thieme, Stuttgart

Schmidt R, Disselhorst-Klug C, Silny J, Rau G (1999) A marker based measurement procedure for unconstrained wrist and elbow motions. J. Biomechanics 32: 615

von Werder S, Kleiber T, Disselhorst-Klug C (2015) A method for a categorized and probabilistic analysis of the surface electromyogram in dynamic contractions. Frontiers in Physiology 6:30

Whittle MW (1995) Musculoskeletal applications of three. dimensional analysis. In: Allard P, Stokes AF, Blanchi J-P (eds) Three-Dimensional Analysis of Human Movement. Human Kinetics, Montreal, pp 295–309

Williams S, Schmidt R, Disselhorst-Klug C, Rau G (2006) An upper body model for the kinematical analysis of the joint chain of the human arm. J Biomech 39(13): 2419–29

Winter DA (1985) Concerning the Scientivic Basis for the Diagnosis of Pathological gait and for Rehabilitation Protocols. Physiotherapy Canada 37: 245–252

Winter DA, Patla AE, Rietdyk S, Ishac MG (2001) Ankle muscle stiffness in the control of balance during quiet standing. J Neurophysiol 85(6): 2630–3

Wolff J (1892) Das Gesetz der Transformation der Knochen. August Hirschwald, Berlin

Zatsiorsky M, Seluyanov VN (1983) The mass and inertia characteristics of the main segments of the human body. Biomechanics VIII-B. Human Kinetics Publishers, Champaign, pp 1152–1159

»Invasive« diagnostische Verfahren: Elektromyographie, Neurographie und evozierte Potenziale

J. Schaumberg, D. Schwandt

J. Bahm (Hrsg.), *Bewegungsstörungen der oberen Extremität bei Kindern*
DOI 10.1007/978-3-662-50426-0_7

7.1 Elektromyographie (EMG)

7.1.1 Allgemeines

Für Ärzte ist das EMG mit einer konzentrischen Nadelelektrode die schwierigste neurophysiologische Untersuchung und kann u. E. nach an Erwachsenen und nur bedingt an Kindern erlernt werden. Ein EMG sollte, anders als bei der Elektroneurographie und den evozierten Potenzialen, von ärztlichem Personal durchgeführt werden, da eingehende Kenntnisse von Anatomie und Pathophysiologie der peripheren Nerven und Muskulatur notwendig sind.

Nadel-EMG-Untersuchungen sind »Stichproben«, es kann nur 1 mm^3 Muskulatur pro Insertion beurteilt werden. Dabei müssen die EMG-Befunde mit den klinisch erhobenen Befunden korreliert werden. Pathologische EMG-Befunde sollten möglichst »bis ins Gesunde« abgegrenzt werden. Hilfreich ist es, den gleichen Muskel der Gegenseite zu untersuchen.

Ein Oberflächen-EMG mit Klebeelektroden ist sinnlos, da weder pathologische Spontanaktivität noch motorische Einheiten beurteilt werden können, und somit die Frage nach neurogener oder myogener Schädigung nicht beantwortet werden kann.

Für Kinder und auch Eltern ist das EMG die unangenehmste neurophysiologische Untersuchung, da mit einer dünnen Nadelelektrode in die Muskulatur gestochen werden muss.

> **Es hat sich bewährt, Eltern und Kinder, je nach Alter, darauf hinzuweisen, dass die Untersuchung kurzfristig wehtut und Kleinkinder meist dabei weinen. Ein EMG ist ungefährlich und ohne Nebenwirkungen.**

Bei wichtigen Indikationen wie geburtstraumatischen Armplexusparesen und zögernder Zustimmung der Eltern führen wir zur Demonstration eine Nadel-EMG-Untersuchung bei Mutter oder Vater durch. Danach haben die Eltern bisher immer der EMG-Untersuchung bei ihrem Säugling zugestimmt. Für uns ist die einzige Kontraindikation eine Blutgerinnungsstörung.

EMG-Indikationen obere Extremität

- Traumatische Nervenläsionen durch Frakturen, Schnittverletzungen oder Druckschädigungen mit Frage nach kompletter oder inkompletter Nervenschädigung bzw. Frage nach Reinnervationspotenzialen
- Paresen im Schultergürtelbereich, neurogen (z. B. spinale Muskelatrophie) oder myogen (z. B. Muskeldystrophie)
- Geburtstraumatische Armplexusläsionen
- Myotonieabklärung
- Muskelnekrosen bei Kompartmentsyndromen: stummes EMG

> **Die Domäne des EMG ist die Muskelschwäche bzw. die Parese.**

7.1.2 Durchführung

Die Nadelinsertion in den Muskel sollte grundsätzlich gezielt, zügig und senkrecht zur Oberfläche durchgeführt werden. Schon dabei muss der Lautsprecher aktiviert sein. Nur bei dünnen Muskeln wie dem M. trapezius oder der N.-facialis-versorgten Gesichtsmuskulatur sollten die Insertionen tangential erfolgen.

Die drei Untersuchungsschritte des EMGs sind:

- Spontanaktivität in Ruhe bewerten
- Muskelaktionspotenziale bei leichter Muskelinnervation
- Entladungsfrequenz und Interferenzmuster bei Maximalinnervation

Diese drei Untersuchungsschritte sind bei Kleinkindern meist nicht getrennt möglich. So kann Spontanaktivität im EMG bei Bewegungen der Kinder nicht beurteilt werden und oft können nur wenige motorische Einheiten bezüglich Amplitude, Dauer, Form, Phasenanzahl und Entladungsfrequenz analysiert werden.

Kinder haben manchmal die bemerkenswerte Fähigkeit, Bewegungen durchzuführen mit schmerzreflektorischer Aussparung der untersuchten Muskulatur. Ein passives Bewegen der Extremität oder ein kurzes Drücken oder Kitzeln kann dann eine aktive Abwehrbewegung, eine kurze Innervation der Muskulatur auslösen, so dass einzelne Muskelaktionspotenziale im EMG analysiert werden können.

Zusammenfassende Prinzipien beim Kinder-EMG (0–6 Jahre)

- Klinische Untersuchung, Fragestellung, Auswahl möglichst weniger Muskeln.
- EMG als letzte Untersuchung. Neurographien und evozierte Potenziale werden besser toleriert.
- Anweisung an Eltern und Mitarbeiter vor dem EMG, wie die Extremitäten zu halten bzw. passiv zu bewegen sind oder dass z. B. beim EMG des M. tibialis anterior an der Fußsohle gekitzelt werden soll.

- Keine Sedierung. Beim EMG benötigt man die Bewegung und Muskelaktivität des Kindes.
- »Willküraktivität« entfällt in dieser Altersgruppe. Also zur Beurteilung motorischer Einheiten Muskeln auswählen, die sich bei Nadelinsertion schmerzreflektorisch kontrahieren, z. B. den M. biceps brachialis oder in Bauchlage den M. glutaeus maximus.
- Proximale Extremitätenmuskeln bei Verdacht auf Myopathie, distale Muskeln bei Verdacht auf PNP.
- Wahl der dünnsten Nadelelektrode: 0,3 mm Durchmesser (Abb. 7.1). Emla-Pflaster sind auf der Insertionsstelle nicht mehr notwendig.
- EMG-Lautsprecher immer anstellen. Erdung des Kindes mit Masse-Elektrode nicht vergessen.
- Zügiges Arbeiten, um die Belastung für Kind und Eltern kurz zu halten. D. h. in der Regel nicht länger als 5 min, keine Pausen, nicht 25 verschiedene motorische Einheiten sammeln pro Muskel wie beim Erwachsenen, 3–5 Einheiten reichen in der Regel, und nicht minutenlang auf pathologische Spontanaktivität warten, sonst kommen die Patienten/Eltern nicht mehr zu Kontrolluntersuchungen.
- Freundlichkeit und Empathie des Untersuchers sind beim EMG besonders wichtig.
- Lächelnde Kleinkinder beim EMG sind krank. Sie haben meist eine umschriebene Analgesie oder ein Analgie-Syndrom. Analgetische Hautareale sollten wenn möglich für Nadelinsertionen genutzt werden, z. B. sollte bei Verletzung des N. ulnaris als erstes der M. abductor digiti minimi an der Handkante untersucht werden.
- Beim Kleinkind gelingt es meist nicht, eine lehrbuchmäßige Elektromyographie durchzuführen.

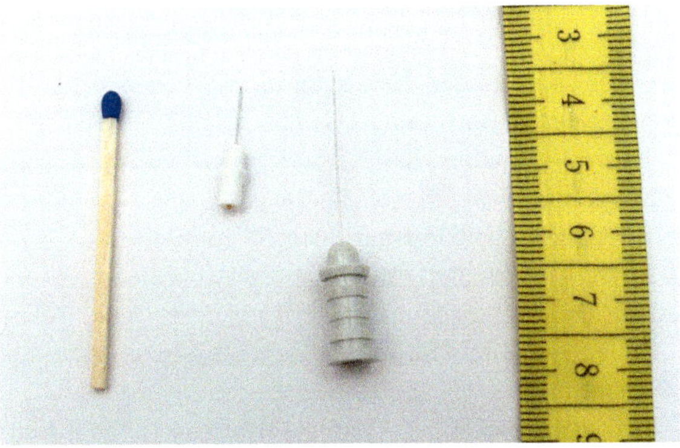

Abb. 7.1 Darstellung der 10 mm × 0,3 mm Nadelelektrode zur Ableitung eines kortikalen SSEP (*links*) sowie einer 25 mm × 0,3 mm konzentrischen Nadelelektrode für die Elektromyographie (*rechts*)

7.1.3 Spezieller Teil

Kennmuskeln bei **zervikalen Wurzelläsionen** sind:
- C5-Syndrom: M. supra- und infraspinatus, M. deltoideus
- C6-Syndrom: M. biceps brachii, M. brachioradialis
- C7-Syndrom: M. triceps brachii, M. extensor digitorum communis, M. flexor carpi radialis, M. pectoralis major
- C8-Syndrom: M. interosseus dorsalis I, M. flexor digitorum profundus ulnaris, M. abductor pollicis brevis

Eine radikuläre Läsion oder Vorderhornschädigung kann durch Denervationsaktivität der jeweiligen segmentalen paravertebralen Muskulatur gestützt werden (Bischoff u. Schulte-Mattler 2011). Diese Untersuchung ist bei Kleinkindern in der Regel ohne Sedierung nicht möglich.

Kennmuskeln bei **Armplexusläsionen** sind (Stöhr 2005; Bischoff et al. 2008):
- Obere Armplexusläsion: M. deltoideus, M. infra- und supraspinatus, M. biceps brachii, M. brachioradialis
- Untere Armplexusläsion: alle Unterarmmuskeln bis auf den M. brachioradialis, gesamte Handmuskulatur, M. triceps brachialis, M. pectoralis major, M. latissimus dorsi

Mit einem 2-Kanal-EMG können pathologische Synkinesien der Agonisten und Antagonisten gut diagnostiziert werden. Diese Synkinesien z. B. im M. biceps brachialis und M. triceps bachialis treten durch fehlaussprossende Axone nach Plexusläsionen auf und führen zu erheblichen Funktionseinschränkungen des Armes.

7.2 Elektroneurographie (ENG)

7.2.1 Allgemeines

Alle Neurographien sind temperatur- und altersabhängig.

Bei Kindern im 1. und 2. Lebensjahr sind die Messwerte der Neurographie durch die noch unreifen Myelinscheiden stark reduziert (Ludin 1993).

Bei Säuglingen kann auf Grund der geringen Körpergröße ein kleinerer Stimulationsblock (Abb. 7.2) genommen werden.

Alle Neurographien haben systemimmanente Messungenauigkeiten von ±0,1 ms bei Bestimmung des Potenzialabganges und von ±5 mm bei Messung der Distanz zwischen 2 Messpunkten. Daraus resultiert in der Regel eine Messungenauigkeit von ±2 m/s bei Bestimmung der Nervenleitgeschwindigkeit (NLG).

Bei Kleinkindern ist die Messungenauigkeit wegen der kürzeren Distanzen größer. Die Distanzen zwischen

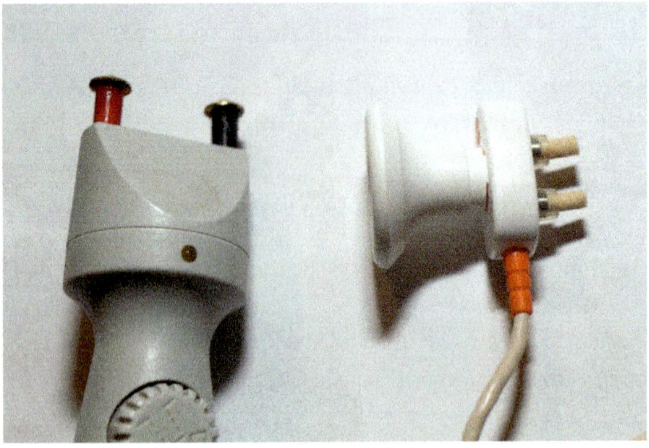

Abb. 7.2 Stimulationsblock für Erwachsene (*links*) mit 2,2 cm Elektrodenabstand und für Kinder (*rechts*) mit 1 cm Elektrodenabstand

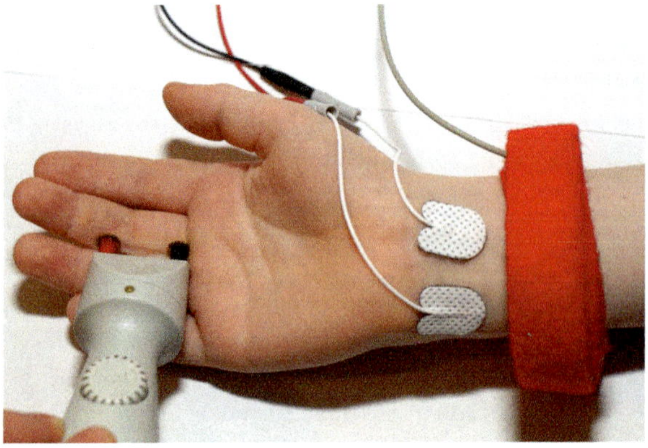

Abb. 7.3 Darstellung einer motorischen Neurographie des N. medianus mit Ableitung über dem M. abductor pollicis brevis. Die Kathode (*schwarz*) der Stimulationselektrode über dem N. medianus am Handgelenk zeigt zum abgeleiteten Muskel

2 Messpunkten sollten nicht unter 8 cm liegen (Bischoff et al. 2008). Die NLG mit Dezimalstellen nach dem Komma (z. B. 50,3 m/s) anzugeben, ist wegen der Messungenauigkeit unsinnig und pseudogenau, aber alle Geräte zeigen diese Dezimalstellen an.

ENG-Indikationen obere Extremität

- Chronische Nervenkompressionssyndrome (u. a. Karpaltunnelsyndrom, Sulcus-ulnaris-Syndrom)
- Polyneuritiden wie Guillain-Barré-Syndrom
- Polyneuropathien, hereditäre und erworbene
- Myasthene Syndrome: Serienstimulation mit 3 Hz

Die Domäne der ENG sind Gefühlsstörungen.

7.2.2 Sensible Neurographie

Bei der sensible Neurographie muss auf Grund der niedrigen Amplituden des sensiblen Nervensummenpotenzials eine Aufaddierung mittels Averager erfolgen (Stöhr 2005). Die sensiblen Amplituden (μV) sind um den Faktor 1000 kleiner als die Amplituden der motorischen Antworten (mV).

Die sensible Neurographie peripherer Nerven kann orthodrom von distal nach proximal oder antidrom von proximal nach distal erfolgen. Wir empfehlen bei Kindern eine orthodrome Ableitung der sensiblen Nerven (Abb. 7.3), da bei höheren Stromintensitäten keine störenden motorische Antworten auftreten wie bei der antidromen Ableitung. Orthodrom bedeutet an der Hand eine Stimulation der Haut der proximalen Fingern und Ableitung mit unipolaren Oberflächenelektroden über den Nerven am Handgelenk (N. medianus und N. ulnaris). Der N. radialis ramus superficialis wird im Spatium I dorsal am Handrücken stimuliert und an der Radialseite des distalen Unterarmes oberflächlich abgeleitet. Eine Ableitung mittels Nadelelektroden ist schmerzhafter und in der Regel nicht erforderlich. Bei starker motorischer Unruhe kann meist kein Summenpotenzial aufaddiert werden.

Zur Differenzierung zwischen sensiblen Wurzel- und Plexusläsionen bzw. zwischen supra- und infraganglionärer Schädigung kann die sensible Neurographie hilfreich sein. Bei rein infraganglionären Armplexusschädigungen sind die sensiblen Summenpotenziale auf Grund der 3–5 Tage nach axonaler Läsion auftretenden Wallerschen Degeneration erniedrigt oder ausgefallen. Bei rein supraganglionären Läsionen, wie z. B. bei Wurzelausrissen, ist das sensible Summenpotenzial regelrecht ableitbar, obwohl klinisch eine Analgesie besteht.

7.2.3 Motorische Neurographie

Bei der motorischen Neurographie werden die motorischen Nervenfasern mittels einer bipolaren Oberflächenelektrode stimuliert. Die Kathode (meist Schwarz) zeigt zum ableitenden Muskel (Abb. 7.4). Die Stimulation erfolgt anfänglich mit geringen Stromintensitäten und wird bei wiederholten Reizen gesteigert, bis die Amplitude des Antwortpotenzials nicht mehr zunimmt (Stöhr 2005). Vor jeder Stimulation sollte der Impuls angekündigt werden.

Bei der motorischen Neurographie werden Nervenleitgeschwindigkeit (NLG), distale Latenzzeit, Amplitude und Form des Summenpotenzials beurteilt.

Die drei Hauptnerven an der oberen Extremität:

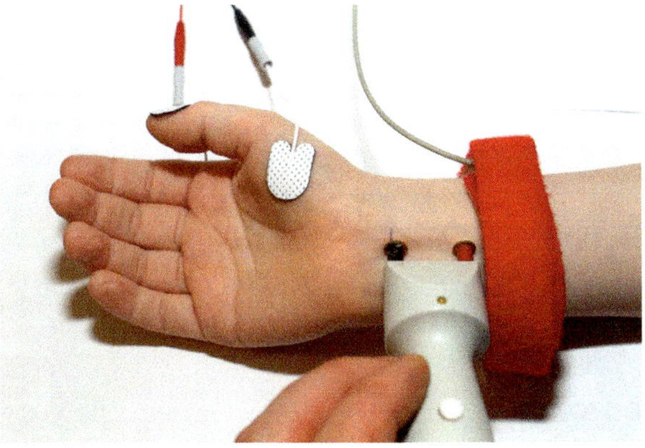

Abb. 7.4 Darstellung einer orthodromen sensiblen Neurographie des N. medianus mit Stimulation am proximalen Finger III und Ableitung über dem Handgelenk. Die Kathode (*schwarz*) der Stimulationselektrode über dem Finger zeigt nach proximal zum Handgelenk

- **N. medianus:** Stimulation Handgelenk, Ellenbeuge, ggf. in der Axilla (schmerzhaft). Die Ableitung erfolgt am M. abductor pollicis brevis.
- **N. ulnaris:** Stimulation Handgelenk, distal und proximal des Sulcus ulnaris. Die Ableitung erfolgt am M. abductor digiti minimi.
- **N. radialis:** Stimulation am proximalen Unterarm dorsal, ulnar, am distalen Oberarm und im mittleren Drittel des Oberarmes jeweils lateral. Die Ableitung erfolgt am M. abductor pollicis longus (Stöhr 2005).

Bei allen drei Hauptnerven des Armes ist die elektrische Stimulation supraklavikulär über dem Erb'schem Punkt sehr schmerzhaft und sollte durch eine magnetoelektrische Stimulation (MEP) ersetzt werden.

Die Bestimmung der **F-Wellen** (Folgewellen) bei proximalen Nervenläsionen und besonders beim Guillain-Barré-Syndrom ist eine weitere Messmethode der motorischen Neurographie und wird im Seitenvergleich durchgeführt. Es wird die minimale F-Wellen-Latenz bestimmt, daraus kann die motorische NLG errechnet werden.

Prinzipien der Elektroneurographie (ENG)

- ENG vor EMG. Kinder empfinden Stromimpulse weniger unangenehm als Erwachsene, bei Nadelinsertionen ist es umgekehrt.
- Jede Elektrostimulation kurz vorher dem Patienten ankündigen.
- Eltern können gerne die Hand des Kindes halten, sie bekommen keinen elektrischen Schlag.
- Höhere Stromintensitäten können sehr schmerzhaft werden, deshalb auf das Gesicht des Patienten achten. Individuelle Stromtoleranz.
- Je proximaler ein Nerv stimuliert wird, um so schmerzhafter ist es.
- Keine Schmerzreaktion auf hohe Stromintensitäten ist pathologisch.
- Bei zu niedrigen Stromintensitäten können falschpathologische Befunde auftreten, wenn nicht supramaximal stimuliert wurde.
- Kalte Nerven leiten langsamer. Auf die Hauttemperatur achten, besonders bei der sensiblen Neurographie. Normwerte wurden bei 32°C erhoben. Faustregel: Jedes Grad weniger als 32°C führt zu einer Erniedrigung der NLG um ca. 1 m/s.
- Bei Neugeborenen und Säuglingen sind langsame NLGs normal (Ludin 1993).
- Die Messungenauigkeiten der Methode berücksichtigen. NLG Werte haben mindestens ±2 m/s Schwankungsbreite. Ausreichende Distanzen der Messpunkte beachten, mindestens 8 cm.

7.3 Somatosensorisch evozierte Potenziale (SEP)

Die auch sensibel evozierte Potenziale genannte Ableitung erlaubt eine Funktionsprüfung des sensiblen Systems. Bei der Stimulation werden hauptsächlich dicke, myelinisierte afferente Nervenfasern der Gruppe I und II (Haut-, Muskel- und Gelenkrezeptoren) erregt. Grundsätzlich können SEP durch Nerven- oder Dermatomstimulation abgeleitet werden (Maurer 1999). SEP der Arm- und Beinnerven (Medianus-SEP, Tibialis-SEP) können regelhaft auch bei Säuglingen ab den ersten Lebenstagen abgeleitet werden. Die Latenzen sind durch die noch unreife Myelinisierung der sensiblen Nervenfasern verlängert, siehe Elektroneurographie.

An der oberen Extremität erfolgt in der Regel ein **Medianus-SEP**. Dabei wird der N. medianus am Handgelenk stimuliert (Abb. 7.5) und ein 3-Kanal-SEP über dem Erb'schen Punkt homolateral, HWK 2 mittig und über dem kortikalen Handfeld kontralateral am Kopf abgeleitet. Auf Grund der erheblichen Bewegungsartefakte bei Untersuchungen von Kindern leiten wir nur das kortikale SEP (N20) ab und benutzen zur Ableitung Nadelelektroden mit 0,3 mm Durchmesser (Abb. 7.1 und Abb. 7.6). Diese werden meist gut toleriert und ergeben artefaktfreie und besser ausgeprägte Kurven als bei Ableitung mit Oberflächenelektroden. Bei Säuglingen darf die Nadel nicht im Bereich der offenen Fontanellen inseriert werden. Die indifferente Elektrode wird über Fpz und die differente Elektrode kontralateral über C3' oder C4' platziert (Maurer 1999; Buchner 2013).

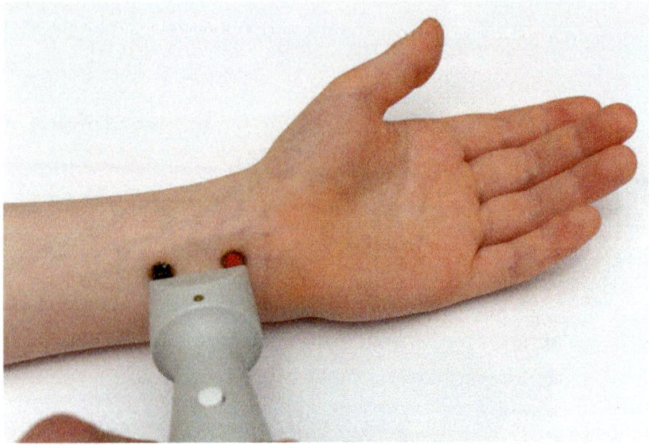

Abb. 7.5 Stimulation beim Medianus-SEP. Der Ablauf ist äquivalent zur motorischen Neurographie des N. medianus. Die Kathode (*schwarz*) wird dabei nach proximal in Richtung der Ableitelektroden gerichtet

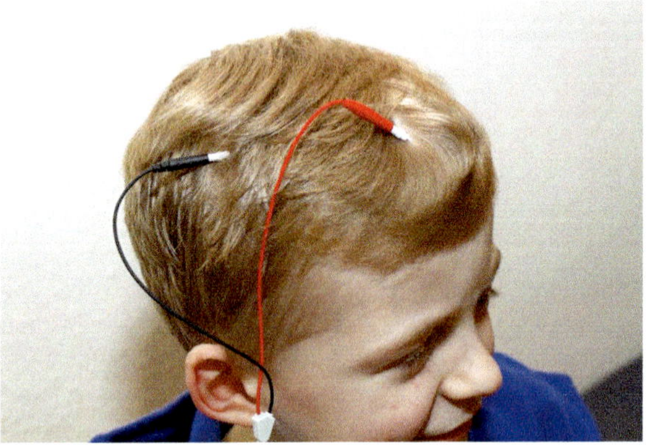

Abb. 7.6 Darstellung der Ableitung eines kortikalen Medianus-SEPs mit Nadelelektroden bei Nervus-medianus-Stimulation links

Ein Hinweis zur Nomenklatur: »rechts N20« oder »N20 rechts« heißt, dass rechtsseitig der N. medianus stimuliert wurde.

Bei oberer Armplexusschädigung kann das SEP durch Stimulation des R. superficialis des N. radialis erfolgen (**Radialis-SEP**) (Buchner 2013). Bei der unteren Armplexusläsion erfolgt die Stimulation des N. ulnaris (**Ulnaris-SEP**).

Bei einer rein supraganglionären Nervenschädigung (z. B. Wurzelausriss) kann analog zur sensiblen Neurographie über dem Erb'schen Punkt ein SEP abgeleitet werden, da bei intakten Spinalganglien nach distal keine Wallersche Degeneration erfolgt. Bei höhergradigen infraganglionären Nervenschädigungen (Armplexusläsionen) kann dagegen über dem Erb'schen Punkt kein SEP abgeleitet werden. Bei beiden Läsionsarten, supra- wie infraganglionär, kann kortikal kein SEP abgeleitet werden, wenn die Läsionen höhergradig sind.

Die Beurteilung einer Amplitudenminderung der SEP-Antwortpotenziale als Ausdruck einer axonalen Schädigung muss auf Grund von vielen Einflussfaktoren zurückhaltend erfolgen (Buchner 2013).

Unserer Erfahrung nach ist gerade bei oberen Armplexusläsionen die Ausbeute an pathologischen SEP-Befunden gering und erfolgt eher zur Diagnostik bzw. Abgrenzung von Leitungsstörungen sensibler Nervenfasern des Rückenmarkes und Gehirns.

> **SEP bei Gefühlsstörungen unklarer Genese und zur Differenzierung proximaler von distalen sensiblen Nervenläsionen.**

Das SEP hat wie alle evozierten Potenziale durch die Kernspintomographie stark an Bedeutung verloren.

7.4 Magnetoelektrisch evozierte Potenziale (MEP)

Das Prinzip der auch motorisch evozierten Potenziale genannten Messung beruht auf elektromagnetischer Induktion (Mäurer 1999). Für die obere Extremität können dabei eine kortikale, eine zervikale (HWK 7) und eine Armplexusstimulation über dem Erb'schen Punkt erfolgen. Bei Kindern ab dem 5. Lebensjahr können Referenzwerte von Erwachsenen herangezogen werden (Buchner 2013). Laut Literatur sind MEP-Stimulationen bereits bei Neugeborenen gut abzuleiten (Buchner 2013). In unserer täglichen Praxis sind jedoch bei kortikaler Magnetstimulationen und Ableitung vom Unterschenkel (M. tibialis anterior) bis zum Alter von 4 Jahren meist keine MEP-Antworten zu erhalten. Wir führen das auf die noch unreife Pyramidenbahn in den ersten Lebensjahren zurück.

Insgesamt schwanken bei ein und demselben Kind die Latenzen der MEP bei wiederholten Messungen um 1–5 ms, da die Vorinnervation bei Kindern nicht konstant gehalten werden kann. Bei gering verzögerten MEP-Latenzen sollte man daher zurückhaltend in der Interpretation sein.

Bei Armplexusläsionen empfehlen wir die kortikale Stimulation und die Stimulation über dem Erb'schen Punkt und Oberflächenableitungen von der Arm- bzw. Handmuskulatur. Bei der Stimulation über dem Erb'schen Punkt sollten nur die Plexusüberleitungszeiten zur Muskulatur im Seitenvergleich gewertet werden (Maurer 1999). Seine Vorteile hat das MEP bei zusätzlich zentralen Paresen oder funktionellen psychischen »Paresen« sowie bei axonalen Läsionen mit deutlicher Amplitudendifferenz im Seitenvergleich. Dabei sollten aus unserer Sicht erst Amplitudenunterschiede >50 % als pathologisch gewertet werden.

Wie bei allen anderen neurophysiologischen Messmethoden müssen isoliert pathologische MEP-Messwerte ohne ein klinisches Korrelat immer kritisch interpretiert und hinterfragt werden.

MEP bei Paresen unklarer Genese.

MEP sind eher bei zentralen als bei peripheren motorischen Nervenläsionen indiziert.

Literatur

Bischoff C, Dengler R, Hopf H (2008) EMG NLG Elektromyographie und Nervenleitungsuntersuchungen. Thieme, Stuttgart New York

Bischoff C, Schulte-Mattler W (2011) EMG und periphere Neurologie in Frage und Antwort. Thieme, Stuttgart New York

Buchner H (2013) Praxisbuch evozierte Potentiale. Thieme, Stuttgart New York

Ludin H-P (1993) Praktische Elektromyographie. Enke, Stuttgart

Maurer K, Eckert J (1999) Praxis der evozierten Potentiale. Enke, Stuttgart

Stöhr M (2005) Klinische Elektromyographie und Neurographie – Lehrbuch und Atlas. Kohlhammer, Stuttgart

Kortikale Plastizität

J. Bahm

J. Bahm (Hrsg.), *Bewegungsstörungen der oberen Extremität bei Kindern*
DOI 10.1007/978-3-662-50426-0_8

8.1 Einleitung

Wenn wir als Nicht-Neurowissenschaftler unbedingt ein kleines Kapitel zu den Anpassungsmöglichkeiten des Nervensystems beitragen wollen, dann ist dies sicher eine Herausforderung: Zum einen könnte man (von kompetenter Seite der »neuroscience«) sicher ein ganzes Buch zu diesem Thema schreiben, zum anderen sind unsere Kenntnisse sehr lückenhaft und die Entwicklung der Forschung in diesem Bereich sehr schnell, umfassend und eigentlich für Nicht-Insider unüberschaubar.

Trotzdem begegnen wir der kortikalen Plastizität in der interdisziplinären Arbeit mit bewegungsgestörten Kindern so häufig, dass hier eine Standortbestimmung – auch der Vollständigkeit halber – not tut.

Man mag uns also Zusammenfassung und Begrenzung verzeihen – der an weiterführender Information interessierte Leser findet über die angegebenen Referenzen schnell vertiefende aktuelle Literatur (z. B. Knox et al. 2015; Hendry u. Hsiao 2003).

Wenn man früher noch glaubte, ein einmal gereiftes Gehirn und Nervensystem wäre nach der Kindheit nicht mehr formbar, so wissen wir heute vermehrt um die hohe Anpassungsfähigkeit des erwachsenen Gehirns vor allem nach Schlaganfall, Amputation von Körperteilen (Extremitäten) und Nervenverletzungen. Auch die Computerwissenschaft hat uns verdeutlicht, wie der Zentralcomputer von den peripheren Geräten beeinflusst wird und wie »updates« (der Umwelt) die Funktionsweise des Rechners anpassen – diese Sichtweise und Art der Analyse erlaubt uns auch ein besseres Verständnis für die Funktionsweise unseres Gehirns und die Flexibilität der Großhirnrinde (»kortikale Plastizität«).

Ausgehend von bekannten klinischen Beobachtungen bei unseren Kindern in der Sprechstunde, wollen wir anschließend die wesentlichen Begriffe definieren und Funktionsweisen darlegen – und mit Auswirkungen auf die Therapieverfahren enden.

8.2 Empirische Beobachtungen

Kinder mit Bewegungsstörungen an den Extremitäten zeigen je nach Schwere der Beeinträchtigung entsprechend kompensierende Anpassungshaltungen oder Kompensationsbewegungen. Bei schweren sensiblen Störungen der oberen Extremität, zum Beispiel bei kompletten Plexusparesen, wird der Arm bei den Alltagsverrichtungen vernachlässigt (»neglect« oder »learned disuse«). Dies sind nur zwei, uns allen gegenwärtige Anpassungsmuster, die uns die Existenz der kortikalen Plastizität verdeutlichen.

Deshalb wehre ich mich auch in der Sprechstunde, wenn von »Faulheit« der Kinder bei den Übungen gesprochen wird oder wenn der Arm nur auf Zuruf benutzt wird (»immer muss ich mein Kind daran erinnern, auch diesen Arm mit einzusetzen«).

Nach motorischen Nerventransfers gibt es meist eine Zeit der Koaktivation mit dem Nervenspenderareal (z. B. die Atembewegung bei Interkostalnerven), bis danach eine unabhängige und willkürliche Bewegung entsteht.

8.3 Grundbegriffe und -prinzipien

Wie eigentlich jede Struktur im Nervensystem ist die Großhirnrinde extrem anpassungs- und reaktionsfähig bei sensiblen oder motorischen Veränderungen, und zwar bei Struktur und Funktion, auf biochemischer, elektrophysiologischer oder zytologisch-histologischer Ebene.

Bekannt ist, dass jeder sensible Stimulus eines Fingers über Tastkörperchen und die primäre afferente sensible Bahn zum Dorsalganglion und ins Rückenmark geleitet wird, von dort in den kontralateralen Thalamus und in die (kontralaterale) sensorische Hirnrinde. Alle beteiligten Nervenkerne haben ein spezifisches somatotopes Arrangement entsprechend der Körpertopographie, und dies sowohl auf der sensorischen wie motorischen Seite. Gerade dies Anordnungen können durch Nervenverletzungen empfindlich gestört werden und Umbauprozesse, reversibel bei Regeneration aber auch irreversibler Art auslösen (s. unten).

Die Erholung nach Nervenrekonstruktion kann also nicht allein nach lokalen, mikrochirurgisch-technischen Gesichtspunkten und der Nervenregeneration beurteilt werden, sondern muss auch diese zentralen Re-Organisationsprozesse betrachten, die kooperativ oder kontraproduktiv verlaufen können (zum Beispiel bei der Entstehung neuropathischer Schmerzen).

8.4 Untersuchungsmethoden

Neben der als Basis häufig verwendeten **Magnetresonanztomographie** (MRT) (Analyse der geschädigten Gebiete bei Zerebralparese) erlauben spezifische nicht-invasive bildgebende Verfahren und Hirnstimulationstechniken In-vivo-Studien der kortikalen Plastizität:

Die (selten angewandte) **Positronemissionstomographie** (PET) verwendet drei »tracer«: Wasser (Messung des regionalen Blutstroms im Hirn, als Ausdruck der neuronalen Aktivität), (Fluorodeoxy)-Glukose (Messung des Hirnmetabolismus) sowie radioaktiv markierte Neurotransmitter (Opiate, Dopamin, Serotonin und GABA).

Die **transkranielle Magnetstimulation** (TMS) erlaubt vor allem Studien der zentralen motorischen Steuerung, unter Verwendung niedrigfrequenter (inhibierender) und hochfrequenter (erregender) Impulse.

Die **funktionelle Magnetresonanztomographie** (fMRT) basiert auf dem Zusammenspiel zwischen neuronaler Aktivität und Sauerstoffversorgung aus der Blutzufuhr (BOLD-Kontrast: »blood oxygenation level dependent«), voxelbasierten Strukturanalysen der grauen Substanz und der DTI (»diffusion tensor imaging«)-Technik und Traktographie zur Beurteilung der weißen Substanz und damit entsprechender Hirnleitungsbahnen.

8.5 Mechanismen

Bisher sind zwei Mechanismen bekannt, die die kortikale Anpassungsfähigkeit implementieren:

- Ein schneller, in Minuten bzw. Stunden nach der Denervation ablaufender Prozess, bei dem »schlafende« inaktive Synapsen bzw. Nervenbahnen wiederbelebt werden (»unmasking«, »Aufdecken« verborgener Funktionsbahnen); eine Funktionsweise scheint der Verlust eines vom Neurotransmitter GABA gesteuerten Inhibitionsprozesses.
- Ein anderer, deutlich langsamerer Prozess ist das kollaterale Aussprossen neuer Nervenverbindungen (»collateral sprouting«).

Zudem muss man differenzieren, ob diese Adaptationsprozesse innerhalb einer Hirnhemisphäre oder interhemisphärisch (zwischen den Hirnhälften) stattfindet. Letzteres ist bei kontralateralen Nerventransfers zu berücksichtigen und es stellt sich hier die Frage, über welche strukturellen Bahnen ein kompensatorischer Informationsfluss zwischen den beiden Hirnhälften stattfinden kann, da ja bekannterweise im Großhirn selbst außerhalb des Corpus callosum keine anatomische Brücke besteht.

8.6 Kortikale Reorganisation nach Nervenschädigungen

Im Tierexperiment und bei Patienten ist die kortikale Plastizität nach Nervenverletzungen in drei Situationen beschrieben worden, die wir hier kurz zusammen fassen:

- Nach einer Kompressions (»crush«)-Verletzung mit lokalem Myelinscheidenverlust ohne Kontinuitätsunterbrechung der Nervenbahn (Neurotmesis)
- Nach Neurotmesis ohne Reparatur
- Nach Neurotmesis mit Reparatur

Schon die **Nervenkompression** führt zu einer »Störung« der kortikalen Repräsentationszone, die allerdings reversibel ist: Auf die Löschung der Rezeptorfelder (»receptive fields«) folgt schon bald eine identische Neubesetzung, da aufgrund des Erhaltes der Endoneuralrohre eine identische Reinnervation und Repräsentation stattfinden kann.

Anders ist es bei einer **substanziellen Nervenverletzung**, die immer einen gewissen Grad an Fehl-Reinnervation beinhaltet, ob der Nerv repariert wurde oder nicht. Hier kommt es im Repräsentationsgebiet zuerst zur Auslöschung, und danach zum Einströmen der umliegenden, nicht verletzten Nerven – die gewissermaßen den freigewordenen Parkplatz beanspruchen: Bei einer Fingerkuppenverletzung des Zeigefingers wird das initial freiwerdende Repräsentationsfeld von entsprechenden Anteilen des naheliegenden Mittelfingers und Daumens erobert.

Da mit der Zeit einige ortständige Verbindungen auch korrekt regenerieren, entsteht also ein Puzzle aus ausgelöschten, invasiv besetzten und regenerierten Arealen, das sich im Lauf der Regenerationszeit »verbessert«, aber nie mehr die ursprüngliche Einheit erreicht. Man spricht dann von einer **relativen Fehlattribution** (»missmatch«), die klinisch auffällig bleibt und durch gezielte Therapie noch verbessert werden kann.

All dies gilt sowohl für sensible als auch motorische Repräsentationsfelder und ist ein nachvollziehbar extrem komplexer, progredienter Vorgang, der sich über Jahre hinziehen kann.

Ein Beispiel für ein insuffizientes Endresultat nach einer komplexen sensiblen Nervenverletzung ist der bleibende Verlust einer oder mehrerer hoch spezialisierter sensorischer Wahrnehmungsprozesse wie die räumliche sensible Wahrnehmung (Stereognosie).

Es ist auch klar, dass diese Wahrnehmungen, und auch entsprechende feinmotorische Aktivitäten bei kleinen, bedingt kooperativen Kindern, in der Praxis gar nicht getestet werden können

Die strukturellen und funktionalen Veränderungen in der grauen Substanz bei diesen Nervenverletzungen zeigen Analogien zum Lernprozess z. B. von feinmotorischen Fertigkeiten, bei denen die entsprechenden Repräsentationsfelder durch wiederholte Beübung geprimt werden und neben der funktionalen Anpassung wohl auch anatomische Veränderungen mit Gewebeschichtzunahmen stattfinden. Ob letztere Ursachen oder Folgen des Lernprozesses sind, bleibt zur Zeit unklar.

Neuropathische Schmerzen sind ein typisches Beispiel »misslungener« kortikaler Plastizität und sollen hier nicht ausführlich behandelt werden, da sie erfreulicher Weise bei (kleinen) Kindern sehr selten sind und insgesamt schwere Schmerzzustände bei nach Nervenschädigung gelähmten Extremitäten bei Kindern klinisch nicht relevant sind (ganz im Gegensatz zu den Nervenwurzelausrissen bei traumatischen Plexusläsionen des Erwachsenen, die zu schrecklichen neuropathischen Schmerzen, vergleichsweise den

Phantomschmerzen nach Gliedmaßenamputation, führen können).

Beim Erwachsenen kommen noch andere schmerzverstärkende Mechanismen hinzu, wie Neurose, Depression und das Katastrophiesieren.

8.7 Angepasste und nicht angepasste Plastizität

Am Beispiel des neuropathischen Schmerzes kann man also erkennen, dass die adaptative Plastizität auch fehlgeleitet bzw. unangepasst, also kontraproduktiv sein kann. In diesem Sinne kann man sie in besonderen Fällen als »zentrale« Ursache für einen Behandlungsmisserfolg verantwortlich machen.

8.8 Besondere Anpassung nach Nerventransfers (Plexusschaden)

Nerventransfers als rekonstruktive Maßnahme bei schweren proximalen Nervenschädigungen sind im ▶ Kap. 15 und 17 ausführlich beschrieben worden. Bei drei häufig angewandten Verfahren scheint die kortikale Plastizität beim Erlangen einer vom Nervenspender-Repräsentationsareal unabhängigen Bewegungsmuster eine große Rolle zu spielen:

- **Oberlin-Transfer** von N. medianus bzw. N.-ulnaris-Faszikeln zur Bizepsaktivität: Müssen anfangs zum Ansprechen des Zielmuskels die von den Spendernerven innervierten Fingerbeuger angesteuert werden, ist mit der Zeit die Ellenbogenbeugung auch bei ausgestreckten Fingern möglich.
- **Interkostalnerven:** Ist deren Umlagerung ebenfalls auf die motorischen Äste von M. biceps bzw. brachialis aus gleicher Indikation geschehen, lässt sich anfangs eine Muskelaktivation nur bei Atemübungen bzw. Husten erreichen, und es braucht mitunter Jahre bis die Bewegung unabhängig und willkürlich steuerbar wird.
- **Kontralateraler C7-Transfer**

Noch komplexer wird es, wenn das anfängliche Steuersignal von einem Nerven der gesunden Extremität kommt (die also über die ipsilaterale Hirnhälfte gesteuert wird).

Es bleibt bisher diskutabel, ob außer bei den proximalen Muskelgruppen der Schulter (wo eine beidseitige Koaktivation auch beim Gesunden funktionell ist) im Bereich der Hand auf Dauer wirklich eine unabhängige, funktionell bedeutsame, willkürlich kontrollierbare, Bewegung entstehen kann. Bisher gibt es nur Einzelfallberichte und weder schlüssige Studien über die tatsächliche langfristige Funktionseinbuße am Hebedefekt des Spendernerven, noch genügend Beweise für eine unabhängige Funktion.

Wenn auch die technische Machbarkeit dieser Operationsverfahren seit über 10 Jahren erwiesen ist, so steht der reale Nutzen dieses Verfahren noch nicht abschließend fest. fMRT-Bilder zeigen eine ipsilaterale, später beidseitige Hemisphärenaktivität, und im chronischen Stadium dann wohl auch einzelne kontralaterale (»normale«) Kontrollaktivitäten.

8.9 Anpassung nach zentralnervöser Schädigung

Die kortikale Plastizität nach erworbenen Hirnschädigungen ist in den letzten Jahren eines der am intensivsten beforschten Themen in der Neuropädiatrie, es erscheinen fast wöchentlich neue Arbeiten, so dass schon der Versuch einer auch nur basalen Darstellung den Rahmen des Buches sprengen würde.

8.10 Einfluss des Konzeptes auf die sensorische und motorische Rehabilitation

Ohne den Ausführungen in ▶ Kap. 9 und ▶ Kap. 10 vorgreifen zu wollen, können die oben beschriebenen Erkenntnisse in der konservativen Übungsbehandlung eingebracht werden:

> **Motivation und Freude an der Bewegung sind wesentliche Voraussetzungen einer gelingenden Therapie. Sinnvolle und mit dem Kind gemeinsam entwickelte Therapieziele führen zu einer hohen Motivation, die wiederum eine hohe Wiederholungsrate bewirkt.**

Beim sensorischen Training sind neben frühem sensiblen Training ein Einbeziehen anderer Sinne bedeutsam (akustische und visuelle Reize) und auch kontralaterale Stimulationsverfahren wie die Spiegeltherapie.

Bei den motorischen Übungen kommen neben der aktiven Bewegungsübung der Elektrostimulation der denervierten Muskulatur sowie den Biofeedback-Verfahren erhebliche Bedeutung zu. Bimanuelle Aktivitäten sind als Integrationsübungen sehr wichtig.

In Zukunft wird es vielleicht möglich sein, auf die adaptative Plastizität direkt fördernd und auf die kontraproduktive hemmend einzuwirken, indem in die biochemischen Regelprozesse selektiv eingegriffen wird, auf der Ebene der Neurotransmitter wie zum Beispiel GABA.

Wir müssen die neurowissenschaftliche Forschung in diesem Bereich aufmerksam verfolgen, um neue Paradigmen rechtzeitig zu erkennen und für den Patienten sinnbringend einsetzen zu können.

Literatur

Anastakis DJ, Malessy MJ; Chen R, Davis KD, Mikulis D (2008) Cortical plasticity following nerve transfer in the upper extremity. Hand Clinics 24: 425–444

Hendry SH, Hsiao SS (2003) Somatosensory Areas of the Cerebral Cortex (Chap. 25: The Somatosensory System). In: Squire LR, Bloom FE, McConnell SK, Roberts JL, Spitzer NC, Zigmond MJ (eds) Fundamental Neuroscience, 2nd ed. Academic Press, San Diego

Knox ADC, Goswami R, Anastakis DJ, Davis KD (2015) Cortical Plasticity after Peripheral Nerve Injury. In: Tubbs S (ed) Nerves and Nerve Injuries, vol 2. Elsevier, Amsterdam

Lundborg G (2005) Nerve injury and repair. Churchill Livingstone, Philadelphia

Konservative Behandlungsmethoden

Physiotherapie

J. Bahm, F. Mecher

J. Bahm (Hrsg.), *Bewegungsstörungen der oberen Extremität bei Kindern*
DOI 10.1007/978-3-662-50426-0_9

9.1 Physiotherapie aus Sicht des Arztes

J. Bahm

Konservativ-therapeutische Maßnahmen sollen natürliche Regenerationsprozesse unterstützen, postoperativ angestrebte Funktionsziele einüben und insgesamt der sensiblen und motorischen Funktionalität und deren kortikaler Integration zuarbeiten, und dabei negative Nebenwirkungen wie z. B. Schmerzen lindern.

> **Physio- und Ergotherapie müssen immer mit Bezug auf die Grunderkrankung und in Ergänzung zu anderen, insbesondere chirurgischen Maßnahmen, gesehen werden.**

Therapie bei Kindern hat zudem zwei weitere besondere Merkmale:

- Das Kind wächst, d. h. die anatomischen Strukturen verändern sich ständig (cave z. B. Fehlentwicklung von Gelenken oder Ausbildung einer Skoliose bei groben Muskelungleichgewichten) und beim Kleinkind muss nach der Geburt die sensorisch-motorische Funktion erst reifen.
- Außerdem sind Kinder je nach Alter und Tagesverfassung unterschiedlich »compliant« (mitarbeitsfreudig), was Therapeuten und Eltern vor große Herausforderungen stellt. Spielerische Ansätze sind immer wieder der Schlüssel zur Wiederaufnahme eines Übungsprogrammes.

Bei Kindern mit neuroorthopädischen Erkrankungen sehe ich drei Schwerpunkte:

- Die Zeit der Nervenregeneration (entweder spontan in der Entwicklungsgeschichte des Kindes oder nach einem nervenwiederherstellenden Eingriff): hier muss die Therapie den biologischen Regenerationsprozess über dessen Dauer (Vorschub 1–2 mm/Tag ab Reparationssitus hin zum Zielorgan) begleiten und in sinnvolle, d. h. funktional pragmatische Bahnen lenken und dabei die kortikale Plastizität, also das zentrale Lernen, orientieren. Dabei ist es wichtig, den biologisch quasi »automatisch« ablaufenden Regenerationsprozess durchaus neben die Umweltbeeinflussung, die therapeutische Sinngebung zu stellen und den Angehörigen, Mitbehandlern und vor allem Kostenträgern diese Bedeutung klar zu machen.

> **Physiotherapie ist nicht Hilfe zur Selbsthilfe, sondern eine eigenständige und spezialisierte Therapieform mit wissenschaftlichem Hintergrund.**

- Das Wachstum des Kindes betreuen- und dabei die betroffene(n) Extremitäten in ihrer funktionellen Integration fördern: Muskelungleichgewichte erkennen und ausgleichen, Kontrakturen vorbeugen, alltägliche Verrichtungen beim Waschen und Anziehen erleichtern, vorausschauend denken.
- Spezifische Aufbauarbeit nach sekundären Korrekturen: Hier geht es um die sensible und motorische Reintegration neu angesteuerter Funktionen, in dem von der Regeneration und Kortikalisierung beanspruchtem Zeitintervall. Es gibt also einen Anfang (meist nach der postoperativen Ruhigstellungsphase, etwa 6 Wochen) und ein Ende (z. B. ein Jahr nach einem Muskeltransfer, da in diesem Zeitraum die morphologische Umgestaltung des Zielmuskels in Bezug auf seine neue Beanspruchung geschieht). Über diesen Zeitpunkt hinaus einen Muskel trainieren hat nichts mehr mit Therapie zu tun, sondern bedeutet Sport, Fitness, Eigenverantwortung.

Zudem sind die Therapeuten sachkundige Ansprechpartner für Klinik und Forschung bei Bewegungs- und Gefühlsstörungen, da sie in ihrer Ausbildung die Anatomie und neurophysiologische Basis sowie Behandlungsmethoden erlernt haben, die uns Ärzten im Detail fremd sind; außerdem forschen sie klinisch an der Relevanz der Funktionsverbesserung unter Therapie und an allgemeinen Fragen zum Sensorium (Beispiel: Therapie neuropathischer Schmerzen) und zur Motorik.

Da wir Ärzte weiterhin die Verschreibungshoheit für physio- und ergotherapeutische Maßnahmen haben (ohne häufig ausreichend Fachkunde zu besitzen!) und uns andererseits die Kostenträger budgetieren (und wir diese Einschränkung hoffentlich sinnbringend an den Patienten weitergeben müssen), ist ein steter und respektvoller Gedankenaustausch zwischen involvierten Ärzten und Therapeuten extrem wichtig (Austausch von Befundberichten, telefonisches Update).

9.2 Physiotherapie aus Sicht der Physiotherapeuten

F. Mecher

9.2.1 Einleitung

In der Literatur wird die Hand als das »sensible Wunder« (Riggs et al. 2013), als »Werkzeug des Geistes« (Wehr u. Weinmann 2008) und als »Geniestreich der Evolution« (Wilson 2000) bezeichnet.

Die differenzierten Möglichkeiten, die die Hände im Laufe der Evolution »erworben« haben, sind nahezu unermesslich. Die Hände unserer Vorfahren konnten grobe Werkzeuge handhaben. Heute sind wir in der Lage, virtuos ein Instrument zu spielen oder mikrochirurgische Eingriffe durchzuführen.

Bewegungsstörungen der oberen Extremität, insbesondere der Hand, haben daher bei Kindern, ganz gleich, ob es sich um periphere oder zentrale Störungen handelt, weitreichende Auswirkungen.

Eine ungestörte Auge-Hand-Koordination, wie sie bei Kindern ab dem 2. Trimenon zu beobachten ist, ist unerlässlich für Wahrnehmung (Aufnahme und Verarbeitung von Reizen) und Raumorientierung (Lage der Körperteile zueinander, Stellung des Körpers im Raum). Fähigkeiten, die im späteren Leben erlernt werden müssen, wie Fahrradfahren, Schreiben, Musizieren, bauen darauf auf.

Die Hände greifen und über die Hände wird »begriffen«. Das Kind spielt mit seinen Händen, berührt sich und seinen Körper. Das Zusammenspiel von taktiler (berührt werden) und haptischer Wahrnehmung (etwas anfassen, festhalten) ist unabdingbar für die Erfassung der Reize aus dem Umfeld. Durch diese ständige Interaktion von Greifen, Berühren, Begreifen wird das Köperschema entdeckt und das eigene Körpergefühl entwickelt. Die Hände sind unsere Werkzeuge, etwas zu ergreifen, in den Mund zu stecken, zu erforschen, Über den Ansporn, etwas zu erreichen werden erste Fortbewegungsabläufe, wie Drehen und Robben, initiiert und damit Erfahrungen im Raum gesammelt. Über die Hände kann man sich ernähren, pflegen, anziehen, schützen. Über die Arme und Hände kann man sich aufrichten, abstützen und fortbewegen. Unsere Hände ermöglichen uns, zu schreiben, zu malen, zu musizieren, zu konstruieren und zu kommunizieren.

Ohne eine adäquate Hand-Arm-Funktion ist man in vielen Bereichen auf Hilfe angewiesen. Eine Selbstständigkeit ist, je nach Ausprägung, eingeschränkt oder nicht gegeben. Eine eingeschränkte bzw. nicht vorhandene Sensomotorik der Hand-Arm-Funktion hat somit einen unmittelbaren Einfluss auf das sich entwickelnde **Körperschema**. Nur über eine gut entwickelte Handfunktion wird die obere Extremität in die Haltungs-und Bewegungsschemata des ZNS integriert und steht somit in der Spontanmotorik zur Verfügung.

Eine Beeinträchtigung von Arm und Hand in Form von Defiziten der Koordination, der Beweglichkeit, der Kraft sowie Sensibilität hat einen direkten Einfluss auf die **Einstellung von Wirbelsäule und Rumpf** (umgekehrt natürlich auch). Die Entwicklung von Lagesicherung und Aufrichtung kann nicht gemäß der Entwicklungsschritte der posturalen Ontogenese im 1. Lebensjahr ablaufen.

9.2.2 Angeborene und erworbene Bewegungsstörungen

Bewegungsstörungen der oberen Extremität bei Kindern können verschiedene Ursachen haben.

- In den meisten Fällen sind sie **angeboren** oder **frühkindlich erworben**: Miss- und Fehlbildungen (Dysmelien, Arthrogryposis multiplex congenita), geburtstraumatische Verletzungen (obere und untere Plexusparese), Muskelerkrankungen sowie verschiedene Formen der infantilen Zerebralparese
- Bei Schulkindern und Jugendlichen kommt es in den überwiegenden Fällen durch **Traumata** zu peripheren oder zentralen Bewegungsstörungen.

Die Physiotherapie ist ein unverzichtbarer Partner im interdisziplinären Team bei der Therapie von kindlichen Bewegungsstörungen, wobei ein besonderer Fokus auf die **Frühtherapie** gelegt werden muss.

Schon sehr früh wird das ZNS in seiner Reifung durch entsprechende Reize beeinflusst, strukturiert und differenziert. Ab ca. der 6. SSW reagiert das Kind auf taktile Reize an Mund und Nase.

Die gestörten Afferenzen einer geburtstraumatischen Plexusparese, Arthrogryposis multiplex congenita (AMC) oder anderer Formen der Missbildung führen entweder direkt nach der Geburt oder schon intrauterin zu Veränderungen im sensomotorischen Kortex und beeinflussen somit die zentrale Steuerung von Haltung und Bewegung. Dies hat demzufolge nicht nur Auswirkungen auf die betroffene Extremität, sondern auch auf Schultergürtel, Wirbelsäule und Rumpf.

Die Physiotherapie kann weder eine Plexusparese, eine Missbildung der oberen Extremität noch eine infantile Zerebralparese (ICP) heilen. In Abhängigkeit von Alter, Befund und Symptomatik ist das Ziel der Physiotherapie eine Integration der betroffenen Extremität bzw. der betroffenen Hand in das sich entwickelnde Körperschema, um so eine bestmögliche Wiederherstellung der sensomotorischen Hand-Ellenbogen- und Schulterfunktion hinsichtlich des Tastens, Greifens, Stützens und der Fortbewegung zu ermöglichen. Zu erwartende Sekundärprobleme sind zu vermeiden bzw. zu minimieren.

Gemäß der ICF-CY steht die Partizipation und Teilhabe auch beim Säugling und Kleinkind im Vordergrund. Es ist immer individuell zu entscheiden, welche Kompensationsmuster und in welcher Intensität zugelassen werden, um dem Kind größtmögliche Funktionen (wenn auch eingeschränkt) und somit Selbstständigkeit zu ermöglichen.

Während z. B. bei einer geburtstraumatischen Plexusparese, bei einer AMC oder anderen Formen der Missbildung, die Einschränkungen und Ausfälle sofort sichtbar sind, beobachtet man bei einer spastischen Bedrohung die Defizite bei sich entwickelnder Symptomatik spätesten zu Beginn des 2. Trimenons.

9.2.3 Posturale Entwicklung im 1. Lebensjahr als Grundlage für Befund und Therapie

Intrauterine Entwicklung

Unabhängig, ob es sich um eine periphere oder zentrale Problematik handelt, die Kenntnisse der posturalen Entwicklung im ersten Lebensjahr sind für den physiotherapeutischen Befund, das Analysieren der Abweichungen und Defizite, der Definition der Therapieziele sowie für die Beurteilung und Einschätzung des Therapieverlaufes unerlässlich.

Auf Bildern (u. a. Nilsson 1990) wird die die frühe Entwicklung und Differenzierung von Hand und Fingern sichtbar.

Schon 3–4 Wochen nach der Befruchtung kann man Armknospen erkennen. Dieses noch flossenartige Gebilde differenziert sich in den folgenden Wochen, so dass mit 12 Wochen schon fast von einer entfalteten Hand mit opponiertem Daumen gesprochen werden kann.

Ab der 12. SSW steht die Entwicklung im Zeichen von Wahrnehmung und Bewegung.

Ein genetisches Programm für Tastsinn, Gleichgewichtssinn und Eigenwahrnehmung ermöglicht es dem Kind, schon intrauterin Bewegungen durchzuführen, zu wiederholen, zu üben und diese zu »speichern«.

Nahezu zeitgleich mit der Differenzierung der Fingerstrahlen sind erste Synapsenbildungen im Gehirn zu erwarten. Die Strukturierung und Spezifizierung der entsprechenden Hirnareale über intrauterine Reaktionen auf Reize, Bewegungen und Handlungen beginnt.

Das Neugeborene kommt schon mit einem differenzierten, aber noch unreifen ZNS auf die Welt. Durch Wachstum von Synapsen, Dendriten und deren zunehmende Verknüpfung zu einem interneuronalem Netzwerk, nimmt das Gehirn in den nächsten Monaten (Jahren) deutlich an Größe zu. Entscheidend für diese Entwicklung sind aber u. a. adäquate und ungestörte Reize und Informationen aus der Umwelt.

Das Neugeborene verfügt über viele Fähigkeiten, die jetzt unter Schwerkrafteinfluss ein- und umgesetzt werden müssen.

Posturale Ontogenese im 1. Lebensjahr

- **Rückenlage**

Bei den Entwicklungsschritten in der posturalen Ontogenese beobachten wir in den jeweiligen Entwicklungsschritten altersentsprechende globale Muster, die in unmittelbarem Zusammenhang stehen. Extremitäten und Wirbelsäule bedingen sich bei jeder Fortbewegung.

Fortbewegung erfordert die Steuerung der Körperlage im Raum, die Aufrichtung gegen die Schwerkraft und eine zielgerichtete Beweglichkeit.

Im Folgenden wird der Fokus auf die Entwicklung der Fähigkeiten und Funktionen der oberen Extremität in Bezug auf Fühlen, Tasten, Greifen und Stützen gelegt. Der Bezug zur Wirbelsäule und der unteren Extremität wird nur begrenzt beschrieben.

Bei einem neugeborenen Kind sind die Oberarme dicht am Körper, die Unterarme flektiert, die Handgelenke ulnarduziert und die Daumen sind bei leichter Faust inkliniert. Bei plötzlichen Reizen reagiert das Kind in der Rückenlage im Ganzkörpermuster mit der **Moro-Reaktion**.

Ab der 6. Woche beobachten wir im Rahmen der motorischen Kontaktaufnahme die **Fechterstellung** (Gesell 1952), wobei die hinterhauptsseitigen Extremitäten in einer lockeren Beuge-, die gesichtsseitigen in einer lockern Streckhaltung sind.

Das globale Muster der **Hand-Hand-Koordination** (Betasten der Hände vor dem Körper) ist mit ca. 8 Wochen zu beobachten. Die Hände berühren sich, werden in den Mund gesteckt, kurz angeschaut. Voraussetzung für dieses Spiel mit den Händen ist ein altersentsprechender Haltungshintergrund von Wirbelsäule und Rumpf.

In den nächsten Wochen werden die Oberarme weiter vom Körper entfernt, Schultergelenke und Schulterblätter können zentriert gehalten werden, die Hände zeigen eine leichte Radialduktion, die Hände entfalten sich und der Daumen bewegt sich Richtung Opposition. Die Wirbelsäule ist in der Längsachse eingestellt, das Becken ist aufgerichtet und die Beine werden in einer alterstypischen Art »getragen«.

> **Voraussetzung für das Greifen ist die vollzogene Auge-Hand Koordination.**

Das erste gezielte Zugreifen erfolgt mit ca. 4,5 Monaten. Um einen Arm »isoliert« zur Seite zu bewegen und einen Gegenstand zu ergreifen, muss wiederum eine gute Steuerung von Axisorgan und Rumpf gegeben sein.

Bis 4,5 Monaten greifen die Kinder den angebotenen Gegenstand nur auf der Seite, auf der angeboten wird, danach ist ein Greifen über die Körpermitte möglich (»split brain«).

Mit 5 Monaten erwarten wir eine **Hand-Knie-Koordination** und Gegenstände werden zwischen den Händen gewechselt.

Über die **Hand-Fuß-Mund-Koordination** (6/7Monate) ist das Kind in diesem Alter in der Lage, seinen gesamten Körper zu ertasten und zu begreifen, also ein eigenes Körperbild zu entwickeln. Es kann sich vom Rücken auf den Bauch drehen, in der Bauchlage »kreiseln« und manche Kinder beginnen zu robben.

Bauchlage

Die Arme sind vermehrt in Henkelstellung. Dreht das Neugeborene seinen Kopf in der Bauchlage, so ist flüchtig ein Art Stütz auf Unterarmen oder Handwurzel zu beobachten.

Erst mit ca. 6 Wochen haben sich die Arme aus der Henkelstellung in Richtung Unterarmstütz bewegt. Die ulnare Duktion der Neugeborenenzeit hat sich aufgelöst, der Daumen wird nicht mehr inkliniert und durch das Ziel, etwas wahrzunehmen, zu erblicken und zu fixieren, kommt es zu der ersten **Aufrichtung auf den Unterarmen**.

Nach weiteren 6 Wochen, am Ende des 1. Trimenons, zeigt ein Großteil der Kinder einen **symmetrischen Ellenbogenstütz**.

Der Kopf kann frei außerhalb der Stützbasis gehalten und gedreht werden, die massive Beckenbeugehaltung hat sich aufgelöst.

Die Stützpunkte der oberen Extremität werden im Idealfall von den medialen Epikondylen der Humeri gebildet. Das Schultergelenk hat sich zentriert, d. h. in jedem Bewegungsabschnitt ist eine größtmögliche Kontaktfläche der Gelenkpartner möglich.

Eine erste Differenzierung bezüglich Stützen und Greifen beginnt ca. ab dem 5. Monat um Gegenstände außerhalb des Stützdreiecks (▶ symmetrischer Ellenbogenstütz) zu erreichen. Die Stützaktivität erfolgt auf den hinterhauptsseitigen Arm, hinterhauptseitigen Oberschenkel und gesichtsseitigem Knie und der gesichtsseitige Arm wird »frei« für eine isolierte Greifbewegung. Diese **Greifbewegung** ist von Dauer und Aktionsradius anfangs noch begrenzt.

Im **Handstütz**, mit 6 Monaten, ist die Hand entfaltet, der Daumen ist abduziert und ein Abstützen auf die entfalteten Hände ist möglich. Vojta bezeichnet den **Pinzettengriff** (7. Monate) als Startstufe der Feinmotorik. Zu dieser Zeit kann das Kind einen Gegenstand mit nur einer Hand ergreifen und diesen zwischen den Händen hin- und herwechseln. Das Gegeneinanderschlagen der Hände oder von Gegenständen ist möglich.

Ab Mitte des 8. Monats sind die Kinder in der Lage, den **Zangengriff** einzusetzen. Die Hand ist entfaltet. Daumen und Zeigefinger können sich in Abduktion und Flexion nähern und einen kleinen Gegenstang zwischen den Fingerkuppen greifen.

10./11. Monat: Die meisten Kinder können jetzt reziprok **krabbeln** und beginnen, sich an Gegenständen gehalten **aufzurichten**. Die Hand kann isoliert gedreht werden, erste **Handspiele** (Winke-Winke) sind zu beobachten, der Zeigfinger beginnt zu »zeigen«. Das Kind beginnt mit dem Löffel zu essen (**Werkzeuggebrauch**).

Diese grundlegenden feinmotorischen Fähigkeiten werden in den nächsten Monaten immer differenzierter.

Grenzsteine der Entwicklung (in Anlehnung an Michaelis)

15 Monate Das Kind kann zwei Bauklötze nach Zeigen oder Aufforderung aufeinander legen. Es will Schlüssel in Schlüssellöcher stecken und isst mit dem Löffel im Faustgriff.

18 Monate Das Kind gibt einen Gegenstand, den es festhält, auf Aufforderung wieder her, das heißt, es öffnet bewusst die Hand. Das Kind benutzt zum Erforschen, zum Ertasten oder auch zum Drücken auf Tasten bevorzugt den Zeigefinger. Komplexere feinmotorische Verrichtungen wie das Auspacken eines Bonbons gelingen.

2 Jahre Der Pinzettengriff mit Daumen und Zeigefinger gelingt sicher. Das Kind hält einen Malstift oder ähnliches mit den ersten drei Fingern fest, also mit »halber« Faust. Halte- und Arbeitshand prägen sich aus.

3 Jahre Das Kind kann Bücher einzeln durchblättern. Kleinere Dinge werden mit den Fingerkuppen gegriffen. Es kann Reißverschlüsse öffnen/schließen und Knöpfe zumachen.

4 Jahre Das Kind kann einen Malstift korrekt halten (mit den Spitzen der ersten drei Finger).

5 Jahre Das Kind kann mit einer Kinderschere gerade einer Linie entlang schneiden, es kann Großbuchstaben und erste kleine Dinge gezielt malen.

6 Jahre Das Kind hält einen Malstift oder Schreibstift genau wie ein Erwachsener.

9.2.4 Clinical Reasoning

Bei der physiotherapeutischen Behandlung können je nach Therapiezielen, Alter und Befund unterschiedliche Maßnahmen zum Einsatz kommen.

Im Rahmen der evidenzbasierten Medizin (EBM) wird immer wieder der Wirkungsnachweis durch entsprechende Studien gefordert. Dies erweist sich im Kinderbereich als sehr schwierig. Es fehlen gerade im ersten Lebensjahr Assessments, die auch qualitative Veränderungen berücksichtigen. Und es ist ethisch nicht vertretbar, Therapie gegen Nicht-Therapie zu vergleichen etc.

Durch die differenzierte Verlaufsdokumentation einer Behandlung lassen sich aber Parameter wie Veränderung der Beweglichkeit, der Kraft und der Funktionsverbesserung im Alltag beschreiben

Kinder sind keine kleinen Erwachsenen, daher unterscheidet sich die Therapie grundsätzlich von der bei erwachsenen Patienten. Bei Säuglingen und Kleinkindern stehen nonverbale Behandlungsformen auf neurophysiologischer Grundlage zur Verfügung: Bobath- und Vojta-Therapie. Es ist eine wichtige Aufgabe seitens der Therapeuten, die Eltern einfühlsam zu begleiten und herauszufinden, welcher Ansatz für sie und ihr Kind am besten ist.

Da die Therapie sich bei einem schweren Befund oft über mehrere Jahre hinziehen kann, ist es eine ständige Herausforderung, mit Geduld und Kreativität die Motivation und Kooperation zu erhalten.

Bei älteren Kindern können ergänzend oder alternativ weitere Interventionen zum Einsatz kommen, es gilt es immer wieder, in Spiel- und Alltagssituationen die betroffene Extremität hinsichtlich der Greif- und Stützfunktion zu fordern und zu fördern. Schubkarre, Bärenstand, schräge Ebene hoch und runter robben, mit und ohne Widerstand, Ziehen, Schieben, Klettern, Schaukeln, Handstand, Ballspiele – der Phantasie sind keine Grenzen gesetzt (◘ Abb. 9.1). Auch der Einsatz von Kinderfahrzeuge wie Laufrad, Dreirad, Bobby Car kann die Therapieziele unterstützen.

Gemeinsam mit Schulkind, Eltern und Arzt ist die **Therapiefrequenz** festzulegen, wobei eine regelmäßige Kontrolle unerlässlich ist. In Wachstumsschüben oder nach Krankheiten kann es immer wieder zu »Rückschritten« kommen. Der betroffene Arm wird nicht mehr »so häufig und so gut« eingesetzt, Kraft und Bewegungsausmaß werden weniger, Haltungsauffälligkeiten in Bezug auf Wirbelsäule und Schultergürtel treten auf. Mit einer kurzfristig hohen Behandlungsfrequenz müssen dann die strukturellen Befunde verbessert sowie das Hausprogramm kontrolliert, korrigiert und aktualisiert werden.

In der Erwachsenentherapie gibt es Studien, die den Effekt von aufgabenorientiertem Arbeiten, Trainingstherapie, repetitivem Üben, Shaping und der »constraint-induced movement therapy« (CIMT) (Taubsches Training) belegen. Für den Kinderbereich gibt es auch hier keine evidenzbasierten Arbeiten. Die Prinzipien der genannten Interventionen können bei älteren Kindern (Schulalter) aber sehr wohl zum Einsatz kommen. Anhand von Alltagstätigkeiten wird der Einsatz der betroffenen Extremität erarbeitet, es werden viele Wiederholungen »gefordert«, und die Anforderung wird gesteigert (**Shaping**).

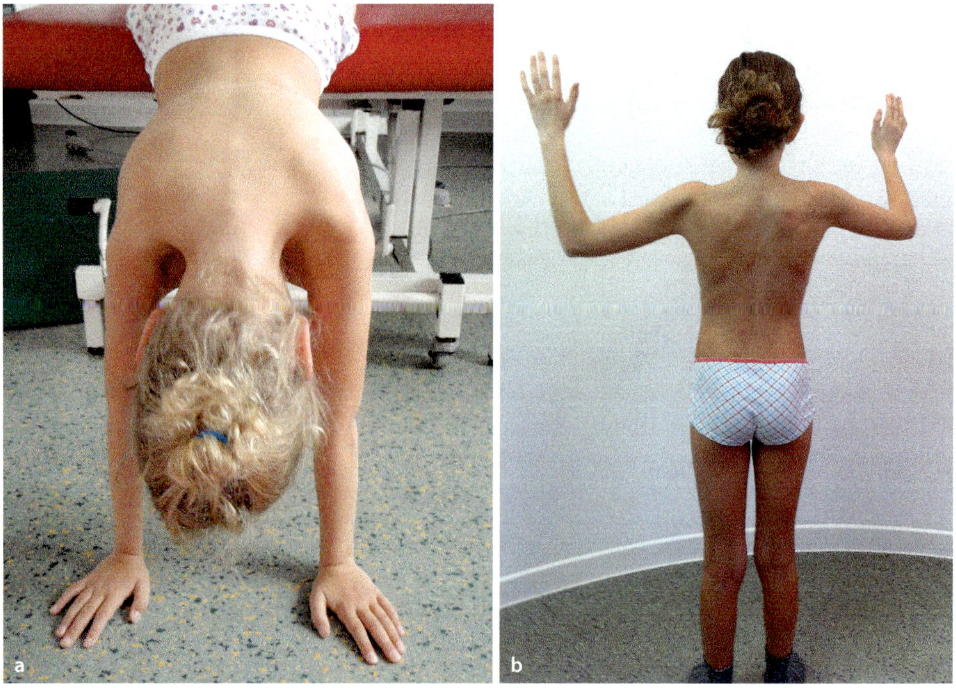

◘ **Abb. 9.1a,b** Dana, Plexusparese rechts. **a** Im Alter von 6 Jahren: Erarbeitung der symmetrischen Stützfunktion der Arme, unter Abnahme des Gewichtes der Beine (liegen auf dem Behandlungstisch) sowie Einstellung der Wirbelsäule in die Längsachse. Dana ist in der Lage, sich auf den entfalteten Händen abzustützen und die Ellenbogen zu strecken, was ihr links aber besser gelingt. Die noch vorhandenen Defizite erkennt man an der vermehrten Protraktion der rechten Schulter u. a. durch unzureichende Funktion der Außenrotatoren in Oberarm und Schulter sowie der eingeschränkten Adduktion der Skapula. Vergleiche Abstand Schulter–Hals rechts/links. **b** Im Alter von 12 Jahren: Prüfung der aktiven Schulterbeweglichkeit (Außenrotation) im Stand. Der rechte Oberarm ist vermehrt in Innenrotation, der rechte Unterarm sinkt in der sagittalen Ebene mehr nach ventral. Der gesamte rechte Arm bzw. die rechte Hand wirken schmächtiger. Die Funktion z. B. der Außenrotatoren der linken Schulter (s. »Loch«) ist leider auch nicht optimal. Erfreulicherweise keine skoliotische Abweichung in der Wirbelsäule

Bei **CIMT** geht man davon aus, dass das »Nichtnutzen« einer Extremität zu einem erlernten Nichtgebrauch (»learned non use«) mit entsprechenden kortikalen Auswirkungen führen kann. Unter der Therapie wird die nicht betroffene Hand über mehrere Stunden »immobilisiert«; sie wird in einen Handschuh gesteckt oder an den Körper gewickelt. Ohne eine leichte Handfunktionen sowie die Bereitschaft der Kinder zur Mitarbeit ist diese Intervention nicht möglich. Der Grundgedanke des Taubschen Trainings lässt sich aber auch in begrenztem Zeitraum im Alltag umsetzen, indem die nicht-betroffene Hand »geschickt« und spielerisch ausgeschaltet wird und so der Einsatz der betroffenen Extremität unumgänglich ist.

Es gibt Versuche, die unter der Behandlung verbesserten Funktionen mit einem entsprechend dem Befund angelegten **Kinesio-Tapes** zu unterstützen.

Der Einsatz der **Elektrotherapie** wird kontrovers diskutiert und kommt bei Säuglingen und Kleinkindern nicht zum Einsatz. Unterstützend gilt es für die Zukunft sicher vermehrt computergestütztes **Biofeedback-Verfahren** zu integrieren.

Eine große Herausforderung, auch aus therapeutischer Sicht, ist die Pubertät (◘ Abb. 9.2). Ein Fitness-Studio kann dann die Alternative zur Physiotherapie sein. Die Jugendlichen sollten so lange begleitet werden, bis sie eigenverantwortlich mit ihrer Einschränkung umgehen können.

Bei Verschlechterung der Körperhaltung sollte beim Schulkind das Sitzen im Unterricht, Blick zur Tafel hinterfragt werden.

Bis zum Wachstumsende sollten stützende Abläufe/Übungen vermehrt in den Alltag integriert werden, um so die nötigen Wachstumsreize zu geben und die zu erwartende Längendifferenz so klein wie möglich zu halten. Drohende Kontrakturen bedürfen der ständigen Kontrolle. Sekundärprobleme im Alter möglichst vermieden werden.

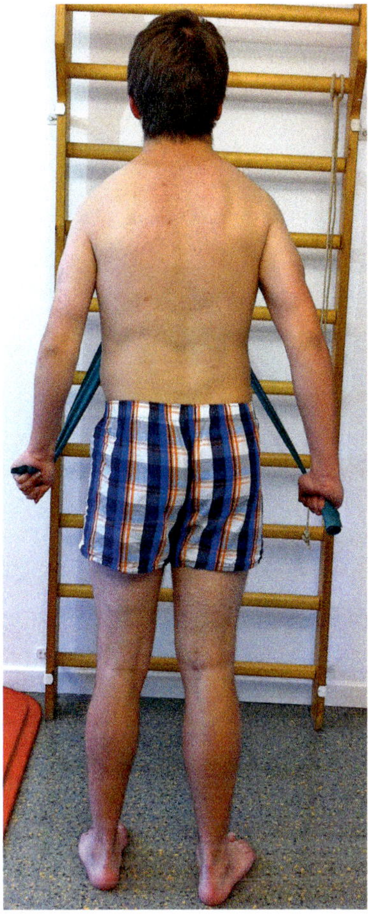

◘ **Abb. 9.2** Dennis, 19 Jahre, Hemiparese links. Anleitung zum Heimübungsprogramm: Im Alltag wird der betroffene Arm bzw. die betroffene Hand beim bimanuellen Hantieren oft nur als Hilfshand eingesetzt. Über das Theraband, das festgehalten werden muss, kann in verschieden Ausgangstellungen mit verschiedenen Stärken und durch unterschiedliche »Aufhängungen« die gesamte obere Extremität in allen Bewegungsrichtungen zum Einsatz gebracht werden. Kompensationsmechanismen im Rumpf müssen korrigiert werden

Auch bei schweren Verletzungen ist es das Ziel, eine alltagtaugliche Hilfshand zu erreichen.

Ein weiteres Aufgabenfeld der Physiotherapeuten ist die **Beratung von Kind und Eltern**. Es geht um Spiel- und Alltagssituationen im häuslichen Umfeld, der Kita und der Schule.

Sport Einseitige Sportarten sind zu vernachlässigen. Beidhändige Sportarten wie Ballspiele, Klettern, Schwimmen bieten sich an (◘ Abb. 9.3). Auch Inlineskaten und Skilanglauf machen Sinn, weil es hier automatisch zum reziproken Armeinsatz kommt. Im Vordergrund steht aber, dem Kind die Freude an der Bewegung, auch mit seinen möglichen Einschränkungen, zu vermitteln.

Musikinstrumente Wieder steht auch hier der beidhändige Einsatz im Vordergrund (Klavier, Flöte etc.). Auf Querflöte und Geige sollte ggf. verzichtet werden.

Bei allen Freizeitaktivitäten sollte es nie um »Höchstleistungen« gehen. Der Körper sollte nicht zu unphysiologischen Kompensationsmustern »gezwungen« werden.

Ansatz der Vojta-Therapie

Prof. Dr. Václav Vojta (1917–2000), Facharzt für Neurologie und Kinderneurologie, entwickelte die Vojta-Therapie und Vojta-Diagnostik.

Bei der Reflexlokomotion nach Vojta werden keine Funktionen geübt, sondern aus unserem angeborenen motorischen Programm werden Haltungs-und Bewegungsmuster gebahnt. Es kommt zu einer Aktivierung der gesamten Skelettmuskulatur und zu einer Ansprache unterschiedlicher Schaltungsebenen des zentralen Nervensystems.

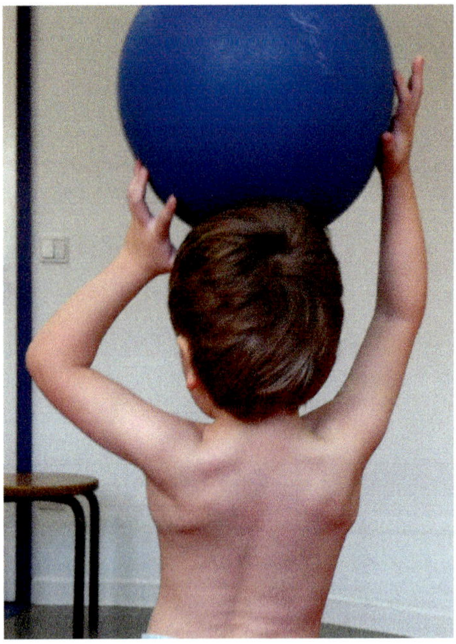

Abb. 9.3 Piet, 4 Jahre, Plexusparese links. Deutliche Einschränkungen des Oberarmes und der Schulter in Bezug auf Flexion, Außenrotation, Abduktion sowie fehlende Skapulaadduktion und Ellenbogenextension. Um den Ball beidhändig über den Kopf zu heben und zu werfen muss Piet im Rumpf in vermehrter Extension, Neigung und Rotation kompensieren. Es ist davon auszugehen, dass auch nach einer Operation bei einer schweren Plexusparese Funktionsdefizite bestehen bleiben. Um den Einsatz der betroffenen Extremität im Alltag zu erreichen, muss stets abgewogen werden, welche Kompensationsmuster zu tolerieren sind

Für das therapeutische Vorgehen stehen die Basislagen des menschlichen Körpers, Bauchlage (BL), Rückenlage (RL) und Seitlage (SL) zur Verfügung. Über das Auslösen von bestimmten Zonen, (angesprochen werden die Dehnungsrezeptoren von Muskeln und Sehnen, die Druckrezeptoren der Haut, die Rezeptoren der inneren Organe sowie z. T. auch die Gelenkrezeptoren), werden Bewegungsabläufe initiiert. Die erwähnten Zonen liegen am Rumpf sowie an den Armen und Beinen und sind, wenn sie in einer bestimmten Art und Weise stimuliert werden, der »Schlüssel« für das ZNS (bestehend aus Gehirn und Rückenmark) und seiner Fähigkeit für die »Steuerung« angeborener Bewegungsprogramme.

Die Informationsverarbeitung erfolgt zum Teil auf der Ebene des Rückenmarks sowie, über komplexe und differenzierte Umschaltungs- und Verteilungsvorgänge im afferenten Bahnensystem, in weiteren Abschnitten des ZNS, auch des Großhirns. So lassen sich auch die »nahen« und »fernen« Bewegungsantworten erklären. Diese »Programme« bilden u. a. die Grundlage dafür, dass der Mensch sich im 1. Lebensjahr über ganz bestimmte Haltungs- und Bewegungsmuster vom Liegen gegen die Schwerkraft zum Gehen aufrichten kann. Da diese Muster nicht bewusst steuerbar sind, hat Vojta sie als **Reflexlokomotion** bezeichnet.

Bei der Therapie kommen hauptsächlich zwei Komplexe zur Anwendung: Das **Reflexumdrehen** (R.U.) und das **Reflexkriechen** (R.K.). Sie beinhalten die drei nicht voneinander zu trennenden Fortbewegungskomponenten: Sicherung der Körperlage, Aufrichtung gegen die Schwerkraft, zielgerichtete Bewegung (Greif-Stützbewegung).

> **Die Vojta-Therapie hat das Ziel, angeborene Bewegungsprogramme zu aktivieren.**

Davon ausgehend, dass das gesamte ZNS und seine Nervenzellen über ein Netzwerk von Synapsen verbunden ist, soll über die Therapie ein Einfluss auf die Informationsverarbeitung der Synapsen (Zustand der Synapsen, Neubildung von synaptischen Übertragungsstellen, Reaktivierung ungenutzter Verbindungen) erreicht werden. Diese sollen zentral »gespeichert« werden, um sie somit auch in der Spontanmotorik zu nutzen (**Neuroplastizität**). Durch die Frühtherapie soll vermieden werden, dass sich abnormale Muster kortikal fixieren.

Die optimale Dosierung ist 4-mal täglich, wobei von einer Nachbahnung (effektiveres Übertragungsverhalten) von 4 h ausgegangen wird. Die Eltern werden im Rahmen ihrer Möglichkeiten angeleitet, die Therapie mit ihren Kindern durchzuführen, wobei eine engmaschige Begleitung, Anleitung, Hilfestellung und Korrektur seitens der Therapeuten unerlässlich ist.

Es werden über die Reflexlokomotion Voraussetzungen geschaffen, auf die andere Therapieformen (Frühförderung, Ergotherapie) ergänzend oder weiterführend aufbauen können (Basistherapie).

Ansatz der Bobath-Therapie

Die Physiotherapeutin Berta Bobath (1907–1991) und ihr Ehemann, der Neurologe und Kinderarzt Karel Bobath (1906–1991), entwickelten gemeinsam dieses Konzept.

Die Eltern haben auch bei der Bobath-Therapie eine wichtige Rolle. Die Elternkompetenz soll gestärkt werden. Eltern haben die Aufgabe, das therapeutische Vorgehen wenn möglich in den Alltag zu integrieren, die Eigenregulation des Kindes nicht zu stören (Hilfe zur Selbsthilfe) und die größtmögliche Selbstständigkeit zu »fordern«. Durch die Unterweisung im Handling werden die Eltern in die Lage versetzt, ihr Kind in allen Alltagssituationen (Hochnehmen, Tragen, Füttern etc.) physiologisch und altersgerecht mit ihrem Kind umzugehen.

Bei der Bobath-Therapie werden optische, akustische und taktile Reize gesetzt, um das Kind anzuregen, den betroffenen Arm einzusetzen. Dies kann aber nur gelingen, wenn schon eine Eigenaktivität da ist, der Arm zumindest gegen die Schwerkraft gehoben werden kann. Dabei

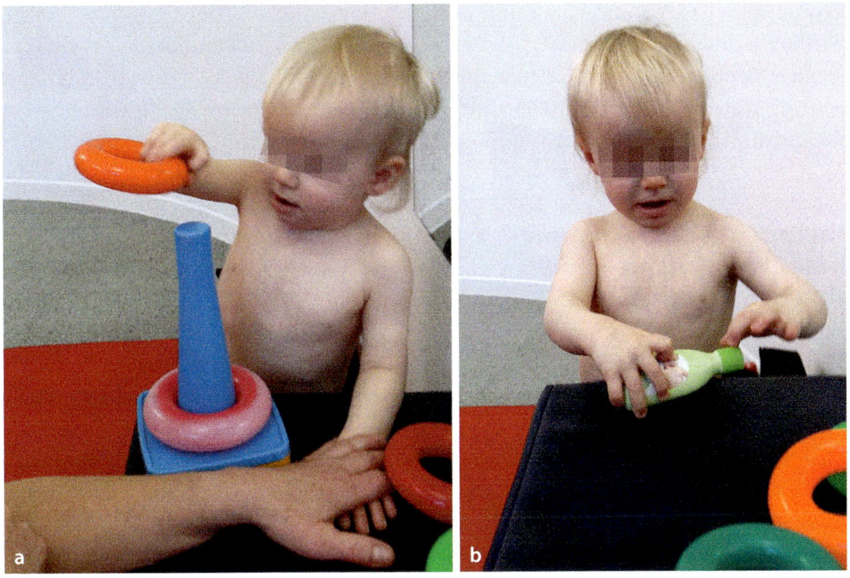

Abb. 9.4a,b Luca, 2 Jahr, Hemiparese rechts. Erarbeitung des Greifens, des Hantierens, der Auge-Hand-Koordination über entsprechende Spielmaterialien. Die nichtbetroffene Extremität wird »spielerisch fixiert«, um so die rechte Hand und den rechten Arm zu aktivieren. Erarbeitung des bimanuellen Handeinsatzes über interessante, kindgerechte und hinsichtlich der Größenverhältnisse geeignete Materialien

ist darauf zu achten, dass es nicht zu massiven Kompensationsmustern kommt.

Durch entsprechendes Handling werden beim Säugling die Übergänge Rückenlage → Seitenlage initiiert, um so einen Stütz auf dem betroffenen Schultergelenk anzubahnen. Liegt das Kind in Seitenlage auf der gesunden Seite, erleichtert u. U. eine Abnahme des Gewichtes das Agieren des betroffenen Armes durch Abnahme des Eigengewichtes.

In der Bauchlage muss auf eine gute Sicherung des Schultergelenkes geachtet werden, d. h. Humerus und Schultergelenk sind so zu positionieren, dass eine maximale Zentrierung des Gelenkes gegeben ist.

Das Anbahnen der Stützfunktion ist im Hinblick auf die Wachstumsanregung des betroffenen Armes und die für die Fortbewegung nötige Differenzierung von Stützen und Bewegen besonders wichtig Ausweichbewegungen in Protraktion und Innenrotation der Schulter sind nach Möglichkeit zu vermeiden.

Es gibt keine festgelegten Übungen im Bobath-Konzept. Die Therapie ist meistens in eine Spielsituation integriert, wobei diese immer wieder an das Entwicklungsalter und die jeweiligen Interessen angepasst werden muss (Abb. 9.4). Das Umfeld ist entsprechend zu gestalten.

Je nach Alter, Entwicklungsstand und Symptomatik ist es das Ziel, das Kind zu motivieren, eigene Strategien zur Bewältigung von »Aufgaben« zu entwickeln. Altersentsprechende und alltagsbezogene Aktivitäten sollen durchgeführt und möglichst variantenreich wiederholt werden. Über das Erlernen physiologischer Bewegungsabläufe wird die Handlungskompetenz und demzufolge die Selbstständigkeit erweitert.

Elemente aus den Prinzipien »hands off« und »hands on« kommen zu Einsatz.

- **Hands off**: Über alltagsorientierte Bewegungsanreize und -aufträge werden Bewegungsabläufe initiiert. Die anfangs kleinen Bewegungsabschnitte werden im weiteren Verlauf zu komplexen Bewegungsmustern »angebahnt« um darüber die z. B. Kopf-Rumpf-Kontrolle zu verbessern, Gewichtsverlagerungen zu provozieren und Gleichgewichtsreaktionen (Abstützreaktion) zu initiieren.
- **Hands-on-Behandlungstechniken** zur Inhibition (Hemmung), Stimulation (Förderung) und Fazilitation (Ermöglichung des Zusammenspiels von Nerven und Muskulatur) können bei Bedarf das aktive Bewältigen von Alltagssituationen erleichtern.

Umfang, Einsatz und Dauer dieser Techniken richten sich nach Alter, Befund sowie den kognitiven und motorischen Voraussetzungen des Kindes.

Ansatz manuelle Therapie

Über verschiedene Maßnahmen wird versucht, vorhandene oder sich entwickelnde Einschränkungen an einzelnen Gelenken und die daraus folgende Funktionsstörung zu beeinflussen. Die Behandlung der verschiedenen Strukturen hat somit nicht nur Auswirkungen auf das betreffende Gelenk, sondern auch auf die zentralnervöse Steuerung der entsprechenden Haltungs- und Bewegungsmuster.

Grundlegende Kenntnisse der Gelenkmechanik und der verschiedenen Regelkreise sind unerlässlich.

Aktive und passive Mobilisation der Gelenke und deren Umgebung sowie Weichteiltechniken stehen, auch als vorbereitende Maßnahmen, zur Verfügung.

9.2.5 Physiotherapeutisches Therapiemanagement am Beispiel einer frühkindlichen Plexusparese

Allgemeiner Umgang bei Kindern/Säuglingen mit einer Plexusparese

Säuglinge mit einer Plexusparese gehören zu den jüngsten Patienten in einer physiotherapeutischen Abteilung/Praxis. Neben der Physiotherapeutischen Therapie muss daher auch ein großer Schwerpunkt auf die einfühlsame Begleitung und Information der Eltern gelegt werden. Durch die oftmals lange und schwierige Geburt sind die Eltern massiv belastet, sie haben eine einschneidende Diagnose bekommen, deren Tragweite noch nicht abzusehen ist. Sie sind noch unsicher im Handling mit ihrem Neugeborenen, die Angst um den betroffenen Arm verstärkt dies zusätzlich.

Bei der Untersuchung und dem sich daraus ergebenden Handling müssen folgende Punkte bei einer Plexusparese besonders berücksichtigt werden.

- Ist das Schultergelenk muskulär gesichert oder besteht eine Luxationsgefahr?
- Ist die Epiphysenfuge intakt?
- Besteht ein Horner-Syndrom? (Misosis, Ptosis, Enophthalmus)
- Wie sieht die Atembewegung in Bezug auf Atemrichtung und -tiefe aus? (Phrenikusbeteiligung?)
- In welchen Bereichen kommt es zu Sensibilitätsausfällen (Selbstverletzungen)
- Gibt es Auffälligkeiten bei der Durchblutung, Hautbeschaffenheit (schlechter Heilungsverlauf)

Veränderungen in Folge von Atrophien und Kontrakturen werden erst im Verlauf sichtbar. Sie sollten aber von Anfang an dokumentiert werden. Umfangmessungen im Rechts-links-Vergleich, Winkelmessung aller betroffenen Gelenke, Photo-/Filmdokumentation der Spontanmotorik.

Die physiotherapeutische Untersuchung

In der Physiotherapie basiert die Untersuchung und Befundung auf 3 Säulen. Bei Säuglingen werden die Spontanmotorik, die Reflexe und Lagereaktionen beurteilt. Bei älteren Kinder können u. a. der Cookie-Test und der AHA zum Einsatz kommen.

Das **Assisting Hand Assessment** (AHA) – ein neues Testverfahren, um die Effektivität therapeutischer Interventionen darzustellen – misst und beschreibt, wie effektiv ein Kind mit einer unilateralen Bewegungsstörung die betroffene Hand (Assistenzhand) während der Ausführung bimanueller Spielsituationen einsetzt. Das AHA ist ein standardisiertes Testverfahren für Kinder mit Hemiplegie oder Plexusläsion im Alter von 18 Monaten bis 12 Jahren. Im Gegensatz zu den meisten Verfahren misst dieser Handfunktionstest nicht das abstrakte Leistungsvermögen auf Körperfunktionsebene.

Spontanmotorik

Es wird untersucht: Was macht das Kind bezüglich seiner sensomotorischen Entwicklung zu welcher Zeit und mit welcher Qualität. Es wird die Qualität und die Quantität der Bewegungsmuster beurteilt. Die Inhalte der posturalen Ontogenese im ersten Lebensjahr bilden dabei die Grundlage für die Beurteilung.

Die Spontanmotorik ist bei Kindern mit einer Bewegungsstörung der oberen Extremität sehr schnell von der jeweiligen Symptomatik beeinflusst, so dass bei fast allen Kindern »ähnliche« Abweichungen in Haltung und Bewegung zu erwarten sind.

▪ Rückenlage

Eine altersabhängige Körperlagesteuerung ist nicht möglich. Das Kind orientiert sich zur nicht-betroffenen Seite, es bildet sich am Hinterkopf eine asymmetrische Liegeglatze aus. Auch im weiteren Entwicklungsverlauf ist eine beidseitige Kopfdrehung nicht zu beobachten. Das Kind schafft es nicht, den Kopf in der Wirbelsäulenlängsachse einzustellen und zu halten, symmetrische und isolierte Augenbewegungen und Orientierung im Raum sind nicht möglich.

Der betroffene Arm liegt je nach Schädigung in Innenrotation mit Ellenbogenstreckung oder eng neben dem Körper oder in Ellenbogenbeugung auf dem Körper. Die Hand fällt bei der unteren Plexusparese in Plantarflexion, bei einer z. B. hemiparetischen Entwicklung erwarten wir eine feste Faust (◘ Abb. 9.5).

Die Entwicklung der Hand-Auge-, Hand-Mund-, Hand-Hand-Koordination ist gestört, was massive Auswirkungen auf die Entwicklung des gesamten Körperschemas sowie für die Entwicklung des Greifens hat.

Die Wirbelsäule ist konvex zur Gesichtsseite, die Beckenachse ist kranial und ventral zur Gesichtsseite hochgezogen, die Beine werden nicht gleichmäßig bewegt; häufig kommt es dadurch zu einer Hüftreifeverzögerung auf der betroffenen Seite.

Ganz gleich, ob es sich um eine zentrale oder periphere Problematik handelt: Hand-Mund- und Hand-Hand-Koordination werden nicht beobachtet, das seitliche Greifen bzw. ein Greifen über die Mitte sind auf der betroffenen Seite nicht möglich. Das Drehen auf den Bauch

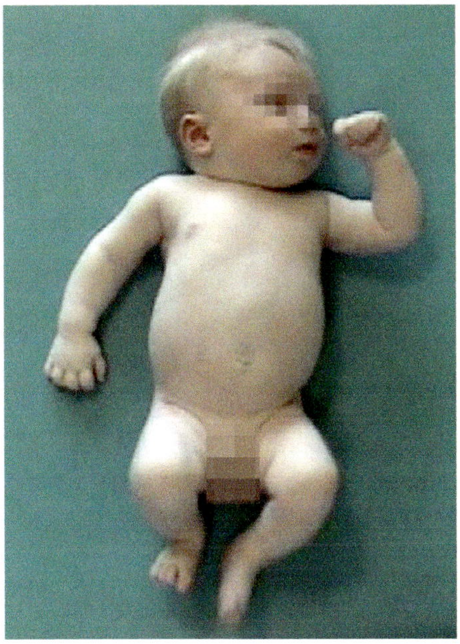

Abb. 9.5 Lennard, 4 Wochen, Plexusparese rechts. Typische Rückenlage eines Säuglings mit einer Plexusparese: Der betroffene Arm liegt je nach Schädigung mehr oder weniger »bewegungsarm« in Innenrotation mit Ellenbogenstreckung eng neben dem Körper. Die Hand fällt bei der unteren Plexusparese in Plantarflexion, die Finger sind gebeugt. Der Kopf ist überwiegene zur nicht betroffenen Seite gedreht (Gefahr einer Plagiozephalie) Die Wirbelsäule ist konvex zur Gesichtsseite, die Beckenachse ist kranial und ventral zur Gesichtsseite hochgezogen, die Beine werden nicht gleichmäßig bewegt. Häufig kommt es dadurch zu einer Hüftreifeverzögerung auf der betroffenen Seite

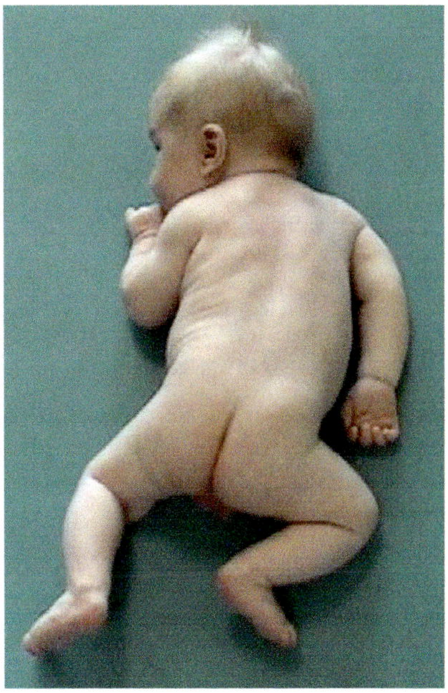

Abb. 9.6 Lennard, 4 Wochen, Plexusparese rechts. Typische Bauchlage eines Säuglings mit einer Plexusparese: Der Kopf ist zur nicht betroffenen Seite gedreht. Der Arm liegt nahezu unbeweglich neben dem Körper. Die betroffene Schulter ist überwiegend innenrotiert und protrahiert. Die Wirbelsäule weicht überwiegend analog zur Kopfdrehung ab. Die Hüfte der betroffenen Seite ist in Abduktion und Außenrotation eingeschränkt. Die Aufrichtung über die Arme ist massiv gestört. Der betroffene Arm kann aktiv nicht vor die Schulterachse geholt werden

erfolgt verzögert, teilweise mit Kompensationsmustern. Das Kind dreht sich in den meisten Fällen über die betroffene Seite, da der nicht betroffene Arm durch Greifen über die Mitte die Drehbewegung initiiert.

Bauchlage

Eine altersabhängige (altersentsprechende) Aufrichtung gegen die Schwerkraft ist nicht oder nur eingeschränkt möglich. Der Kopf ist zur nicht betroffenen Seite gedreht. Der Arm liegt nahezu unbeweglich neben dem Körper. Die betroffene Schulter ist überwiegend innenrotiert und protrahiert (Abb. 9.6).

Die Wirbelsäule weicht überwiegend analog zur Kopfdrehung ab. Die Hüfte der betroffenen Seite ist in Abduktion und Außenrotation eingeschränkt. Die Aufrichtung über die Arme ist massiv gestört. Der betroffene Arm kann aktiv nicht vor die Schulterachse geholt werden. Es sind somit weder ein Unterarmstütz, ein symmetrischer Ellenbogenstütz, ein Einzelellenbogenstütz noch ein Handstütz gemäß den Inhalten der posturalen Ontogenese möglich.

Das geistig wache Kind toleriert Bauchlage häufig nur kurz, da es durch die Bewegungsstörung massiv in Aufrichtung und Aktionsradius eingeschränkt ist. Es liegt vermehrt auf der betroffenen Seite, da es so zumindest mit der nicht betroffenen Hand etwas ergreifen kann. Die Wirbelsäule kommt in keiner Bewegungssequenz in die Mittelstellung, eine freie Streck- und Drehfähigkeit der Wirbelsäulensegmente kann nicht erwartet werden. Die weiteren Meilensteine können demnach auch nur mit Abweichungen erreicht und bewältigt werden.

Es ist schon erstaunlich, zu welchen Kompensationsmustern das geistig gesunde Kind in der Lage ist, wenn es etwas erreichen will. Die meisten Kinder mit einer Bewegungsstörung der oberen Extremität, kommen, wenn auch deutlich verzögert zu einer Fortbewegung, einer Art Robben und Krabbeln.

Diese Fortbewegung kann nie den Vorstellungen eines reziproken Fortbewegungsmusters entsprechen. Die Fortbewegung wird immer einseitig sein. Die Wirbelsäule wird immer asymmetrisch bleiben, die Schlüsselgelenke können keine Zentrierung erfahren (Abb. 9.7). Beim Robben liegt der betroffene Arm unter dem Körper, und das Kind zieht sich über den nicht betroffenen Arm nach vorne. Kopf, Wirbelsäule und Becken bleiben in einer

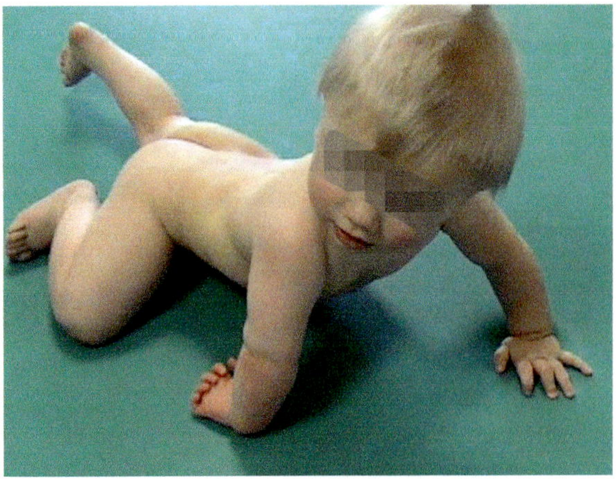

Abb. 9.7 Lennard, 9 Monate. Geistig wache Kinder sind auch mit einer Plexusparese bemüht, sich fortzubewegen und aufzurichten, sie kompensieren. Der rechte Arm bleibt in Innenrotation und Lennard übernimmt das Gewicht aufgrund der fehlenden Dorsalextension auf dem Handrücken. Eine für das Krabbeln adäquate Stütz-und Schrittfunktion des rechten Armes ist nicht möglich. Die Fortbewegung wird daher immer aysmmetrisch sein. Eine Zentrierung der Schlüsselgelenke der nicht betroffenen Extremitäten ist somit auch nicht möglich, die Wirbelsäule kann sich nicht in die Längsachse einstellen

Asymmetrie. Beim Krabbeln ist eine Gewichtsübernahme und somit Stütz auf die entfaltete Hand nicht möglich.

Den schrägen Sitz beobachtet man bei Kindern mit entsprechenden Störungen selten. Um in diese Position zu kommen, muss sich das Kind über die nichtbetroffene Arme hochstützen und auf ihm abstützen. Da die betroffene Hand nicht zum Spielen etc. zur Verfügung steht, bringt diese Position dem Kind keinerlei Vorteile und wird daher spontan nicht eingenommen.

Um in den Stand zu kommen, zieht sich das Kind über den nicht betroffenen Arm vom Kniestand über den Einbeinkniestand oder aber auch homolog an Gegenständen nach oben. In Abhängigkeit von der betroffenen Seite geschieht auch dies einseitig in Bezug auf Becken und untere Extremität.

Zur Einschätzung des Entwicklungsalters sowie der Ausprägung kommen bei dem physiotherapeutischen Befund weiterhin alle relevanten Primitivreflexe und Lagereaktionen zum Einsatz.

Primitivreflexe

Es erfolgt eine Prüfung ganz bestimmter Reflexe, die in einem bestimmten Alter in genau beschriebener Art und Weise vorhanden bzw. nicht mehr vorhanden sein müssen. Bei der Plexusparese liegt der Schwerpunkt auf Handgreifreflex, Muskeleigenreflexe und Lidschlussreflex (Reflex optico-facialis, ROF).

Lagereaktionen

Es wird die Fähigkeit des zentralen Nervensystems (ZNS) geprüft, auf Änderung der Körperlage adäquat und prompt zu reagieren.

Es stehen 7 Lagereaktionen zur Verfügung.

- Vojta-Reaktion
- Traktionsreaktion
- Peiper-Isbert-Reaktion
- Collis-horizontalis-Reaktion
- Collis-verticalis-Reaktion
- Landau-Reaktion
- Axillarhängereaktion

Die Auswirkungen einer Bewegungsstörung der oberen Extremität sind bei der Traktionsreaktion, dem Collis horizontalis und der Landau-Reaktion besonders deutlich zu beobachten.

> **Bei der Durchführung muss die Sicherung des betroffenen Schultergelenkes unbedingt berücksichtigt werden!**

Gelenkmessungen, Umfangmessung, Beurteilung von Sensibilität, Trophik und Durchblutung gehören selbstverständlich zum physiotherapeutischen Befund.

Die physiotherapeutische Therapie

Die Erfahrung hat gezeigt, dass bei einer Plexusparese die Vojta-Therapie, ergänzt mit Handling nach dem Bobath-Konzept und mobilisierenden Maßnahmen aus der manuellen Therapie, sehr effektiv ist.

Interaktion/Lagerung/Handling

Da die Plexusparese einen großen Einfluss auf die ganze Körperhaltung hat, kann auch die Interaktion von Kind und Mutter (Bezugsperson) beeinträchtigt sein. Dem Kind fällt es schwerer den Kopf in der Mitte zu halten, Blickkontakt aufzunehmen und mit den Eltern in Interaktion zu treten, sie anzulachen, mit ihnen zu kommunizieren. Um hier keinen Teufelskreis entstehen zu lassen, der Eltern und Kind massiv verunsichert (»mein Kind lächelt mich nicht an, was mache ich falsch«), muss früh informiert und den Eltern im Handling Möglichkeiten an die Hand gegeben werden, um den Kind zu helfen, seine Mitte zu finden und in Interaktion zu treten.

So kann das Kind z. B. in Rückenlage auf dem Wickeltisch liegen, die Beine sind in den Hüften angebeugt und liegen am Bauch der Mutter, die über dem Kind steht. Durch leichten flächigen Druck am Brustkorb wird dem Kind geholfen seine »Mitte zu finden« und den Kopf in der Längsachse einzustellen. Eine Blickfixation und somit Kontaktaufnahme wird in dieser Position erleichtert.

In den ersten Tagen wird der Arm in einer plexusentlastenden Lage ruhiggestellt, wobei man davon ausgeht, dass nach 7–10 Tagen das Ödem resorbiert ist.

Das Kind liegt in **Rückenlage**, die Schulter wird etwas unterlagert, der Unterarm liegt im rechten Winkel auf dem Bauch, die Hand befindet sich im Bereich des Bauchnabels. Mit einer Windel, einer Babysicherheitsnadel oder einem Klettverschluss kann der Ärmel am Kleidungsstück fixiert werden.

Sollte eine ausgeprägte »Fallhand« vorliegen, kann später eine zusätzliche Versorgung mit einer »Schiene« nötig sein. Beim kleinen Säugling kann diese aus Spatel und hautfreundlichen Tapes »gebastelt« werden. Die Hand wird somit in Mittelstellung gehalten, um Kontrakturen und Überdehnengen zu vermeiden.

Wenn das Kind tagsüber und nur unter Beobachtung (plötzlicher Kindstod) auf dem Bauch schläft, kann der Arm in Nullstellung neben dem Körper liegen.

Bei einem wachen Kind sollte man 4–6 Wochen mit der **Bauchlage** warten, da erst dann durch Gewichtsverlagerung nach kaudal mit einer Abnahme der Becken-Beugehaltung und einer beginnenden Aktivität der Schultergürtelmuskulatur zu rechnen ist.

Da das Kind nicht in der Lage ist, den betroffenen Arm in der Frontaleben nach vorne zu bringen, sind die Arme je nach Alter im Unterarmstütz (ca. 6 Wochen) und im symmetrischen Ellenbogenstütz (ca. 12 Wochen) zu positionieren, um so eine Stützfunktion anzubieten zu ermöglichen.

Liegt das Kind auf der **Seite,** sollte der betroffene Oberarm im rechten Winkel zum Rumpf vor dem Körper liegen, die Durchblutung des Armes muss beobachtet werden!

Auf der **nicht-betroffenen Seite** liegend kann der Arm am Bauch, seitlich auf der Hüfte oder auf entsprechendem Lagerungsmaterial in Augenhöhe des Kindes fixiert werden.

> **Generell ist die Seitenlage nur unter Aufsicht und nicht zu lange einzunehmen.**

Der Plexus darf im Handling und in der Therapie keiner unphysiologischen Dehnung ausgesetzt werden. Eine maximale Kontraktion der geschädigten Muskulatur ist zu vermeiden. In den ersten Wochen muss bei der täglichen Pflege (Waschen, Ankleiden etc.) unbedingt eine zusätzliche Dehnung des Plexus vermieden werden.

Die Halswirbelsäule soll nicht zur gesunden Seite geneigt, der betroffene Arm sollte beim Anziehen nicht nach oben, neben den Kopf, bewegt, die Abspreizung des Armes sollte vermieden werden, eine Rückwärtsbewegung des Armes darf nicht passieren.

Beim Anziehen wird der betroffene Arm zuerst in den Ärmel gesteckt, beim Ausziehen zuerst herausgezogen.

Beim Hochnehmen und Hinlegen wird das Kind über die nicht betroffene Seite genommen, so dass der Arm immer Kontakt mit dem Rumpf hat.

Vojta-Therapie

Die »Wirkorte« der Vojta-Therapie bei der Plexusparese decken gemäß der ICF-CY die Bereiche Struktur, Funktion und Partizipation ab. Durch die Nervenschädigung ist eine Willkürmotorik nicht oder nur eingeschränkt möglich. Die Behandlungsziele sind demnach:

- **Strukturebene:** Stimulation der nicht oder nur teilweise innervierten Muskulatur, Förderung der Reinnervation durch Aktivität, Verbesserung der Durchblutung, Vermeidung von Kontrakturen und Atrophien
- **Funktionsebene:** Erarbeiten einer Stützfunktion, um darüber u. a. das Längenwachstums zu beeinflussen, Vermeidung von Sekundärschäden wie z. B. lagebedingte Verformungen des Kopfes, Asymmetrie der Wirbelsäule, Hüftreifeverzögerung, Veränderungen des Schultergelenkes
- **Partizipationsebene:** Erreichung der Meilensteine der posturalen Ontogenese, zumindest quantitativ
- Integration der betroffenen Extremität in das Körperschema mit Transfer in die Spontanmotorik

Die Wirksamkeit der Vojta-Therapie bei diesem Krankheitsbild konnte auch elektrophysiologisch nachgewiesen werden. Bei einer Untersuchungsreihe (27 Kinder) im Kinderzentrum München (1984 – Dr. med. H. Bauer) wurden unter der Behandlung eine Zunahme der Innervationsfrequenz, eine Rekrutierung von Motoneuronen und eine Frequenzstabilisierung der aktivierten Motoneurone festgestellt.

Bei 22 Kindern wurde eine Innervationsverdichtung myographisch nachgewiesen. 12 Kinder konnte man als »geheilt« entlassen, 10 Kinder waren zur Veröffentlichung des Artikels noch in Behandlung, sie zeigten aber deutliche Funktionsverbesserungen und eine gute Hilfshand. Bei den restlichen Kindern kam es zu einem deutlichen Defektsyndrom, es gab auch elektromyographisch keinen Faszikulationsnachweis.

Im Follow-up konnten eine Zunahme der maximalen Willkürinnervation und eine Zunahme der Innervationsdichte bei Fazilitation nachgewiesen werden. Dieser Effekt war auch nach Beendigung der Therapie messbar.

Pizetti und Fredella (1984) berichten über eine Studie von 110 Kindern. 66 wurden mit herkömmlichen Therapieverfahren und 44 mit der Vojta-Therapie behandelt. Bei 75 % der Kinder, die die Vojta-Therapie erhielten, konnte eine gute Funktionsverbesserung festgestellt werden. Bei der Kontrollgruppe lag eine entsprechende Funktionsverbesserung dagegen nur bei 21 %.

Vorgehen Nach einer genauen Analyse der ausgefallenen oder in ihrer Funktion eingeschränkten Muskeln, werden in der Vojta-Therapie Ausgangstellungen (u. a. Bauchlage, Seitlage, Rückenlage) gewählt, in denen die betroffene Muskulatur angebahnt werden soll. Die Aktivierung geschieht dabei immer im Muster, da das ZNS keine Einzelmuskeln »kennt«.

Über unterschiedliche Zonenauswahl und Kombination (räumliche Summation) und Stimulationsdauer (zeitliche Summation) wird der betroffene Arm im Gesamtmuster in Stütz- oder Greif- bzw. Schrittfunktion aktiviert.

Unter der Therapie kommt es häufig zuerst zu vegetativen Reaktionen. Kleinste Faszikulationen der Muskulatur und Veränderungen der Haut (Gänsehaut, vermehrte Durchblutung, Schweiß) über aktivierten Muskeln und Muskelgruppen werden beobachtet und als ein erster Schritt der Innervation gewertet. Den Zielen Verbesserung der Durchblutung, Vermeidung und/oder Reduzierung von Kontrakturen und Atrophien sowie Beeinflussung des Längenwachstums wird somit Rechnung getragen.

Auch wenn in der Peripherie die Bewegung gar nicht oder nur unvollständig zu beobachten ist, wird davon ausgegangen, dass die zentrale Ansprache im Muster erfolgt und eine Integration bzw. Erhaltung der Funktion der betroffenen Extremität in das Körperschema erreicht wird. Legt man eine Regenerationszeit von 0,5–1 mm pro Tag zu Grunde, kann man bei einer inkompletten Schädigung nach ca. drei Monaten eine beginnende Innervation im Schultergürtelbereich erwarten.

Bei Dehnungsverletzungen sind unter der Therapie schon nach einigen Tagen, manchmal auch Wochen, Erfolge zu beobachten und eine völlige »Erholung« des Armes und seiner Funktionen ist mit dem Ende des 1. Trimenons (auch ohne Therapie) zu erwarten. Eine Therapie ist aber auch hier indiziert, um schon in der Erholungszeit einen »gewissen« Armeinsatzes zu provozieren, weitere Sekundärstörungen wie z. B. Symmetriestörung, lagebedingte Verformungen des Kopfes, skoliotische Veränderung der Wirbelsäule, Hüftreifeverzögerung zu vermeiden und die zentrale Repräsentanz zu erhalten.

Wenn nach 3 Monaten noch keine Aktivierung hinsichtlich Handfunktion und Ellenbogenbeugung zu verzeichnen ist, muss von einer schweren Schädigung ausgegangen werden und eine Spontanerholung ist nicht mehr zu erwarten. Eine chirurgische Intervention ist in diesem Fall indiziert. Eine Aufgabe der Physiotherapie ist es auch hier, zu beraten und die Eltern zu veranlassen, das Kind bei entsprechenden Experten vorzustellen, um eine Operationsindikation abzuklären bzw. den richtigen Zeitpunkt festzulegen.

Nach einer **Nervenwiederherstellung** und/oder Korrektureingriffen (Lösung von Kontrakturen) ist nach Abschluss der Wundheilung und Ruhigstellung wieder mit der aktivierenden und vorsichtigen mobilisierenden Therapie zu beginnen. Ziele und Schwerpunkte sind identisch mit denen vor der Operation.

Die zentrale Repräsentanz der betroffenen Extremität auf dem sensomotorischen Kortex muss so lange erhalten werden, bis eine Reinnervation und Reintegration erfolgt ist und aktive Spontanbewegungen zu beobachten sind.

Bei einer **Sehnen- oder Muskelverlagerung** sind die Kinder in den meisten Fällen schon älter. Es gelten auch hier die gleichen Prinzipien, die Möglichkeiten, Einfluss über die kognitive Ebene zu nehmen, kommen aber hinzu. Nach einer Ruhigstellung von ca. 6 Wochen steht die Integration der »neuen« motorischen und sensorischen Funktionen im Vordergrund. Das Ansteuern des Muskels in seiner nun veränderten Funktion (bezüglich Bewegungsrichtung und Muskelphysiologie) ist zu erarbeiten und in die Bewegungsabläufe zu integrieren. Solange das Kind noch keine »Idee« von der veränderten Funktion hat, sollte nur in der Muskelkette und ohne Aufträge gearbeitet werden. Steht die »neue« Funktion ansatzweise wieder zur Verfügung, können alle bekannten physiotherapeutischen Intervention in Bezug auf Koordination, Kraft und Bewegungserweiterung zum Einsatz kommen.

▪ Reflexkriechen in Bezug auf die obere Extremität

Der Lokomotionskomplex Reflexkriechen wird in der Bauchlage (Kopf 30° gedreht) aktiviert. Auch hier handelt es sich um ein Ganzkörpermuster, wobei im Folgenden der Fokus auf die obere Extremität und den Schultergürtel gelegt wird (▣ Abb. 9.8).

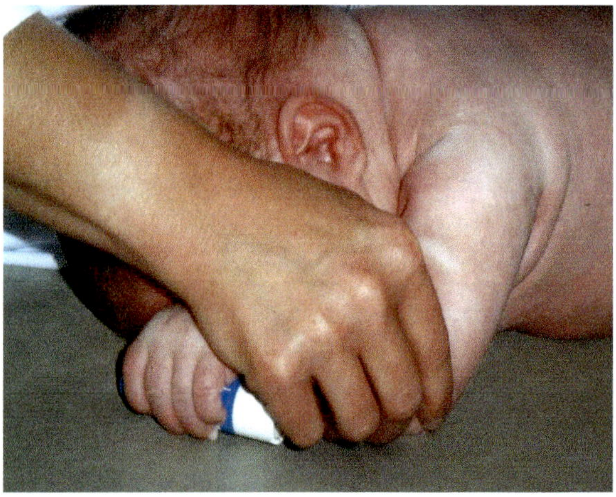

▣ **Abb. 9.8** Reflexkriechen, Aktivierung des Gesichtsarmes. Ausgangsstellung: Bauchlage, die Zone am medialen Condylus humeri wird aktiviert. Wir erwarten beim Gesichtsarm u. a. eine stützende und aufrichtende Funktion im Schultergelenk und eine lockere Beugung im Ellenbogengelenk mit Stützpunkt auf dem medialen Kondylus. Der Unterarm macht eine Pronationsbewegung, das Handgelenk wird dorsal extendiert und radial duziert, Abduktion der Mittelhandknochen und Faustschluss. Die Hände werden zum Greifen gebahnt

Im Bereich der oberen Extremität erwarten wir z. B. über dem Gesichtsarm eine stützende und aufrichtende Funktion im Schultergelenk. Die Schultergelenkspfanne bewegt sich drehend über den Humeruskopf, eine lockere Beugung im Ellenbogengelenk mit Stützpunkt medialer Kondylus soll aktiviert werden. Die Skapula wird in einer Mittelstellung gehalten und die Muskulatur dieses Wirbelsäulenabschnittes erfährt eine Wirkrichtung zum Punctum fixum Epicondylus humeri. Eine Dorsalextension und Radialduktion im Handgelenk mit Abduktion der Mittelhandknochen und Faustschluss gehören u. a. zu diesem Teilmuster. Die Hände werden zum Greifen gebahnt.

Um diese Bewegungsantworten zu aktivieren ist ein differenziertes synergistisches Zusammenspiel der gesamten Skelettmuskulatur erforderlich. Besteht auch nur teilweise eine neuronale Verbindung, werden die betroffenen Muskeln als Teil des Koordinationskomplexes mit aktiviert. Die bei der Plexus Parese nicht oder nur teilweise innervierten Muskeln werden in diesen Kontext integriert.

Auf dem hinterhauptseitigen Arm erwarten wir eine Schrittbewegung nach vorne. Die Schultergelenkspfanne ist dieses Mal Punctum fixum, der Arm Punctum mobile. Wir beobachten eine Drehbewegung der Skapula und eine Außenrotation, Abduktion und Flexion des Armes im Schultergelenk sowie eine Supination im Ellenbogengelenk. Im Handgelenk kommt es zu einer Dorsalextension und Entfaltung der Mittelhandknochen mit lockerer Streckung der Fingergelenke. Um dieses zu realisieren muss die entsprechende Muskulatur im Schulter, Ellenbogen und Handgelenk synergistisch aktiviert werden.

Auswirkungen der muskulären Dysbalance bei einer Plexusparese auf die Wirbelsäule werden unmittelbar sichtbar. Die Dornfortsätze der Brustwirbelsäule können nicht in Richtung des stützenden Arm eingestellt werden. So ist es mit einer Bewegungsstörung der oberen Extremität nicht möglich die gesamte Wirbelsäule physiologisch zu steuern und in seine Längsachse einzustellen. Dieses Defizit ist selbstverständlich an der Reaktion des Beckens sowie an der Reaktion der unteren Extremität zu beobachten.

▪ Reflexumdrehen in Bezug auf die obere Extremität

Die Haltungs- und Bewegungsmuster, die in dem Lokomotionskomplex Reflexumdrehen aktiviert werden, sind analog zu den Muskelspielen, die das Kind »einsetzt«, um aus der Rückenlage zum Krabbeln zu kommen, die Hände werden zum Stützen gebahnt – Muskelspiele, die wir weder bei einer oberen noch bei einer unteren Plexusparese beobachten können.

Das Lokomotionsmuster Reflexumdrehen 1. Phase wird in der Rückenlage durch Auslösen der Brustzone (Rippenzwischenraum 7.–8. Rippe) aktiviert, wobei der Kopf auch hier um 30° gedreht ist.

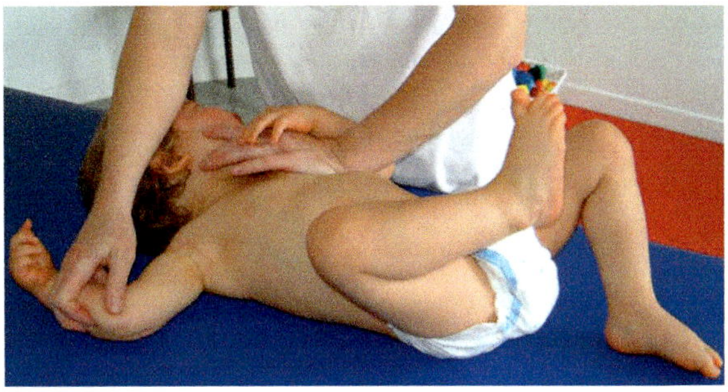

Abb. 9.9 Reflexumdrehen 1. Phase. Ausgangsstellung: Rückenlage, die Brustzone (Rippenzwischenraum 7.–8. Rippe) wird aktiviert, zusätzliche Stimulation am medialen Condylus humeri an der Hinterhauptsseite. Wir erwarten u. a. von dem hinterhauptseitigen Arm eine Bewegung in Richtung Henkelstellung. Das Ellenbogengelenk wird flektiert, das Handgelenk geht in Richtung Dorsalextension, die Hände öffnen sich, wobei sich die Mittelhand entfaltet und der Daumen abduziert wird

Wir erwarten u. a. von dem gesichtsseitigen Arm eine Bewegung über die Körpermitte und von dem hinterhauptseitigen Arm eine Bewegung in Richtung Henkelstellung (Abb. 9.9). Voraussetzung für diese Abduktions-, Außenrotation und Flexionsbewegung im Schultergelenk ist ein differenziertes Zusammenspiel u. a. der Arm-, Schulter-, Schulterblatt- und Rumpfmuskulatur bei entsprechender Einstellung der Wirbelsäule. Die Ellenbogen werden leicht gebeugt, die Hände öffnen sich, wobei sich die Mittelhand entfaltet und der Daumen abduziert wird. Die kinesiologischen Inhalte dieses Muster umfassen wieder die gesamten Körper und bedingen sich in ihrer Muskelfunktionsdifferenzierung. Störungen an der oberen Extremität beeinflussen somit automatisch die Steuerung des gesamten Haltungs- und Bewegungsmusters.

Manuelle Therapie

Da das Kind in seiner Spontanmotorik stark eingeschränkt ist, ist eine regelmäßige und rechtzeitige **Mobilisationstherapie** unerlässlich. In den ersten 3 Monaten muss streng darauf geachtet werden, dass der Plexus bei der Mobilisation nicht überdehnt wird.

Mit modifizierten und differenzierten Gelenk-und Weichteiltechniken aus der manuellen Therapie muss aber so früh wie möglich drohenden Kontrakturen an Schulter, Ellenbogen und Handgelenk entgegengewirkt werden.

Bei der **oberen Plexusparese** besteht durch ein Ungleichgewicht der Rotatorenmanschette (schwächer innervierte Außenrotatoren) die Gefahr einer Innenrotationskontraktur (M. subscapularis) im Schultergelenk. Diese sich entwickelnde Problematik muss von Beginn beobachtet und behandelt werden.

Das kleine Kind sollte dabei auf dem Rücken liegen und die Schulter wird, bei am Thorax anliegendem Ellenbogen, vorsichtig in die Außenrotation mobilisiert.

Mögliche Ausweichbewegungen (z. B. Seitneigung und Verdrehung der Brustwirbelsäule, Reklination und Seitneigung der Halswirbelsäule, Protraktion des Schultergelenkes) müssen vermieden werden.

Beim älteren Kind ist diese Mobilisation auch im Stand oder im Sitzen möglich, die Gefahr der Ausweichbewegungen nimmt aber zu.

Neben der funktionellen Problematik kann eine Innenrotationskontraktur langfristig zu einer dysplastischen Veränderung des Humeruskopfes führen; dies stellt eine gefürchtete Sekundärproblematik der oberen Plexusparese dar.

Durch eine Dysbalance (Kontraktur von M. teres major und M. latissimus, eingeschränkte Funktion des M. serratus anterior) kommt es bei jeder Flexions-und Abduktionsbewegung zu einem vorzeitigen Mitbewegen des Schulterblattes.

Bei der **unteren Plexusparese** muss unbedingt darauf geachtet werden, dass eine Kontraktur in Plantarflexion vermieden wird (**Fallhand**). Das Handgelenk muss in Dorsalextension mobilisiert werden, ein guter und kräftiger Faustschluss nur vollzogener Dorsalextension vollzogen werden kann (passive und aktive Insuffizienz). Das Ellenbogengelenk wird in Extension sowie Pro- und Supination mobilisiert. Die Beweglichkeit der Fingergelenke sowie die Opposition des Daumens müssen passiv erarbeitet und erhalten werden.

Eine Zunahme der Kontrakturen ist im Laufe der Zeit zu erwarten. Durch die muskuläre Dysbalance kommt es in der Spontanmotorik zu einem verstärkten Einsatz der noch innervierten Muskulatur. Eine Eigenmobilisation der betroffenen Gelenke durch den physiologischen Einsatz hinsichtlich Stützen und Greifen ist nicht oder nur eingeschränkt zu erwarten. Das realistische Therapieziel ist daher eher ein Minimieren als eine Vermeidung der Kontrakturen.

Die Behandlung einer Bewegungsstörung der oberen Extremität kann sich über viele Jahre hinziehen. Es ist gemeinsam mit Kind und Eltern zu entscheiden, wann und ob es Therapiepausen gibt.

Literatur

Ambühl-Stamm D (1999) Früherkennung von Bewegungsstörungen beim Säugling. Urban u. Fischer, München

Aschersleben G (2014) Erste Gedanken – Was im Kopf eines Säuglings vor sich geht. Gehirn und Geist Serie Kindesentwicklung 1: 50–55

Bahm J, Uphoff R, Mahler M (2010) Der geburtstraumatische Plexus brachialis Schaden. plexuskinder.de

Bauer H, Vojta V (1984) Behandlung der geburtstraumatischen Plexusparese. Sozialpädiatrie in Praxis und Klinik 11: 596–602

Biedermann H (2006) Manuelle Therapie bei Kindern. Elsevier, München

Hollenweger J. Kraus de Camargo O (2011) ICF – CY. Huber, Bern

Hüter-Becker A, Dölken M (2005) Physiotherapie in der Pädiatrie. Thieme, Stuttgart

Kienzle-Müller B, Wilke-Kaltenbach G (2008) Babys in Bewegung. Urban u. Fischer, München

Nilson L (1990) Ein Kind entsteht. Mosaik, München

Orth H (2011) Das Kind in der Vojta-Therapie. Elsevier, München

Pizzetti M, Fredella D (1984) Terapia Incruenta: Confronto Tra Metodo Tradizionale E Nuovo Metodiche Di Facilitazione Neuro-Musculari. Aulo Gaggi, Bologna

Rigos A, Engeln H, auf der Kampe J (2013) Das sensible Wunder. Geo Kompakt 34:77–86

Rosenkötter H (2012) Motorik und Wahrnehmung im Kindesalter. Kohlhammer, Stuttgart

Spitzer M (2003) Lernen Gehirnforschung und die Schule des Lebens. Spektrum, Heidelberg

Steding-Albrecht U (2003) Das Bobath Konzept im Alltag des Kindes. Ergotherapeutische Prinzipien und Strategien. Thieme, Stuttgart

Vojta P (2007) Das Vojta Prinzip. Springer, Berlin Heidelberg New York

Vojta V, Schweizer E (2009) Die Entdeckung der idealen Motorik. Pflaum, München

Wehr M, Weinmann M (2008) Die Hand. Werkzeug des Geistes. Spektrum, Heidelberg

Wilson FR (2000) Die Hand, Geniestreich der Evolution. Klett-Cotta, Stuttgart

Ergotherapie bei Kindern und Jugendlichen

A. Hägele

J. Bahm (Hrsg.), *Bewegungsstörungen der oberen Extremität bei Kindern*
DOI 10.1007/978-3-662-50426-0_10

10.1 Zeitgenössische Ergotherapie

Aufgrund von Einschränkungen im Alltagshandeln gehört die Ergotherapie sehr häufig zu den von Ärzten verordneten Heilmitteln bei Kindern und Jugendlichen mit einer Bewegungsstörung der oberen Extremität. Dazu zählen u. a. Kinder mit uni- oder bilateraler Zerebralparese, erworbenen Hemiparesen und Kinder mit Plexusparese.

> Ergotherapie unterstützt und begleitet Menschen jeden Alters, die in ihrer Handlungsfähigkeit eingeschränkt oder von Einschränkung bedroht sind. Ziel ist, sie bei der Durchführung für sie bedeutungsvoller Betätigungen in den Bereichen Selbstversorgung, Produktivität und Freizeit in ihrer persönlichen Umwelt zu stärken.

> Hierbei dienen spezifische Aktivitäten, Umweltanpassung und Beratung dazu, dem Menschen Handlungsfähigkeit im Alltag, gesellschaftliche Teilhabe und eine Verbesserung seiner Lebensqualität zu ermöglichen (DVE 08/2007).

Die aktuelle Sichtweise der Ergotherapie orientiert sich an Inhalts- und Prozessmodellen, welche den Gegenstand von Ergotherapie und das prozesshafte Vorgehen in der Behandlung beschreiben. Dabei bilden Klientenzentrierung, Betätigungsorientierung, Evidenz- und Kontextbasierung das Fundament. (le Granse et al. 2012).

Das Vorgehen innerhalb der Ergotherapie kann aufgeteilt werden in einen Prozess mit den Elementen Evaluation, Intervention und Outcome. Als ein Prozessmodell kann hier das **Canadian Practice Prozess Framework** (CPPF) genannt werden, welches den Behandlungsprozess in acht Schritte unterteilt (Townsend u. Polatajko 2007). Dieses Prozessmodell beschreibt das Vorgehen auf der Grundlage des Inhaltsmodells Canadian Model of Occupational Performance and Engagement (CMOP-E). Das **Assessment Canadian Occupational Performance Measure** (COPM), welches von einer kanadischen Arbeitsgruppe entwickelt wurde, wird sehr häufig in der Ergotherapie eingesetzt. Durch sein halbstrukturiertes Interview lässt es sich sehr gut zur Befunderhebung und Evaluation des Behandlungsprozesses einsetzen.

Es gibt eine Vielzahl anderer ergotherapeutischer Modelle, die von Ergotherapeuten eingesetzt werden können, eine Struktur im Behandlungsprozess bieten und Assessments empfehlen bzw. die Entscheidung über die Auswahl von geeigneten Assessments erleichtern können. Ein weiteres Prozessmodell ist das **Occupational Therapy Intervention Process Model** (OTIPM), ein Modell, dem ein klientenzentrierter, betätigungsbasierter Top-down-Ansatz zugrunde liegt und mit dem Assessments und Interventionen geplant und umgesetzt werden können (Fisher 2014).

Aufgrund der heute üblichen klientenzentrierten Sichtweise werden die Klienten und ihre Bezugspersonen aktiv in die Therapie miteinbezogen und gestalten den Behandlungsprozess mit den dazugehörigen Entscheidungen mit. Dies bezieht sich beispielweise auf die gemeinsame Vereinbarung der Therapieziele und wird auch dadurch deutlich, dass sich der Beratungsanteil innerhalb der Intervention vergrößert hat, damit der Übertrag in den Alltag gewährleistet wird und die Klienten/Bezugspersonen mehr Verständnis über Zusammenhänge erlangen.

Noch nie stand Therapeuten so viel Wissen wie in der heutigen Zeit zu Verfügung. Über das Internet und vor allem über die Recherche in Datenbanken (PubMed, Cochrane, LIVIVO, OTseeker u. a.) kann auf neuste Erkenntnisse aus internationalen Studien zugegriffen werden, diese müssen jedoch auf die Übertragbarkeit in den eigenen Kontext überprüft werden. Der Erkenntnisgewinn ist jedoch häufig hoch. Auch über andere Datenbanken wie die EBP Datenbank des Deutschen Verbandes der Ergotherapeuten e.V. (DVE) kann auf übersetzte Studienzusammenfassungen zugegriffen werden. Diese Datenbank ist einzigartig im deutschsprachigen Raum und wurde vom DVE in den letzten Jahren exklusiv für seine Mitglieder aufgebaut. Sie enthält weit über 2000 deutsche Zusammenfassungen von Studien aus der ganzen Welt. Beleuchtet werden Wirksamkeit, Effektivität, Kosten und Nutzen ergotherapeutischer und ergotherapierelevanter Interventionen (DVE 2015).

10.2 Ansätze in der Therapie

Kinder mit Bewegungsstörungen der oberen Extremität vermeiden es häufig, ihren betroffenen Arm bzw. ihren stärker betroffenen Arm einzusetzen. Bei Kindern mit unilateraler Zerebralparese wird dieses Phänomen »learned non use« genannt. Es liegt den Kindern oft näher, mit ihrem geschickteren Arm zu agieren, dabei setzen sie meist unreflektiert für sich möglichst ökonomische Strategien ein. Es kann natürlich sein, dass ein Kind auch nur mit dem Einsatz eines Armes selbstständig und geschickt im Alltag agiert. Warum sollte es also wichtig sein, dass das Kind beide Arme bzw. Hände einsetzt? Dafür gibt es einige Argumente. Unzählige Handlungen im alltäglichen Leben setzen den Einsatz beider Hände voraus; als Beispiele können Essen mit Besteck oder das Schließen des Reißverschlusses einer Jacke genannt werden. Es fällt oftmals auf, dass der betroffene Arm und die betroffene Hand deutlich kürzer und kleiner sind als der andere Arm, dies und die daraus resultierende Haltung im Rumpf können wiederum Einfluss auf das Wachstum der Wirbelsäule haben. Ein vermehrter Einsatz der betroffenen Hand als Assistenzhand kann das Wachstum in Arm und Hand anregen und sich auch günstig auf die gesamte Körperhaltung auswirken. Jugendliche berichten häufig, dass es sie stört, dass der Arm kürzer und die Hand kleiner sei. Mit zunehmendem Alter kommt es häufig dazu, dass die intrinsische Motivation steigt, Kinder und Jugendliche von sich aus ihre Schwierigkeiten im Alltagshandeln ansprechen und ihre betroffene Hand mehr im Alltag einsetzen möchten. Es fällt ihnen dann leichter, ihre Ziele konkret zu benennen, v. a. wenn sie bedeutungsvoll für sie sind.

Durch ein Konzept, welches schon früh im Kleinkindalter ansetzt, können oftmals Folgeerscheinungen und Sekundärschäden vermieden oder minimiert werden und die Kinder können somit schon früh lernen, beide Hände zu benutzen. Mittlerweile gibt es schon eine Reihe von Studien, die dies nachweisen und für eine frühe Intervention plädieren, damit es möglichst nicht zu einem erlernten Nichtgebrauch kommt (Nordstrand et al. 2015; Eliasson et al. 2011, 2014).

Ein Ziel in der Behandlung dieser Kinder sollte sein, von Anfang an den Einsatz beider Hände im Alltag anzuregen und einen bimanuellen Einsatz zu automatisieren.

Es gilt dabei durch gezielt eingesetzte Assessments und/oder einer Betätigungsanalyse die Schwierigkeiten und Fähigkeiten der Kinder im Alltag zu analysieren und ihnen nachfolgend gewünschte Betätigungen zu ermöglichen. Im Kleinkindalter sollten den Kindern alterstypische Spiele (nach den Interessen des Kindes) und Betätigungen ermöglicht werden, die Zielsetzung sollte in dieser Altersstufe nach der Befragung der Eltern, z. B. mit dem COPM, festgelegt werden. Bei einigen Kindern kann es als Ansatz in der Therapie auch wichtig sein, **Kompensationsstrategien** zu erarbeiten, um mehr Selbstständigkeit bei alltäglichen Verrichtungen zu erreichen. Der Einsatz von **Hilfsmitteln** oder eine Adaption der Umwelt kann auch eine Strategie sein, um zu mehr Selbstständigkeit im Handeln zu kommen. Einige Kinder weisen teils deutliche Ausweichbewegungen auf, teilweise kann auch die Sitzhaltung durch eine verminderte Haltungskontrolle im Rumpf unphysiologisch sein. Auch diese Begleiterscheinungen sollte innerhalb der Ergotherapie Beachtung finden.

Kinder mit einer Plexusparese können verschiedenste Einschränkungen aufweisen. Oftmals sind ihre Bewegungserfahrungen in den ersten Lebensjahren nicht vergleichbar mit denen gesunder Kindern. Meistens wird der betroffene Arm weniger benutzt, im Ansatz ist dies vergleichbar mit dem erlernten Nichtgebrauch bei Kindern mit unilateraler Zerebralparese. Auch diese Kinder können Abweichungen in der Entwicklung des Körperschemas zeigen. Genau wie die Einschränkungen durch die zentrale Parese hat dies Auswirkungen auf die Handlungs- und Bewegungsplanung. Ein weiterer Ansatz bei diesen Kindern ist die **Kräftigung gezielter Muskelgruppen** je nach Befund, Krankheitsbild und Einschränkungsgrad. Es sollte immer überprüft werden, ob eine Steigerung der Muskelkraft möglich ist, mit zunehmendem Alter können den Kindern/Jugendlichen sehr gut Eigenübungen vermittelt und angeraten werden.

Ein weiterer Bestandteil der ergotherapeutischen Intervention ist die **Anleitung und Beratung von Eltern und weiteren Bezugspersonen**. Diese Beratung bezieht sich oft auf Hilfsmittel und Anregungen zum Einsatz beider Hände im Alltag und beim Spielen.

Ergotherapie bei Kindern und Jugendlichen mit einer Bewegungsstörung der oberen Extremität sollte immer individuell an das Kind und seine Bedürfnisse angepasst sein. Ziel der Ergotherapie ist die größtmögliche Selbstständigkeit und Handlungsfähigkeit der Kinder im Alltag.

10.3 Geeignete Assessments und ihre Anwendung (Auswahl)

Beim Einsatz von Assessments ist zu hinterfragen, zu welchem Zweck und Ziel diese eingesetzt werden sollen. Sie sind jeweils gezielt auf die spezielle Fragestellung des Therapeuten, der Bezugsperson oder auch des Arztes einzusetzen. Dabei gilt als Grundsatz, möglichst standardisierte und validierte Assessments einzusetzen, wenn vorhanden mit deutscher Normierung. Diese sind aber nicht immer zugänglich bzw. einsetzbar, da die Durchführung bestimmter Assessments eine zertifizierende Fortbildung voraussetzt. Dieser Aufwand lohnt sich oft erst dann, wenn das Assessments in der praktischen Tätigkeit häufig zum Einsatz kommt. Es kann auch, je nach Fall, sinnvoll sein, das Kind zur Diagnostik in einem Sozialpädiatrischen Zentrum (SPZ) vorzustellen, wo häufig Assessments angewendet werden. Es ist auch möglich, Selbstbeurteilungsinstrumente wie Fragebögen, Interviews und Checklisten einzusetzen. Der DVE gibt auf seiner Internetseite einen sehr guten Überblick über die gängigen Assessments und deren Zielgruppen (www.dve-info.de). Ergänzend kann eine Video- und Photodokumentation zur Befunderhebung und Evaluation empfohlen und herangezogen werden.

10.3.1 Assessments für Kinder mit unilateraler CP oder Plexusparese

Assisting Hand Assessment (AHA; www.ahanetwork.se)

Das AHA wurde 2003 von Krumlinde-Sundholm et al. am Karolinska-Institut in Schweden entwickelt. Der Zweck des AHA ist zu messen und zu beschreiben, wie effektiv Kinder mit einer unilateralen Beeinträchtigung ihre Assistenzhand bei bimanueller Betätigungsausführung einsetzen. Dieser Handfunktionstest misst die tatsächliche Performanz auf Aktivitätsebene und nicht das abstrakte Leistungsvermögen auf Körperfunktionsebene. Es wird derzeit für Kinder von 18 Monaten bis 12 Jahren mit Hemiparese, unilaterale Zerebralparese oder Plexusläsion eingesetzt.

Es wird im Rahmen einer halbstrukturierten Spielsituation mit vorgegebenem Spielmaterial durchgeführt. Die Auswertung ist standardisiert, als Ergebnis erhält man eine Exceldatei mit der Itemhierarchie und dem individuellem Profil des Kindes. Es wird dann deutlich wo das Kind in dieser Itemhierachie steht und wie effektiv es seine Hand bei bimanuellen Spielangeboten einsetzt. Mit dem Ergebnis kann man analysieren, welche Fähigkeiten das Kind ggf. noch braucht oder welche gestärkt werden sollten, damit das Kind eine effektivere Assistenzhand entwickelt. Das AHA ist standardisiert und valide, es erfasst die Performanz des Kindes im Einsatz seiner Assistenzhand. Damit ist es nutzbar zur Planung, Durchführung und Evaluation einer aktivitätsorientierten Therapie. Mit dem Assessment kann die Effektivität therapeutischer Interventionen darstellt werden. Voraussetzung zur Durchführung des AHA ist ein 2,5-tägiger Zertifizierungskurs. Im Jahr 2016 wurde die Altersstufe im AHA erweitert. Jugendliche von 12–18 Jahre werden dabei beobachtet, wie sie ein oder zwei standardisierte Alltagsaktivitäten ausführen (ein Geschenk einpacken und/oder ein Sandwich machen) oder sie spielen ein kurzes Strategiespiel (Romein 2015). Somit schließt sich eine Lücke und auch bei dieser Altersstufe kann eine standardisierte Erhebung erfolgen.

Mini-AHA

Der Mini-AHA misst und beschreibt wie der AHA die Performance des Einsatzes der betroffenen Hand bei bimanuellen Spielhandlungen. Es evaluiert Veränderungen über die Zeit und unterscheidet zwischen Kindern mit unilateraler Bewegungseinschränkung im Alter von 8–18 Monaten mit unterschiedlichen Einschränkungsgraden. Dabei unterstützt es die Planung klinischer Interventionen (Graeves u. Krumlinde-Sundholm 2014). Weitere Veröffentlichungen für andere Altersstufen sind geplant, z. B. der AHA-ad Stroke. Auch für dieses Assessment ist ein Kurs mit Zertifizierung Voraussetzung.

Children's Hand-use Experience Questionnaire (CHEQ; www.cheq.se)

Der CHEQ ist ein Online-Fragebogen; dieser erfasst die Erfahrungen der Kinder im Umgang mit ihrer betroffenen Hand bei Aktivitäten, die normalerweise beidhändig durchgeführt werden (Sköld et al. 2011). Eltern und/oder das Kind beantworten Fragen zu 29 typischen beidhändigen Alltagaktivitäten. Er ist konzipiert für Kinder und Jugendliche von 6–18 Jahren mit einer funktionellen Einschränkung einer Hand, z. B. bei Hemiparese oder unilateraler CP. Er dient dem Zweck, Ziele für die Behandlung zu definieren und die Effekte der Behandlung zu evaluieren. Der abschließende Bericht nach Durchführung des Fragebogens zeigt auf zwei Seiten, wie die Kinder und Jugendlichen diese typischen Aktivitäten bewältigen und gibt Aufschluss über den Einsatz der Assistenzhand. Es ist sehr empfehlenswert, da es kostenlos ist und einen guten Überblick über die Ausführung von typischen Alltagshandlungen bietet. Seit kurzem wird er ergänzt durch den Mini-CHEQ für die Altersstufe 3–8 Jahre (www.cheq.se/miniquestionnaire).

Manual Ability Classification System (MACS; www.macs. nu)

Das MACS ist eine Klassifikation der manuellen Fähigkeiten für Kinder mit Zerebralparese im Alter zwischen 4–18 Jahren (Elliason et al. 2006). Das MACS klassifiziert, wie Kinder mit Zerebralparese ihre Hände im täglichen Objektgebrauch benutzen. Es ist eine funktionelle Beschreibung, die dazu dient, die Diagnose der Zerebralparese mit ihren Subtypen zu ergänzen. Es beurteilt die allgemeine Fähigkeit des Kindes bezüglich des Gebrauchs alltäglicher Objekte, dabei berücksichtigt es nicht die Seitenunterschiede in der Handfunktion. Es ist kostenlos, einfach anwendbar und bietet eine gemeinsame Sprache für alle Berufsgruppen, die sich mit dem Kind befassen.

10.3.2 Weitere Assessments (diagnoseübergreifend)

Canadian Occupational Performance Measure (COPM)

Das COPM beruht auf dem Canadian Model of Occupational Performance and Engagement (CMOP-E) (Townsend u. Polatajko 2007). Es wurde 1990 in Kanada erstmals veröffentlicht, in Deutschland wurde die erste Übersetzung 1998 veröffentlicht (George et al. 2009). Seit 2007 gibt es die adaptierte Version des COPM für Grundschulkinder im Alter von 6–10 Jahren, das COPM a-kids (Gede et al. 2007). Bei Kindern bis zum 6. Lebensjahr werden hauptsächlich die Eltern befragt.

Das COPM ist ein halbstandardisiertes Interview und misst die Betätigungsprobleme (Occupational-Performance-Probleme) auf der Ebene Aktivität und Teilhabe nach der ICF. Es ist ein klientenzentriertes und betätigungsbezogenes Assessment, welches sich auf typische vom Kind genannte Betätigungen bezieht, Betätigungsprobleme erfasst und deren Zielerreichung überprüft. Es hat eine hohe Validität und Reliabilität, und dient hauptsächlich der Befunderhebung und Evaluation.

Pediatric Evaluation of Disability Inventory (PEDI)

Das PEDI wurde von Haley et al. 1992 in den USA entwickelt. Es ist ein Untersuchungsverfahren zur Messung der Fähigkeiten und Leistungen in den Bereichen Selbstversorgung, Mobilität und soziale Funktionen. Erfasst werden auch die Unterstützung durch Bezugspersonen sowie die Häufigkeit und Art benötigter Hilfsmittel. Es kann eingesetzt werden für Kinder von 0;6–7;6 Jahren, evtl. auch bei älteren Kindern wenn Verzögerungen vorliegen. Es ist geeignet für viele Diagnosegruppen.

Die Eltern oder Bezugspersonen werden schriftlich und mündlich befragt. Es ist gut einsetzbar von multidisziplinären Teams, aber zauch von Ergotherapeuten in Praxen, die mit körperlich und geistig behinderten Kindern arbeiten. Es ist valide und zuverlässig, für Befunderhebung und Evaluation einsetzbar und hat einen Bezug zur ICF. Es ist ein international anerkanntes Assessment, die deutsche Übersetzung und Überarbeitung von Schulze und Page ist im Jahr 2014 erschienen.

Goal Attainment Scale (GAS)

Die GAS wurde 1968 von Kiresuk und Sherman entwickelt, ursprünglich für die Psychiatrie, später wurde sie auch in der Rehabilitation eingesetzt (Schädler 2006).

Die Skala ist ein halbstandardisiertes Verfahren, welches sich sehr gut zur Zielformulierung und zur Evaluation des Therapieverlaufes einsetzen lässt. Individuelle Ziele des Klienten und des Therapeuten lassen sich damit messen. Diese Ziele können Aktivitätsziele, strukturelle/funktionelle Ziele oder Teilhabeziele sein, sie können qualitativ oder quantitativ sein. Die Ziele sollten möglichst konkret formuliert werden, damit sie überprüfbar sind. Die GAS lässt sich individuell anpassen und orientiert sich an den Zielen der Kinder und Jugendlichen. Sie ist ein zuverlässiges, empfindliches und aussagekräftiges Assessment.

Pädiatrisches Ergotherapeutisches Assessment & Prozessinstrument (PEAP)

Das PEAP besteht aus zwei Elementen. Das erste Element ist ein standardisiertes Assessment für die kindliche Betätigung (Kraus et al. 2015). Der Betätigungsstatus eines Kindes in seiner Altersgruppe wird aus unterschiedlichen Perspektiven erfasst und gemessen. Das zweite Element ist ein Prozessinstrument, welches den ganzen therapeutischen Prozess unterstützt. Das Prozessinstrument lässt sich nach Bedarf in Teilen oder vollständig nutzen. Das Assessment ist standardisiert und basiert auf 15 alterstypischen Betätigungsfeldern. Es ist zurzeit für Kinder zwischen 5;0 und 8:11 Jahren konzipiert. Neu ist, dass dieses Assessment mehrere Klientenperspektiven und die Therapeutenperspektive zusammenfasst. Verschiedenste Aspekte von Betätigungen im Bezug zur Umwelt werden standardisiert und systematisch erfasst (Romein et al. 2015). Beide Elemente unterstützen den klientenzentrierten und betätigungsorientierten Ansatz in der Ergotherapie. Für den praktischen Einsatz wird eine Fortbildung empfohlen.

10.4 Therapiekonzepte und -interventionen (Auswahl)

10.4.1 Therapiekonzepte

Therapie nach dem Bobath-Konzept

»Das Bobath-Konzept setzt ein fundiertes Wissen der Komplexität von Entwicklung und Entwicklungsstörung sowie zentraler Bewegungsstörung ebenso voraus wie das umfassende Können, die Individualität der Patienten differenziert wahrzunehmen und therapeutische Problemlösungen zu erarbeiten, welche die Aktivitäten und die Partizipation der Patienten in ihrem sozialen Kontext fördern. Dazu gehört auch die Antizipation und Prävention typischer sekundärer Komplikationen« (Gemeinsame Konferenz der Deutschen Bobath-Kurse 2014).

Innerhalb der Bobath-Therapie steht das Kind mit seinen individuellen Fähigkeiten und Schwierigkeiten im Kontext seiner individuellen Lebenswelt im Zentrum. Das Ziel der Therapie ist, die Kinder und Jugendlichen in ihrer Autonomie, ihrer Entwicklung und Rehabilitation zu unterstützen und sie somit zu mehr Partizipation und Eigenaktivität zu befähigen. Ein professionelles Arbeiten mit dem Konzept bedeutet die kompetente Anwendung spezifischer Methoden und Techniken. »Das Bobath-Konzept verpflichtet zu Interdisziplinarität des professionellen Handelns und zum kontinuierlichen Lernen. Stetige Erkenntnissuche und konzeptionelle Weiterentwicklung sind integraler Bestandteile des Bobath-Konzepts« (Gemeinsame Konferenz der Deutschen Bobath-Kurse 2014).

Sensorische Integration nach J. Ayres

Da Kinder und Jugendliche mit einer Bewegungsstörung der oberen Extremität, je nach Befund und Einschränkungsgrad, auch sensorische Auffälligkeiten oder Auffälligkeiten in der Wahrnehmungsverarbeitung aufweisen können, kann ggf. auch der Ansatz der sensorischen Integrationstherapie indiziert sein.

10.4.2 Interventionen

Hemi-Intensivtherapie

In den letzten Jahren wurden in der Literatur zahlreiche Ansätze für eine Intensivtherapie bei Hemiparese veröffentlicht und bekannt. Aufgrund der zahlreichen Studienergebnisse ist es möglich, sich ein umfassendes Bild über die verschiedensten Programme, ihre Indikationen und ihre Einsatzmöglichkeiten zu machen. Es kann sinnvoll sein, anstelle oder begleitend zu regelmäßiger Therapie ein Intensivprogramm durchzuführen, auch bei Kindern mit Plexusparese macht dieses Vorgehen Sinn. Wichtig ist, die Indikation für diese Therapieform zu überprüfen. Es sollte möglichst eine realistische individuelle, betätigungsorientierte Zielsetzung bestehen.

Constraint-induced movement therapy (CIMT)

Die wichtigsten Merkmale von CIMT sind die Einschränkung der weniger betroffenen Hand z. B. mit einem Handschuh oder einer anderen Form von Restriktion (Bandage, Schlinge, Cast oder Schiene) und die intensive Praxis, ein intensives Üben. Es gibt verschiedene Arten von CIMT, die jeweils in Studien genauer beschrieben werden, z. B. ist modified CIMT (Elliason 2011) eine kindfreundliche Variante. Es ist durch Studien bewiesen, dass CIMT effektiver ist als das übliche Vorgehen, aber nicht unbedingt besser als ein strukturiertes bimanuelles Training. Alle Arten von CIMT haben einen positiven Effekt gezeigt (Sakzewski et al. 2011). Aus den neueren Studienergebnissen ist zu entnehmen, dass die Dosierung (bezogen auf die Länge der Intervention und Therapiedauer am Tag) nicht mehr so hoch ist wie in früheren Jahren. CIMT beinhaltet das repetitive Üben von Bewegungen und Aktionen mit der betroffenen Hand, es zielt dabei rein auf die unimanuelle Kapazität ab. Wenn das Kind bereits einen spontanen Gebrauch der betroffenen Hand zeigt ist zu überlegen, ob ggf. ein bimanuelles Training gewählt werden sollte (Hoare 2014).

Bimanuelles Training (»bimanual upper limb therapy«)

Ein bimanuelles Training (BIT) ist nicht neu, es ist bis jetzt aber noch nicht ausreichend definiert worden (Hoare 2010). Konventionelle Ergotherapie beinhaltet typischerweise einen bimanuellen Ansatz. Das BIT beinhaltet Komponenten des motorischen Lernens und auch kognitiv basierter Theorien (Hoare 2010). Der Therapeut ist der Lehrer, der Fokus liegt eher bei der Aufgabe und der Umwelt und weniger bei den Bewegungen. Die Prinzipien sind aktives Problemlösen, Wiederholung und Herausforderung. Eine Form des BIT ist das **hand-arm bimanual intensive training (HABIT)**, welches in mehreren Studien inhaltlich beschrieben wird. Im Gegensatz zu CIMT sorgt HABIT für ein intensives Training der bimanuellen Koordination. Es benutzt einen zielgerichteten, aktivitätsbasierten Rahmen unter Einsatz der Prinzipien des motorischen Lernens. Dabei fördern spezifische praktische Aufgaben die Problemlösung (Sakzewski et al. 2011).

»Goal directed training«

Ein zielgerichtetes Training kann ab 5 Jahren eingesetzt werden, wenn konkrete Ziele formuliert werden können. Es ist ein typischer Top-down-Ansatz mit der Devise »you learn what you practice«. Dabei findet ein aktives Problemlösen statt, z. B. muss, wenn ein Kind lernen möchte, sich die Schuhe zu binden, dies konkret analysiert und erarbeitet werden. Wichtig ist, dass die Ziele vom Kind benannt werden und somit eine intrinsische Motivation besteht. Die Ziele sollen bedeutungsvoll für das Kind in seinem Lebenskontext sein. Die Prinzipien des zielgerichteten Trainings sind die Adaptation der Aktivität, unterstützende Hinweise (physisch, verbal, …) und die repetitive Praxis zum Festigen und Automatisieren der Aktivität (Hoare 2014).

Mittlerweile gibt es eine Vielzahl evidenzbasierter therapeutischer Interventionen bei Kindern mit unilateraler Bewegungseinschränkung, aus denen ausgewählt werden kann, es gibt auch Hybridformen, d. h. Kombinationen von einzelnen Ansätzen und auch »home programms« werden beschrieben. Bei der Auswahl sind verschiedene Aspekte zu berücksichtigen, wie z. B. das Alter des Kindes. Eine Metanalyse kommt zu dem Ergebnis dass intensive, tätigkeitsbezogene, zielgerichtete Interventionen (wie o. g.) effektiver sind als eine Standardtherapie bei der Verbesserung des unimanuellen Einsatzes und der Erreichung individueller Ziele (Sakzewski et al. 2014).

10.5 Einsatz von Hilfsmitteln und Adaption der Umwelt

Hilfsmittel können Kinder und Jugendliche im alltäglichen Handeln unterstützen und damit zu einer erhöhten Partizipation führen. Sie sollten individuell ausgewählt und angepasst werden und die Versorgung sollte einer gemeinsam vereinbarten Zielsetzung folgen. Es gibt viele Alltagshilfen, wie Frühstücksbrettchen, rutschfeste Folien oder adaptiertes Besteck, die den Kindern mehr Selbstständigkeit im Alltag ermöglichen. Dynamische Handorthesen aus Silikon können eine Möglichkeit sein, die Handstellung des Kindes zu verändern und somit dem Kind überhaupt erst zu ermöglichen, eine bimanuelle Handlung ausführen zu können.

Bei der Handorthesenversorgung ist das Material Silikon aufgrund seiner dynamischen Eigenschaften auf dem Vormarsch. Die Akzeptanz bei den Kindern ist sehr hoch, damit kann eine hohe Tragedauer am Tag gewährleistet werden. Eine Studie, welche im Rahmen einer Bachelorarbeit durchgeführt wurde, belegt bei 3- bis 7-jährigen Kindern mit unilateraler Zerebralparese eine vermehrte Partizipation und gesteigerte Handlungsfähigkeit der Kinder im Alltag. Dies berichten die Eltern im Rahmen von Interviews. Die Akzeptanz der Silikonhandorthese hängt bei den Kindern in der Hauptsache von den Materialeigenschaften ab und von der Qualität des Versorgungsprozesses ab (Hirsch u. Jekel 2011).

10.6 Fallbeispiel

Zur Veranschaulichung der oben genannten Theorien folgt nun ein Fallbeispiel aus dem stationären Kontext: Lisa, 6 Jahre alt, 4 Monate vor ihrer Einschulung im Jahr 2015.

Diagnosen (nach Mehrbereichsdiagnostik [MBS])

- Entwicklung/Intelligenz: keine bekannte Symptomatik
- Körperlicher Befund: **obere Plexusparese G54.0**
- Psychologischer Befund: Störungsbewusstsein, Aufmerksamkeitsprobleme zur weiteren Beurteilung
- Sozialer Hintergrund: keine störungsspezifische Relevanz
- Aetiologie: geburtstraumatische Läsion
- Teilhabe: bedroht, spezifische Therapie erforderlich

Anamnese bei ambulanter Erstvorstellung 2014

Bei Lisa besteht eine angeborene Plexusparese rechts nach Schulterdystokie bei Geburt zum Termin. Eine Nerventransfer-Operation fand im Januar 2010 statt. Sie wird von ihren Eltern in unserer Klinik vorgestellt mit der Fragestellung nach der Indikation für eine stationäre Intensivtherapie. Lisa und ihre Eltern berichten von Einschränkungen im Alltag, diese beziehen sich zu dem Zeitpunkt auf den Bereich Selbstversorgung (Haare waschen, Zopf binden und Anziehen von Oberteilen).

Kurzdarstellung des Befundes aus ärztlicher Sicht

An der oberen Extremität rechts bestehen keine Kontrakturen, die aktive Außenrotation in der Schulter beträgt 2/5 MRC (Kraftgrad), die aktive Beweglichkeit ist eingeschränkt (beschrieben im ausführlichen Befund). Es besteht eine gute Handfunktion, Lisa zeigt aber deutliche Zeichen eines erlernten Nichtgebrauchs.

Aufnahmeanlass

Die stationäre Aufnahme erfolgte zur operationalisierten individuellen Therapie und Anleitung von Bezugspersonen durch ein multidisziplinäres Team bei manifester Behinderung. Die Therapie erfolgt nach Diagnoseerstellung entsprechend der Mehrdimensionalen Bereichsdiagnostik der Sozialpädiatrie (MBS).

Hand-Intensivtherapie-Konzept

Dieses Konzept beinhaltet ein zweiwöchiges intensives zielgerichtetes Training (»goal directed training«) anhand von Zielvereinbarungen auf den Ebenen Aktivitäten/Partizipation und Körperfunktionen/-strukturen.

Das interdisziplinäre Konzept beinhaltet Physiotherapie, Motopädie, Ergotherapie, ein pädagogisches Gruppenangebot und therapeutische oder pflegerische Unterstützung bei den Mahlzeiten. Einige Merkmale sind:

- Beachtung und Gestaltung der Umweltfaktoren
- Operationalisierung der Betätigungsziele und Evaluation anhand des COPM und der GAS
- Anleitung und Beratung der Eltern bezüglich der Umweltfaktoren und deren Einflüsse
- Vermitteln von Anregungen und Hilfestellungen für den Alltag

Betätigungsziele von Lisa bei der Aufnahme

Beidhändig Schleife binden können, Haare mit einem Haargummi fester zusammen binden, selbstständiges Ankleiden von engen Oberteilen und Schneiden von festen Lebensmitteln.

Hilfsmittel

Keine.

Ergotherapie

Innerhalb der Ergotherapie hat Lisa die Ziele »An- und Ausziehen von engen Oberteilen«, »Binden einer festen Schleife« und »Schneiden von festem Fleisch mit Messer und Gabel« verfolgt und erarbeitet. Sie hat dabei motiviert ihre Ziele verfolgt. Manchmal benötigte sie Unterstützung beim Fokussieren der Aufmerksamkeit auf die vereinbarte Handlung. Im Verlauf agierte sie immer geschickter beim An- und Ausziehen ihrer Oberteile. Hierbei wurde gemeinsam mit der Therapeutin an der Entwicklung und Umsetzung von neuen Strategien gearbeitet. Wichtig waren dabei häufige Wiederholungen der Handlungen im Tagesablauf um ihre erreichten Fähigkeiten zu festigen und zu automatisieren. Beim Umgang mit Besteck fehlte Lisa Übung und Exploration. Sie war innerhalb der ersten Woche schnell in der Lage, Besteck bei verschiedenen Lebensmitteln in der Therapieeinheit variabel einzusetzen. Bei den Mahlzeiten wurde sie begleitet und erreichte schnell ihr Ziel, Fleisch zu schneiden. Zum Entlassungszeitpunkt konnte sie mit der rechten Hand die Gabel halten oder das Messer zum Schneiden. Als Beispiel für den Aspekt der Umweltanpassung kann in diesem Fall der Einsatz eines scharfen Messers genannt werden. Das Schleifenbinden, welches sie kurz vor der stationären Aufnahme erlernt hatte, hat sie während des Aufenthaltes automatisiert. Dabei wurde funktionell eine höhere Kraftausdauer beim Schleife-festziehen erarbeitet. Aktiv kann sie zum Entlassungszeitpunkt ihren Unterarm in der Mittelstellung einsetzen, häufig kompensiert sie aber noch automatisch über eine vermehrte seitliche Abduktion im Oberarm und Innenrotation in der Schulter. Dieser Automatismus ist ihr bewusst geworden und sie kann ihn zeitweise unterbinden. Nach zwei Wochen hat sie ihre Ziele weitgehend zu ihrer Zufriedenheit erreicht. Das COPM wurde mit ihr innerhalb der Ergotherapie durchgeführt, am ersten und letzten Tag des Aufenthaltes.

▪ Physiotherapie

Innerhalb der Physiotherapie stand neben Bewegungsangeboten (z. B. Ballspiele) und Spielen (Karten halten), die Lisa nach ihren Präferenzen ausgewählt hat, vorwiegend die manuelle Therapie im Vordergrund. Das Umziehen zur Therapie und bei Bedarf das Zopf binden waren weitere Inhalte der Physiotherapie.

▪ Motopädie

Die Inhalte der Motopädie bezogen sich vorwiegend auf ihre Betätigungsziele »schnelleres Umziehen zum Sport« und »Zopf binden«, dabei konnte Lisa gut darin unterstützt werden, ihre Aufmerksamkeit und Ausdauer zu steigern. Als Medium wählte Lisa zusätzlich das Klettern aus, da sie dies gerne erlernen wollte. Dabei konnten die funktionellen Ziele gut integriert und ihre Fähigkeiten gesteigert werden.

▪ Outcome-Messung

Die Ziele von Lisa und ihre Erreichung wurden nach dem COPM benannt und selbstständig eingeschätzt (▫ Tab. 3.1 und ▫ Tab. 3.2).

▪ Verlaufszusammenfassung

Lisa zeigte eine motivierte Mitarbeit bei der Verfolgung ihrer Betätigungsziele, in der Durchführung ist sie zum Entlassungszeitpunkt geschickter und selbstständiger in der Ausführung als zu Beginn der Intervention. Sie hat sowohl auf struktureller Ebene als auch auf Tätigkeitsebene erhebliche Fortschritte erzielen können. Ihre Ziele hat sie zu ihrer Zufriedenheit erreicht (▫ Tab. 3.1).

10.7 Fazit

Ergotherapie, die sich individuell an den Bedürfnissen und Zielen der Kinder orientiert, alle wichtigen Kontextfaktoren miteinbezieht und dabei die evidenzbasierte Praxis integriert, ist ein wichtiger Baustein in der Therapie von Kindern mit einer Bewegungsstörung der oberen Extremität. Durch eine betätigungs- und klientenzentrierte

▫ Tab. 3.1 COPM-Erhebungstabelle

Betätigungswunsch Alle Ziele haben für Lisa die Wichtigkeit von 10 (= sehr hoch)	Selbsteinschätzung der Ausführung bei Aufnahme (1 = klappt nicht, 10 = sehr gut)	Selbsteinschätzung der Zufriedenheit bei Aufnahme (1 = nicht zufrieden, 10 = sehr zufrieden)	Selbsteinschätzung der Ausführung bei Entlassung	Selbsteinschätzung der Zufriedenheit bei Entlassung
1. Beidhändig Schleife fester binden können	3	8	10	10
2. Haare mit Haargummi fester binden	5	8	7	10
3. Anziehen von engen Oberteilen	1	1	6	6
4. Schneiden von festen Fleisch	1	1	9	10

▫ Tab. 3.2 Aktive Bewegungsausmaße (Neutral-Null-Methode)

	Zeitpunkt 1	Nach 2 Wochen	Nach 4 Monaten (Verlaufskontrolle)
Abduktion im Schultergelenk IR/AR	70/30/0	70/0/30	70/0/45
Am Körper gehalten IR/AR	70/30/0	70/0/0	70/0/0

Therapie kann die Partizipation der Kinder erhöht, mehr Eigenaktivität und eine größere Selbstständigkeit erreicht werden.

Literatur

AHA: www.ahanetwork.se
CHEQ: www.cheq.se
Deutscher Verband der Ergotherapeuten – DVE (2007) Definition Ergotherapie. https://www.dve.info/ergotherapie/definition.html. Zugriff: 15.12.2015
DVE (2015) EBP Datenbank. https://www.dve.info/ergotherapie/ebp-datenbank.html. Zugriff: 15.12.2015
Eliasson AC, Krumlinde-Sundholm L, Rösblad B et al. (2005) MACS brochure. www.macs.nu (in Englisch und Deutsch)
Eliasson AC, Shaw K, Berg E, Krumlinde-Sundholm L (2011) An ecological approach of Constraint Induced Movement Therapy for 2–3-year-old children: a randomized control trial. Research in Developmental Disabilities 32(6):2820–8
Eliasson AC, Sjöstrand L, Ek L et al. (2014) Efficacy of baby-CIMT: study protocol for a randomised controlled trial on infants below age 12 months, with clinical signs of unilateral CP. BMC Pediatrics 5: 14:141
Fisher A (2014) OTIPM Occupational Therapy Intervention Process Model (übersetzt von B. Dehnhardt). Schulz-Kirchner, Idstein
Gede H, Kriege S, Strebel H, Sulzmann-Dauer I (2007) Kinder zu Wort kommen lassen (COPM a-kids). Schulz-Kirchner, Idstein
Gemeinsame Konferenz der Deutschen Bobath-Kurse e.V. (G.K.B.) (2014) Curriculum Bobath-Kurs für die berufliche Arbeit mit dem Bobath-Konzept
Graeves S, Krumlinde-Sundholm L (2014) Manual Mini AHA English Version 1.2
Granse M le, Hartingsveldt M van, Kinébanian A (2012) Grondslagen van de ergotherapie. Reed business, Amsterdam
Haley SM, Coster WJ, Ludlow L et al. (2014) PEDI-D: Pediatric Evaluation of Disability Inventory – Assessment zur Erfassung von Aktivitäten des täglichen Lebens bei Kindern mit und ohne Beeinträchtigung (übersetzt und bearbeitet von C. Schulze, J. Page). Schulz-Kirchner, Edition Vita Activa, Idstein
Haley SM, Coster WJK, Ludlow L et al. (1992) Pediatric Evaluation of Disability Inventory (PEDI) Version 1.0: Development, standardization and administration manual. Trustees of Boson University, Center for Rehabilitation effectiveness, Boston
Hirsch M, Jekel K (2011) …wie beeinflusst der Einsatz einer Silikonhandorthese die Partizipation bei Kindern mit infantiler Zerebralparese. Bachelorarbeit der Hoogeschool Zuyd, Heerlen, Niederlande. silikonorthesen@googlemail.com
Hoare B (2014) CP teaching – Course Manual: Functional Hand Use in Hemiplegia
Hoare BJ, Imms C, Rawicki HB, Carey L (2010) Modified constraint-induced movement therapy or bimanual occupational therapy following injection of Botulinum toxin-A to improve bimanual performance in young children with hemiplegic cerebral palsy: a randomised controlled trial methods paper. BMC Neurology 5: 10:58
Kraus E, Romein E, Weise U (2015) PEAP Pädiatrisches Ergotherapeutisches Assessment & Prozessinstrument. Schulz-Kirchner, Idstein
Krumlinde-Sundholm L, Eliasson AC (2003) Development of the Assisting Hand Assessment: a Rasch-built measure intended for children with unilateral upper limb impairments. Scandinavian Journal of Occupational Therapy 10:16–26
Krumlinde-Sundholm L, Holmefur M, Kottorp A, Eliasson AC (2007) The Assisting Hand Assessment: current evidence of validity, reliability, and responsiveness to change. Developmental Medicine & Child Neurology 49(4):259–264
MACS: www.macs.nu
Mini CHEQ: www.cheq.se/miniquestionnaire
Rehadat: http://www.rehadat-hilfsmittel.de/de/
Romein E (2015) Klientenzentrierte Ergotherapie: AHA – Assisting Hand Assessment Version 5.0. http://www.klientenzentrierte-ergotherapie.com/Instrumente-und-Methoden-in-Ergotherapie/aha-assisting-hand-assessment-kinder-und-jugendlichen-mit-hemiparese-plexusparese-von-18-monate-bis-18-jahre.html. Zugriff: 30.12.2015
Romein E, Hessenauer M (2008) Tests unter der Lupe: Das Assisting Hand Assessment (AHA) – ein neues Testverfahren, um die Effektivität therapeutischer Interventionen darzustellen. Ergotherapie & Rehabilitation 47(5):20–25
Romein E, Kraus E, Weise U (2015) Den Betätigungsstaus bei Kindern standardisiert erheben. Ergotherapie & Rehabilitation 4: 26–31
Sakzewski L, Ziviani J, Abbott DF et al. (2011) Radomized trial of CIMT and bimanual training on activity outcomes for children with congenital hemiplegia. Developmental Medicine & Child Neurology 53(4): 313–320
Sakzewski L, Ziviani J, Boyd RN (2014) Efficacy of upper limb therapies for unilateral cerebral palsy: a meta-analysis. Pediatrics 133: 175–204
Schädler S (2006) Assessment: Goal Attainment Scale. Subjektive Ziele objektiv messen. Physiopraxis 4(9):34–35
Schulze C, Page J (2012) PEDI-Ein Assessment zur Erfassung von Aktivitäten des täglichen Lebens von Kindern. Ergosciene 7(3):122–127
Sköld A, Hermansson L, Krumlinde Sundholm L, Eliasson AC (2011) Development and evidence of validity for the Children's Hand-use Experience Questionnaire (CHEQ). Developmental Medicine & Child Neurology 53(5):436–442
Townsend EA, Polatajko HJ (2007) Enabling Occupation II: Advancing an occupational therapy vision for health, well-being, & justice through occupation. CAOT Publications ACE, Ottawa, Ontario

Orthopädietechnik

M. Schäfer

J. Bahm (Hrsg.), *Bewegungsstörungen der oberen Extremität bei Kindern*
DOI 10.1007/978-3-662-50426-0_11

11.1 Hilfsmittelversorgung der kindlichen oberen Extremität

Die orthopädietechnischen Behandlungsmöglichkeiten bei Bewegungsstörungen der kindlichen oberen Extremitäten stellen sich in Art, Umfang und auch Funktion sehr komplex dar. In Abhängigkeit von der Diagnose werden zunächst angeborene und erworbene Störungen wie z. B. Läsionen des zentralen und peripheren Nervensystems sowie traumatische und posttraumatische Störungen des Bewegungsapparates differenziert. Im Weiteren wird dann unterschieden nach dem Umfang und der Ausprägung einer vorhandenen Bewegungseinschränkung und letztlich auch nach den spezifischen Besonderheiten und den sich daraus ergebenden Therapiezielen der Behandlung.

Letztere sollten dem Kodex der International Classification of Functioning (ICF)mit den folgenden Zielen:

- Förderung der aktiven Teilhabe am Leben
- Förderung der selbstständigen aktiven Bewegung
- Verbesserung kommunikativer und rezeptiver Fähigkeiten
- Verbesserung der Handlungskompetenzen

entsprechen (WHO 2013).

Im orthopädietechnischen Versorgungsalltag haben sich hauptsächlich die Versorgungen mit **Orthesen** und **Alltagshilfen** bewährt.

> **Orthesen sind substituierende Hilfsmittel, welche Aufgaben wie die Funktionssicherung, Entlastung, Stabilisierung, Führung, Immobilisation und präoperative Konditionierung fehlgestellter und in der Funktion beeinträchtigter Körperabschnitte unterstützen. Nach ISO-Norm dienen sie der Veränderung der strukturellen und funktionellen Eigenschaften des neuromuskulären und des skelettalen Systems (ISO 8549–1,1989).**

Orthesen werden im interdisziplinären Dialog gerne auch als Schienen bezeichnet, wobei Schienen – ähnlich einem Gipsverband – ausschließlich statische und immobilisierende Aufgaben zuzuordnen sind. Sie stellen daher nur einen Teilbereich der Orthetik dar. Im Hinblick auf die nutzbringende Einflussnahme auf Bewegungsstörungen der oberen Extremitäten können Hilfsmittel am ehesten mit wachstumslenkenden, dynamisch korrigierenden und funktionsgebenden Eigenschaften aufwarten. Alltagshilfen hingegen stellen Werkzeuge dar, welche zu Ausübungen spezifischer Tätigkeiten zum Einsatz kommen und nicht oder nicht mehr vorhandene Körperfunktionen bzw. damit in Verbindung stehende Alltagsaktivitäten zu ermöglichen versuchen.

Durch Fortschritte in der rekonstruktiven Chirurgie der oberen Extremitäten haben sich die Schwerpunkte der Orthesenversorgung zunehmend von der alleinigen konservativen Versorgung um die prä- und postoperativen Maßnahmen funktionsgebender operativer Eingriffe herum angesiedelt (Hohmann 2005).

> **Eine orthetische Hilfsmittelversorgung der oberen Extremitäten macht nur dann Sinn, wenn sie Fehlstellungen und deren progrediente Verläufe verhindert, die Funktion fördert, Schmerzen vorbeugt oder lindert, Körpersituationen mechanisch entlastet oder wenn sie ein postoperatives Ergebnis früh-funktionell unterstützt und begleitet.**

Dazu müssen alle im Versorgungsprozess beteiligten Parteien ob der Möglichkeiten und Grenzen der jeweiligen Methoden Bescheid wissen. Beste Ergebnisse lassen sich nur in einem eng abgestimmten interdisziplinären Teamwork zwischen Arzt, Therapeut und Orthopädietechniker erzielen.

Nach der Erklärung der Einsatzgebiete und der Orthesenarten werden im Folgenden von distal nach proximal indikationsorientierte orthetische Versorgungen und Alltagshilfen, deren konstruktive Funktionsprinzipien sowie die Ziele der jeweiligen Hilfsmittelversorgung beschrieben.

Alle Hilfsmittel verfolgen dabei die funktionelle Verbesserung und Ausweitung der Einsatzmöglichkeiten der oberen Extremitäten. Im Fokus dieser Versorgungen muss die verbesserte Teilhabe des Kindes in seinem Lebensumfeld stehen.

11.2 Einsatzgebiete

Bewegungseinschränkungen können durch unterschiedlichste Krankheitsbilder entstehen.

Man unterscheidet zum einen Läsionen und **Verletzungen des zentralen Nervensystems**, wie sie z. B. bei spastischen Lähmungen und zerebralen Insulten vorliegen. Zum anderen existieren die Läsionen und **Verletzungen des peripheren Nervensystems**, welche häufig durch Kompressionsschädigungen der Nerven entstehen und mit schlaffen Lähmungsformen und den daraus resultierenden sensomotorischen Defiziten einhergehen können. Typische Vertreter dieser Gruppe sind die Nervenschädigungen des Plexus brachialis sowie der Nervi radialis, ulnaris und medianus.

Die orthetische Versorgung **angeborener Fehlbildungen** fokussiert sich zumeist auf die Hand und in wenigen Fällen, wie z. B. bei der radialen Klumphand auch auf den Unterarm.

Die **juvenile chronische Arthritis** tritt mit einer Prävalenz von 0,1 % (Minden 2012) eher selten in Erscheinung. Hier steht der Gelenkschutz und die schmerzlindernde Stabilisierung der betroffenen Gelenke im Vordergrund.

Zunehmend werden Armorthesenversorgungen bei Kindern mit neuromuskulären Krankheitsbildern und Lähmungsformen, wie z. B. der infantilen Zerebralparese zum funktionsverbessernden Einsatz gebracht.

Ausgehend von der Pathomechanik der jeweiligen Form- und Funktionsstörung der CP müssen die Ziele an die Orthesenversorgung stets im Vorfeld definiert werden. Diese können in einer Dehnung der Muskulatur, einer Verbesserung der Gelenkstellung, stabilisierenden Effekten, der präoperativen Austestung oder auch in der postoperativen Schutzfunktion liegen (Tonkin 1995). Bei der Ergebniskontrolle und Beurteilung einer spastisch-paralytischen Deformität sollten sowohl der Vergleich mit dem Ausgangsbefund (niemals dem Normalzustand) als auch die Nachhaltigkeit der Therapiewirkung Berücksichtigung finden (Döderlein 2015).

11.3 Orthesenarten und Materialauswahl

Orthesenversorgungen der oberen Extremitäten können nach unterschiedlichen Kriterien systematisch erfasst werden. Zunächst sollte die notwendige Versorgungshöhe festgelegt werden. Hierzu bedient man sich sinnvollerweise der internationalen Klassifikation nach Versorgungsort ISO 8549–3, welche auch Orthesentypen der oberen Extremität beinhaltet (Disselhorst-Klug 2015) (◘ Tab. 11.1)

Im weiteren Verlauf sollte dann die Aufgabe der Orthese beschrieben werden, d. h. ob die Orthese

- statische Wirkprinzipien verfolgt, wie z. B. eine Immobilisation und Fixation, postoperative Sicherung einer definierten Stellung, Schutz für Extremitätenabschnitte,
- dynamische Wirkprinzipien verfolgt, d. h. durch dynamische Elemente wie Gelenke, Federn oder Züge mobilisierende und redressierende Kräfte in Korrekturrichtung ausübt,
- als Funktionsersatzorthese bei funktionalen Ausfällen dient, wobei hierbei in der Regel eine gesicherte Funktionsstellung angestrebt wird.

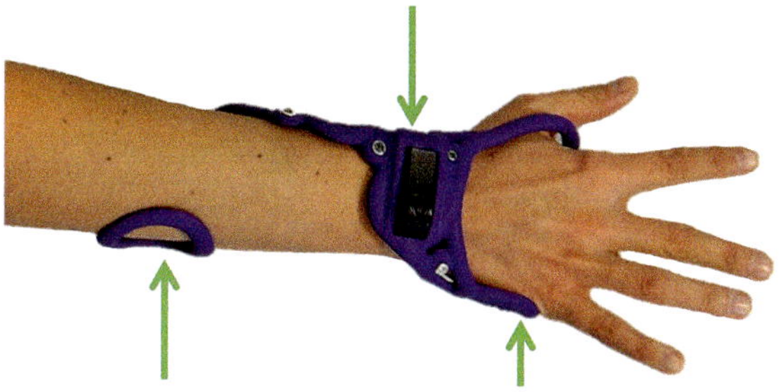

◘ **Abb. 11.1** 3-Punkt-Prinzip zur Korrektur der Ulnardeviation am Beispiel einer Unterarm-Spiral-Printorthese

Wichtige Informationen über die Verwendung von Materialien sowie die Bestimmung der Gestaltungsmerkmale werden durch die Beschreibung der funktionalen Störung sowie der daraus resultierenden Anforderung an die orthetische Wirkung gegeben.

Die Orthesen werden dabei stets nach den Gesetzen der orthetischen Biomechanik konstruiert (Bähler 2004). Hierzu zählen sowohl das in der Frontal- und Sagittalebene wirkende 3-Punkt-Korrekturprinzip (◘ Abb. 11.1) wie auch die Hebel- und Drehmomentgesetze, welche

◘ **Tab. 11.1** Internationale Klassifikation der Orthesen nach Versorgungsort

	Deutsche Bezeichnung	Englische Bezeichnung
FO	Fingerorthese	Finger orthosis
HO	Handorthese	Hand orthosis
HFO	Handorthese mit Finger-/Daumenfassung	Hand finger-/thumb orthosis
WHO	Mittelhand-Unterarmorthese	Wrist hand orthosis
WHFO	Hand-Unterarmorthese mit Fingerbettung	Wrist hand finger orthosis
EO	Ellenbogenorthese	Elbow orthosis
EWHO	Oberarmlange Orthese mit Handgelenkeinschluss	Elbow wrist hand orthosis
EWHFO	Oberarmlange Orthese mit Handgelenkeinschluss und Fingerfassung	Elbow wrist hand finger orthosis
SO	Schulterorthese	Shoulder orthosis
SEO	Schulter-Ellenbogenorthese	Shoulder elbow orthosis
SEWHO	Schulter-Oberarmorthese mit Handgelenkseinschluss	Shoulder elbow wrist hand orthosis
SEWHFO	Schulter-Oberarmorthese mit Handgelenkseinschluss und Fingerfassung	Shoulder elbow wrist hand finger orthosis

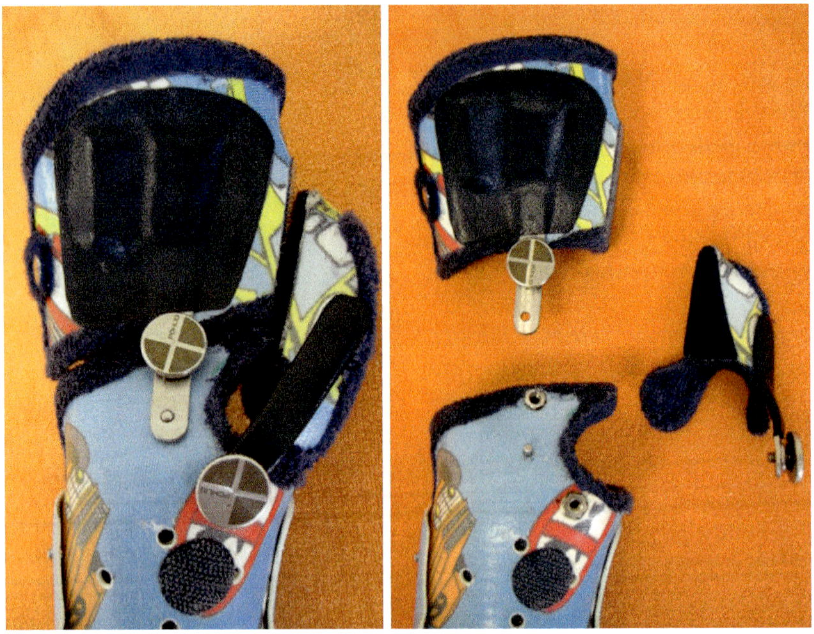

Abb. 11.2 Modulares Orthesensystem zur Nutzung der Orthese für Tag-und Nacht

einen erheblichen Einfluss auf die Gestaltung der Orthesen haben.

Die Festlegung des Tragezeitpunktes der Orthese beeinflusst ebenfalls die Materialauswahl. Zu definieren gilt, ob es eine Orthesenversorgung für den **Tag** oder für die **Nacht** oder gar zur 23h-Therapie sein soll. Im Rahmen der vollzeitigen Nutzung muss in vielen Fällen über ein modulares Orthesensystem nachgedacht werden, welches für die jeweiligen Anforderungen des Tragezeitpunktes zu- und abrüstbar ist (Abb. 11.2).

> **Tagorthesen sollten für das Kind stets die bestmögliche funktionale Nutzung der Orthese ermöglichen und dürfen noch vorhandene physiologische Funktionen in den Gelenken nicht limitieren.**

Auch dem Tragekomfort des Hilfsmittels ist eine große Bedeutung zuzumessen, hängt hiervon doch auch in entscheidendem Maße die Akzeptanz ab.

> **Bei Nachtlagerungsorthesen steht hingegen die bestmögliche und für das Kind tolerable Korrekturwirkung im Vordergrund.**

Hier müssen oftmals auch proximal liegende Extremitätenabschnitte in die korrigierende Konstruktion mit eingebunden werden. Orthesen mit dynamisch wirkenden Bauteilen sollten die Korrekturkräfte möglichst schonend einleiten, weswegen hier flächige Konstruktionen zu bevorzugen sind.

Die entsprechende **Materialauswahl** (Schäfer 2011) für die Hilfsmittel orientiert sich an

- den biomechanischen Anforderungen an die benötigte Festigkeit (Hebel und Kräfte) (thermoplastische Kunststoffe, Faserverbundwerkstoffe (FVW), C-Faser-Prepregs, Silikone),
- der technischen Konstruktion: z. B. adaptive Eigenschaften, flexible Orthesenränder (Silikone); geringstes Gewicht (FVW), höchste Festigkeit und modulare Bauweise (FVW, C-Faser-Prepregs; Polyamide),
- Nachpassbarkeiten, Umstellungen (C-Faser, Silikone),
- einem möglichst geringen spezifischen Gewicht, da die betroffenen Kinder häufig eine schwache Muskulatur haben (Faserverbundwerkstoffe, Polypropylene, C-Faser-Prepregs, Polyamide),
- einem hohen Tragekomfort und adaptiven Eigenschaften (Silikone, Leder, flexible thermoplastische Kunststoffe),
- der Schmutz- und Feuchtigkeitsresistenz (Silikone, thermoplastische Kunststoffe, FVW, C-Faser-Prepregs),
- der Tragezeit der Orthese (Kurzzeitversorgungen bis 4 Wochen postoperativ: mit Niedertemperatur-Thermoplasten; Langzeitversorgungen mit PE/PP-Kunststoffen und FVW).

In vielen Versorgungsfällen werden die Materialien kombiniert zum Einsatz gebracht, wodurch die positiven Eigenschaften des einzelnen Werkstoffes im Materialverbund zur Geltung kommen.

Die meisten der hier gezeigten Finger- und Handorthesen wurden aus hochtemperatuvernetztem Silikon angefertigt, da sowohl die elastische Bettung wie auch der hohe Tragekomfort zu einer hohen Akzeptanz der handorthetischen Versorgung führt. Beginnend mit den Handgelenk-integrierenden Mittelhand-Unterarmorthesen (WHO) bis hin zu den schulterlangen Varianten (SEWHO) werden zunehmend auch moderne Faserverbundwerkstoffe und Thermoplastische Materialien eingesetzt.

11.4 Orthesenversorgungen

Die im Folgenden beschriebenen Orthesentypen sind ausschließlich in handwerklicher Sonderanfertigung entstanden, welche nach individueller Formerfassung den Vorgaben des interdisziplinären Rehabilitationsteams angepasst wurden. Die orthetische Versorgung der kindlichen oberen Extremität wird beispielhaft für verschiedenste Bewegungsstörungen unterschiedlicher Genese dargestellt.

11.4.1 Finger- und Daumenorthesen (FO)

Fehlstellungen und Deformitäten im Bereich der Finger können unterschiedlicher Art sein. Vor allem bei Kindern mit neuromuskulären Krankheitsbildern, wie z. B. der infantilen Zerebralparese (ICP) oder der Arthrogryposis multiplex congenita (AMC) gilt es zu erkennen, ob eine ursächliche strukturell bedingte Fehlstellung im Finger vorhanden ist oder ob die Ursache der Fehlstellungen sekundärer Art ist. So können z. B. schwanenhals- und knopflochähnliche Deformitäten auftreten, die muskulärkompensatorischer Natur sind.

Ursächlich für diese Deformitäten können Spasmen der betroffenen Muskulatur (bei ICP) oder auch muskuläre Dysbalancen und Schwächen größeren Ausmaßes (AMC) sein, welche die Muskelbalance und damit auch die Bewegungsumfänge nachteilig beeinflussen.

> **Kompensatorische Instabilitäten, wie sie z. B. bei Kindern mit neuromuskulären Defiziten auftreten, dürfen daher nicht mit einer klassischen fingerlangen Orthesen behandelt werden, sondern müssen die ursächlich durch die Muskulatur involvierten proximalen Gelenkabschnitte mit berücksichtigen (Siehe auch Rubrik WHO-Orthese, Langfingerfassung).**

Bei den angeborenen Fehlbildungen können im Bereich der Fingergelenke Fehlstellungen in der Frontal- sowie in der Sagittalebene auftreten. Die **Kamptodaktylie**, eine weitere Form der angeborenen Fehlbildung der Finger, beschreibt eine angeborene Beugekontraktur im Bereich des PIP-Gelenkes, meistens ist der kleine Fingers betroffen, die mit einer Überstreckung im Endgelenk einhergehen kann. Die **Klinodaktylie** beschreibt nach Tamplin (1846) die seitliche Abwinkelung des Fingers im Mittelgliedbereich oder des Daumens im Endgliedbereich. Beide Fehlbildungen werden im Falle progredienter Verläufe und bei ausgeprägtem Befund operativ korrigiert und sollten postoperativ mit einer stabilisierenden Schiene und intensiver Handtherapie versorgt werden.

In der konservativen wie auch postoperativen Phase hat sich bei der Kamptodaktylie eine Silikonorthese mit palmarem Korrekturelement bis zur metakarpalen Gelenkreihe bewährt. Diese kann wahlweise mit oder ohne Verschlusselement gefertigt werden. Auf den Finger wird beim Anziehen etwas Ultraschallgel aufgebracht, so dass er leicht in die teilelastische Führung hineingleitet. Die Fingerführung verbleibt aufgrund der hohen Adhäsion des Materiales stabil und positionsgerecht am Finger, selbst bei Kleinkinderhänden. Das Silikon übt darüber hinaus in der postoperativen Phase einen glättenden Einfluss auf die Operationsnarbe aus (◘ Abb. 11.3).

> **Die im Bereich der kindlichen bewegungsgestörten Finger wohl am häufigsten zum Einsatz kommende orthetische Versorgung ist dem eingeschlagenen Daumen, der »Thumb-in-palm«-Deformität, geschuldet.**

Sie kommt sowohl bei Kindern mit neuromuskulären Erkrankungen als auch bei Kindern mit angeborenen Fehlbildungen zum Einsatz und verfolgt die Aufgabe, den Daumen in einer physiologisch abduzierten Position zu sichern (◘ Abb. 11.4). Es handelt sich hierbei um eine Funktionsorthese zur Verbesserung der Handfunktion im alltäglichen Einsatz. Besonders betroffen sind von dieser Deformität Kinder mit AMC und ICP. Da die Akzeptanz von Orthesen im Bereich der Hand in entscheidendem Maße von der Funktion und dem Tragekomfort des Hilfsmittels abhängt, konnte sich hier die Anfertigung der Orthese in Silikontechnik einen herausragenden Stellenwert verschaffen. Die elastischen Eigenschaften des Werkstoffes erlauben in vielen Fällen eine verschlussfreie und flexibel-adaptive Gestaltung der Orthese, wodurch die anderen Funktionen der Hand frei zur Entfaltung kommen können. Lediglich im Wirkungsbereich der benötigten Abduktion wird die Orthese mit einem zusätzlichen hochshorigen Silikonstabilisator versehen, so dass der Daumen in der funktionalen Greifposition stabilisiert wird.

Bei postoperativem Zustand nach einer **Thumb-in-palm-Operation** sollte die Lagerungsorthese eine bestmögliche Abduktion des Daumens bei gleichzeitiger Palmarflexion (40°) und Radialduktion (20–30°) aufweisen. Die Daumenabduktion kann durch ein integriertes thermoplastisches Prepreg nachgestellt werden. Der Daumen

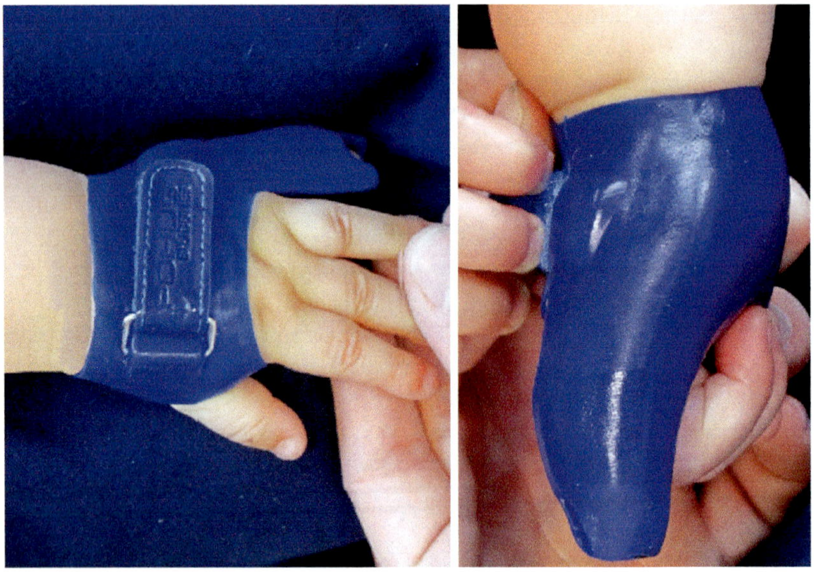

Abb. 11.3 Silikon-Fingerorthese (FO) bei Kamptodaktylie DV links

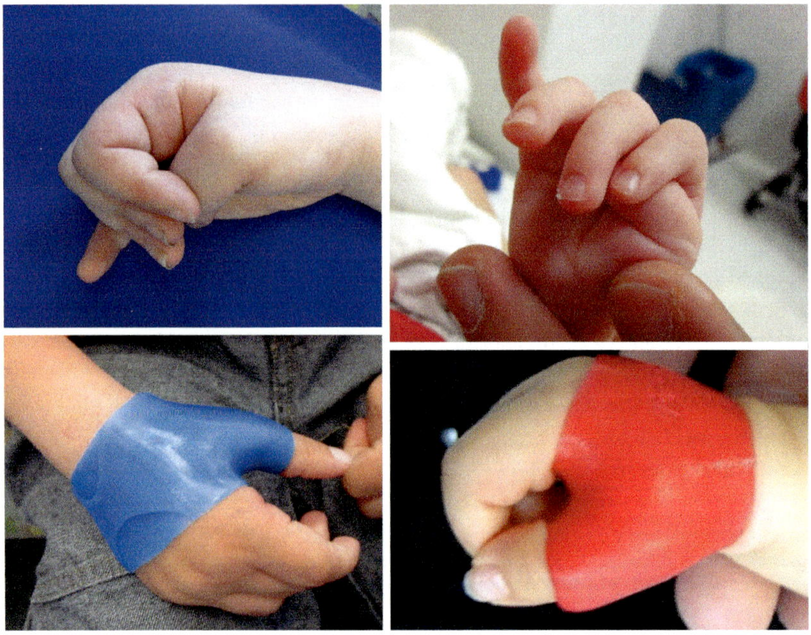

Abb. 11.4 Silikon-Daumen-Abduktionsorthese (FO) bei Thumb-in-palm-Deformität (eingeschlagener Daumen)

sollte bei dieser Orthesenvariante in gestreckter Position komplett gefasst werden und begleitet die Kinder nach der Operation über einen 3- bis 6-monatigen Zeitraum.

11.4.2 Handorthesen (HO und HFO)

Handorthesen (HO) und Finger-Handorthesen können in der Versorgungslänge von den Fingerspitzen bis zur abschließenden Handwurzel alle Bauvarianten, mit und ohne Integration der Finger, beinhalten.

Funktionsorthesen im Handbereich kommen entweder bei Fehlstellungen in der MCP-Gelenke oder bei vorhandenen muskulären Imbalancen und Funktionsdefiziten der streck-und beugeseitigen Muskelgruppen der Finger zur Anwendung.

Lagerungsorthesen werden bevorzugt zur Wachstumslenkung und Vermeidung kompensatorischer Fehlstellungen in den Finger- und Mittelhandgelenken eingesetzt.

In konstruktiver Anlehnung an eine von Malick 1977 beschriebene dorsale Mittelhandschiene zur Stärkung der Querwölbung der Hand, kann beispielsweise eine zirkuläre Mittelhandschiene aus Silikon einen sehr funktionellen Input zur Vermeidung von einer konsekutiven Hyperextension in den Metakarpalgelenken bei einer Krallenhand liefern. Diese Fehlstellung ist im Wesentlichen auf Schädigungen und motorische Ausfälle des N. ulnaris zurückzuführen. Die klinischen Zeichen zur Überprüfung der Ulnaris-Lähmung sind in einem mangelnden ellenseitigen Faustschluss, einer nicht möglichen Daumen-Kleinfingerprobe sowie der Bildung einer Krallenhand mit Hyperextension in den MCP-Gelenken beschrieben (Towfigh 2011). Auch bei neuromuskulären Krankheitsbildern wie z. B. der ICP sind diese Deformitäten zu beobachten. Basierend auf einer sagittalen 3-Punkt-Korrektur wird die Hyperextension in den MCP-Gelenken der Langfinger nutzbringend gehemmt, wodurch die Hand funktionsverbessert in einer physiologischen Position zum Einsatz kommen kann (◘ Abb. 11.5).

> **Funktionsdefizite bei neurologischen Ausfällen in der fingerbewegenden Muskulatur können sowohl im Rahmen einer präoperativen Austestung wie auch postoperativ nach rekonstruktiven funktionsverbessernden Eingriffen durch dynamisierende Orthesen begleitet werden.**

Im Bereich der Hand sind typische motorische Ausfälle z. B. in Folge von geburtstraumatischen Plexusläsionen festzustellen. Je nach Schweregrad kann es z. B. vorkommen, dass die fingerbeugende Muskulatur eine aktive Fingerflexion realisieren kann, wo hingegen die Fingerstrecker komplett ausgefallen sind.

Hier kann mit einer dynamischen Orthese aus dem elastischen Grundmaterial Silikon zumindest eine Streckfunktion der Finger unterstützt werden. Das Silikon alleine kann schon ausreichen, eine aktive Streckung aus der Flexion heraus zu initiieren. Sollte der Zug der alleinigen handschuhartigen Silikon-Funktionsorthese nicht ausreichen, können dorsalseitig auf den Fingern unterschiedlich starke elastische Streckzüge angebracht werden, welche die Streckbewegung aus der Flexion heraus verstärken (◘ Abb. 11.6). Diese Versorgung kann alternativ bei asymmetrischen Ausfällen auch nur für die ulnar- oder radialseitigen Langfinger durchgeführt werden (Abb.3.2.6. unten rechts).

Schwer korrigierbare angeborene Flexionsfehlstellungen, wie sie häufig bei der Arthrogrypose vorkommen, sollten möglichst in den ersten Lebensmonaten orthetisch versorgt werden, da zu diesem Zeitpunkt die beste Prognose für einen konservativen Behandlungserfolg besteht. Die Orthesenversorgung sollte stets mit einer physiotherapeutischen Behandlung einhergehen. Wurden diese so wichtigen ersten Lebensmonate versäumt, ist ein gutes Ergebnis auf konservativem Wege kaum mehr möglich. Im Rahmen der präoperativen Konditionierung sowie auch in der post-

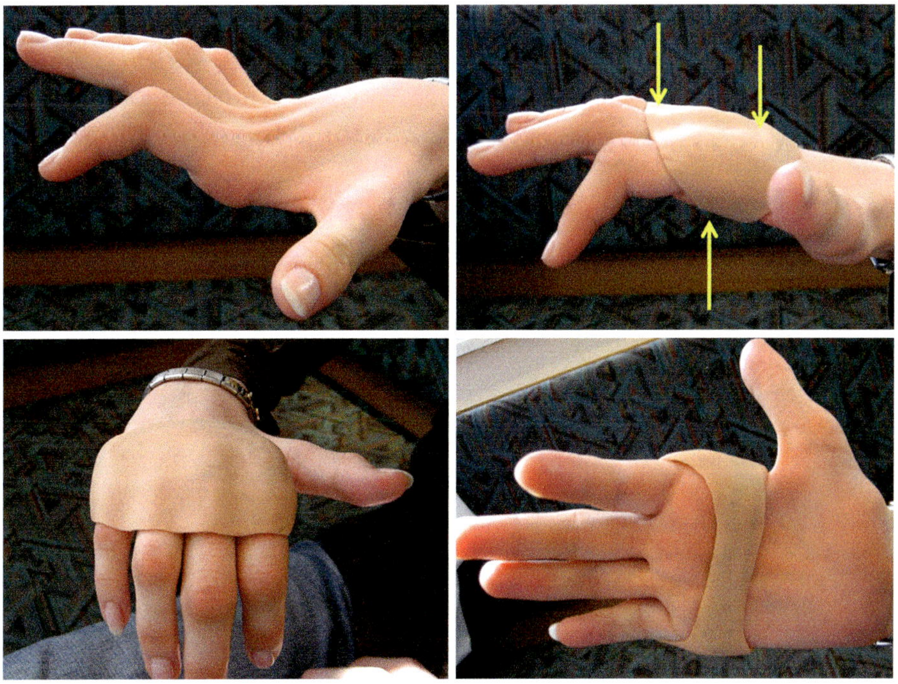

◘ **Abb. 11.5** Konsekutive Hyperextension in den MCP-Gelenken bei 16-jähriger Patientin mit ICP

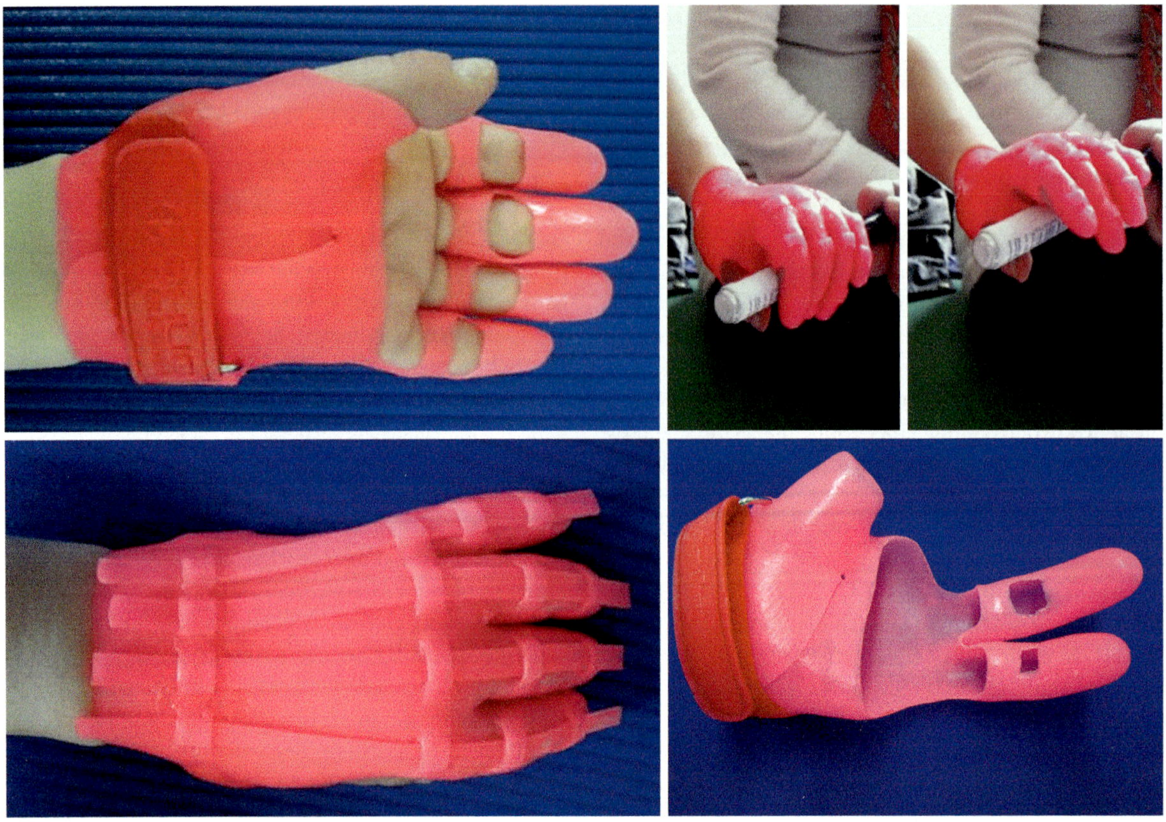

Abb. 11.6 Dynamische Silikon-Handorthese (HFO) mit einstellbaren elastischen Bändern zur Unterstützung der Streckfunktion

operativen Behandlung kommen Finger-Handorthesen erfolgreich zum Einsatz, die durch wechselbare Federelemente eine einstellbare Streckwirkung auf die betroffenen Finger ermöglichen.

11.4.3 Hand-/Mittelhand-und Unterarmorthesen (WHO und WHFO)

Handgelenkübergreifende Deformitäten bzw. Deformitäten, die aufgrund der Funktionalität bzw. Dysfunktionalität handgelenkübergreifender Muskelgruppen entstehen, benötigen in fast allen Fällen auch handgelenkübergreifende Orthesen- oder Schienenkonstruktionen.

Bei **schlaffen Lähmungen**, die aufgrund motorischer Ausfälle peripherer Nerven entstehen, sollten Schienen oder Orthesen zumindest die Aufgabe erfüllen, die Hand in einer physiologischen Position zu stabilisieren. Betreffen diese motorischen Ausfälle z. B. den N. radialis, dann ist u. a. der Streckapparat mit Finger- und Handgelenkstreckmuskulatur betroffen. Je nach Ausprägung der Radialislähmung zeigen sich motorische Schädigungen geringerer Ausprägung, wie z. B. dem Ausfall der Daumenabduktion oder der Streckung der Fingergrundgelenke bis hin zur bekannten **Fallhand-Deformität**, die keine aktive Streckung in Finger- und Handgelenk mehr aufweist. Wird diese Fallhand jedoch passiv ausgeglichen, zeigen sich häufig intakte Funktionen des N. ulnaris und N. medianus.

Es empfiehlt sich daher, das Handgelenk zumindest mit einer palmaren Schiene und gelenknahem Verschluss (3-Punkt-Prinzip) am Handgelenk in einer physiologischen Position zu stabilisieren (Abb. 11.7). Die minimalistische Ausführung lässt der Hand viel Freiraum und kann bei Bedarf und z. B. bei schwereren Deformitäten in den Endbereichen mit flächenhaft gestalteten Führungszonen versehen werden. Die Schiene kann durch die Aufrichtung zwar keine Handfunktion erzeugen, sie ermöglicht der Hand jedoch in vielen alltäglichen Fällen eine funktionsgerechtere Benutzung.

Gravierende funktionelle und ästhetische Beeinträchtigungen nach geburtstraumatischer **Plexusparese** können die gesamte obere Extremität betreffen. Neben den motorischen Ausfällen zeigen sich in diesen Fällen oftmals auch noch gelenklimitierende Bewegungseinschränkungen in den großen Gelenke. Vor allem dann, wenn derartige Bewegungseinschränkungen über mehrere Jahre bestehen,

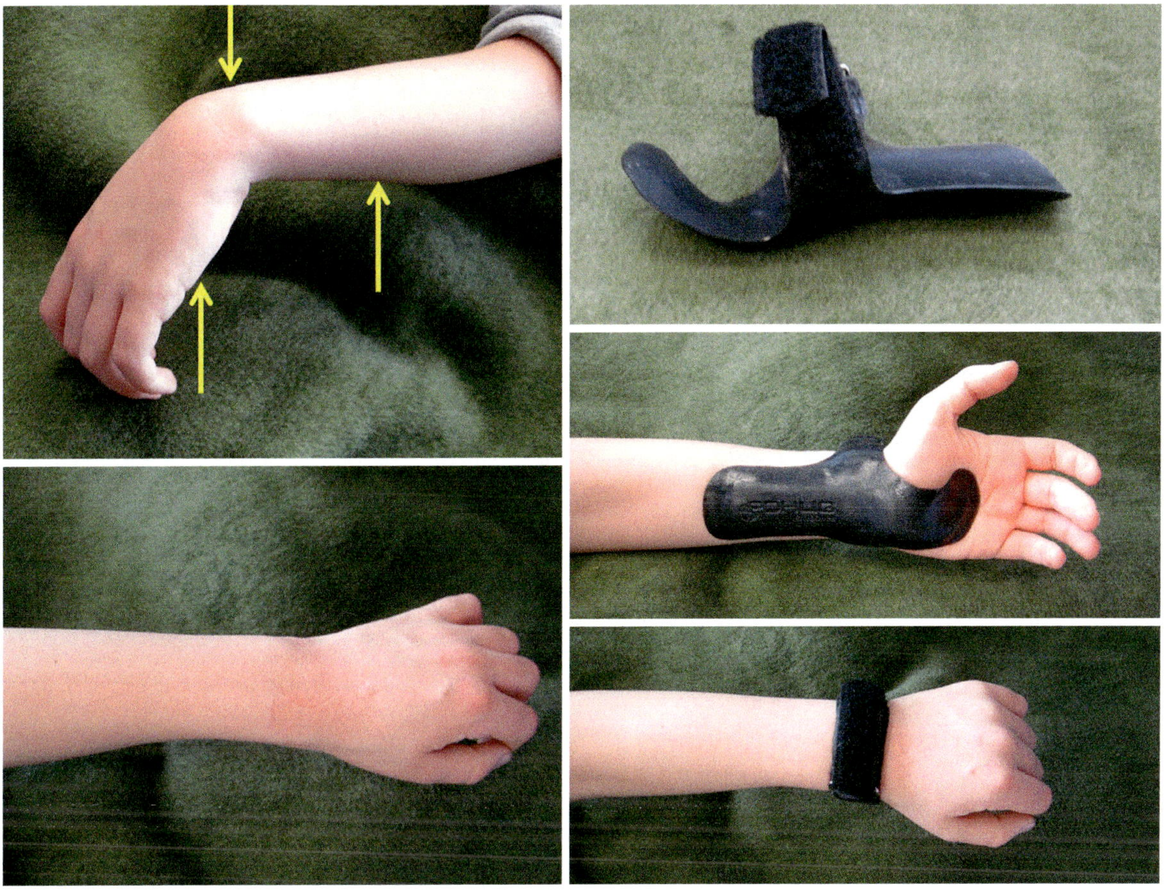

◘ **Abb. 11.7** Palmare Handgelenkschiene im 3-Punkt-Prinzip zur Stabilisation des Handgelenkes in der Sagittalebene

können sie neben den funktionellen Beeinträchtigungen auch zu Schmerzen führen. Diese sind häufig auf die einseitigen Belastungs- und Beanspruchungssituationen des Körpers zurückzuführen.

Die adäquate Orthesenversorgung sollte in diesen Fällen drohenden Kontrakturen vorbeugen (◘ Abb. 11.8) und Deformitäten

- in Lagerungsorthesen ggf. mit dynamischer Unterstützung bestmöglich korrigieren,
- in Tagorthesen eine möglichst geringfügig einschränkende orthetische Unterstützung in die physiologischen neutralen Gelenkpositionen ermöglichen.

> **Die konservative wie postoperative orthetische Versorgung nach traumatischen Läsionen von Nerven hat das Erreichen physiologischer Gelenkpositionen mit allen zur Verfügung stehenden Möglichkeiten zu fördern.**

Bei Kindern mit **infantiler Zerebralparese** können bei Initiierung unterschiedlicher Greiffunktionen typische pathologische Muster beobachtet werden, welche die Greiffunktionen beeinträchtigen. Die Hand beschreibt dabei im Handgelenk die spontane Bewegung in eine Volarflexion und Ulnardeviation, wodurch die Hand nur ungenau und verlangsamt zum Greifen kommt. Ähnliche Fehlstellungen lassen sich auch bei Kindern mit AMC beobachten. Wenn sich diese Fehlstellungen manuell gut korrigieren lassen, empfiehlt sich die Versorgung mit einer Unterarm-Spiralorthese (◘ Abb. 11.9). Diese kann je nach Schwere der Fehlstellung und Größe der Extremität aus unterschiedlichen Materialien angefertigt werden und wird mit funktionsverbessernder Wirkung im Alltag getragen. Bestenfalls wird in der Frontalebene die volle Korrektur der Ulnardeviation erreicht. Die Einstellung der Korrektur in der Sagittalebene hängt bei der Spastik von dem Verhalten der Hand- und Finger beugenden Muskulatur ab. Idealerweise wird eine Funktionsstellung im Handgelenk angestrebt. Sollte diese jedoch mit einem kompensatorischen Faustschluss einhergehen und sollten sich die Langfinger aktiv nicht öffnen lassen kann eine Justierung der Dorsalextension im Handgelenk bis zur Neutralstellung erfolgen.

Alternativ können bei tonisch-ausgeprägten Situationen auch teilelastische zirkuläre Silikonorthesen zum

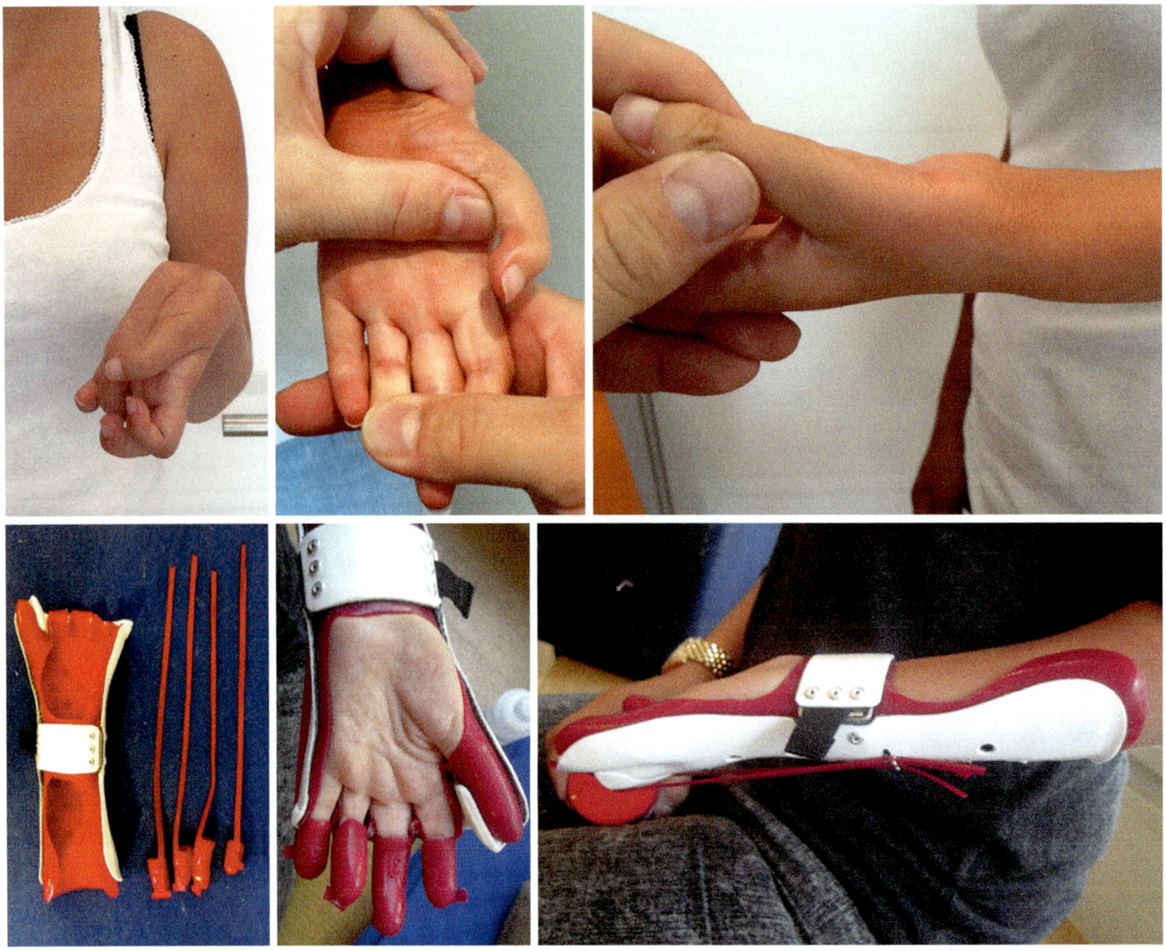

Abb. 11.8 Unterarm-Lagerungsorthese (WHFO) für die Nacht mit elastischen Fingerbettung und Extensionszügeln, Lagerung des Handgelenkes in neutraler Position

Einsatz kommen. Diese verteilen den Druck flächiger und werden dadurch von vielen Kindern als angenehmer empfunden. Allerdings nimmt man durch die vergrößerte Orthesenfläche auch einen größeren Sensibilitätsverlust im Bereich der Orthese in Kauf.

Bei Kindern mit **AMC** können teilkontrakte Situationen vorliegen, so dass eine Funktionsstellung im Handgelenk nicht erreicht werden kann. Hier sollte die maximal erreichbare Korrekturposition eingestellt werden. Bei beiden Krankheitsbildern können bei konservativer Korrekturbehandlung in den Hand- und Mittelhandgelenken kompensatorische Fehlstellungen in den Fingern auftreten. In diesen Fällen empfiehlt sich sowohl bei der wachstumslenkenden Versorgung wie auch im Rahmen der präoperativen Konditionierung des Muskel- und Bandapparates die stabilisierende Versorgung mit einer fingerlangen Mittelhand-Unterarm-Lagerungsorthese mit Fingereinzelbettung und ggf. vollflächiger Gegendruckplatte (Abb. 11.10).

Als klassische unterarmorthetische Versorgung bei **angeborenen Fehlbildungen** kann die Unterarmorthese zur Korrekturstabilisation bei radialer Klumphand bezeichnet werden. Die Orthese begleitet die Kinder oft über einen längeren Zeitraum und wird sowohl zur präoperativen Konditionierung und Progredienzbremse wie auch nach erfolgter operativer Korrektur zum Einsatz gebracht. In Abhängigkeit von der Ausprägung und Schwere der radialen Klumphand können verschiedene operative Maßnahmen zur Zentralisation und Radialisation der Ulna erfolgen (Buck-Gramcko 1998). Auch bei Zustand nach Pollizisation des 2. Fingers (Blauth 1976) ist eine sichernde Orthesenversorgung angezeigt (Abb. 11.11). Die Orthese muss die achssichernde Einstellung der Hand zum Unterarm sowohl in der Frontal- wie auch Sagittalebene imitieren. Ein pollizisierter Finger sollte in bestmöglicher Abduktion bei leichter Radialposition zum Gegengriff zu den noch vorhandenen Langfingern geführt werden, damit ein möglichst umfangreiches Greifvolumen abgebildet werden kann.

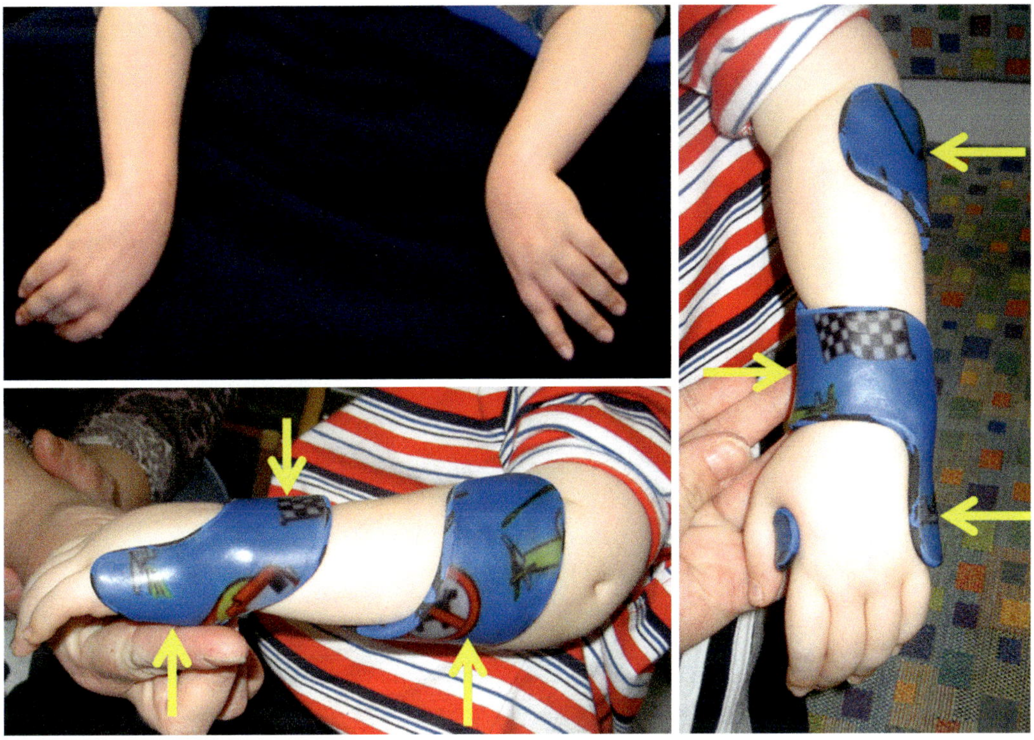

Abb. 11.9 Unterarmspiralorthese (WHO) zur Korrektur von Ulnardeviationen und Palmarflexionsfehlstellungen der Hand in der Alltagsnutzung

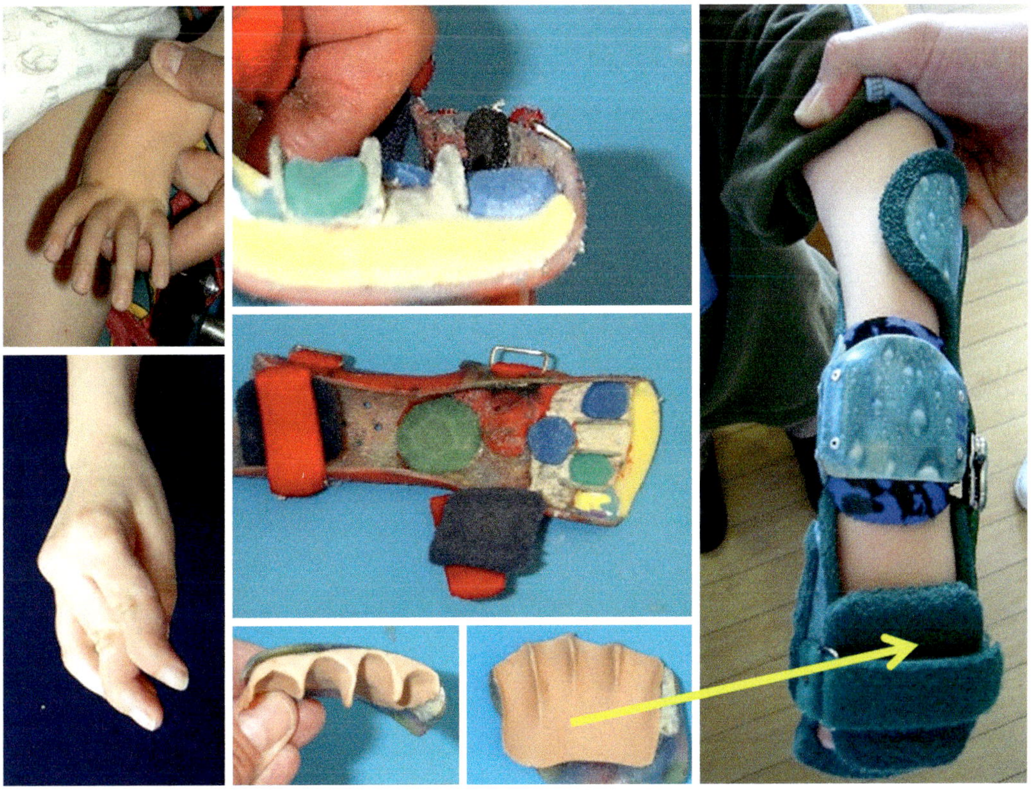

Abb. 11.10 Mittelhand-Unterarmorthese mit langer Fingerführung, korrigierender Finger-Einzelfassung mit Niveaubettung der Finger und flächiger Gegendruckplatte

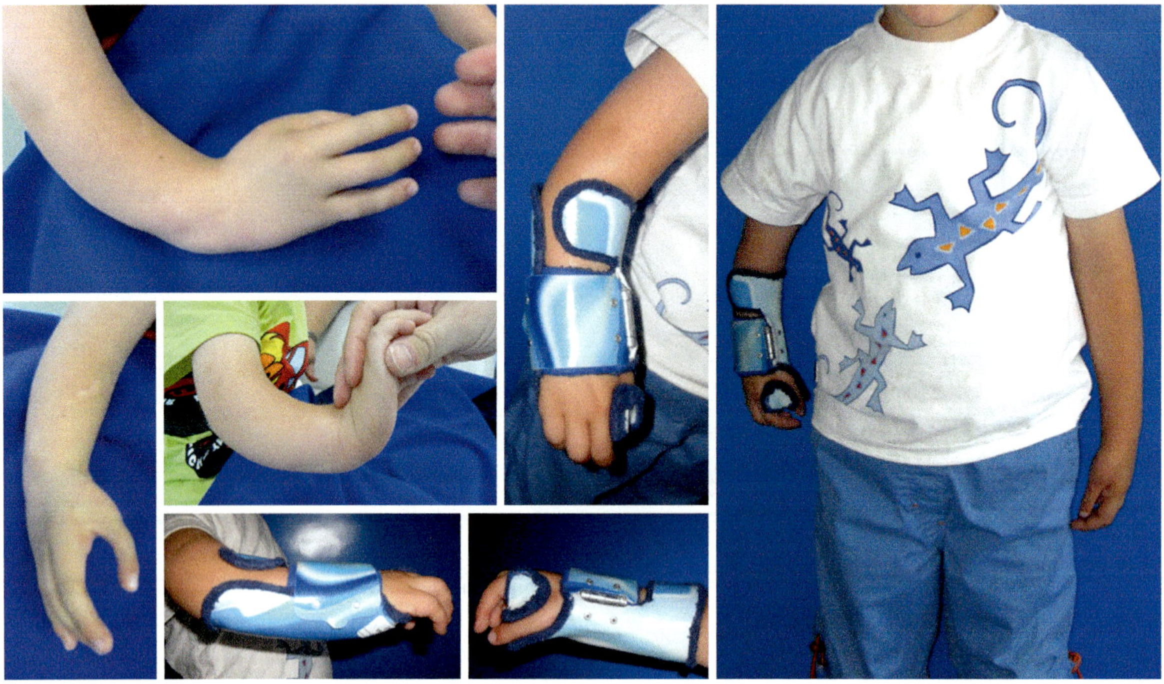

Abb. 11.11 Mittelhand-Unterarm-Orthesenversorgung (WHO) nach operativer Korrektur und Pollizisation an der radialen Klumphand, Orthese in FVW-Technik mit Carbonfasern

11.4.4 Oberarmorthesen (EWHO, EWHFO, SEWHFO)

Je höher das notwendige Versorgungsniveau wandert, desto sorgfältiger ist der funktionale Nutzen einer orthetischen Versorgung im Alltag abzuwägen.

Funktionell korrigierbare **Ellenbogen-Beugedefizite** können zunächst konservativ mit dynamischen Oberarmstreckorthesen versorgt werden. Die dynamisch korrigierende Wirkung kommt entweder von Federgelenken oder besser noch von in der Kraft dosierbaren Gasdruckfedern (Abb. 11.12). Bei der dynamischen Korrektur von Beuge- oder Streckdefiziten müssen auch die distal folgenden Gelenkebenen berücksichtigt werden. So macht es Sinn, bei einer dynamischen Oberarm-Streckorthese die Handgelenksebene positionsgerecht mit zu sichern.

Bei der **ICP** kommen bei gegebenen Bedingungen verschiedene Operationsmethoden zur Funktionsverbesserung und – bei schwerer betroffenen Kindern – zur Erleichterung der Pflege zum Einsatz. Dazu zählen Sehnentransfers, Tenotomien und Kapsulotomien. Die Möglichkeit der Gelenkarretierung erlaubt es, dynamisierende Pausen einzulegen (Abb. 11.12).

> **Im frühfunktionellen postoperativen Einsatz sollten die schützenden Orthesen mit dynamisierenden Gelenkeinheiten versehen werden, welche die operativen Korrekturmaßnahmen funktionsgerecht unterstützen.**

Wesentliche funktionserweiternde Eingriffe sind z. B. Korrekturen von einschränkenden Unterarm-Pronationskontrakturen sowie die Verlängerung der Ellenbogenbeuger und die ventrale Kapsulotomie des Ellenbogengelenkes bei bestehenden Kontrakturen. Von einer adäquaten frühfunktionellen Orthesenversorgung wird in der postoperativen Phase erwartet, dass die zu beübende Bewegungsrichtung

- bei Korrektur der Pronationskontraktur – in Supinationsrichtung,
- bei Korrektur der Beugekontraktur – in Extensionsrichtung

dynamisch unterstützt wird.

Im Rahmen eines operativen Eingriffes können auch kombinierte Korrekturen vorgenommen werden, so dass die frühfunktionelle und schützende Orthesenversorgung beide Bewegungsrichtungen dynamisch fördern muss (Abb. 11.13). Auf sonst vielerorts übliche Gipsschalen wird hierbei vollkommen verzichtet, wodurch die ohnehin muskulär geschwächten ICP-Kinder keine unnötigen Atrophien hinnehmen müssen und signifikant schneller von den Funktionsverbesserungen der Operation profitieren können.

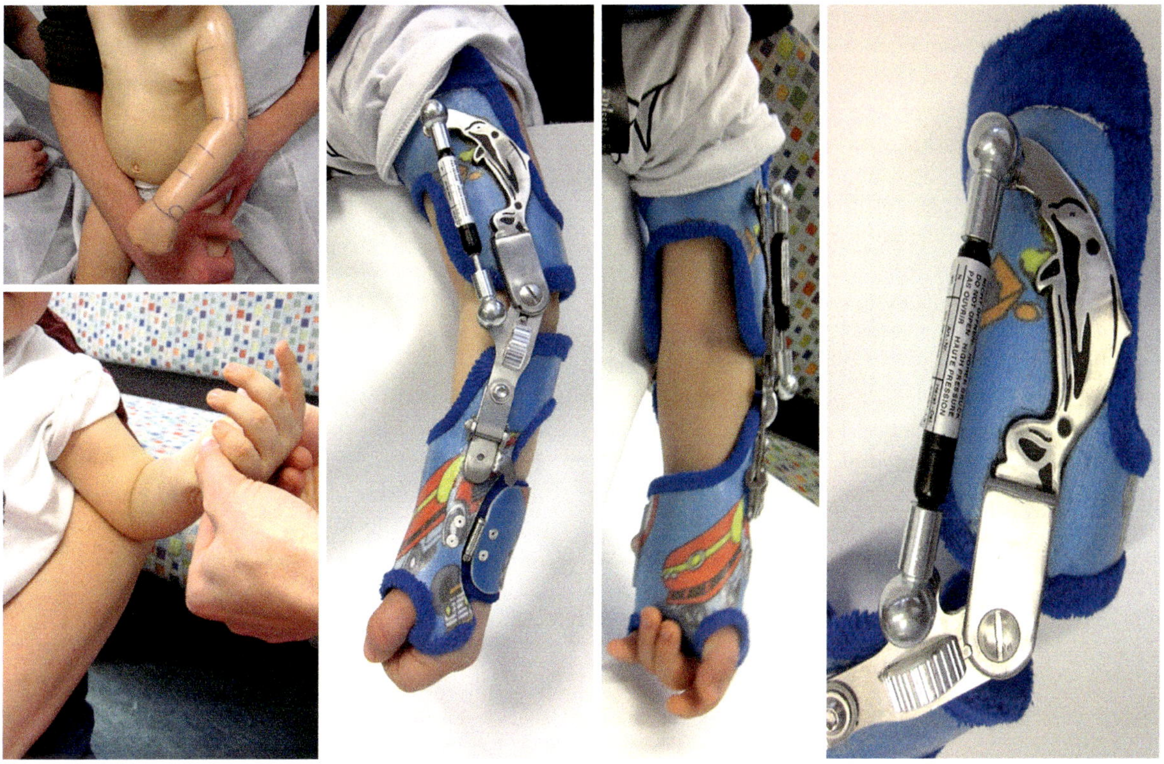

Abb. 11.12 Dynamische Oberarmorthese (EWHO) mit Gasdruckfedersystem zur dynamischen Streckkorrektur im Ellenbogen

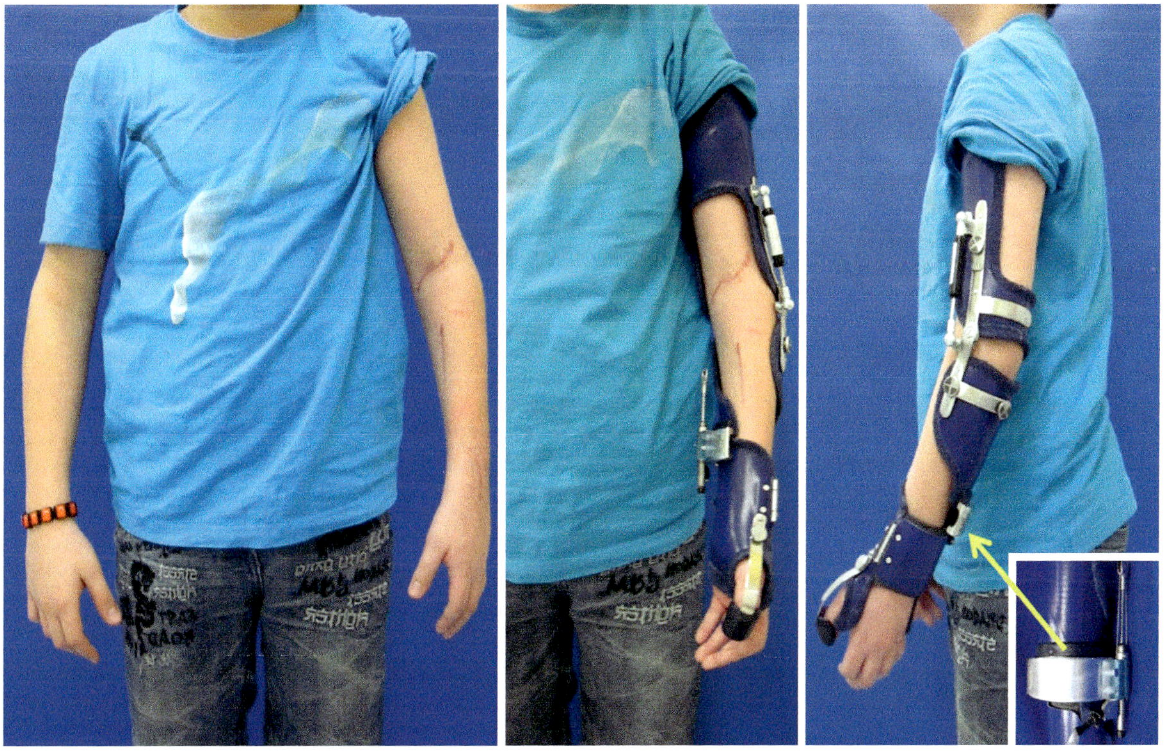

Abb. 11.13 Dynamische Oberarmorthese (EWHO) mit Gasdruckfedersystem zur dynamischen Streckkorrektur im Ellenbogen sowie zur dynamischen Korrektur in Supinationsrichtung (Pohlig-Slide-System)

Anders verhält es sich bei den **peripheren traumatischen Nervenschädigungen**. Posttraumatische Plexusläsionen können von isolierten Schädigungen einzelner Nervenäste mit inkompletten Ausfällen bis hin zur kompletten Lähmung des Armes mit einem kompletten Funktionsausfall alle Varianten beinhalten. Spontanregenerationen oder inkomplette Lähmungen mit Potenz zur Spontanregeneration werden weiterhin beobachtet, während bei schlechten Prognosen mit kompletten Läsionen (C5–T1) frühestmöglich operative Revisionen notwendig werden (Towfigh-Friedel 2011). Im Fokus stehen hier eindeutig die operativen Maßnahmen mit Nervenrekonstruktionen, Muskelersatzoperationen, Neurolysen und Nerventransplantationen.

Die Orthopädietechnik sollte bei Anforderung im Teamwork orthetische Versorgungen bereitstellen, welche diese Maßnahmen unterstützen oder nicht mehr vorhandene Funktionen durch externe Funktionen zumindest passiv wieder bereitstellen. Bleibende Zustände nach traumatischen Plexusläsionen sollten in der Orthese achsengerecht stabilisiert werden. Beginnend im Bereich der Hand – aufgrund häufig bestehender Volumenschwankungen ist die elastisch reagierende Silikontechnik für diese Handsituationen prädestiniert – kann ein positionsjustierbares Ellenbogengelenk Flexionsstellungen des Armes in verschiedenen Gradstellungen sichern. Sinnvoll ist auch eine unilaterale drehgelagerte Führung die eine Rotation des Oberarmes gestattet. Da das Schultergelenk in vielen Fällen subluxations- oder gar luxationsgefährdet ist, empfiehlt sich die gewichtstragende flexible Einbindung der Schulterpartie, welche ihren positionsgerechten Halt durch eine schmale Brustbandage mit kontralateraler Gegendruckplatte findet (Abb. 11.14). Diese Orthesenversorgungen müssen segmental gestaltbar sein, so dass im Rahmen von Spontanregenerationen oder erfolgreichen operativen Eingriffen Funktionsbereiche der Orthese abgeschult werden können.

Grundsätzlich sollten auch diese komplexen Orthesenvarianten nach dem Versorgungsprinzip »so wenig wie möglich und so viel wie nötig« konzipiert werden.

11.5 Alltagshilfen

Alltagshilfen werden im Versorgungsalltag leider viel zu wenig berücksichtigt, obwohl die unterschiedlichen funk-

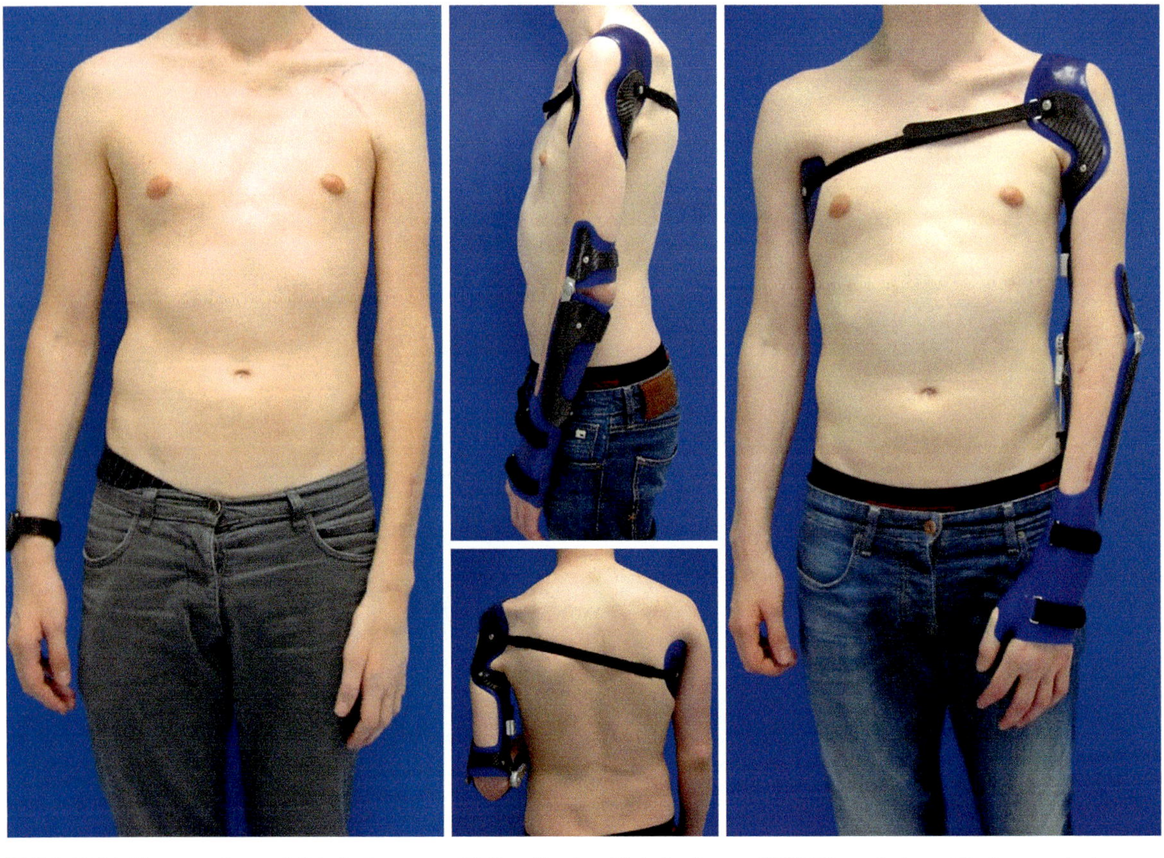

Abb. 11.14 Oberarmorthese mit Schulterfassung und Silikon-Hand-und Schulterfassung (SEWHO), arretierbares Ellenbogengelenk, Rotationsgelenk in unilateraler Oberarmschiene

tionsorientierten Hilfen bedeutende Funktionszugewinne im Lebensalltag bedeuten können.

Alltagshilfen kommen alternativ zu Orthesen zum Einsatz, wenn wenig Aussicht auf eine Verbesserung der Situation besteht, Extremitätenabschnitte stark bewegungslimitiert sind und dadurch wichtige wiederkehrende Aktivitäten des Lebensalltages funktionell nicht oder nur schlecht ausgeführt werden können.

Derartige Situationen können beispielsweise nach Nervenläsionen mit einhergehenden schlaffen Lähmungen und entsprechenden fein- und grobmotorischen Ausfällen entstehen. Die Kinder sind dann nicht in der Lage, Gegenstände und Werkzeuge des Alltags aktiv zu greifen oder gar festzuhalten.

Dies soll exemplarisch am Beispiel des **Fahrradfahrens** beschrieben werden. Bei Kindern mit fehlender aktiver Greiffunktion können hier funktionsorientierte Greifhilfen zum Einsatz kommen (▣ Abb. 11.15 links), die dem Kind ein Greifen des Fahrradlenkers ermöglichen und damit zu mehr Sicherheit beim Fahrradfahren verhelfen. Auch verkürzte oder in der Bewegung eingeschränkte obere Extremitäten können durch eine entsprechend adaptierte Lenkhilfe kompensiert werden (▣ Abb. 11.15 rechts).

Alltagshilfen werden zumeist nach ihrer Funktion benannt, wie z. B. individuell angepasste Greifhilfe, Esshilfe, Schreibhilfe, Reinigungshilfe, Knöpfhilfe etc., so dass der alltägliche Funktionsnutzen bereits in der Bezeichnung des Hilfsmittel verankert ist.

11.6 Innovationen und Zukunfttrends in der Orthetik

Die **Elektronik** und Mikroprozessorentechnologie hat in der orthetischen Versorgung der unteren Extremität bereits einen Platz eingenommen. So können heute bereits lastabhängige Bewegungszyklen und elektronisch geregelte Schwungphasensteuerungen orthetischer Gelenke Einfluss auf die Bewegungssteuerung moderner Orthesenversorgungen nehmen.

Im Bereich der Orthetik der oberen Extremität steht dieser Schritt noch bevor. Bei motorischen Ausfällen mit

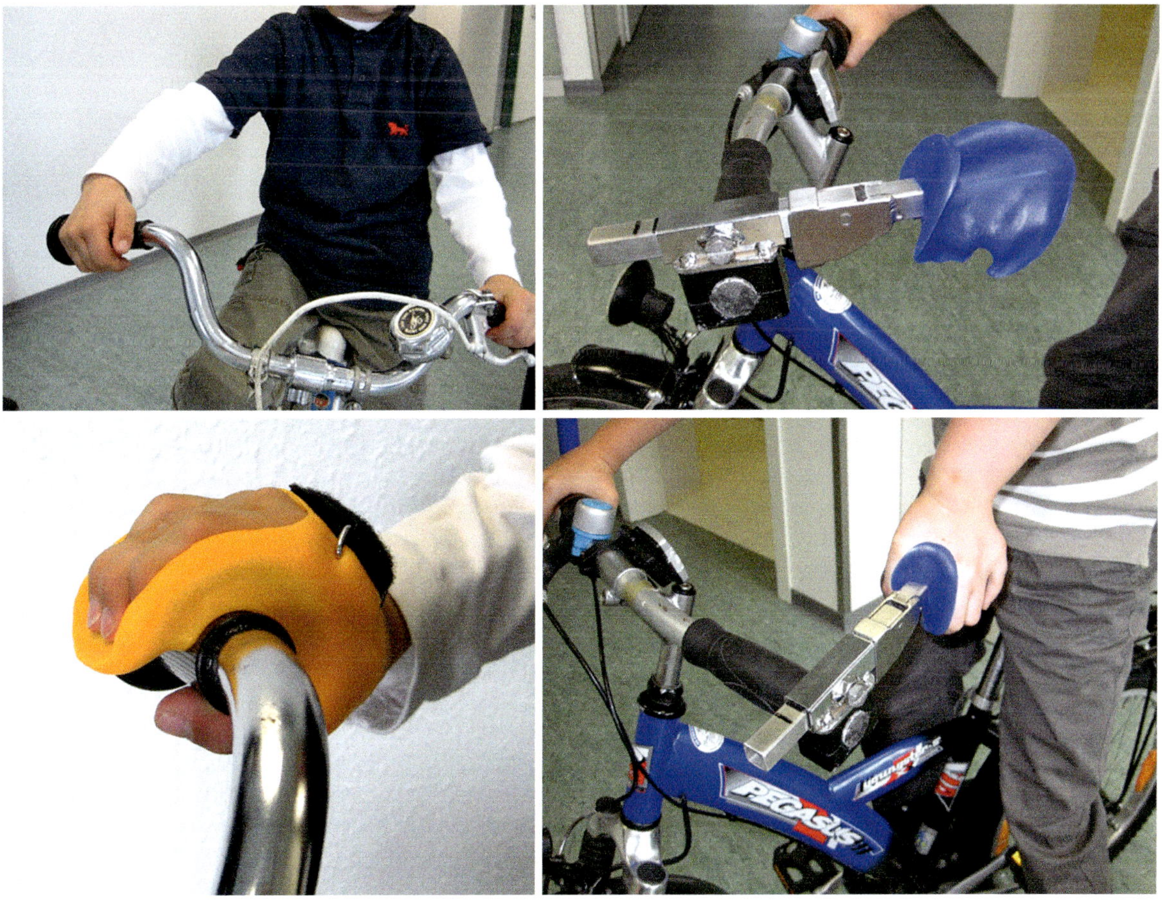

▣ **Abb. 11.15** Silikon-Lenkhilfe bei funktionsloser Hand (*links*) und verkürztem Arm (*rechts*)

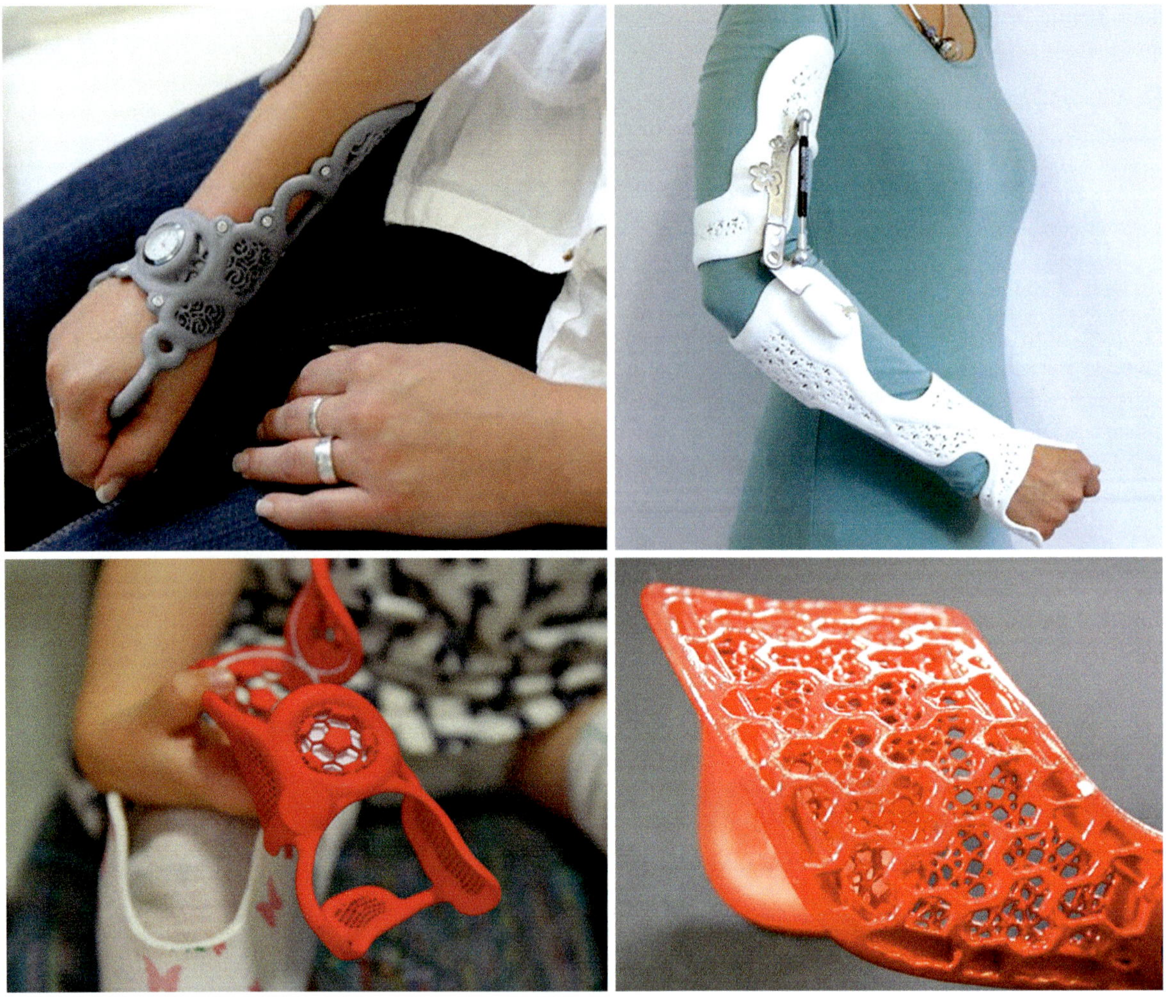

Abb. 11.16 Zukunftstrend: Design-Orthesen aus Polyamid, im selektiven Laserdruckverfahren hergestellt

schlaffen Lähmungen scheinen wir geradezu hilflos. Wie verlockend wäre hier doch der Zugewinn einer aktiven Greiffunktion. Die zukunftsträchtige Entwicklung einer aktiven motorischen Orthese zur Unterstützung der Greiffunktion steht bei dem deutschen Start-up Vincent Systems mit der Fremdkraftorthese Grip Assist bereits in den Startlöchern. Auch das in den USA angesiedelte Unternehmen Myomo Inc. konnte bereits erste Erfahrungen mit einer motorisch im Ellenbogen angetriebenen Myo-Orthese sammeln. Ende 2015 wurde dieses System durch eine aktive Greifeinheit ergänzt. Es bleibt abzuwarten, welche funktionsbringenden Zugewinne Patienten mit diesen Systemen im Alltag tatsächlich erreichen können.

Ein nicht weniger attraktiver Zukunftstrend liegt in der **virtuellen Gestaltung** orthetischer Konstruktionen am PC sowie der anschließenden Realisierung des Entwurfes im selektiven Lasersinter-Druckverfahren. Der Einsatz dieser Technik ermöglicht dem Orthopädietechniker vollkommen neue Wege der Gestaltung. Durch den Einsatz der Printtechnologie können komplexe 3-dimensionale Strukturen in Orthesenkonstruktionen umgesetzt werden. Neben der belastungsorientierten Dimensionierung der tragenden Orthesenbereiche können bei dieser Produktionstechnik z. B. auch atmungsaktive Orthesenzonen berücksichtigt werden, die dann in einem 3-dimensionalen Printverfahren aus Polyamiden und anderen Materialien hergestellt werden (Abb. 11.16). Leider lässt die gewohnte Materialvielfalt bei diesem Fertigungsverfahren noch zu wünschen übrig. Die vielfältigen Design-Möglichkeiten, die diese Technologie in der Realisierung spezifischer Anforderungen jedoch zulässt, könnte auch die Orthopädietechnik zukünftig bereichern.

Literatur

Bähler A, Bieringer S (2004) Orthopädietechnische Indikationen, 2. Aufl. Huber, Bern, S. 19–27

Blauth W, Schneider-Sickert F (1976) Handfehlbildungen. Springer, Berlin Heidelberg, S. 312–330

Buck-Gramcko D (1998) Congenital Malformations of the Hand and the forearm, Churchill Livingstone, pp 433–447

Disselhorst-Klug C (2015) Orthesen, Schienen und Bandagen. In: Kraft M, Disselhorst-Klug C (Hrsg.) Biomedizinische Technik – Rehabilitationstechnik, Band 10. Walter de Gruyter, Berlin, S. 284ff

Döderlein L (2015) Infantile Zerebralparese, 2. Aufl. Springer, Berlin Heidelberg, S. 341–361

Hohmann D, Uhlig R (2005) Orthopädische Technik, 9. Aufl. Thieme, Stuttgart, S. 334–387

ISO 8549–1:1989(en) (1989) Prosthetics and Orthotics – Vocabulary – Part 1 General terms for external limb prostheses and external orthoses, ISO International

Malick MH, Baumgartner R (1977) Lagerungsschienen für die Hand. Thieme, Stuttgart, S. 66

Minden K, Niewerth M (2012) Rheumakranke Kinder und Jugendliche, Kerndokumentation und Prognose. Monatsschrift für Kinderheilkunde 160: 237–243

Schäfer M (2008) Silikone in der technischen Orthopädie, Medizinisch orthopädische Technik. Tischler Verlag, S. 7–16

Schäfer M, Baise M (2011) Orthetische Versorgung der oberen Extremitäten bei Kindern mit neuromuskulären Erkrankungen. Verlag Orthopädie-Technik 62(3): 174–183

Tonkin MA (1995) The upper limb in cerebral palsy. Curr Orthop 9(3): 149–155

Towfigh H, Hierner R, Langer M, Friedel R (2011) Handchirurgie, Band 1. Springer, Berlin Heidelberg, S. 502–503

WHO (2013) How to use the ICF – a practical manual for using the International Classification of Functioning, Disability and health (ICF), Exposure draft for comment. Geneva

Botulinumtoxin

T. Becher

J. Bahm (Hrsg.), *Bewegungsstörungen der oberen Extremität bei Kindern*
DOI 10.1007/978-3-662-50426-0_12

»BoNT schwächt dosiert den Antagonisten, Ziel ist die funktionelle Aktivität des Agonisten.« (Botulinumtoxin **für Kinder mit Zerebralparesen: 10-Punkte-Tabelle**, 2007)

12.1 Indikationsstellung

Der Nutzen von Botulinumtoxin (BoNT) zur Reduktion der Spastik der oberen Extremität ist unumstritten. In Deutschland existiert keine entsprechende Zulassung im Kindesalter, die Behandlung ist off-label.

Das Syndrom des ersten Motoneurons setzt sich aus drei wesentlichen Komponenten zusammen: Spastik, Parese und reduzierte Ansteuerung. Die Spastik ist häufig das führende Symptom, das die Willkürmotorik des Muskels behindert.

Durch die häufig auftretende Kokontraktion treten auch am Arm typische Muster auf, die besonders bei motorisch anspruchsvolleren Aufgaben oder bei schnellerer Aktivität sichtbar werden. Die Aktivierung aller Beugemuskeln führt zu Inklination des Daumens, Beugung der Finger, Beugung und meist ulnare Abweichung des Handgelenks, Beugung im Ellbogen sowie Adduktion und Innenrotation in der Schulter. Hand und Arm geraten aus dem Betätigungsfeld des Kindes, zur motorischen Beeinträchtigung tritt die Nichtsichtbarkeit – so verstärkt sich der erlernte Nichtgebrauch der Hand. Ebenso erleben viele Kinder das Beugen des Ellbogens oder die Abduktion in der Schulter beim Laufen als sehr unangenehm. Beide Prozesse verstärken das asymmetrische Körpererleben.

Bei diesem typischen Befund und der der daraus folgenden Behinderung besteht bei ausreichender Dynamik im Sinne einer Widerstandserhöhung gegen schnelle Dehnung die medizinische Indikation zur Behandlung mit BoNT. Bereits eingetretene Kontrakturen können nicht mit BoNT behandelt werden.

In einem internationalen Consensus-Statement (Fehlings 2010) wird eine Grad-A-Evidenz (sicher effektiv) für den Einsatz von BoNT A, um individuelle therapeutische Ziele in der Behandlung der »pediatric upper limb hemiplegia« zu erreichen, beschrieben, weiterhin eine Grad-B-Evidenz (vielleicht effektiv) für eine Tonusreduktion nach BoNT-A-Injektionen und eine Grad-U-Evidenz (uneindeutig) für die Verbesserung in Aktivität und Funktion der oberen Extremität.

Zehn Studien erfüllten 2010 die Inklusionskriterien für ein Cochrane Review Update (Hoare 2010), demnach ist eine Kombination von BoNT A und Ergotherapie effektiver als Ergotherapie allein in der Reduktion des Impairments, der Verbesserung der Aktivitätslevel und der Zielerreichung, aber nicht in der Verbesserung der Lebensqualität oder der Selbstwirksamkeit. Der systematische Review fand eine hohe Evidenz für den Einsatz von Botulinumtoxin als zusätzliche Therapie für das Management der oberen Extremität bei Kindern mit spastischer Zerebralparese, Botulinumtoxin sollte aber nicht allein benutzt werden, sondern in Kombination mit geplanter Ergotherapie.

Bei Kindern und Jugendlichen mit sehr guter Funktion stehen die eingeschränkte Supination und Schwierigkeiten bei der Erzeugung und Modulation von Kraft in einer starken Relation zu Beschränkungen der Handfunktion, 74 % der Varianzen im tatsächlichen Gebrauch werden durch die Kombination von Supination und Kraft erklärt – zu diesem Schluss kam eine norwegische Arbeitsgruppe (Braendvik 2009), in dem sie bei einer Gruppe von Kindern mit unilateraler Zerebralparese und MACS-Level 1–3 u. a. Kraft in Ellbogen, Unterarm und Hand, Tonus in den Ellbogenflexoren und Unterarm-Supinatoren sowie das aktive Bewegungsausmaß in Ellbogen-Streckung und Supination mit der Punktzahl im AHA und im Melbourne Assessment korrelierte. Die Behandlung der Pronatoren und Ellbogenbeuger mit BoNT kann die Supination und Ellenbogenstreckung verbessern.

In verschiedenen Arbeiten wurde der additive Effekt von Botulinumtoxin zu einer Ergotherapie nachgewiesen, zuletzt erneut von einer schwedischen Arbeitsgruppe (Lidman 2015). Je 10 Kinder wurden über ein Jahr entweder mit Ergotherapie oder mit Ergotherapie plus Botulinumtoxin behandelt. Primäres Outcome war das Assisting Hand Assessment (AHA), sekundäres Outcome das Bewegungsausmaß (ROM) und das Canadian Occupational Performance Measure (COPM), gemessen nach 3, 6, 9 und 12 Monaten. Das AHA zeigte einen überlegenen Effekt in der Ergotherapie/BoNT-Gruppe. Die Autoren schlussfolgern, dass wiederholte Injektionen mit BoNT A, kombiniert mit Ergotherapie, einer reinen Ergotherapie hinsichtlich der bimanuellen Performanz überlegen ist. Der aktive ROM und die zielbezogene Performanz verbesserten sich in beiden Gruppen.

Die Vereinbarung von überprüfbaren Therapiezielen sowohl auf Ebene der Struktur und Funktion (Spastikreduktion, ROM) als auch auf Ebene der Tätigkeiten in Absprache mit Patient, Eltern und Therapeutin sollte die Regel sein. Besonders geeignet zur Therapieevaluation sind obligatorische Wiedervorstellungen während der Wirkzeit und die Verwendung der Goal Attainment Scale (GAS, ▶ Kap. 4)

12.2 Behandlungstechnik

12.2.1 Sonographie-gestützte Injektion

Die Überlegenheit der Sonographie-gestützten Injektion ist unumstritten und seit 2007 allgemein anerkannter Standard in Deutschland (Berweck 2002; GNP 2007), seit 2009 in Europa (Heinen 2009): Das sichere Auffinden und Injizieren der Muskeln selbst, insbesondere bei durch die spastische Parese veränderten Strukturen, die Schmerzfreiheit und die Möglichkeit dynamischer Bilder bei aktiver oder passiver Bewegung des Zielmuskels sind die größten Vorteile gegenüber dem EMG oder der Palpation. Es stehen sehr gute Atlanten zur Verfügung, ebenso eine sehr instruktive Internet-Seite: http://www. munichultrasoundcourse. com.

Genutzt werden in der Regel 27-Gauge-Kanülen von 20 oder 40 mm Länge. Hinsichtlich der Volumina und der Herstellung der BoNT A-Lösung sei auf die Fachinformationen der verschiedenen Hersteller verwiesen. Das Injektionsvolumen sollte unter 1 ml pro Injektionsstelle liegen. Niedrige Dosen sind zu Beginn oft ausreichend und verhindern die wahrscheinlichste Nebenwirkung: Die zu starke Schwächung des Muskels und damit der Handfunktion. Die Injektionsintervalle werden bei erfolgreicher Therapie mitunter länger, weil die Wirkung länger anhält. Bei dystonen Störungen sollte die Dosis sehr vorsichtig gewählt werden.

12.2.2 Sedierung

Die weitgehende Schmerzfreiheit medizinischer Maßnahmen ist inzwischen glücklicherweise Standard in allen pädiatrischen Abteilungen, daher erfolgt bei nicht-einwilligungsfähigen Kindern die Intervention in Sedierung. Bewährt haben sich gerade bei der geringeren Zahl von Injektionen bei unilateraler Spastik eine rektale Sedierung mit Midazolam, oft in Kombination mit Ketamin.

Bei einer Indikation zu einer tieferen Sedierung ist ggf. eine i. v. Sedierung mit den zuvor genannten Medikamenten oder auch mit Propofol und Ketamin (Ketofol®) unter entsprechenden Kautelen zu erwägen – Propofol alleine ist nicht analgetisch und macht damit ein Schmerzgedächtnis möglich. In einigen Einrichtungen wird auch eine fixe Mischung aus Lachgas und Sauerstoff zur Inhalation (Livopan®) eingesetzt. Ab dem Schulalter kann mit den Kindern über eine Injektion ohne Sedierung »verhandelt« werden, bei Einwilligung des Kindes ist ein Versuch möglich, allerdings sollte das Kind die Möglichkeit haben, jederzeit eine Sedierung zu fordern. Eine milde Anxiolyse mit Lorazepam kann ebenfalls hilfreich sein.

12.3 Zielmuskeln

Mit Botulinumtoxin kann die Spastik moduliert werden: Wenn die Tonuserhöhung des (beugenden) Antagonisten abnimmt, kann der schwächere (streckende) Agonist bei erhaltener Ansteuerung aktiver werden und damit gezielt trainiert werden. Von entscheidender Bedeutung ist die muskuläre Imbalance bei den vom Kind ausgeübten Funktionen, dabei haben sich vor allem die Spastik im Ellbogen, die die Hand aus dem Betätigungsfeld des Kindes zieht, die ulnare Abweichung der Hand und die Pronationshaltung sowie der adduzierte Daumen als wesentliche Zielstrukturen bewährt. Durch die Reduktion der Spastik kann insbesondere bezüglich der Supination und der Dorsalextension des Handgelenkes ein wesentlicher Effekt entstehen – erst so wird eine möglicherweise vorhandene Ansteuerung sichtbar und ein Training des Agonisten möglich.

Die Indikation zur Injektion von Fingerbeugern ist stets vorsichtig zu stellen, Griffkraft und Spastik werden hier gleichzeitig beeinflusst, was zum Verlust der Greiffähigkeit führen kann. Zunächst sollten in der ersten Injektion die Auswirkungen der Behandlung der Handgelenksbeuger und des Daumens beurteilt werden, erst in einem zweiten Schritt können dann die Fingerbeuger behandelt werden. Unter sonographischer Kontrolle ist es möglich, einzelne Faszikel zu identifizieren und gezielt zu injizieren, wenn z. B. die Beugespastik des Zeigefingers ein wiederkehrendes Hindernis in der Greiffunktion darstellt.

M. biceps (◘ Abb. 12.1) Die Injektion des M. biceps führt zu einer Reduktion der Beugespastik im Ellbogengelenk. So verbleiben der Unterarm und die Hand bei Tätigkeiten am Tisch häufig mehr im Betätigungsfeld, die visuelle Wahrnehmung der Hand verbessert sich. Die Streckung des Armes verbessert sich, die Beugung des Armes beim Laufen reduziert sich, das Symmetrieempfinden steigt.

M. pronator teres (◘ Abb. 12.2) Der M. pronator teres ist der wichtigste Pronator des Unterarmes, seine Behandlung ermöglicht oft erst die Beurteilung der verbliebenen Kraft und Ansteuerung des Supinators. Ein effektives Training der Supination wird möglich.

M. flexor carpi ulnaris (◘ Abb. 12.3) Die Beugespastik der Hand und die ulnare Abweichung der Hand werden oft vor allem durch den M. flexor ulnaris bedingt, so dass dieser Muskel immer zuerst injiziert werden sollte. Gegebenenfalls kann bei nicht ausreichender Wirkung auch der M. flexor carpi radialis zusätzlich behandelt werden. Gerade bei gleichzeitigem Einsatz einer Funktions-Handorthese zur Therapie der Parese kann so eine deutlich verbesserte Position des Handgelenks erreicht werden.

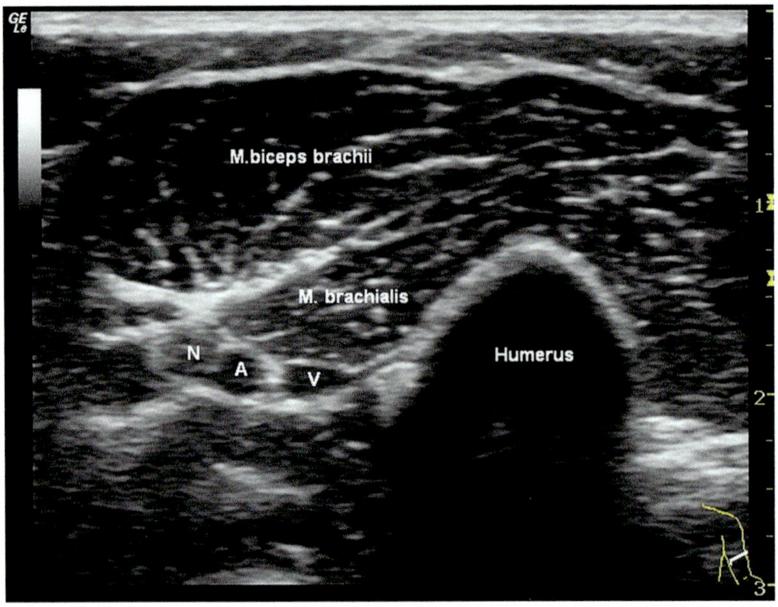

Abb. 12.1 M. biceps. (Mit freundlicher Genehmigung von Ulf Hustedt)

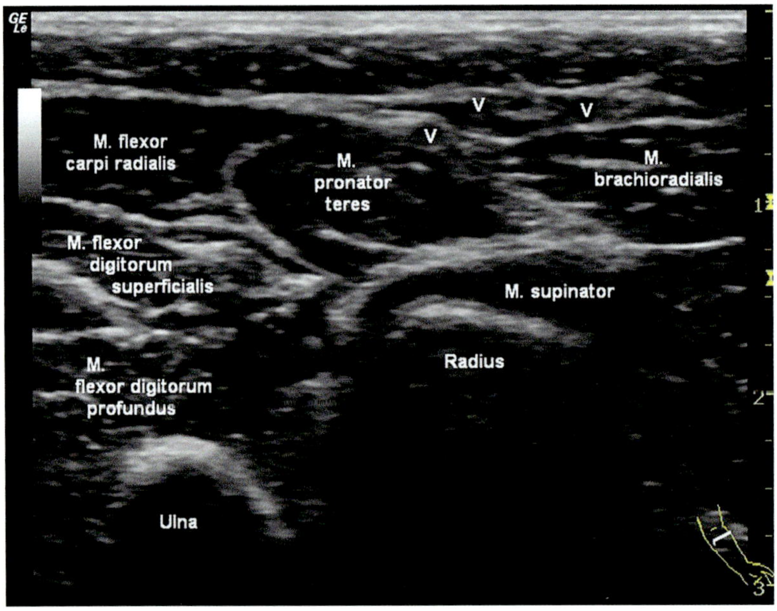

Abb. 12.2 M. pronator teres. (Mit freundlicher Genehmigung von Ulf Hustedt)

M. adductor und opponens pollicis (Abb. 12.4) Der inklinierte Daumen stellt häufig ein wesentliches Greifhindernis dar. Durch eine niedrig dosierte Injektion des Muskels öffnet sich die Hand, der Einsatz der anderen Finger verbessert sich ebenfalls, Stützen und Greifen werden verbessert.

Besondere Indikationen

M. deltoideus (Abb. 12.5) Die Abduktion des Armes beim Laufen empfinden viele Kinder als sehr belastend, weil sie sozial auffällt, das Symmetrieerleben erheblich beeinträchtigt und funktionell stört. Eine niedrig dosierte Injektion der Pars acromialis des M. deltoideus kann dieses Phänomen wirksam reduzieren.

M. pectoralis major Häufig findet sich vor allem bei ausgeprägter Beugespastik des Oberarmes auch eine Tonuserhöhung im M. pectoralis major mit einer deutlichen Adduktion des Oberarmes, die gut durch eine Injektion des Muskels behandelt werden kann. So werden die

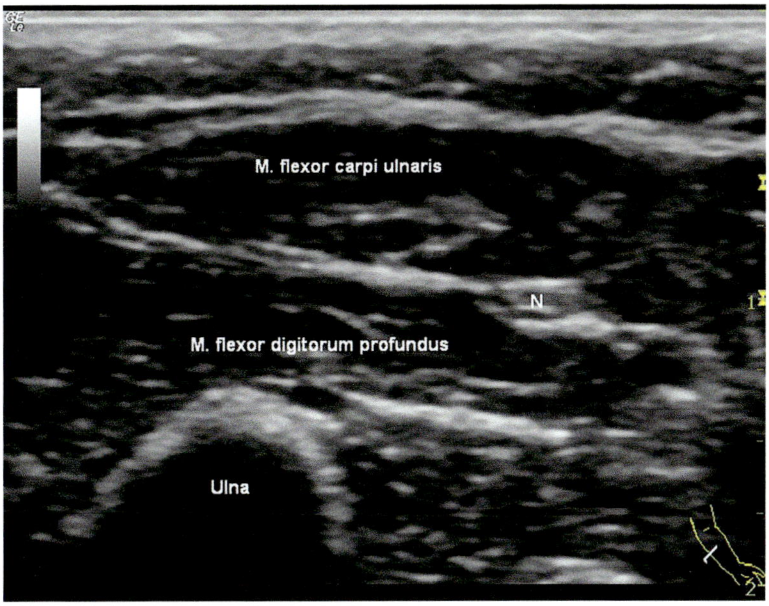

■ **Abb. 12.3** M. flexor carpi ulnaris. (Mit freundlicher Genehmigung von Ulf Hustedt)

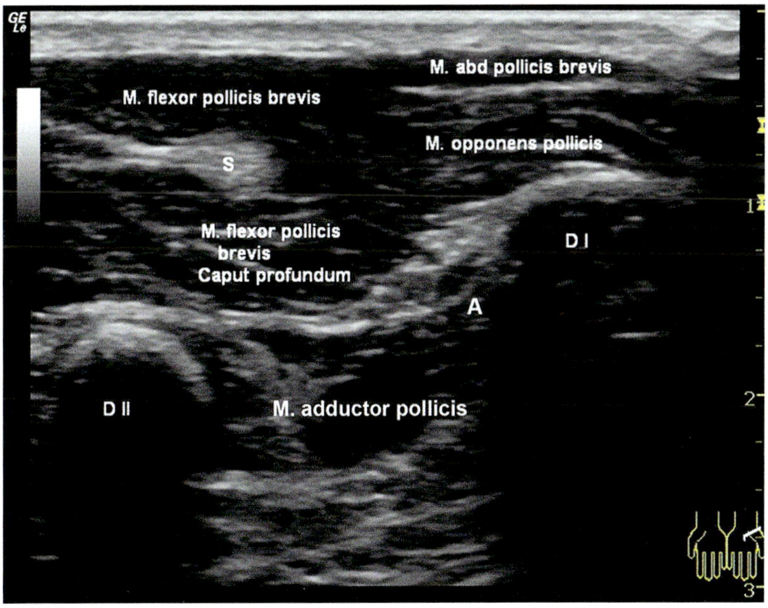

■ **Abb. 12.4** Daumenballen. (Mit freundlicher Genehmigung von Ulf Hustedt)

Streckung des Oberarmes und die Beweglichkeit im Schultergürtel deutlich verbessert, so dass das Kind besser nach oben greifen kann.

12.4 Kombination mit Handorthesen

Die Behandlung mit Botulinumtoxin reduziert die Spastik, die Parese bleibt unbeeinflusst. Vor allem am Handgelenk führt dies häufig zu einer als nicht angenehm empfundenen Instabilität. Durch die Anpassung einer Funktionsorthese aus Silikon, die das Handgelenk führt, kann dem wirksam entgegen gewirkt werden. Die Handorthesen aus Silikon sollen die Handfunktion so unterstützen, dass das muskuläre Ungleichgewicht der Handmuskulatur möglichst ausgeglichen wird. Durch die Korrektur des Handgelenkes kommt es zu einer positiven Beeinflussung der pathologischen Aktivität der Handgelenksflexoren (vor allem Mm. flexor carpi ulnaris und radialis) und zu einer dynamischen Unterstützung der Extensoren.

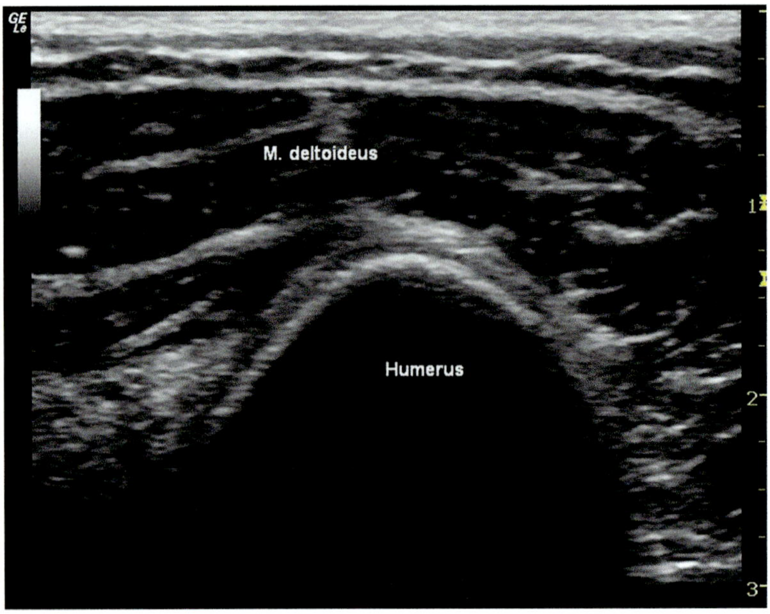

Abb. 12.5 M. deltoideus. (Mit freundlicher Genehmigung von Ulf Hustedt)

Bei der Korrektur der Handgelenkstellung sollte darauf geachtet werden, dass das Kind durch die Korrektur keine wesentlichen Einschränkungen in der Beweglichkeit erfährt. Wenn die Fingerflexoren schon verkürzt sind, sollte das Handgelenk nicht zu weit aufgerichtet werden. Nimmt man den Kindern zu viel Bewegungsspielraum, kann dies eine Funktions-und Aktivitätseinschränkung und somit eine Ablehnung der Handorthese zur Folge haben oder zumindest die Tragedauer stark einschränken. Silikon eignet sich aufgrund seiner einzigartigen Eigenschaften besonders für den Handorthesenbau und wird immer häufiger verwendet. Silikon ist um 400 % dehnbar, atmungsaktiv, schmutzabweisend und antiallergen. Zur Pflege wird es einfach ausgekocht. Die Haltbarkeit ist sehr gut; in gewissem Maße kann eine Handorthese aus Silikon je nach Alter des Kindes durch den verstellbaren Klettverschluss mitwachsen (Becher 2016).

12.5 Einsatz von Botulinumtoxin bei schlaffen Paresen

In den letzten 15 Jahren wurde mehrfach über den erfolgreichen Einsatz von Botulinumtoxin bei der kindlichen Plexusparese in 2 Situationen berichtet (Bahm et al. 2004)

- Bei **funktionell störenden Kokontraktionen zwischen Bizeps und Trizeps** mit aktiver Hemmung der Ellenbogenbeugung: Wenn durch ein Neurom des Truncus superior eine getrennte Impulsleitung zu beiden Antagonisten durch die neuromatöse Mischreinnervation nicht möglich ist, kommt es zum gleichzeitigen Ansteuern der Kontrahenten (im Oberflächen EMG gut nachvollziehbar) und demnach zu einer störenden Beugehemmung, die eine Hand-zu-Mund Bewegung trotz gut ausgebildetem Bizeps unmöglich macht. 100 Einheiten Botulinumtoxin direkt in den Trizeps intramuskulär platziert erlauben für 6 Monate eine gezielte, ungehemmte Beübung des Bizeps, dessen Ansteuerung und Kraft in dieser Zeit steigen, nach Ablauf der Wirksamkeitszeit des Botox behält der Bizeps häufig die funktionelle Oberhand.
- Bei der **Innenrotationsfehlstellung der Schulter** ist eindeutig der nicht oder unzureichend antagonisierte M. subscapularis das wesentliche pathophysiologische Element. In einer kurzen Maskennarkose kann beim sedierten Kind Botulinumtoxin von dorsal-medial direkt unter die angehobene Skapula an mehreren Stellen direkt intramuskulär in den Subskapularis appliziert und somit den Eltern und Therapeuten die Dehnübung dieses Muskels deutlich erleichtert werden, ggf mit einer Wiederholung nach 6 Monaten, was dann auch zu einer bleibenden Kraftverringerung dieses Muskels führen kann.

Aufgrund des guten Erfolges wurde diese Verfahrensweise in Aachen seit zehn Jahren in die stufenweise Therapiestrategie der Innenrotationsfehlstellung der Schulter bei kindlicher Plexusparese fest integriert – entweder als Einzelverfahren oder in Kombination mit einem selektiven Nerventransfer zur Reaktivierung der Außenrotation der Schulter (Transfer des distalen Astes des N. accessorius auf den N. suprascapularis über einen dorsalen Zugang).

Leider handelt es sich bei diesen Anwendung um einen Off-label-Gebrauch, der deshalb bei Rückfragen der Krankenkassen bzw. medizinischen Dienste bzgl. der Erstattungsfähigkeit immer wieder zu unschönen Diskussionen führt und bisher nicht zu einer Überprüfung bzw. Neuformulierung des Indikationsspektrums geführt hat, obwohl es für die kleinen Patienten gute Resultate ohne Nebenwirkungen bringt und mitunter chirurgische Schulterlösungen vermeiden hilft.

Literatur

Bahm J, Becker M, Disselhorst-Klug C, Williams C, Meinecke L, Müller H, Sellhaus B, Schröder JM, Rau G (2004) Surgical Strategy in Obstetric Brachial Plexus Palsy – the Aachen Experience. Seminars in Plastic Surgery 18: 285–299

Becher T, Hägele A, Tenckhoff C (2016) Interdisziplinäre Therapie der Handfunktion bei Kindern und Jugendlichen mit ICP – Schwerpunkt Handorthetik. Orthopädie Technik 18–21

Berweck S, Feldkamp A, Francke A et al. (2002) Sonography-guided injection of botulinum toxin A in children with cerebral palsy. Neuropediatrics 33: 221–223

Braendvik S, Elvrum AG, Vereijken B et al. (2009) Relationship between neuromuscular body functions and upper extremity activity in children with cerebral palsy. Dev Med Child Neurol 52: e29-e34

Fehlings D, Novak I, Berweck S et al. (2010) Botulinum toxin assessment, intervention and follow-up for paediatric upper limb hypertonicity: international consensus statement. European Journal of Neurology 17: 38–56

Gesellschaft für Neuropädiatrie (GNP), Arbeitsgemeinschaft der niedergelassenen Neuropädiater (AG-NNP), Deutsche Gesellschaft für Sozialpädiatrie und Jugendmedizin (DGSPJ), Arbeitskreis Infantile Cerebralparesen der Deutschen Gesellschaft für Orthopädie und Orthopädische Chirurgie (DGOOC), Deutsche Gesellschaft für Neurologische Rehabilitation (DGNR), Deutschsprachige Vereinigung für Kinderorthopädie, et al. (2007) Botulinumtoxin für Kinder mit Zerebralparesen: 10-Punkte-Tabelle, 2007. Monatsschr Kinderheilkd 155:537–43

Heinen F et al. (2010) The updated European Consensus 2009 on the use of Botulinum toxin for children with cerebral palsy. European Journal of Paediatric Neurology 14: 45–66

Hoare BJ, Wallen MA, Imms C et al. (2010) Botulinum toxin A as an adjunct to treatment in the management of the upper limb in children with spastic cerebral palsy (Cochrane update 2010). Cochrane Database Syst Rev. doi: 10.1002/14651858.CD003469.pub4

Lidman G, Nachemson A, Peny-Dahlstrand M et al. (2015) Botulinum toxin A injections and occupational therapy in children with unilateral spastic cerebral palsy: a randomized controlled trial. Dev Med Child Neurol 57:754–61

Schroeder AS, Berweck S, Fietzek UM et al.(2016) Munich Ultrasound Course. http://www. munichultrasoundcourse. com. Zugriff: 17.05.16

Selbstkonzept

T. Becher

J. Bahm (Hrsg.), *Bewegungsstörungen der oberen Extremität bei Kindern*
DOI 10.1007/978-3-662-50426-0_13

13.1 Einleitung

Die Vorstellungen eines Menschen über die eigene Kompetenz, das Zutrauen in eigenes Handeln sowie das Erleben von Selbstwirksamkeit sind wesentliche Ziele für eine gelingende Therapie. Diese Faktoren bilden sich in der ICF in der Domäne »Persönliche Faktoren« ab und sind sowohl in der Therapieplanung und -durchführung, in der therapeutischen Haltung und in den Therapiezielen zu berücksichtigen.

Wenn verbesserte Teilhabe das übergeordnete Ziel therapeutischer Bemühungen ist, dann muss die positive Beeinflussung des Selbstkonzeptes ein wesentliches Ziel aller Therapie sein.

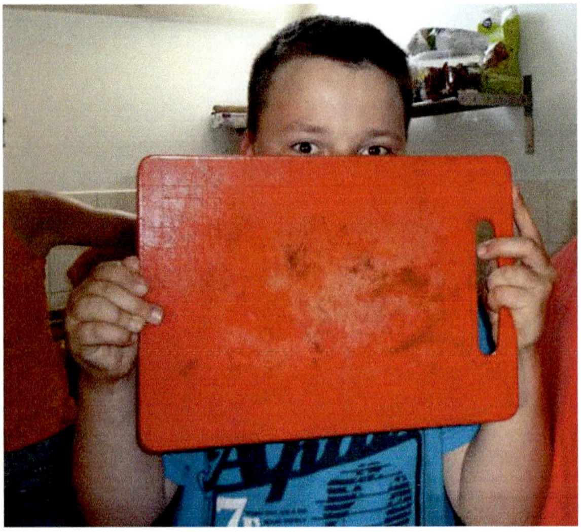

▫ **Abb. 13.1** Die fortlaufenden Erfahrungen mit und über die eigene Person verdichten sich zum »Ich«

13.2 Selbstkonzept – was ist das?

Das Konstrukt »Selbstkonzept« beschreibt die Vorstellungen eines Menschen über sich selbst.

In der Literatur sind zahlreiche Definitionen zum Selbstkonzept zu finden. Weitere verwendete Begriffe sind zum Beispiel Selbstbild, Selbstmodell, Selbsttheorie, Selbstwertgefühl. Es gibt bisher keine einheitliche akzeptierte Definition des Konstruktes Selbstkonzept. »Die fortlaufenden Erfahrungen mit und über die eigene Person verdichten sich zum »Ich«, zum »Selbst«, zum Konzept oder Schema der eigenen Person, zum Selbstkonzept. Die Erfahrungen verändern und speisen es fortwährend. (...) Es ist die zusammengefasste, konzentrierte, aber änderbare Summe der tausendfachen Erfahrungen eines Menschen mit sich selbst und über sich: Wie er ist, wie er lebt, was er kann und was er nicht kann.« (Tausch 1998)

Nach Eggert et al. (Eggert 2014) konstruiert sich das Individuum sein Selbstkonzept aus den verarbeiteten Erfahrungen und Informationen über die eigene Person, entscheidend sind dabei nur solche Erfahrungen, die für die Person eine emotionale Bedeutung haben (▫ Abb. 13.1).

Die Grundlage dieser Sichtweise ist eine **konstruktivistische Haltung**, nach der unsere Wirklichkeit eine Konstruktion aus unseren Erfahrungen ist. Konstruktivismus ist eine wissenschaftstheoretische Haltung, die die Anteile, die das Subjekt an der Erkenntnisleistung hat, in den Vordergrund stellt: Realität wird als vom Menschen erzeugt angesehen, kognitive Leistungen bilden nicht eine scheinbar objektive Wirklichkeit ab, sondern sind ein Akt individueller Wirklichkeitskonstruktion.

Wirklichkeit ist in dieser erkenntnistheoretischen Sicht eine individuell erschaffene, von der Realität des anderen notwendigerweise verschiedene Vorstellung, die sich einer externen Überprüfung auf ihre »Richtigkeit« entzieht. Entscheidender Motor der »Konstruktion« sind die Tätigkeiten des Einzelnen in der Welt: »Wahrnehmen, Denken, Handeln, Kommunizieren«, daraus entsteht eine Erfahrungswirklichkeit, die nur auf ihre Lebbarkeit (Viabilität) hin überprüft werden kann (Schmidt 1994) Wissen wird also nach den konstruktivistischen Prinzipien nicht passiv aufgenommen, sondern vom denkenden und handelnden Subjekt aktiv aufgebaut, kognitive Leistungen erfolgen adaptiv und zielen auf Viabilität, sie dienen der Organisation der Erfahrungswelt des Subjektes.

So entsteht auch das Selbstkonzept unbewusst als Konstruktion einer individuellen »Selbstwirklichkeit«.

Es besteht eine wechselseitige Beziehung zwischen Selbstkonzept und Handlung, indem »das Selbstkonzept das Handeln beeinflusst, und umgekehrt das Individuum in Handlungssituationen etwas über sich erfährt«. Es ist ein lebendiges System aus verschiedenen miteinander verknüpften Teilbereichen (Eggert 2014).

Das Selbstkonzept umfasst auch die zukunftsorientierten Erwartungshaltungen eines Menschen.

Das Selbstkonzept eines Kindes wird wesentlich von den Erfahrungen des Kindes in seiner Familie und seinem engen Umfeld geprägt. Bei Kindern mit motorischen Beeinträchtigungen gehören Ärzte und Therapeuten häufig zum engeren Umfeld, es entstehen oft langjährige Beziehungen mit regelmäßigem Kontakt. Fachleute sind die Ansprechpartner des Kindes und der Eltern für die Behinderung, für die daraus entstehenden Limitierungen und deren Überwindung. Die Haltung von Therapeuten und Ärzten ist von wesentlichem Einfluss auf die Entwicklung des Selbstkonzeptes des Kindes – sie können neue positive Erfahrungen und die Erfahrung von Selbstwirksamkeit vermitteln, sie können dies aber auch effektiv verhindern.

13.3 Dimensionen des Selbstkonzeptes

Saskia Schuppener hat in ihren Arbeiten die verschiedenen Dimensionen des Selbstkonzeptes herausgearbeitet. Sie unterscheidet zwischen

- sozialem,
- emotionalem,
- kognitivem,
- leistungsbezogenem und
- Körper-Selbstkonzept,

die sie jeweils noch in 2 Subdimensionen aufteilt (◘ Abb. 13.2).

Andere Autoren nehmen andere Einteilungen vor, wesentlich ist letztlich die Betrachtung der unterschiedlichen Vorstellungen in differenten Bereichen. So setzt sich nach Eggert et al. das Selbstkonzept aus den Dimensionen »Selbsteinschätzung«, »Körperkonzept«, »Fähigkeitskonzept« und »Selbstbild und Selbstbewertung« zusammen, die jeweils miteinander interagieren (Eggert 2014, ◘ Tab. 13.1).

Für therapeutische Belange sind insbesondere die Selbsteinschätzung, das Körperkonzept und das Fähigkeitskonzept von großer Bedeutung. Die Erwartung von Erfolg oder Misserfolg als Ausdruck der Selbsteinschätzung bestimmt nachhaltig die Auswahl von und die Reaktion auf fordernde Lebenssituationen, die Erklärung von Erfolgen als Ausdruck meines Tuns oder als zufälliges Ereignis hängt vor allem von der Selbsteinschätzung ab. Bei einer solchen negativen Haltung ohne Kompensation in anderen Bereichen reduziert sich die erlebte Selbstwirksamkeit immer weiter, was in der Folge wiederum zur Vermeidung von potenziell fordernden Situationen führt, meist auch mit sozialen Folgen.

Dass der eigene Körper bei der Entwicklung des Selbstkonzepts eine große Rolle spielt, ist sicher eingängig. Insbesondere die sportliche Leistungsfähigkeit ist von großer Bedeutung. Insgesamt scheinen sportlich aktive Jugendliche beiderlei Geschlechts zumeist über ein positiveres Körper- und Selbstkonzept zu verfügen als Nichtaktive (Alfermann 1998). Sonstroem und Morgan (1989) gehen

◘ **Tab. 13.1** Selbstkonzept nach Eggert

Selbsteinschätzung	Selbstvertrauen (gedankliche Vorwegnahme) Selbstwertgefühl (aktuelle Komponente) Selbstwerteinschätzung (übersituativ, generalisiert)	
Körperkonzept	Köperschema	Körperwissen Körperausdehnung Körperorientierung Körper in Raum und Zeit
	Körpergefühl	Körpereinstellung Körperausdruck Körperausgrenzung Körperbewusstsein
Fähigkeitskonzept	Wahrnehmung eigener Fähigkeiten Kenntnis eigener Fähigkeiten Bewertung eigener Fähigkeiten	
Selbstbewertung	Emotionale Einschätzung eigener Handlungen Gefühle bezüglich der eigenen Bewertungen	
Selbstbild	Eigene »objektive« Einschätzungen eigener Handlungen	

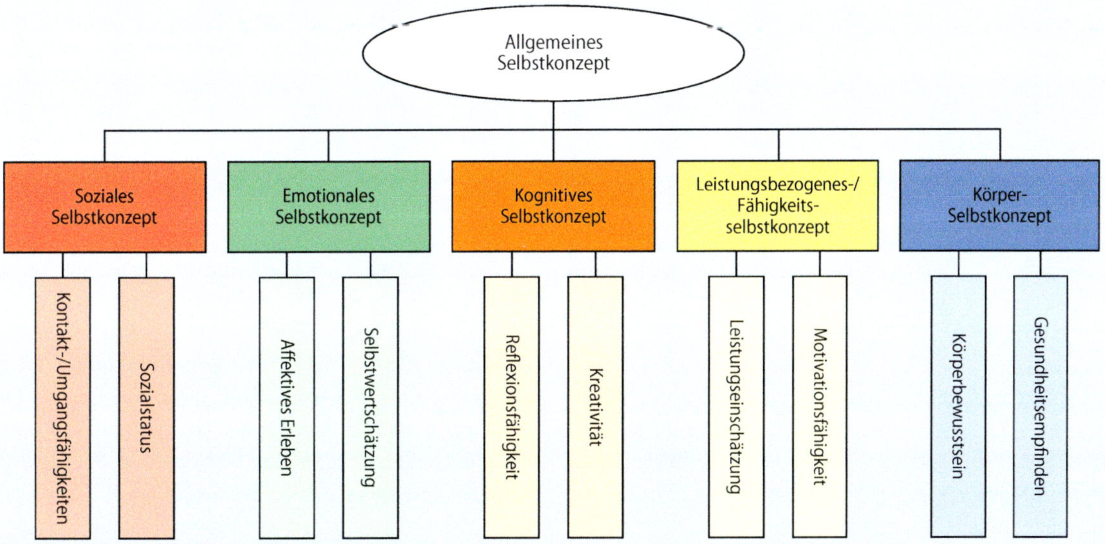

◘ **Abb. 13.2** Selbstkonzept. (Modifiziert nach Schuppener 2005)

davon aus, dass Sport und Bewegung i. S. von Bottom-up-Prozessen zunächst zu einer höheren physischen Selbstwirksamkeit beitragen. Dieses Kompetenzerleben beeinflusst auf einer höheren Ebene die wahrgenommene sportliche Kompetenz, was weiterführend auch zu einer Zunahme der physischen Akzeptanz beiträgt. Beide, wahrgenommene sportliche Kompetenz und physische Akzeptanz, beeinflussen auf der obersten Ebene das generelle Selbstwertgefühl (Stiller 2005).

Die Wahrnehmung, Kenntnis und Bewertung eigener Fähigkeiten stellen weitere Faktoren in der Gestaltung von Aktion und Reaktion in der Welt dar. Eine realistische Einschätzung eigener Fähigkeiten ist gerade für Menschen mit einer Körperbehinderung, die sich mit weniger Sicherheit an anderen orientieren können, von entscheidender Bedeutung.

Es ist eine wichtige Aufgabe aller therapeutischen Bemühungen, zu einer realistischen Einschätzung und Erweiterung eigener Fähigkeiten durch begleitetes Arbeiten an der Leistungsgrenze beizutragen.

13.4 Selbstkonzept bei Kindern mit unilateralen motorischen Beeinträchtigungen

2011 untersuchte eine norwegische Arbeitsgruppe in einer sehr ungewöhnlichen Zusammensetzung aus Handchirurgen und Kinder- und Jugendpsychiatern das Selbstkonzept und das psychologische Wohlbefinden von Kindern und Jugendlichen mit Handdeformitäten und Reduktionsdefekten der Arme. 92 Kinder (53 Jungen, 9–11 Jahre) wurden in zwei Gruppen unterteilt (schwere vs. leichte Finger-Hand-Arm-Deformitäten) und mit der Piers-Harris Children's Self-Concept Scale (PHCSCS) untersucht. Insgesamt zeigten die PHCSCS Werte, dass die gesamte Gruppe der Kinder mit Handdeformitäten ein »gutes« Selbstkonzept mit Werten über 60 Punkten hatte, vergleichbar mit den Werten einer Gruppe von gesunden Kindern. Diejenigen mit milden Veränderungen hatten niedrigere Werte als solcher mit schweren Deformitäten, Jungen hatten niedrigere Werte als Mädchen. Die Kinder mit schweren Deformitäten hatten bessere Werte im Bereich »Intellektueller und Schul-Status« und im Bereich »Popularität«.

Die Autoren schlussfolgern, dass Kinder mit Handdeformitäten in dieser Altersgruppe generell einen ebenso hohen Selbstwert haben wie Kinder in der Vergleichsgruppe. Mögen diese Ergebnisse zunächst überraschend erscheinen mögen, zeigt doch die klinische Erfahrung der Autoren, dass Kinder mit schweren Veränderungen von Beginn an eine Menge an Sympathie und Verständnis erleben. Es sei unmöglich, die Behinderung und das Handikap zu verstecken, es sei offensichtlich für das Kind und die Umgebung. Andere Studien mit Kindern mit verschiedenen Arten von Behinderung zeigten ebenso gleichen oder höheren Selbstwert unter den Kindern, die psychologische Unterstützung durch ein spezialisiertes Team erhielten. Kinder mit geringeren Behinderungen scheinen nahezu normal zu sein und sie – und ihre Eltern – könnten diese zu verstecken wünschen. Sowohl das Fehlen von besonderer Unterstützung und Sympathie und die Versuche, die Behinderung zu verstecken, könnten zum schlechteren Selbstkonzept beitragen (Andersson 2011).

Eine schwedische Arbeitsgruppe berichtet über Aspekte der Aktivitäten und Teilhabe im täglichen Leben bedingt durch Körperstrukturen und -funktionen bei Jugendlichen mit Plexusparese (OBPP). Jugendliche mit OBPP gaben Interessen, Aktivitäten und ein soziales Leben ähnlich zu denen der Jugendlichen in der Vergleichsgruppe an. Unterschiede wurden im Selbstwert für Sport/motorische Aktivitäten gefunden, der Selbstwert war am niedrigsten in der Gruppe der Jugendlichen mit der schwersten Form. Die Jugendlichen waren besorgt über Risiken für ihren betroffenen und den nicht betroffenen Arm. Jugendliche mit OBPP berichten in dieser Studie ein typisches Teenager-Leben, trotzdem sollten nach Ansicht der Autoren die Indikatoren für Stress und Sorgen in Bezug auf die Behinderung beachtet werden (Strömbeck 2003).

»Er sieht sich selbst nicht als anders« – unter diesem Titel stellen Schiariti und Kollegen die Perspektiven von Kindern und Bezugspersonen auf relevante Bereiche der Funktionsfähigkeit bei Zerebralparese dar. Die untersuchten Kinder beschrieben meist die gleichen Bereiche der Funktionsfähigkeit wie ihre Bezugspersonen, die beiden Gruppen hatten aber jeweils eigene Perspektiven. Die Kinder sprachen häufiger über ihre Fähigkeiten mit Zerebralparese, wohingegen die Eltern und Bezugspersonen mehr über ihre Sorgen über die Einschränkungen und größeren Probleme ihrer Kinder sprachen. Diese Ergebnisse heben hervor, wie wichtig die Beurteilung kindlicher und elterlicher Perspektiven ist, wenn das Profil der Fähigkeiten von Kindern mit Zerebralparese charakterisiert wird (Schiariti 2014).

Im Rahmen einer anderen qualitativen und quantitativen Studie wurden 18 Jugendliche zwischen 10 und 17 Jahren mit neonataler Plexus -brachialis-Lähmung untersucht. Als Faktoren, die zur Lebensqualität beitrugen, wurden soziale Auswirkungen, Peer-Akzeptanz, emotionale Anpassung, ästhetische Belange und Körperbild, funktionelle Einschränkungen, Physio- und Ergotherapie, Finanzen, Schmerz sowie Familiendynamik identifiziert. Die meisten Jugendlichen und Eltern berichteten eine gute Lebensqualität, Jugendliche eher etwas höher als die Eltern. (Squitieri 2013)

In einem systematischen Review über das Selbstkonzept von Kindern mit CP und die Sichtweise der Eltern wurde deutlich, dass Eltern nicht in der Lage waren, das Selbstkonzept des Kindes genau zu beurteilen. Es fand sich kein Zusammenhang zwischen den kindlichen und elterlichen Einschätzungen in allen 5 Dimensionen des Selbstkonzepts. Nach Ansicht der Autoren sollten »Gesundheits-Profis« diese Informationen beim Kind selbst einholen (Dunn 2007).

In einem Vergleich des Selbstkonzepts von 47 Kindern mit Zerebralparese mit demjenigen von Kindern ohne Behinderung wurden keine Differenzen in den Bereichen globaler Selbstwert, physische Erscheinung und Sozialverhalten gefunden. Niedrigere Werte zeigten sich in der schulischen Kompetenz (Jungen), der sozialen Akzeptanz (Mädchen) und der athletischen Kompetenz (Mädchen und Jungen). Nach Auffassung der Autoren haben Kinder mit Zerebralparese kein grundsätzlich niedrigeres Selbstwertgefühl, auch wenn sie sich in bestimmten Aspekten des Selbstkonzeptes weniger kompetent erleben. Therapeuten sollten das berücksichtigen, wenn sie Entscheidungen über das Management treffen und sollten Eltern, Bezugspersonen und Gesundheitsexperten darüber unterrichten, dass ein niedriges Selbstkonzept nicht zwingend mit der Diagnose Zerebralparese einhergeht.

13.5 Was bedeutet die Theorie des Selbstkonzepts für die Therapie?

Diese Ergebnisse haben einen konkreten Bezug zur Therapie und deren Ausrichtung. Die Unterstützung von Kindern und Jugendlichen mit unilateraler motorischer Störung im Erproben alltagsbezogener, selbstbestimmter und für die eigene Lebenswelt relevanter Handlungen kann bei adäquater Begleitung zu Verbesserungen im Selbstwirksamkeitserleben führen. Kinder und Jugendliche sollten altersangemessen ihre Therapieziele maßgeblich mitbestimmen, entsprechende Vereinbarungen sind bereits ab dem Vorschulalter möglich.

Selbstwirksamkeit ist definiert als die Überzeugung, aufgrund eigener Kompetenzen gewünschte Handlungen erfolgreich ausführen bzw. in einer bestimmten Situation die angemessene Leistung erbringen zu können (Bandura 1997). Wesentliche Quellen der Selbstwirksamkeit sind nach Bandura das eigene aktive Handeln und Meistern einer schweren Aufgabe (**direkte Erfahrung**), die Beobachtung einer Modellperson bei einer Handlung (**stellvertretende Erfahrung**), Selbstinstruktionen wie »Ich kann das!« (sprachliche Überzeugung) und physiologische Reaktionen als Grundlage unserer Situations- und Selbstwirksamkeitsbewertung (z. B. Herzklopfen angesichts einer Aufgabe). Therapeutinnen sollten diese Grundlagen selbstwirksamen Handelns kennen und beachten. Wenn ein Kind, anders als im bisherigen Alltag, lernt, dass seine Assistenzhand eine wesentliche Rolle in seinem Tun spielen kann und so neue Handlungen möglich werden, wird es diese Hand zunächst bewusst, später immer stärker auch unbewusst einsetzen, es wird sich bei positiver Selbstwirksamkeitserwartung an neue Aufgaben heranwagen, Erfolge erzielen und mit Misserfolgen besser umgehen können.

So ist die Vereinbarung vom Kind (mit-)bestimmter, alltagsrelevanter Therapieziele die ideale Basis für direkte Erfahrungen und für einen Übertrag neuer motorischer Fertigkeiten in den Alltag. Dabei sind Ansätze motori-

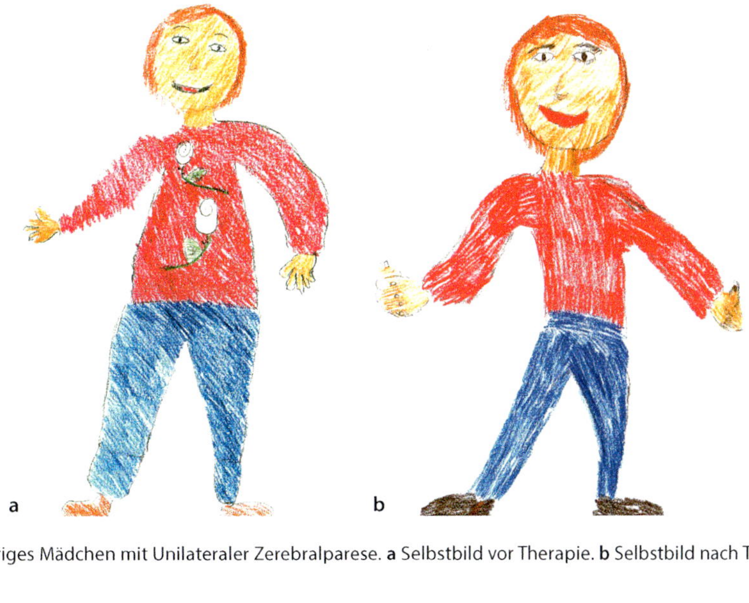

Abb. 13.3a,b 14-jähriges Mädchen mit Unilateraler Zerebralparese. **a** Selbstbild vor Therapie. **b** Selbstbild nach Therapie

schen Lernens gleichwertig zu aktiven Modifikationen der Umgebung: »Ein Therapieansatz, der mehr auf die Veränderung der Aufgabe und der Umwelt fokussiert als auf die Beeinträchtigungen des Kindes, kann eine viable Behandlungsstrategie sein« (Darrah 2011), »kind- und kontextfokussierte Therapieansätze sind gleichermaßen effektiv« (Law 2011).

Die Veränderung des Selbstkonzeptes werden manchmal auch in gezeichneten Selbstbildern deutlich. Vor und nach einer Hemi-Intensivtherapie zeichnete ein 14-jähriges Mädchen ein Bild von sich (Abb. 13.3). Der betroffene rechte Arm wird deutlich größer gezeichnet, die Körperspannung ist höher, die Schultern breiter ... – es hat Wachstum stattgefunden!

Literatur

Andersson GB et al. (2011) Children with surgically corrected hand deformities and upper limb deficiencies: self-concept and psychological well-being. J Hand Surg Eur 36:795–801

Bandura A (1997) Self-efficacy: The exercise of control. Freeman, New York

Darrah J et al. (2011) Context therapy: a new intervention approach for children with cerebral palsy. Dev Med Child Neurol 53: 615–20

Dunn N et al. (2009) Comparing the self concept of children with cerebral palsy to the perceptions of their parents. Disability and rehabilitation 31:387–93

Eggert D, Reichenbach C, Bode S. (2014) Das Selbstkonzept Inventar (SKI) für Kinder im Vorschul- und Grundschulalter. Borgmann, Dortmund

Law MC et al. (2011) Focus on function: a cluster, randomized controlled trial comparing child- versus context-focused intervention for young children with cerebral palsy. Dev Med Child Neurol 53: 621–9

Schiariti V et al. (2014) »He does not see himself as being different«: the perspectives of children and caregivers on relevant areas of functioning in cerebral palsy. Dev Med Child Neurol 56:853–61

Schmidt SJ (1996) Kognitive Autonomie und soziale Orientierung. Konstruktivistische Bemerkungen zum Zusammenhang von Kognition, Kommunikation, Medien und Kultur. Suhrkamp. Frankfurt a.M.

Schuppener S (2005) Selbstkonzept und Kreativität von Menschen mit geistiger Behinderung. Klinkhardt, Bad Heilbrunn

Shields N et al. (2007) Self-concept of children with cerebral palsy compared with that of children without impairment. Dev Med Child Neurol 49:350–4

Sonstroem RJ, Morgan WP (1989) Exercise and selfesteem: Rationale and model. Medicine and Science in Sports and Exercise 21: 329–337

Squitieri L et al. (2013) Understanding quality of life and patient expectations among adolescents with neonatal brachial plexus palsy: a qualitative and quantitative pilot study. J Hand Surg Am 38:2387–2397.e2

Stiller J, Alfermann D (2005) Selbstkonzept im Sport. Zeitschrift für Sportpsychologie 12:119–26

Strömbeck C, Fernell E (2003) Aspects of activities and participation in daily life related to body structure and function in adolescents with obstetrical brachial plexus palsy: a descriptive follow-up study. Acta Paediatr 92:740–6

Tausch R, Tausch AM (1998) Erziehungspsychologie: Begegnung von Person zu Person. Hogrefe, Göttingen

Inklusion

M. Mahler

J. Bahm (Hrsg.), *Bewegungsstörungen der oberen Extremität bei Kindern*
DOI 10.1007/978-3-662-50426-0_14

Die Autorin ist Mutter von einem Sohn mit einer geburtstraumatischen Plexusparese. Sie ist Vorsitzende von Plexuskinder e.V., einem bundesweiten Selbsthilfeverein, der betroffenen Kindern und Erwachsenen und ihren Angehörigen Informationen, Ratschläge und Unterstützung bietet.

14.1 Nachteilsausgleich in der Schule

Der Nachteilsausgleich in der Schule soll die durch eine Behinderung entstandenen Nachteile für Schüler durch technische, pädagogische und andere geeignete Maßnahmen ausgleichen und dadurch Chancengleichheit herstellen.

Wie und wodurch der Nachteilsausgleich gewährt wird, muss immer individuell entschieden werden. Ein aussagefähiges ärztliches Attest, eventuell ergänzt durch weitere Gutachten und Untersuchungen, bildet die Grundlage.

Die Schule prüft und entscheidet, im Idealfall gemeinsam mit den Eltern, wie der Nachteilsausgleich konkret umgesetzt und erreicht werden kann. Die Klassenkonferenz beschließt und dokumentiert den Nachteilsausgleich, der dann verbindlich gilt. Der Nachteilsausgleich wird nicht im Zeugnis vermerkt. Der Nachteilsausgleich muss regelmäßig überprüft und an die Rahmenbedingungen, die fachlichen Anforderungen an den Schüler und dessen Bedürfnisse angepasst werden.

Es ist sehr hilfreich, wenn die betroffenen Kinder, unterstützt durch ihre Eltern, ihre Einschränkungen und Bedürfnisse offen kommunizieren und ihren Unterstützungsbedarf möglichst konkret formulieren.

Die betroffenen Kinder sind Experten für ihre Beeinträchtigung und können in der Regel am besten erklären, was sie können und was sie nicht können. Die Eltern kennen die Stärken und Schwächen ihres Kindes und können die Art und den Umfang der Bewegungseinschränkung sowie mögliche Hilfen und Hilfsmittel beschreiben.

Für viele Kinder ist es unangenehm, über ihre besonderen Bedürfnisse zu sprechen und ausgleichende Maßnahmen einzufordern. Sie wollen möglichst normal am Schulalltag teilhaben. Deshalb sind Lehrer und Eltern besonders gefordert, geeignete Maßnahmen zu finden, welche die Chancenungleichheit mindern und für das betroffene Kind, die Lehrer und die Mitschüler vertretbar sind. Offenheit und Transparenz helfen dabei, die Akzeptanz zu verbessern und Konflikte zu vermeiden.

Lehrer und Mitschüler müssen aufklärt werden, um Verständnis für die Beeinträchtigung und ihre Folgen zu entwickeln. Die Erwartungen an das betroffene Kind müssen sich an dessen Möglichkeiten orientieren. Dort wo es notwendig ist, muss Unterstützung angeboten werden.

Schüler und Eltern können sich vom Schulamt, einem Förderzentrum, einer Beratungsstelle für Inklusion oder an einem Elternverein für Inklusion beraten und unterstützen lassen. Eltern sollten die Bitte um Nachteilsausgleich an die Schule schriftlich formulieren und sich auch die in ihrem Bundesland geltenden Regelungen von der Schule bzw. vom Schulamt schriftlich erläutern lassen.

Rechtsgrundlage sind das Grundgesetz, das Schwerbehindertengesetz sowie verschiedene Verwaltungsvorschriften und Erlasse der Kultusministerien der Länder. Die Regelungen und Abläufe sind in den Bundesländern und auch von Schulamt zu Schulamt teilweise unterschiedlich.

14.2 Das Attest

Das ärztliche Attest zum Antrag auf Nachteilsausgleich soll nicht nur die funktionelle Beeinträchtigung, sondern auch die Folgen für sämtliche Bewegungsabläufe des schulischen Alltags möglichst detailliert und konkret beschreiben.

Bei einer Plexusparese ist mit dem betroffenen Arm beispielsweise keine ausholende Wurfbewegung möglich. Auch das Werfen mit der nicht betroffenen Seite ist schwieriger, da der gesamte Bewegungsablauf beeinträchtigt ist. Beim Zeichnen mit einem Lineal kann dieses nicht gerade gehalten und fixiert werden, beim Messen eines Winkels verrutscht das Geodreieck. Selbst das korrekte Einlegen von Blättern in den Locher ist erschwert. Das Schriftbild ist meist schlechter, der Betroffene kann oft nicht so schnell und nicht so ausdauernd schreiben. Alle Handlungen die beide Hände erfordern, vom Einräumen der Bücher in den Schulranzen über das Aufschlagen der richtigen Seite bis zum Anspitzen des Bleistifts, brauchen mehr Zeit, sind ungenauer oder teilweise auch ohne fremde Hilfe gar nicht möglich.

Hilfreich für den Antrag auf Nachteilsausgleich ist die Dokumentation des Mehrbedarfs bei einigen konkreten Handlungen aus dem schulischen Alltag im Vergleich zu gleichaltrigen Mitschüler, beispielsweise das Schreiben eines Diktats, das vollständige Ein- und Ausräumen des Schulranzens, das Aufschlagen von mehreren Seiten in einem Buch, das Umkleiden für den Sportunterricht und vieles mehr.

Beispiele für einen Nachteilsausgleich bei eingeschränkter Hand- oder Armfunktion

- Mehr Zeit für schriftliche Arbeiten
- Verkürzte Aufgabenstellung
- Häufigere und längere Pausen, auch während einer Klassenarbeit
- Technische und sonstige Hilfsmittel beispielsweise Diktiergeräte, Laptop, Tablet, Schreibtischunterlage, Klemmbrett, Pult, größerer Tisch oder Einzeltisch, Lineal mit Haltegriff, Schreibmaterial für Linkshänder, einhändige Tastatur, Hefte mit größerer Lineatur
- Einsatz von vergrößerten Arbeitsblättern
- Pädagogische Maßnahmen, beispielsweise mündliche Aufgabenstellung statt schriftlicher Arbeit, Multiple-Choice Aufgaben, Lückentexte
- Größere Exaktheitstoleranz beim Schriftbild, beim Zeichnen, bei geometrischen Aufgaben
- Verzicht auf Aufzeichnung von Tafeltexten, Bereitstellung der Texte oder Mitschrift durch Mitschüler
- Zwei Sätze Schulbücher, Schließfach, Regalfach im Klassenzimmer
- Andere Gewichtung der mündlichen Noten zu den schriftlichen Noten, Andere Gewichtung der Heftführung
- Wenn die Schüler handwerklich arbeiten beispielsweise im Kunstunterricht oder bei einem Experiment: Gruppenarbeit statt Einzelleistung
- Nur in Ausnahmefällen modifizierte Aufgaben
- Befreiung von der Benotung oder andere Aufgabenstellung, dort wo Leistungen aufgrund der Beeintrachtigung gar nicht erbracht werden können und Gruppenarbeit nicht möglich ist, beispielsweise im Sport, bei der Handarbeit, beim Werken. Viele Betroffene sind aber stolz auf ihre Leistungen und machen mit, so gut es geht.
- Mehr Zeit für das Umziehen beim Sportunterricht
- Mehr Zeit für Toilettengänge
- Patenschaft unter Mitschülern, die beispielsweise beim Anziehen oder beim Tragen der Schulbücher, beim Erstellen und Vervielfältigen von Tafelaufschrieben helfen können
- Anpassung der Stundentafel, beispielsweise Freistellung von AG-Angeboten für Therapietermine
- Angebote von speziellen Sport- und Bewegungsformen oder von Entspannungstechniken
- Verringerung der inhaltlichen Anforderungen in verstärkt praktisch angelegten Fächern

14.3 Ein Blick in den Alltag betroffener Kindern

Anton hat eine Plexusparese. Im Kindergarten ist Antons Beeinträchtigung nicht aufgefallen. Viele Kinder konnten sich nur langsam anziehen, brauchten Unterstützung beim Basteln und beim Gang zur Toilette.

Mit seiner Therapeutin hat Anton fleißig geübt, Schleifen zu binden und mit der Schere zu schneiden. Oft war er sogar fixer als seine Kumpels. Anton hat sich in der Kindergartenzeit nicht als verletzt oder behindert erlebt und seine Fähigkeiten wurden in der altersgemischten Gruppe auch nicht direkt mit denen anderer Kinder verglichen oder fielen vielleicht auch nicht weiter auf. Die vielen Therapiestunden haben ihn in seiner Entwicklung sehr gefördert, Antons Purzelbäume purzelten etwas schief, aber das war für alle in Ordnung.

Mit dem Wechsel zur Grundschule wurde Anton zum ersten Mal mit der Problematik seiner Verletzung konfrontiert. Die Lehrerin hatte keine Zeit, seinen Reißverschluss nach dem Sport zuzumachen oder ihm beim Anziehen der Handschuhe zu helfen.

In der Schule war es nicht mehr egal, dass er manchmal etwas länger gebraucht hat um etwas auszuschneiden, oder einfach nur um seine Brotdose aufzumachen.

Beim Sportfest mussten alle Schüler an verschiedenen Stationen ihr Können beweisen. Anton ist ein guter Sportler, er schwimmt, spielt Fußball und macht Kampfsport, aber beim direkten Wettkampf in Disziplinen wie Seilspringen, Kegeln, Weitsprung und Wurf auf den Basketballkorb konnte er nicht mithalten. Die anderen Kinder in seiner Wettkampfgruppe schimpften über ihn, denn durch seine Einschränkungen war das Gruppenergebnis deutlich schlechter.

Lisa hat auch eine Plexusparese und ist in der siebten Klasse. Sie kann nicht so schnell schreiben wie ihre Mitschüler. Lisa kann manchmal die Klassenarbeiten nicht in der verfügbaren Zeit abschließen und schafft es oft nicht, alles von der Tafel abzuschreiben. Nicht alle Lehrer wissen von Ihrer Beeinträchtigung oder denken daran. Jedes Schuljahr muss ihre Mutter aufs Neue die Lehrer informieren.

Anton und Lisa sind manchmal traurig, wütend und enttäuscht. Im Alltag erleben sie sich als anders und benachteiligt. Die Bewältigung der Verletzung und ihrer Folgen kann immer wieder zu Schwierigkeiten führen.

14.4 Ein Grundschüler erzählt seinen Mitschülern von seiner Behinderung

Ich habe seit meiner Geburt eine Lähmung am rechten Arm. Bei meiner Geburt wurden die Nerven in meinem Hals sehr gedehnt. Einige sind gerissen. So kam es zu der

Verletzung. Wenn die Nerven, so wie bei mir, verletzt sind, sind auch die Muskeln schwächer und die Nachrichten vom Gehirn kommen nicht so gut an.

Mein rechter Arm hat weniger Kraft als mein linker Arm. Ich kann ihn nicht so gut bewegen und damit nicht so gut fühlen. Er ist auch etwas kürzer. Manche Bewegungen sind für mich schwierig. Einige Dinge kann ich gar nicht oder mache sie anders als du.

Das kann ich gut:

- Rechnen
- Fußball spielen
- Geschichten erfinden

Das mache ich anders:

Ich schreibe Druckschrift und verwende radierbare Stifte, keinen Füller. Ich kann aber nicht so schön und nicht so schnell schreiben, obwohl ich viel übe.

Dafür brauche ich mehr Zeit:

- Schreiben
- Umziehen dauert einfach länger und wenn der Reißverschluss hakt, brauche ich Hilfe.
- Schulsachen ein- und auspacken

Dafür brauche ich Hilfe oder Dinge, die mir helfen:

- Schnürsenkel – ich habe jetzt aber Gummischnürsenkel, da brauch ich keine Hilfe mehr
- Ein Klemmbrett und eine Schreibtischunterlage, damit die Blätter beim Schreiben nicht wegrutschen
- Einen großen Tisch, sonst fällt mir das Mäppchen laufend runter

Das geht gar nicht gut:

- Handarbeiten, beispielsweise Stricken und Weben, geht nicht und macht gar keinen Spaß, stattdessen kann ich aber mit Knete oder Ton modellieren und zeichnen, ein schweres Tablett tragen.

Beim Sport brauche ich etwas Hilfe, aber meistens finde ich meine eigene Art, verschiedene Aufgaben zu erledigen. Das sieht manchmal etwas anders aus oder dauert länger als bei den anderen Kindern. Ich probiere immer alles aus, auch wenn es mir manchmal schwerfällt.

14.5 Fazit

Die betroffenen Schüler, ihre Eltern und die Schule sind gefordert, gemeinsam geeignete Maßnahmen zu finden, welche Chancengleichheit herstellen und für den Schüler, die Eltern, die Lehrer und die Mitschüler vertretbar sind.

Im offenen Dialog sollte eine Lösung gesucht werden, die dem Schüler ermöglicht, das Beste aus seinen Möglichkeiten zu machen und dabei die mit der Behinderung einhergehenden Nachteile soweit als möglich ausgleicht.

Primär rekonstruktive Eingriffe

Wiederherstellung nach Nervenverletzungen

J. Bahm

J. Bahm (Hrsg.), *Bewegungsstörungen der oberen Extremität bei Kindern*
DOI 10.1007/978-3-662-50426-0_15

15.1 Periphere Nervenchirurgie

Die Operation an Strukturen des peripheren Nervensystems, vor allem an den Extremitäten, ist nicht alleine einer Facharztgruppe (Neurochirurgie) zuzurechnen, da es nicht nur um die Kenntnis alleine der Nerven und ihrer Wiederherstellung, sondern auch um andere funktionsverbessernde Eingriffe geht und ebenso um spezielle Operationstechniken, wie zum Beispiel der Mikrochirurgie. Demnach beschäftigen sich auch plastische und insbesondere Handchirurgen sowie Orthopäden mit diesem Thema, was auch immer wieder eine abgerundete Betrachtung aller Teilaspekte ermöglicht.

Die periphere Nervenchirurgie »stricto sensu« läuft nach einem festen Schema ab: Aufsuchen der Nervenbahn durch einen schonenden Zugang, Darstellung des verletzten Bereiches, der häufig aus einem vernarbten Weichgewebsmantel herauspräpariert werden muss (mitunter als »externe« Neurolyse bezeichnet) und anschließend intraoperative Analyse (inclusive einer direkten elektrischen Nervenstimulation) und Durchführung einer Wiederherstellung durch Neurolyse, Naht, Einbringung eines Interponates und/oder verschiedene begleitende Nerventransfers (Bahm et al. 2004; Blaauw et al. 2008).

Im Folgenden beschreiben wir die einzelnen Operationsschritte, die immer unter optischer Vergrößerung (Lupe oder Mikroskop) und unter Bereitstellung von mikrochirurgischem Instrumentarium durchgeführt werden sollen.

15.2 Exploration

Um zu der jeweiligen Nervenstruktur zu gelangen, bedarf es eines **schonenden Weichteilzuganges**, der insbesondere die Muskulatur nicht nachhaltig schädigt und wichtige Gefäße schont. Der Plexus brachialis ist hier wohl die am weitesten proximal gelegene Struktur – er wird über einen geraden **supraklavikulären Zugang** nach Reklination des adipo-lymphatischen Weichteilpolsters auf Höhe des interskalenären Dreiecks (vordere Skalenuslücke zwischen den Mm. scalenus anterior und medius) erreicht (Bahm 2003;

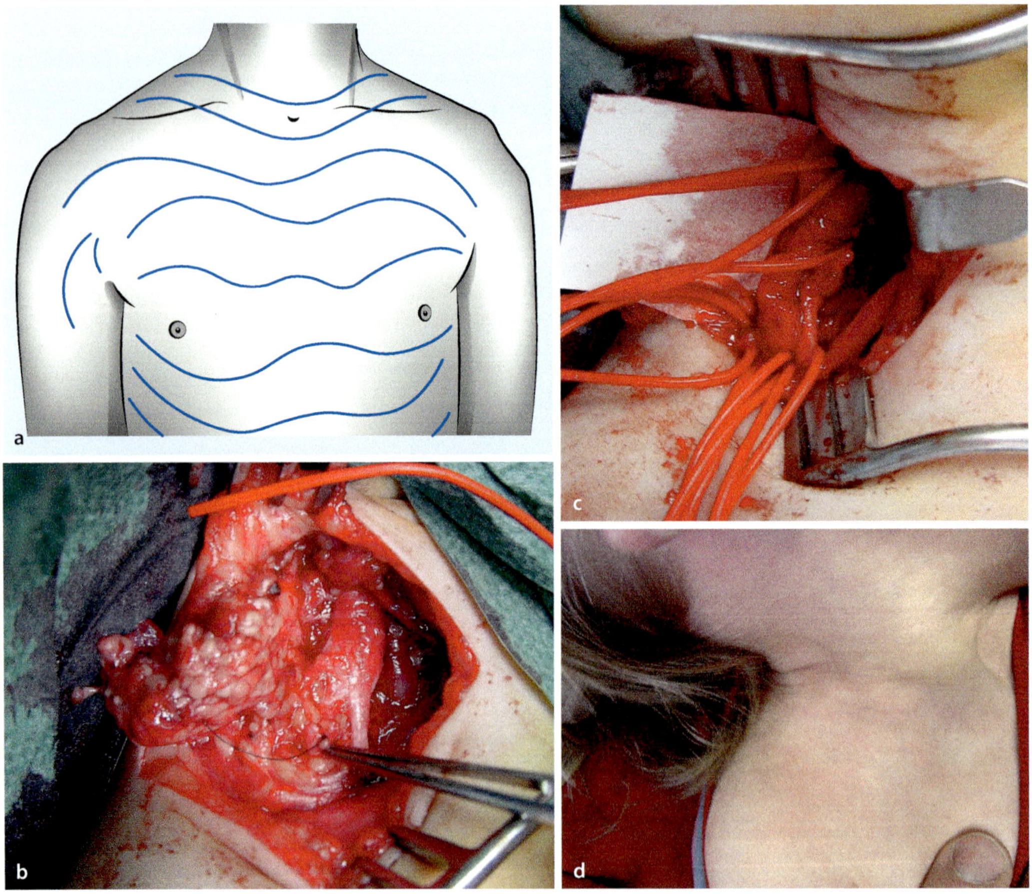

Abb. 15.1a–d Supraklavikulärer Zugang. **a** Der Zugang liegt in einer Hautfaltenlinie. **b** Nach Durchtrennung des Subkutangewebes und Weghalten des adipolymphatischen Weichgewebes ist der Blick auf das Skalenusdreieck frei. **c** Danach ist eine subtile Präparation der einzelnen Nervenstränge möglich. **d** Die abschließend verbleibende Hautnarbe ist immer unscheinbar

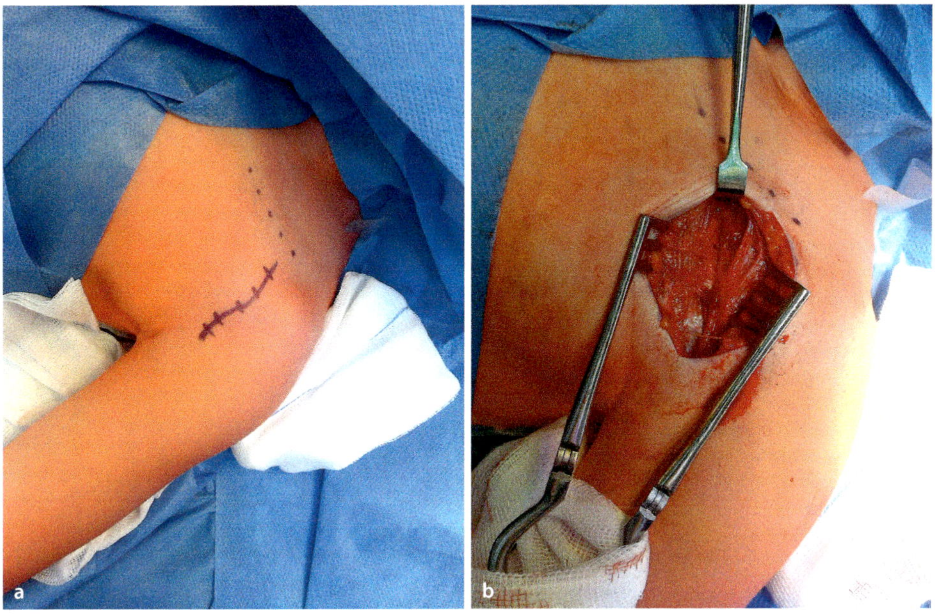

Abb. 15.2a,b Deltopektoraler Zugang

Abb. 15.1). Von hier kann dann auch retro- und etwas infraklavikulär (durch Anzügeln des Schlüsselbeins) präpariert werden. Ansonsten ist weiter distal zur Darstellung der Fasciculi ein kombinierter **deltopektoraler Zugang** erforderlich (Abb. 15.2).

Bei Kindern werden bei den von uns beschriebenen Krankheitsbildern keine Eingriffe direkt am Rückenmark durch eine dorsale Laminotomie gemacht.

Zu den im Arm oder Bein gelegenen Nerven gelangt man meist durch einen Zugang über dem Hautareal, das unmittelbar über der Verletzungsstelle liegt (Kline et al. 2001).

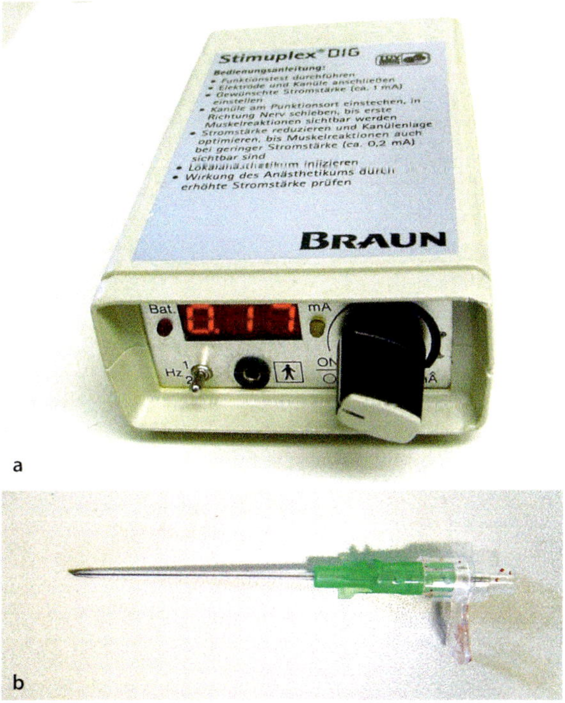

Abb. 15.3a,b Intraoperative Elektrostimulation

15.3 Neurolyse

Ist die Nervenstruktur aufgefunden und vom umgebenden Weichgewebe getrennt (mögliche posttraumatische Adhärenzen an Muskel- und Fettgleitgewebe wurden gelöst), kann der Läsionssitus meist durch einen Zugang vom gesunden Nervenanteil von proximal und distal eingegrenzt und angeschlungen werden.

Nun stellt sich die Frage, inwieweit sich Fibrose/Narbengewebe in und um den Nerven breitgemacht hat und dadurch eine Wiederherstellung der Funktion durch Reinnervation behindert, einschränkt oder aufhebt. Hier hilft uns die intraoperativ durchgeführte **Elektrostimulation** (Abb. 15.3) mittels eines Stimulationskatheters, wie ihn die Anästhesisten bei der Anlage einer peripheren Nervenblockade benutzen: Ober- und unterhalb der Verletzungszone wird ein geringer, von der Intensität stets verringerter Reizstrom angelegt, und damit die elektrische Leitfähigkeit des verletzten Segmentes geprüft. Lässt sich von oberhalb der Läsion keine Muskelantwort auslösen, beweist dies eine Leitungsblockade; wird mehr oder weniger Stromreiz durchgeleitet, spricht man von einem **leitenden Neurom** (»conducting neuroma in continuity«).

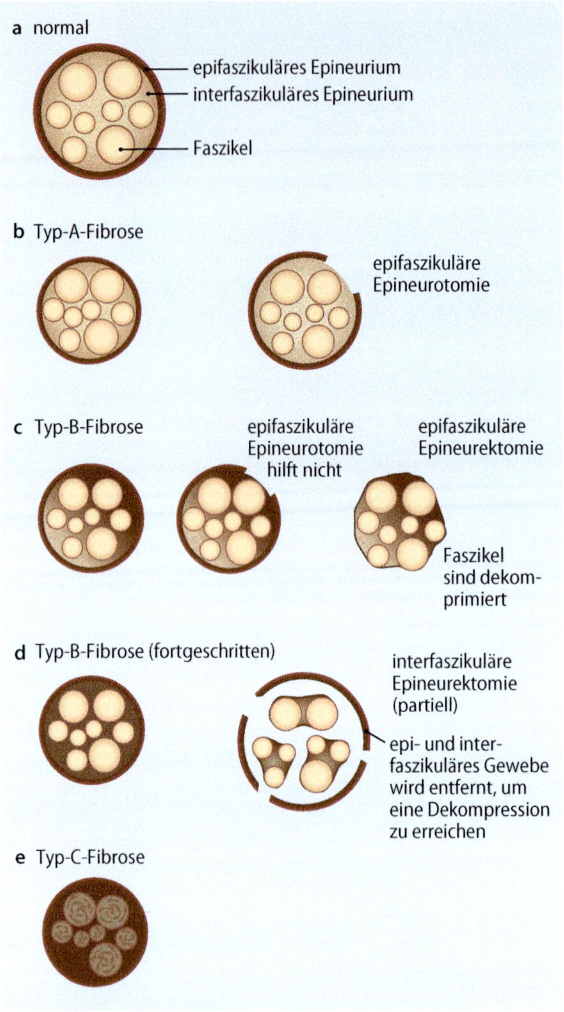

Abb. 15.4 Stadien der Neurolyse nach Millesi

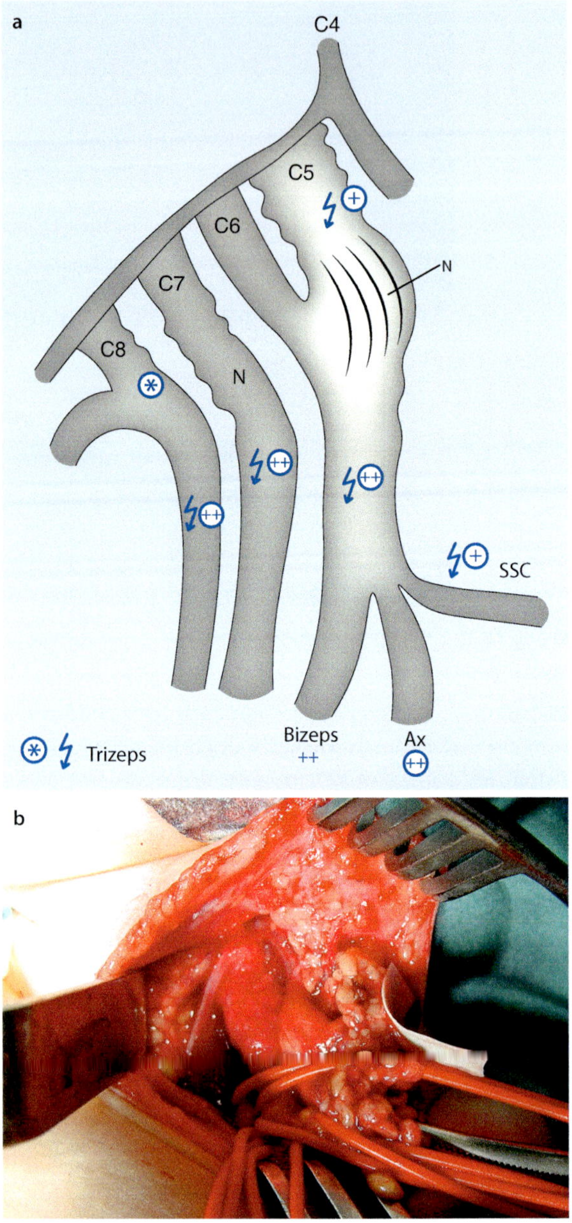

Abb. 15.5a,b Neurolyse. **a** Schema nach einer Operationsskizze von Dr. Bahm (▶ Anhang). **b** Photodokumentation

Es gilt nun, durch subtile **Entfernung von Narbengewebe** im Epineurium und ggf. zwischen den Faszikelgruppen im Perineurium die Leitfähigkeit des Nerven so weit wie möglich zu verbessern; hier wird allgemein nach den von Millesi beschriebenen Regeln und Erfahrungswerten verfahren (Abb. 15.4; Millesi 1997). Ein klinisches Beispiel findet sich in Abb. 15.5 und Abb. 15.6.

Ist die innere Anatomie des Nerven zerstört oder weitgehend fibrosiert, muss das verletzte Segment exzidiert werden und die beiden Enden durch Direktnaht (unter Vermeidung übermäßiger Spannung) oder ansonsten durch die Überbrückung mittels eines Transplantates versorgt werden.

Zur **Spannung auf der Nervennaht** gibt es genügend Untersuchungen, die zeigen wie bei zunehmender Spannung auf die Nervenenden deren Durchblutung immer mehr verringert wird; und andererseits je nach verwendeter Fadenstärke die Reißfestigkeit nicht mehr gegeben ist. Hier gilt empirisch, dass bei kleinen Nerven Spannungen von der Verbindung eines 10/0-Fadens gehalten werden sollen (reißt der Faden, muss ein Interponat eingebracht werden); bei dickeren Nerven kann man hier bis zu 8/0- oder 7/0-Fäden verwenden.

Etwa bestehende anatomische Variationen von Wurzel- und Trunciverzweigungen oder posttraumatisch entstandene, funktionelle Nervenneuverbindungen müssen sorgfältig erkannt, überprüft und ggf. erhalten werden (Abb. 15.7).

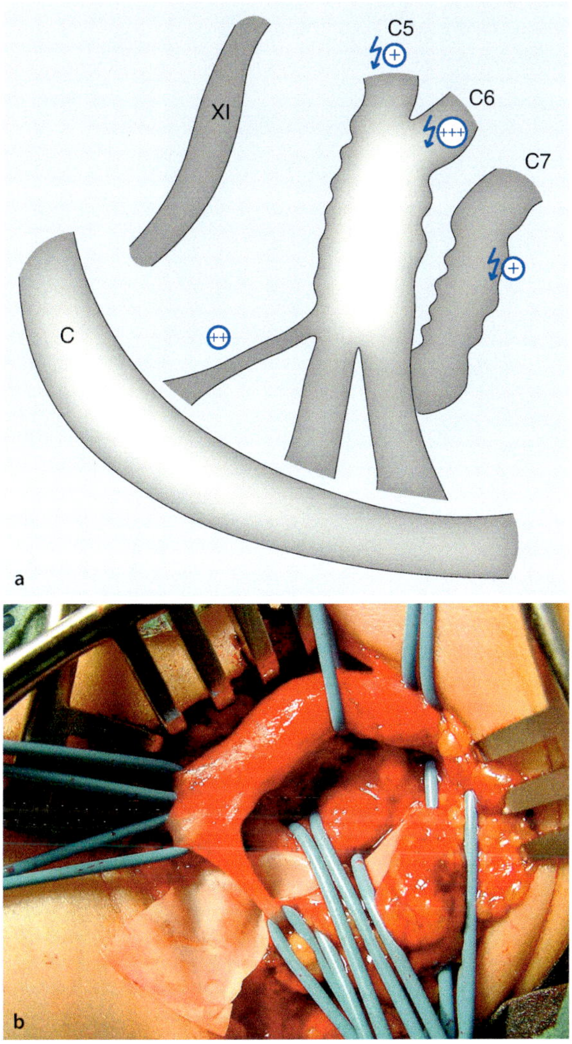

Abb. 15.6a,b Neurolyse. **a** Schema nach einer Operationsskizze von Dr. Bahm (► Anhang). **b** Photodokumentation

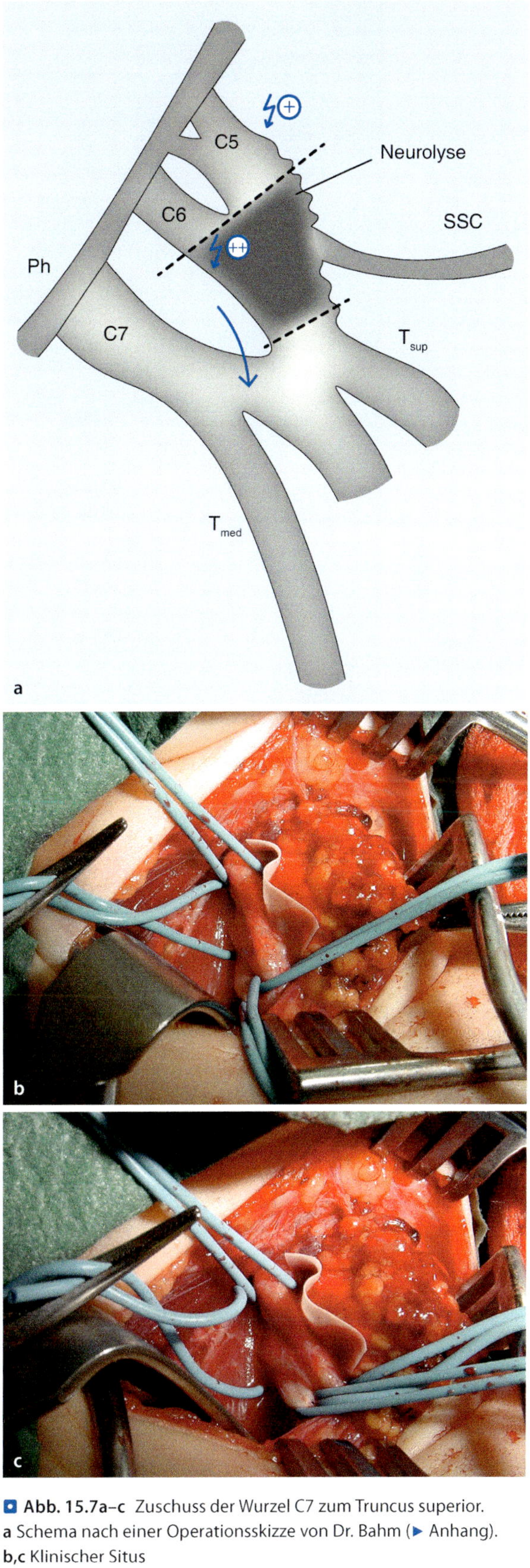

Abb. 15.7a–c Zuschuss der Wurzel C7 zum Truncus superior. **a** Schema nach einer Operationsskizze von Dr. Bahm (► Anhang). **b,c** Klinischer Situs

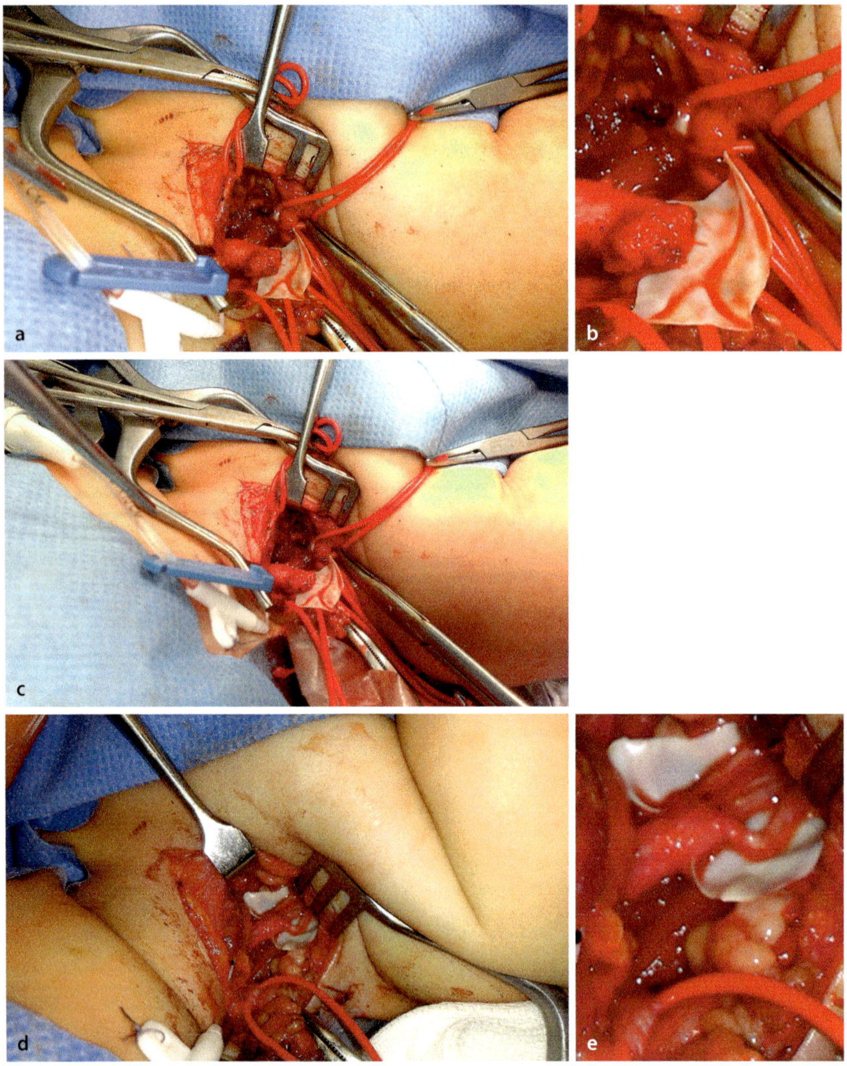

Abb. 15.8a–e Direktnaht Truncus superior mit den Rekonstruktionsetappen

15.4 Direktnaht

Hier werden in gängiger mikrochirurgischer Technik meist so genannte **epiperineurale End-zu-End-Nähte** durchgeführt, die sowohl das meist sehr dünne Epineurium als auch das periphere Perineurium greifen (Abb. 15.8). Das Fadenmaterial ist nicht resorbierbar und verbleibt demnach als Fremdmaterial am und im Nerven, allerdings ohne wesentliche Entzündungsreaktion (wie bei resorbierbaren Fäden üblich). Man geht davon aus, dass eine Nahtstelle nach 2 Wochen belastbar ist.

15.5 Interponat

Ist aufgrund der Defektstrecke bzw. der Nahtspannung eine Direktnaht nicht möglich oder nicht angeraten, wird mit autologem Material eine faszikuläre Überbrückung durchgeführt, bei kurzer Strecke als »Kabelinterponat« (Abb. 15.9), bei längerer Defektstrecke als interfaszikuläre Interponate mit Zwischenräumen, die die Revaskularisierung fördern sollen (Abb. 15.10).

15.5.1 Interponatspender und Hebedefekt

Nur entbehrliche autologe sensible Nerven kommen als Interponatspender in Frage, meist wird der **N. suralis** am Unterschenkel oder ein sensibler Nervenast am Unterarm

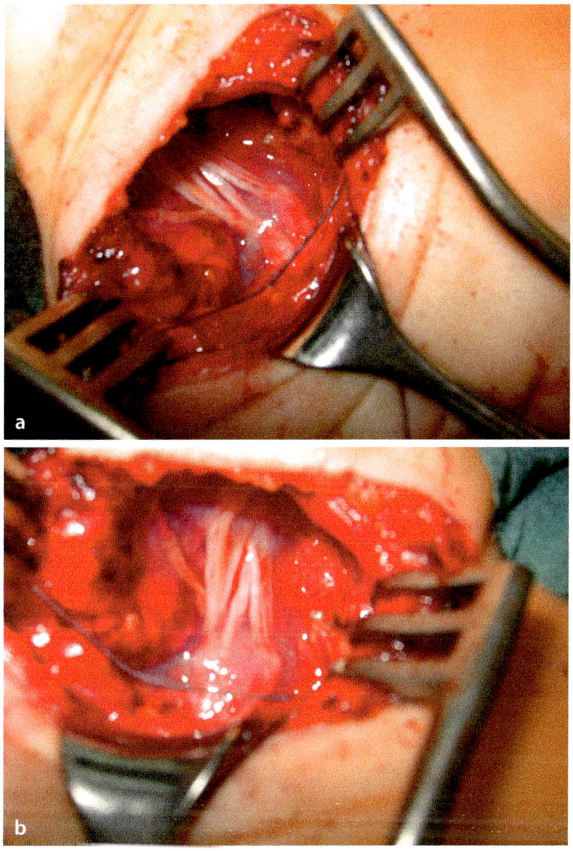

Abb. 15.9a,b Interponat. Plexussitus nach erfolgter proximaler und distaler Feinkoaptation und Fixierung mit Fibrinkleber (milchige Zone)

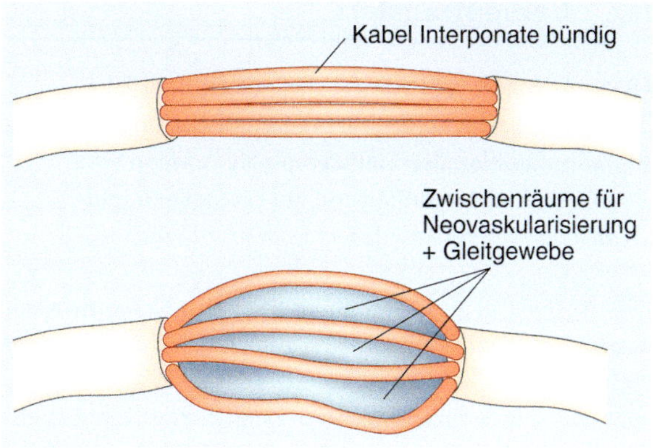

Abb. 15.10 Anordnung der Kabel

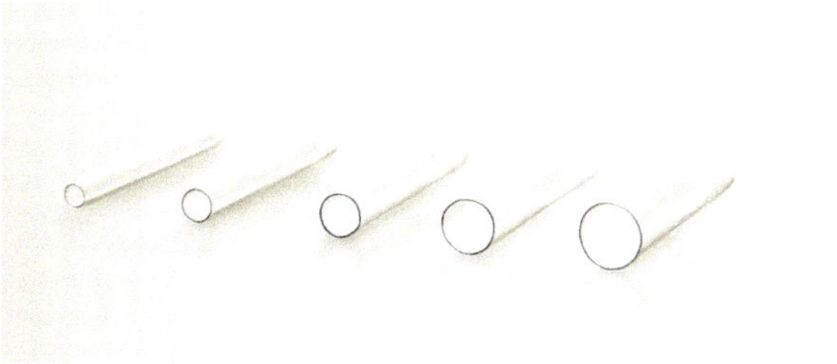

Abb. 15.11 Reaxon®-Röhrchen

(sensibler Ast des N. musculocutaneus oder des N. radialis) entnommen. Bei ausgedehnten Defekten kann zudem am Oberschenkel beidseits der **N. saphenus** entlang der medialen Gefäß-Nerven-Straße gewonnen werden. Als Hebedefekt muss immer neben der unausbleiblichen Narbenbildung an der Haut auch der Verlust an Sensibilität im entsprechenden Dermatom gesehen werden, wobei bei Kleinkindern durchaus Anhaltspunkte dafür bestehen, dass das Defizit im Wachstum durch die umliegenden sensiblen Nerven durch Mitversorgung kompensiert wird.

Natürlich werden nur sensible Nerven entnommen; sie degenerieren durch die Entnahme und dienen im Wesentlichen als Leitschiene der Regenerationskegel.

15.5.2 Conduits und Tubes

Aufgrund der begrenzten Anzahl autologer Nervenspender wird seit einigen Jahrzehnten an »künstlichen« Nerven geforscht (▶ Kap. 25).

Verschiedene Hohlröhren (»Tubes«) bzw. Nervenersatzkabel (»Conduits«) werden heute propagiert – von allogenen Nervenkabeln bis hin zu sog. bioartifiziellen Conduits, deren einzelne Komponenten entweder synthetischen oder tierischen Ursprungs sind oder auch von menschlichen Stammzellen ausgehend im Labor gezüchtet werden.

Einige stehen nunmehr auch in der Humanmedizin zur Verfügung (z. B. allogene Nervenfaszikel wie Axogen® und Chitinröhrchen wie Reaxon®, Abb. 15.11), werden aber bevorzugt bei Erwachsenen, kurzen Defekten und eher bei rein sensiblen oder motorischen Nerven eingesetzt. Hier ist noch mehr klinische Erfahrung erforderlich, bevor sie gleichwertig oder vielleicht sogar eines Tages bevorzugt gegenüber autologen Transplantaten auch bei (Klein-)Kindern eingesetzt werden. Es ist dabei wichtig, sich über die Immunreaktion und deren Auswirkung auf eine ablaufende Nervenregeneration nachhaltige Gedanken zu machen; ebenso muss noch näher erforscht werden, aus welcher Art von Regeneration die Überbrückungskabel erwachsen: Sind es »nur« unorganisierte Minifaszikel wie in einem Neurom, die nach kurzer Strecke ihr Reinnervationspotenzial einbüßen, oder besteht die Möglichkeit zur Organisation in richtige Faszikelstrukturen mit der Zuordnung spezifischer sensibler und motorischer Funktionen?

15.6 Nerventransfers

Bei einem Nerventransfer wird ein entbehrlicher sensibler oder motorischer Spender auf einen monofunktionalen Zielnerven gelegt, wenn eine direkte Zusammenführung des proximalen und distalen Nervenanteils nicht (mehr) möglich ist.

Dies ist der Fall zum Beispiel nach einem Nervenwurzelausriss bei Plexusschäden (die Anschlusssteckdose steht nicht mehr zur Verfügung und es muss demnach auf die wichtige – meist motorische – Zielfunktion ein Ersatzspender umgeleitet werden) oder bei Verletzungen, bei denen das proximale Nervenstück nur schwer erreichbar ist (z. B. Rekonstruktion des N. axillaris nach Abquetschung im Spatium quadrangulare an der Axilla durch die Umlenkung des 1. motorischen Radialisastes für den M. triceps auf den motorischen Anteil des N. axillaris; ◘ Abb. 15.13).

◘ Tab. 15.1 gibt eine Übersicht (Bahm et al. 2011) der heute verfügbaren Spender und Empfänger in der peripheren Nervenchirurgie, die mehr oder weniger Einzug in die Rekonstruktionsstrategien bei Kindern gehalten haben. ◘ Abb. 15.12, ◘ Abb. 15.13, ◘ Abb. 15.14 und ◘ Abb. 15.15 zeigen intraoperative Aufnahmen von klinisch häufig eingesetzten Nerventransfers.

Nerven- versus Sehnentransfer

Mitunter stellt sich bei einer subakuten peripheren Nervenverletzung (z. B. des N. radialis am Oberarm nach Humerusschaftfraktur) die Frage, ob man der proximalen primären Rekonstruktion mit End-zu-End-Koaptation den Vorzug geben soll (mit unklarer Prognose bei längerem Defekt in einem gemischten Nerven, und demnach unsicherer sensibler und motorischer Zuordnung der korrespondierenden proximalen und distalen Faszikel) oder distal klassisch eine Sehnenumlagerung redundanter Spender (Radialisersatzplastik) neben elektiven distalen Nerventransfers durchführen soll.

Sehnentransfers haben eine verlässliche Tradition und eigentlich vorhersehbare Resultate nach 6–8 Wochen; distale selektive Nerventransfers haben eine Ausfallquote und sind nicht »reversibel«; können aber bei Teilschäden und dem Ausfall nur eines bestimmten Muskels durchaus in Zukunft eine gute Alternative werden, zumal der lokale Nerventransfer bei guten anatomischen Kenntnissen nur einen einzigen und sehr begrenzten anatomischen Zugang erfordert.

◘ **Tab. 15.1** Nerventransfers: Spender und Empfänger

Spender	Empfänger	Autor
XI	Suprascapularis (Mm. spinati)	Malessy et al. 2004; Bahm et al. 2005
XI	Musculocutaneus (M. biceps)	Narakas 1991
Interkostalnerven	Musculocutaneus (M. biceps)	Malessy et al. 1989
Interkostalnerven	Axillaris (M. deltoideus)	Malungpaishrope et al. 2007
Ulnaris	Musculocutaneus (M. biceps oder brachialis)	Oberlin et al. 2002; Liverneaux et al. 2006
Ulnaris	Radialis (M. triceps)	Gilbert et al. 2011
Medianus	Musculocutaneus (M. biceps oder brachialis)	Oberlin et al. 2008
Medianus	Radialis (N. interosseus posterior)	Mackinnon et al. 2007; Bertelli et al. 2010
Radialis	Axillaris (M. deltoideus)	Leechavengvongs et al.2003 und 2006; Colbert und McKinnon 2006; Bertelli et al. 2007
Musculocutaneus (Ast für M. brachialis)	Medianus (Fingerbeugung)	Palazzi et al. 2006
Thoracodorsalis	Thoracicus longus (M. serratus anterior)	Uerpairojkit et al. 2009
Phrenicus	Musculocutaneus	Gu et al. 1989; Siqueira et al. 2009
Phrenicus	Suprascapularis	Sinis et al. 2009
Kontralaterale C7	Zahlreiche Empfänger	Gu et al. 1987; Terzis et al. 2009

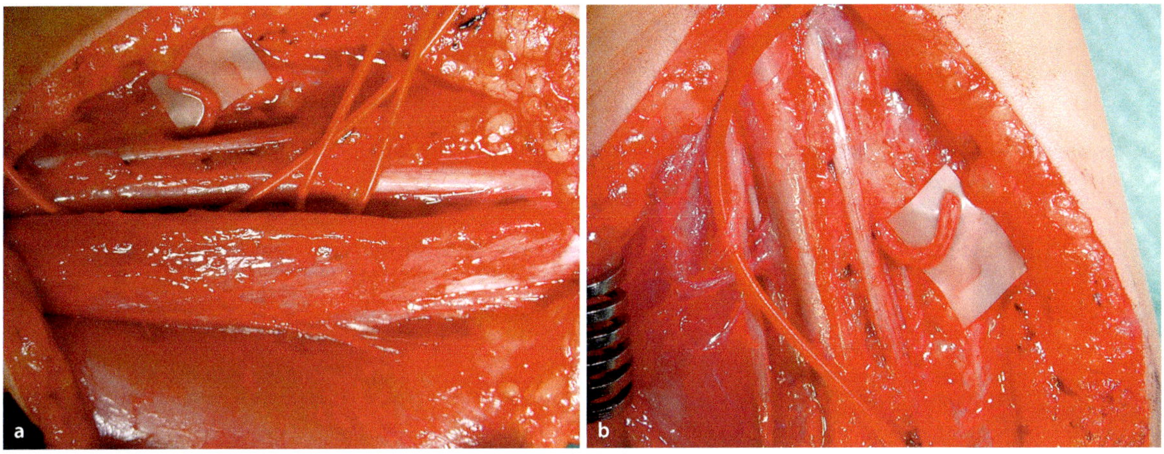

Abb. 15.12a,b Beispiel eines Nerventransfer nach Oberlin mit ausgeleiteten Spender- und Empfängerfaszikeln (Oberlin et al. 2002, 2008)

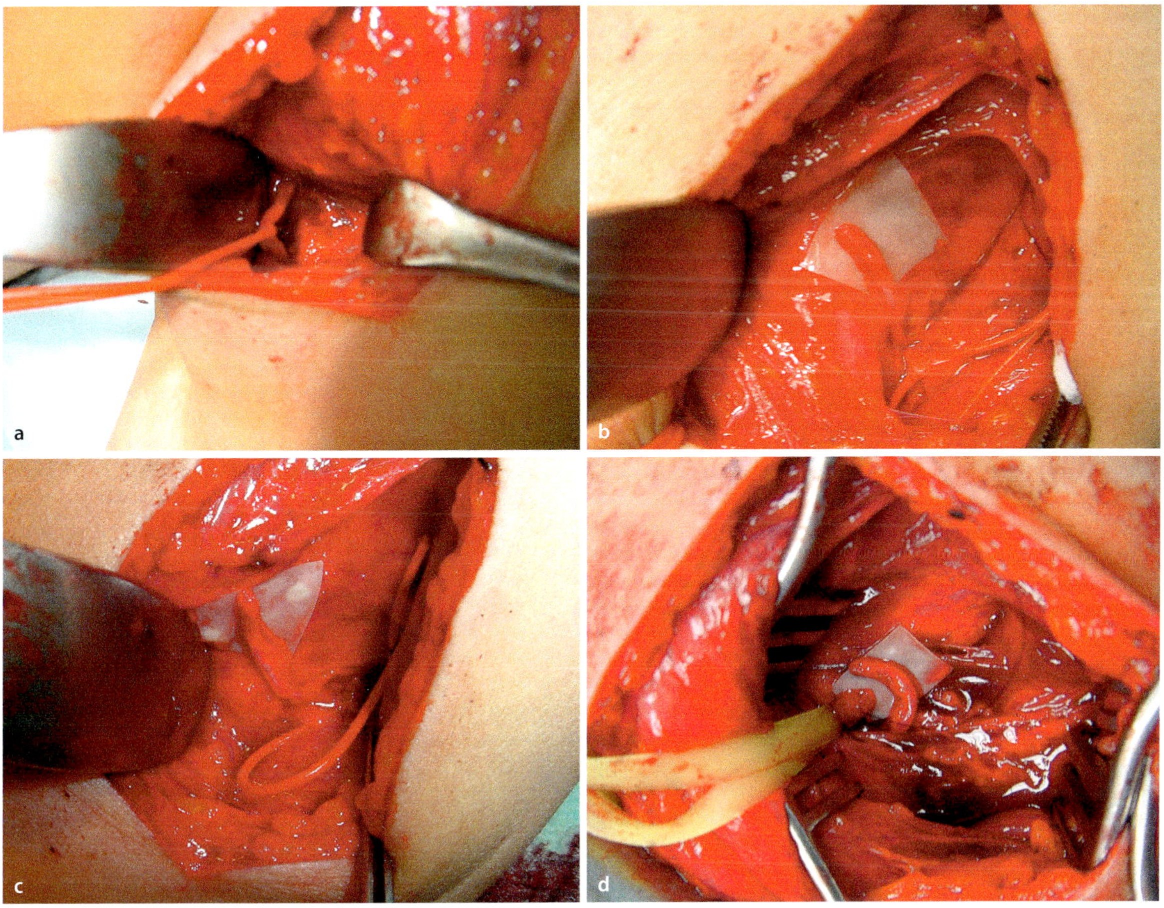

Abb. 15.13a–d Nerventransfer nach Somsack mit ausgeleiteten Spender- und Empfängerfaszikeln (Leechavengvongs et al. 2003, 2006)

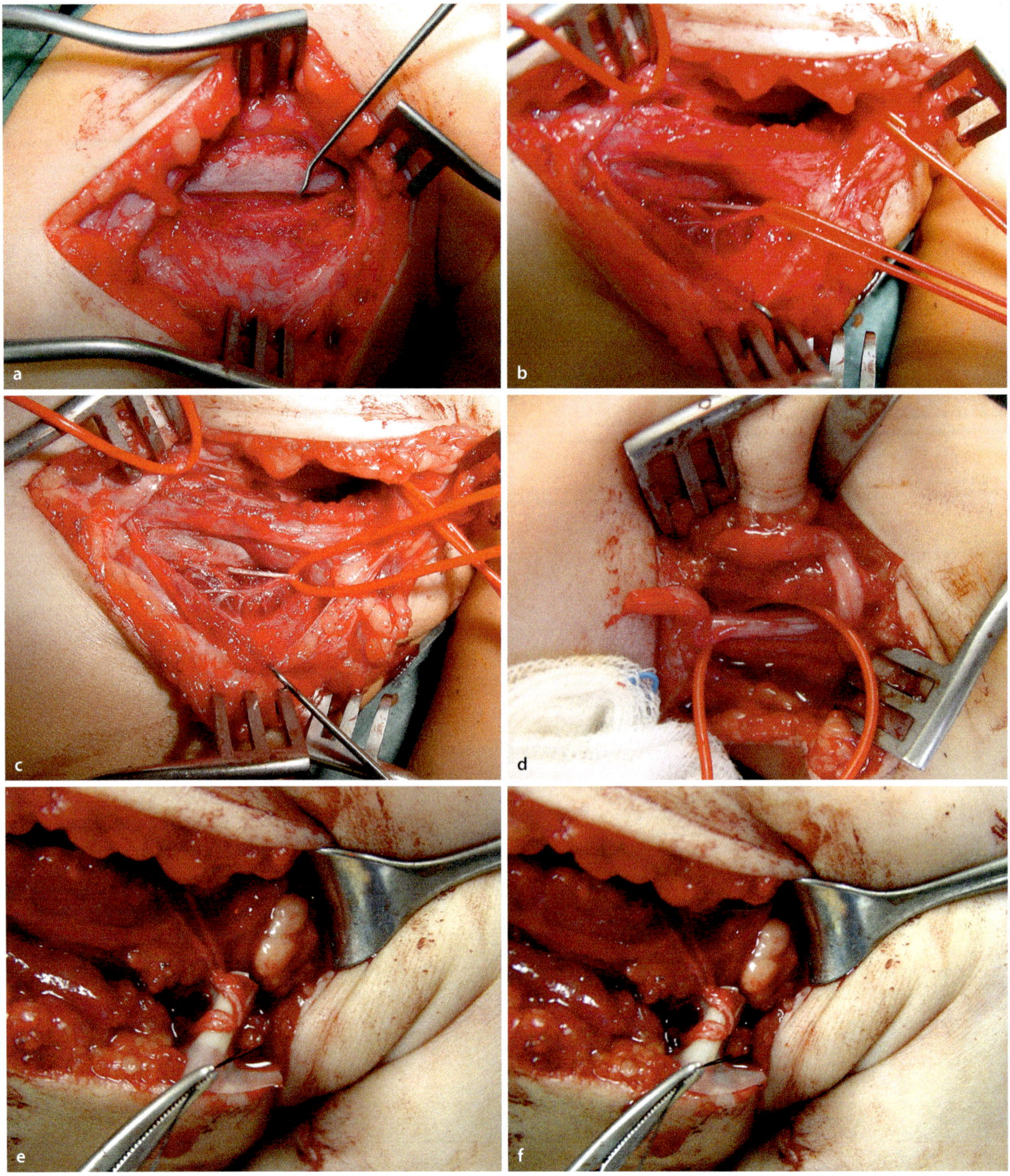

Abb. 15.14a–f Transfer von Interkostalnerven

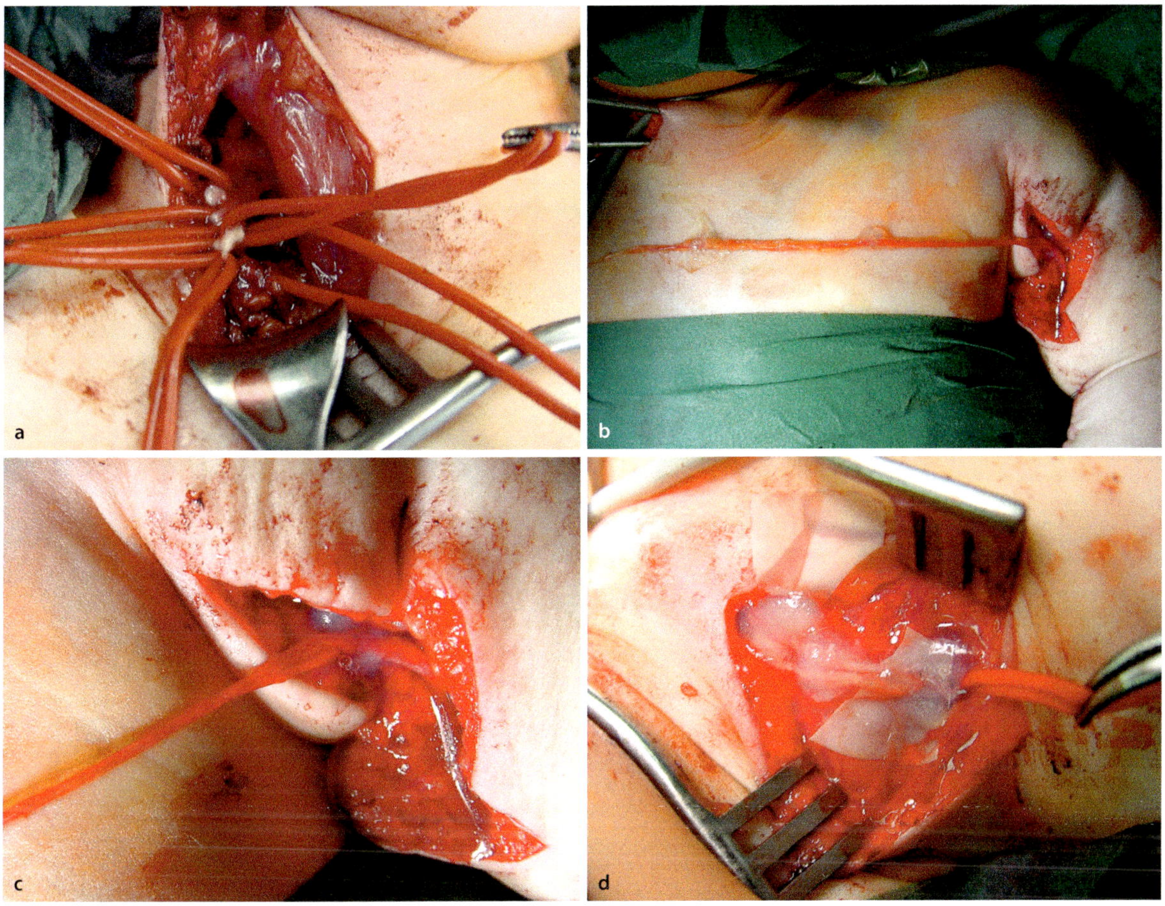

Abb. 15.15a–d Transfer der kontralateralen C7-Wurzel (anteilig)

15.7 Intra- und extraplexische Rekonstruktion

Bei schweren bzw. ausgedehnten Schädigungen des Plexus brachialis stehen nicht immer ausreichend Wurzeln für eine vollständige intraplexische Rekonstruktion zur Verfügung (3 Wurzeln sind für die drei Trunki ein Minimum). Deshalb müssen manchmal sog. **extraplexische Neurotisationen** hinzu gezogen werden, um den Mangel an intraplexischen Wurzeln zu kompensieren.

Diese Neurotisationen bestehen aus Nerventransfers (meist ohne Interponate) verfügbarer extraplexischer Nervenspender in der Nähe des Halsplexus, d. h. (Tab. 15.1) des 11. Hirnnerven (N. accessorius XI), der Interkostalnerven, des N. phrenicus (höchstens als End-zu-Seit-Koaptation aufgrund seiner hohen funktionalen Wertigkeit) und bei schwersten Verletzungen aus Anteilen der gesunden kontralateralen Wurzel C7.

Eine detaillierte Analyse dieser Auswahl übersteigt den Rahmen dieses Kapitels; interessierte Leser sollten hierzu spezifische chirurgische Literatur konsultieren (▶ Literatur im Anhang) und in diesem Buch auch die Sichtweise eines neurochirurgischen Kollegen (▶ Kap. 17) parallel studieren.

15.8 Strategien und Beispiele

Im Folgenden stellen wir an Einzelbeispielen chirurgische Strategien bei verschiedenen Verletzungsmustern dar, die die Variationsbreite von Plexusverletzungen zum einen und von Rekonstruktionsmöglichkeiten an der oberen Extremität zum anderen illustrieren.

Betrachten wir dabei zuerst die häufigeren **oberen Läsionen**, die meist ein Kontinuitätsneurom aufweisen (Abb. 15.16, Abb. 15.17 und Abb. 15.18).

Sind die Wurzel C7 und der Truncus medius mitbeteiligt, so sprechen wir von einer **erweitert oberen Läsion**, die häufig eine begleitende Rekonstruktion der Ellenbogen- und Handgelenkstreckung erfordert (Abb. 15.19, Abb. 15.20, Abb. 15.21 und Abb. 15.22).

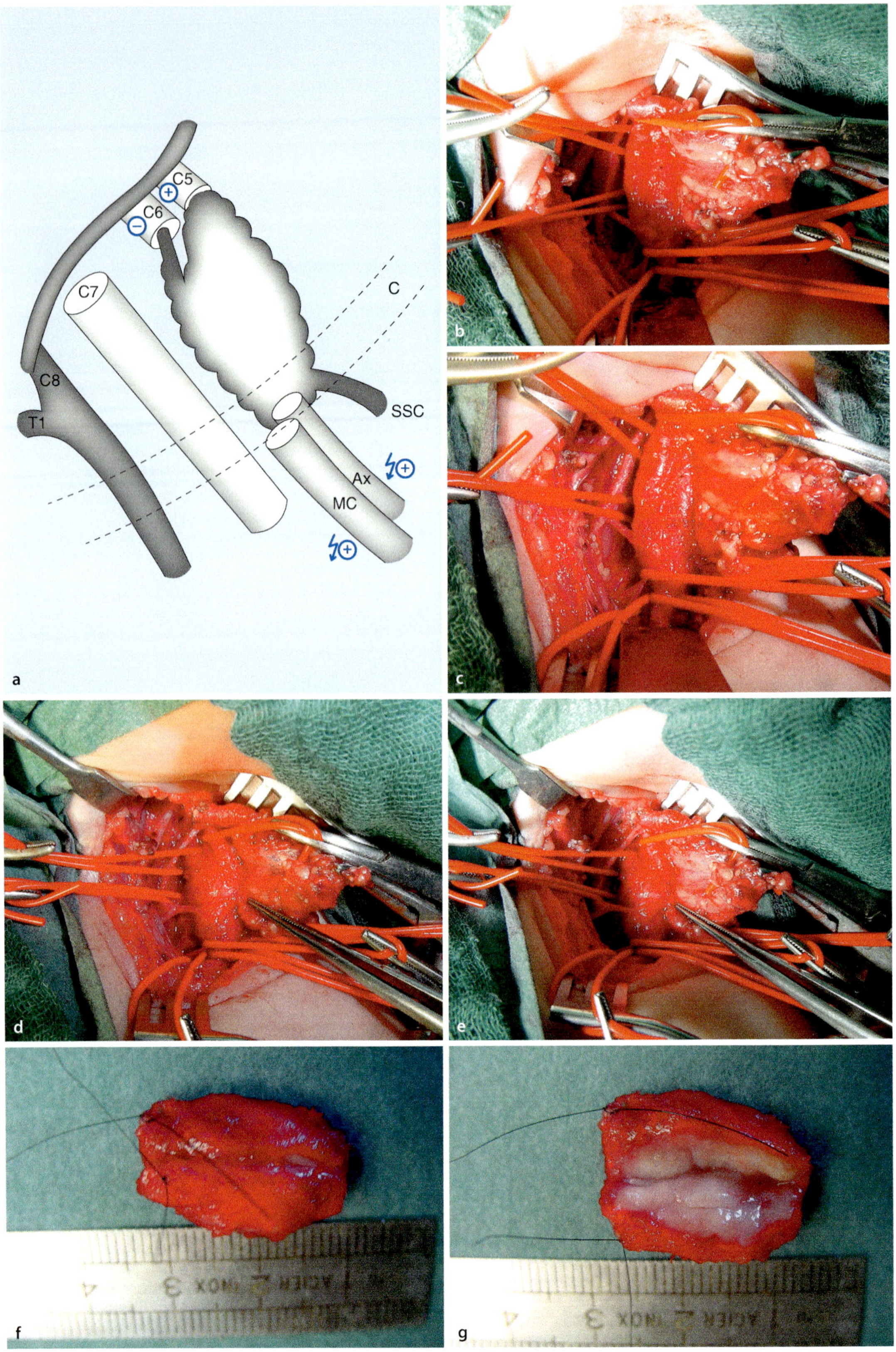

Abb. 15.16a–g Kindlicher Plexus, Läsion C5–C6 mit Kontinuitätsneurom des Truncus superior, 1. Beispiel. **a** Schema nach einer Operationsskizze von Dr. Bahm (▶ Anhang). **b–e** Präparieren des Neuroms. **f,g** Eröffnetes Neurom, in dem man die innere Vernarbung sieht

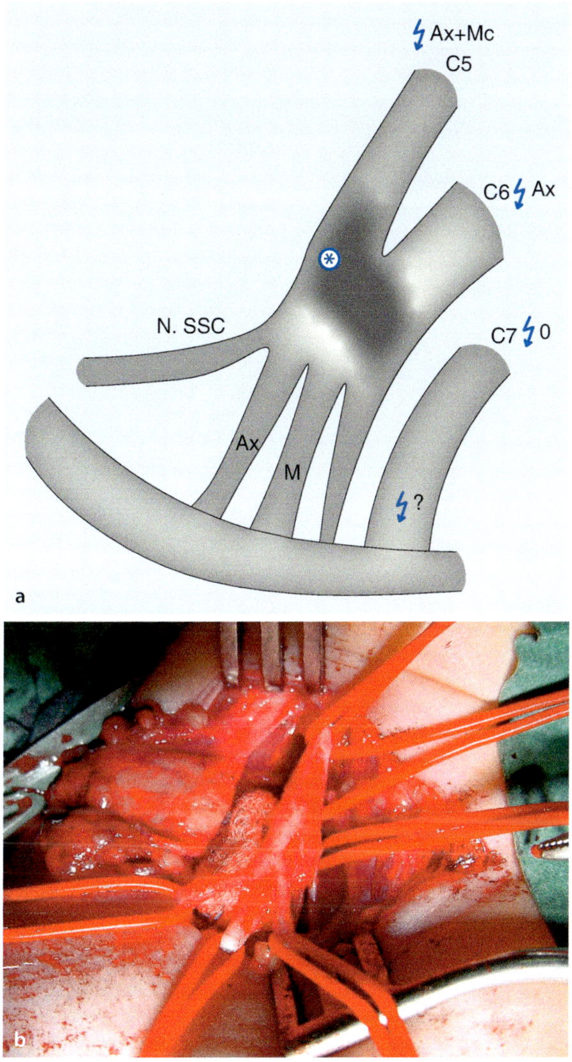

Abb. 15.17a,b Kindlicher Plexus, Läsion C5–C6 mit Kontinuitätsneurom des Truncus superior, 2. Beispiel. **a** Schema nach einer Operationsskizze von Dr. Bahm (▶ Anhang). **b** Präparieren des Neuroms

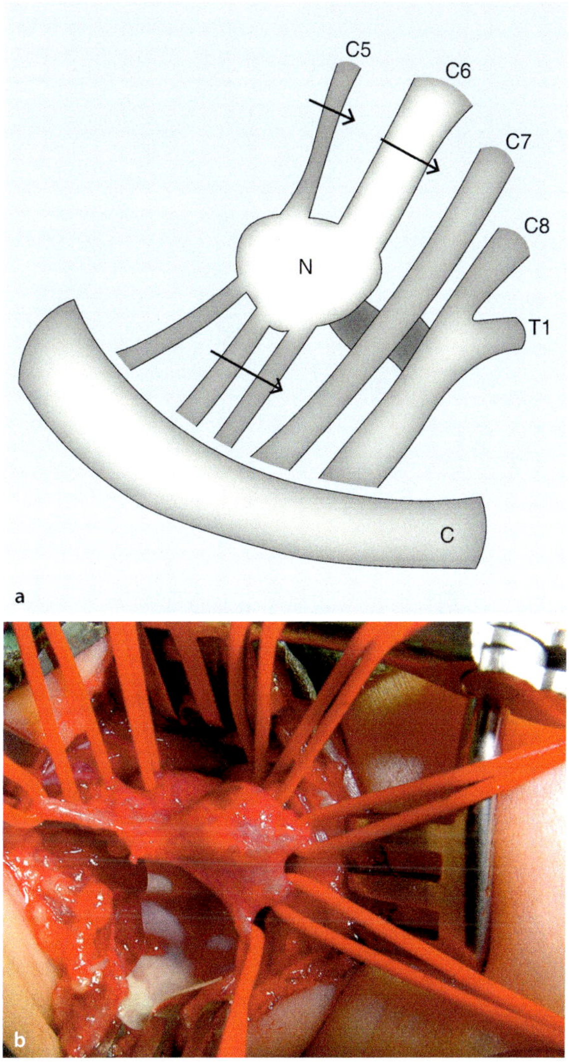

Abb. 15.18a,b Kindlicher Plexus, Läsion C5–C6 mit Kontinuitätsneurom des Truncus superior, 3. Beispiel. **a** Schema nach einer Operationsskizze von Dr. Bahm (▶ Anhang). **b** Präparieren des Neuroms

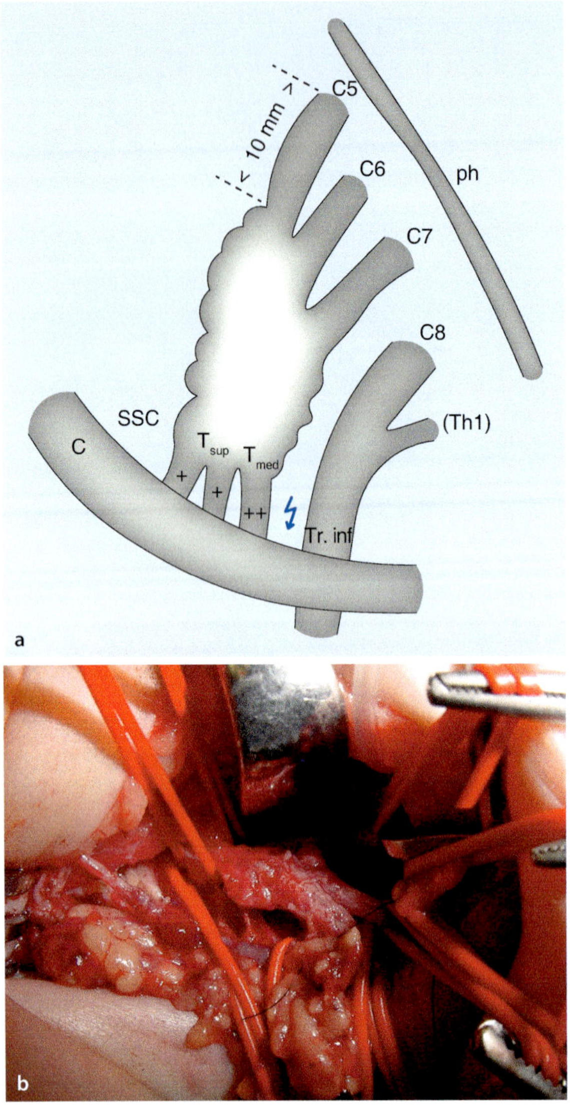

■ **Abb. 15.19a,b** Erweiterte obere Läsion: Beteiligung C5–C7, 1. Beispiel. **a** Schema nach einer Operationsskizze von Dr. Bahm (▶ Anhang). **b** Intraoperativer Situs

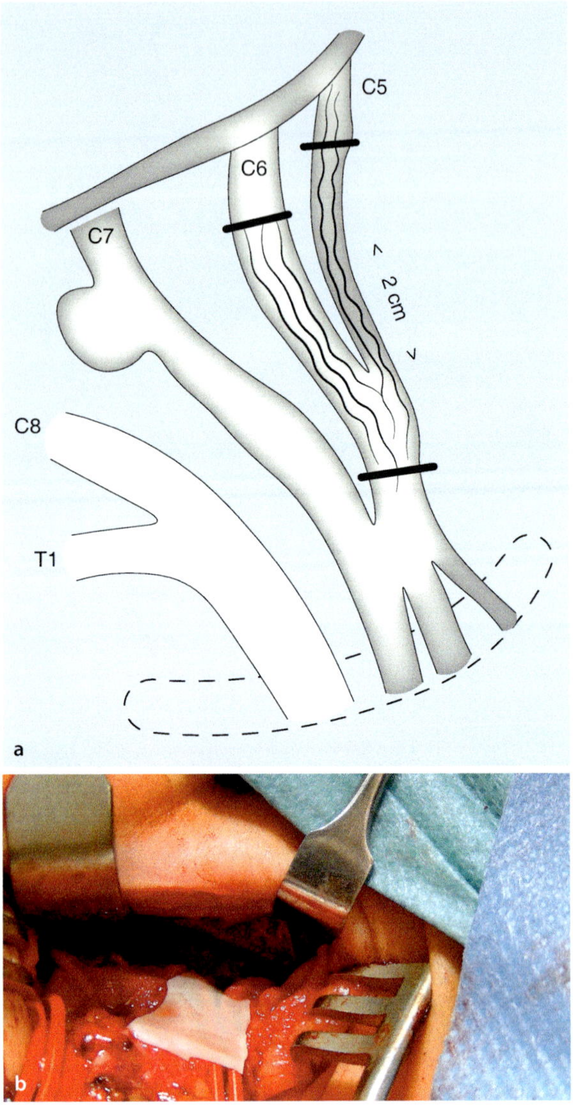

■ **Abb. 15.20a,b** Erweiterte obere Läsion: Beteiligung C5–C7, 2. Beispiel. **a** Schema nach einer Operationsskizze von Dr. Bahm (▶ Anhang). **b** Intraoperativer Situs

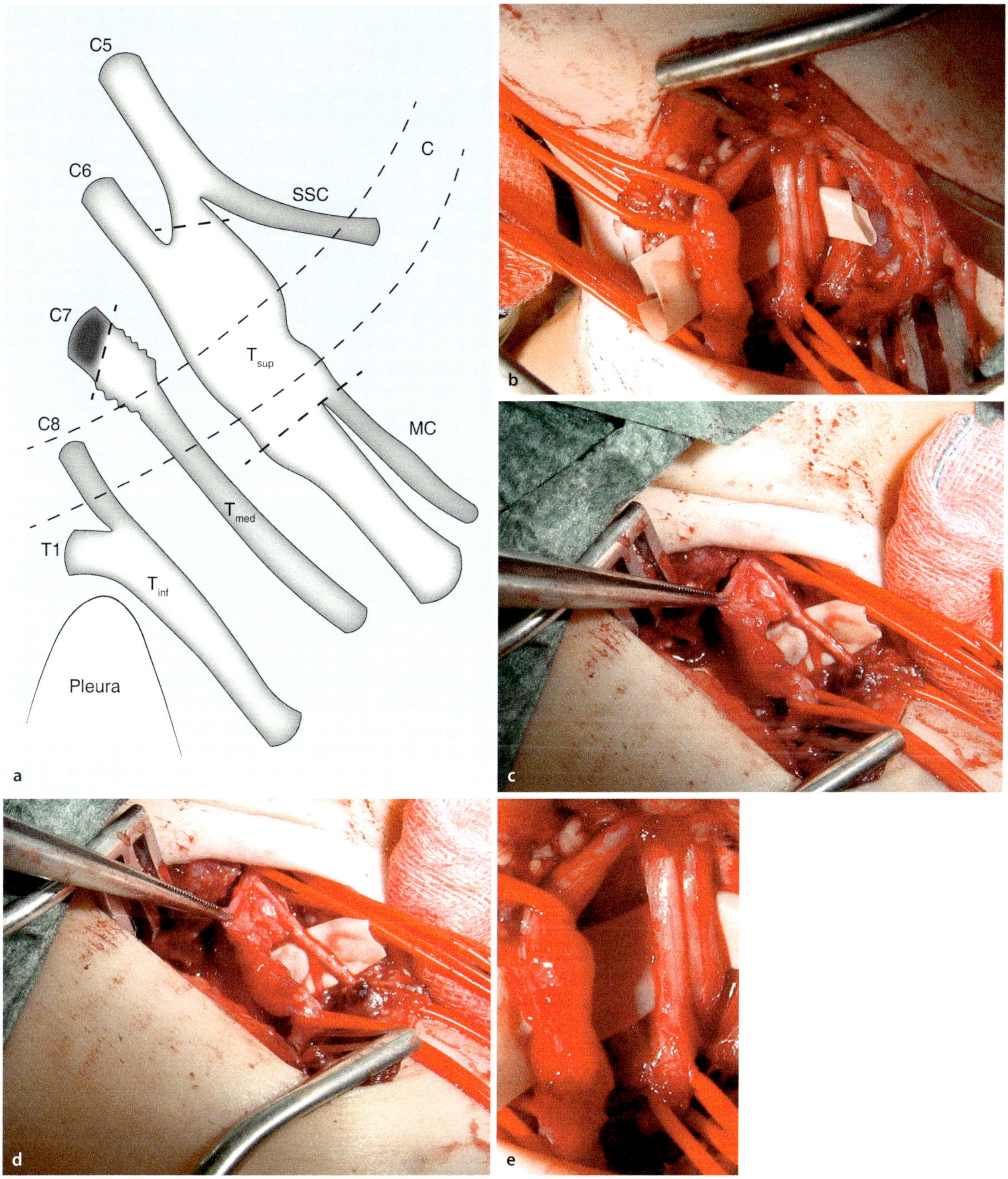

Abb. 15.21a–e Erweiterte obere Läsion: Beteiligung C5–C7, 3. Beispiel. **a** Schema nach einer Operationsskizze von Dr. Bahm (► Anhang). **b–e** Intraoperativer Situs

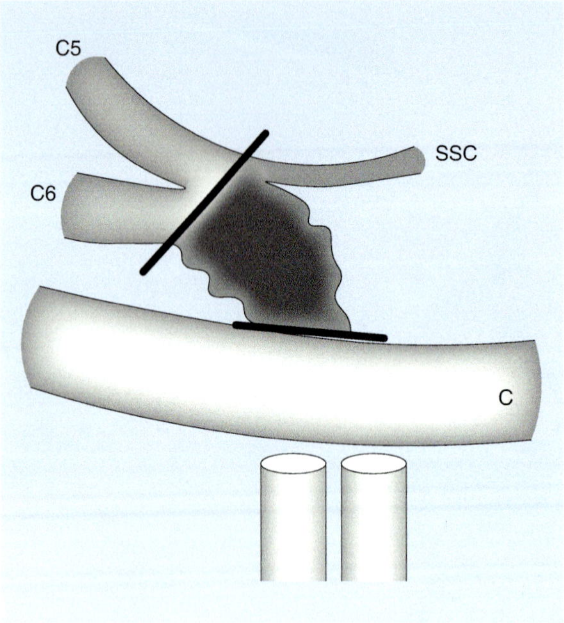

◘ **Abb. 15.22** Erweiterte obere Läsion: Beteiligung C5–C7, 4. Beispiel. Schema nach einer Operationsskizze von Dr. Bahm (▶ Anhang)

Bei einer Steißgeburt und sonst nur bei maximalen Dehnungskräften kann es zu **oberen Wurzelausrissen** kommen (◘ Abb. 15.23, ◘ Abb. 15.24, ◘ Abb. 15.25, ◘ Abb. 15.26 und ◘ Abb. 15.27).

Auch bei den schweren erweitert oberen Läsionen entstehen nach dem gleichen Mechanismus Wurzelausrisse, wobei meist C5 geschont wird und »nur« abreißt (◘ Abb. 15.28, ◘ Abb. 15.29, ◘ Abb. 15.30, ◘ Abb. 15.31, ◘ Abb. 15.32 und ◘ Abb. 15.33).

Bei **subtotalen Läsionen** ist nur Th1 »intakt« (◘ Abb. 15.34, ◘ Abb. 15.35 und ◘ Abb. 15.36).

Vollständige Läsionen sind selten, zeugen aber von starken Traktionsschäden, gerade in den unteren Anteilen (◘ Abb. 15.37, ◘ Abb. 15.38, ◘ Abb. 15.39 und ◘ Abb. 15.40).

Eine **Halsrippe** kann das Verletzungsausmaß auf die mittleren Plexusanteile verstärken (Hypomochlion) (◘ Abb. 15.41 und ◘ Abb. 15.42).

Die isolierte Rekonstruktion der aktiven Außenrotation der Schulter kann über einen für die Plexusdarstellung üblichen ventralen supraklavikulären oder einen dorsalen Zugang erfolgen (◘ Abb. 15.43 und ◘ Abb. 15.44).

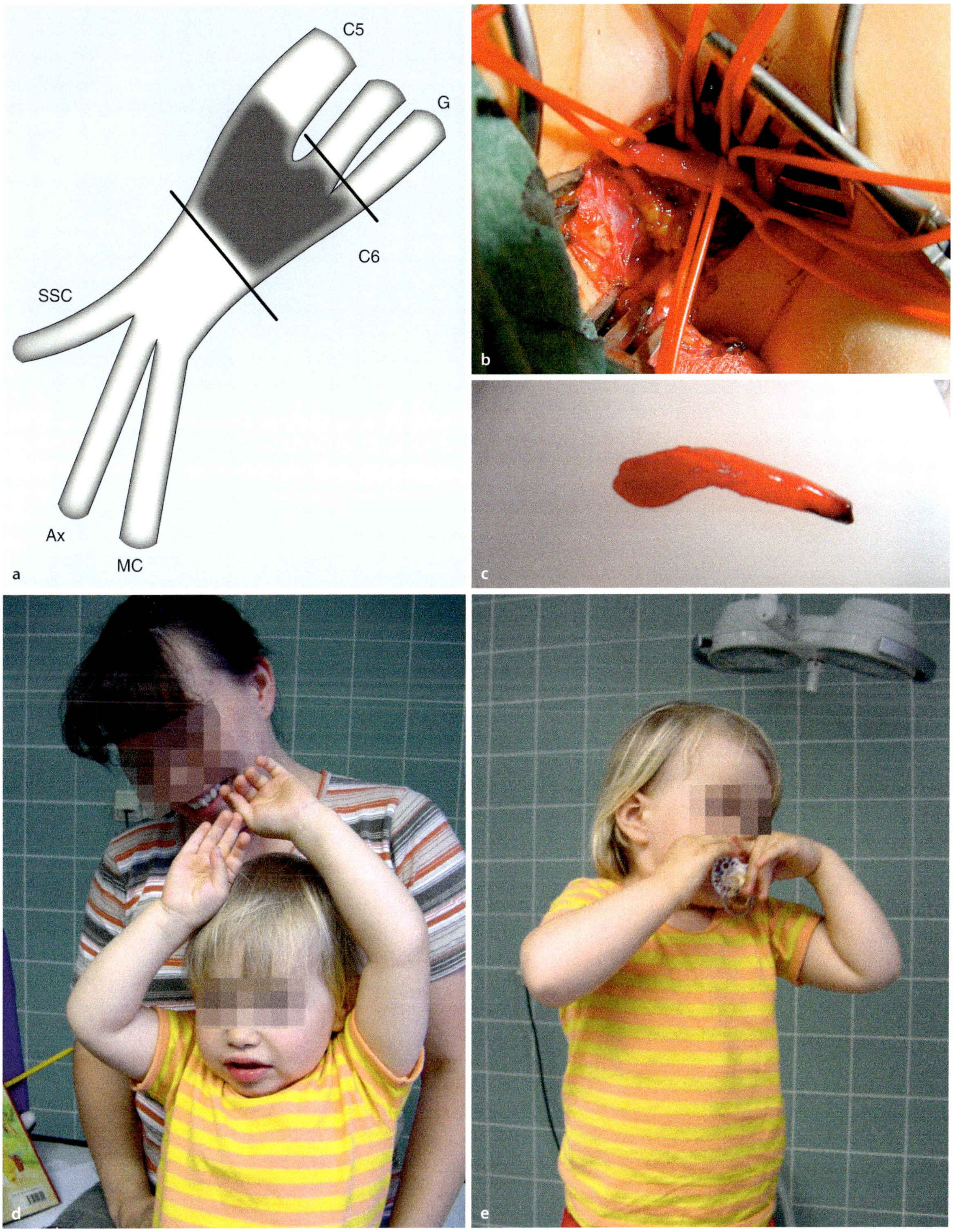

Abb. 15.23a–e Obere Läsion wie in Abb. 15.16 mit Ausriss C6: Rekonstruktion von C5, 1. Beispiel. **a** Schema nach einer Operationsskizze von Dr. Bahm (▶ Anhang). **b,c** Rekonstruktion von C5. **d,e** Postoperative Funktion

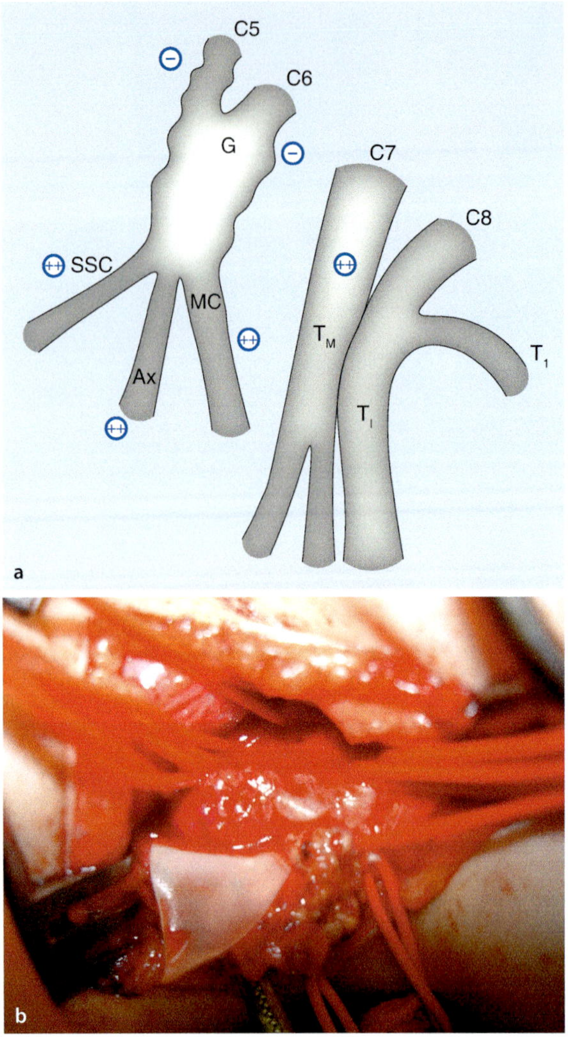

■ **Abb. 15.24a,b** Obere Läsion wie in ■ Abb. 15.16 mit Ausriss C6: Rekonstruktion von C5, 2. Beispiel. **a** Schema nach einer Operationsskizze von Dr. Bahm (► Anhang). **b** Rekonstruktion von C5

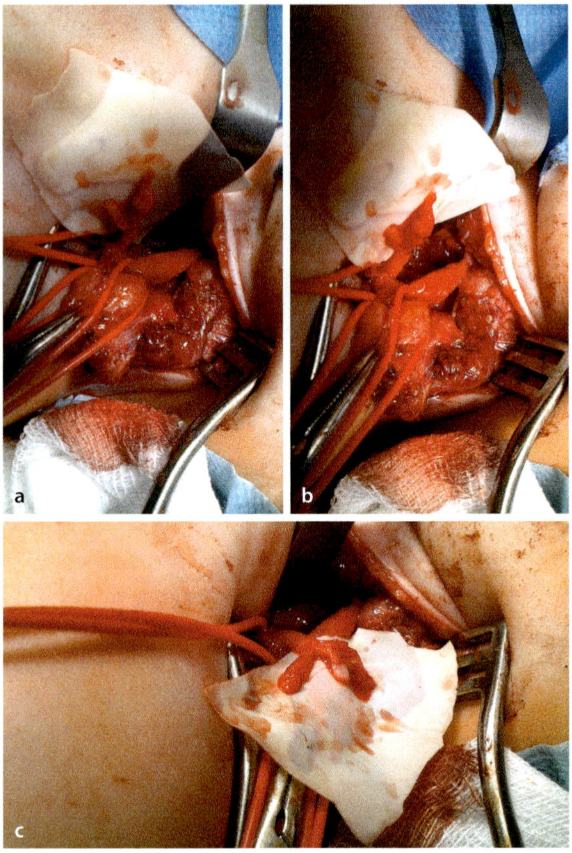

■ **Abb. 15.25a–c** Obere Läsion wie in ■ Abb. 15.16 mit Ausriss C6: Rekonstruktion von C5, 3. Beispiel

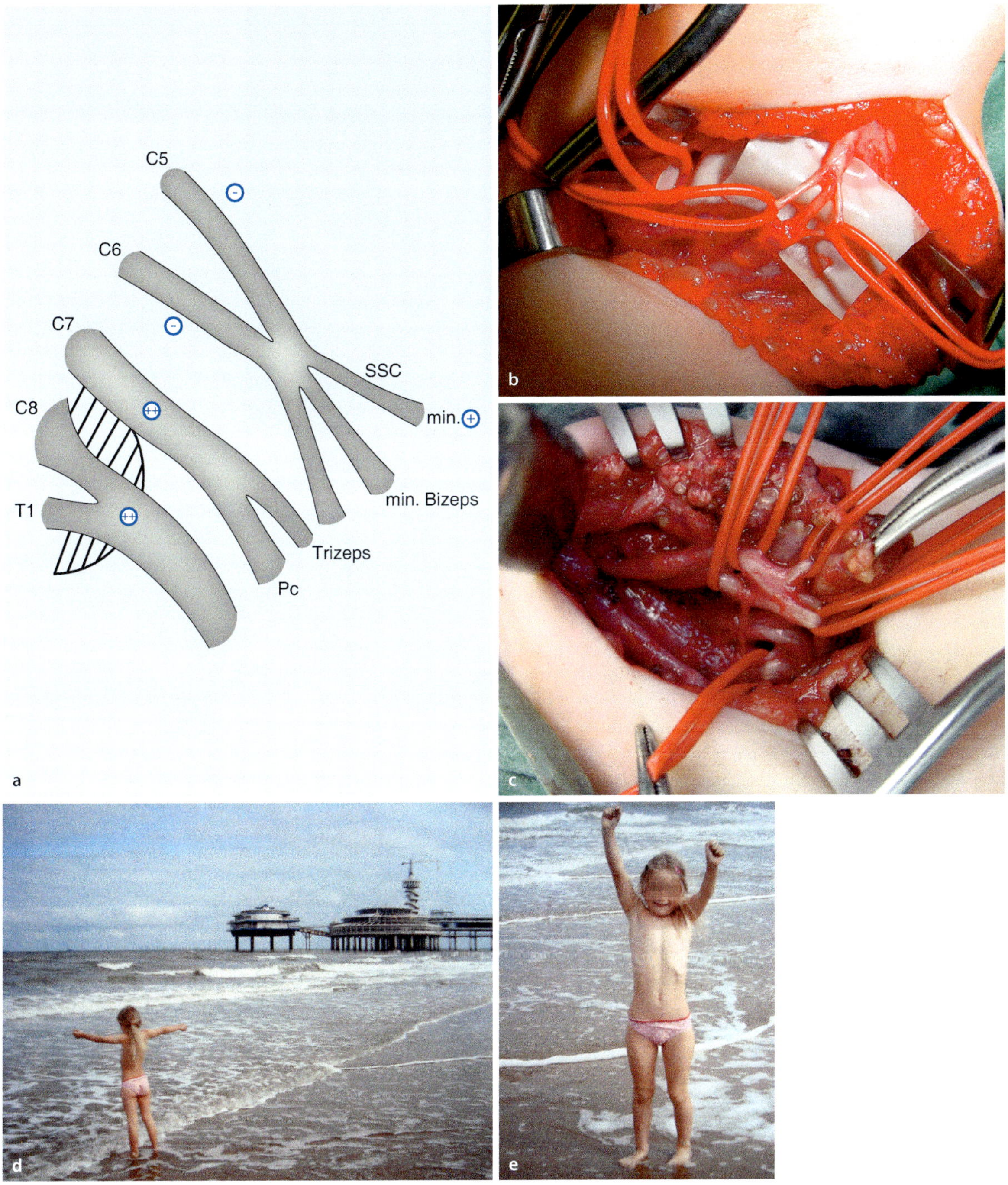

◘ **Abb. 15.26a–e** Obere Läsion wie in ◘ Abb. 15.16 nach Steißgeburt, Ausriss C5–C6 obere Läsion wie in Abb.15.16 nach Steißgeburt, Ausriss C5–C6. **a** Schema nach einer Operationsskizze von Dr. Bahm (► Anhang). **b,c** Operativer Situs. **d,e** Postoperatives Resultat nach Nerventransfers

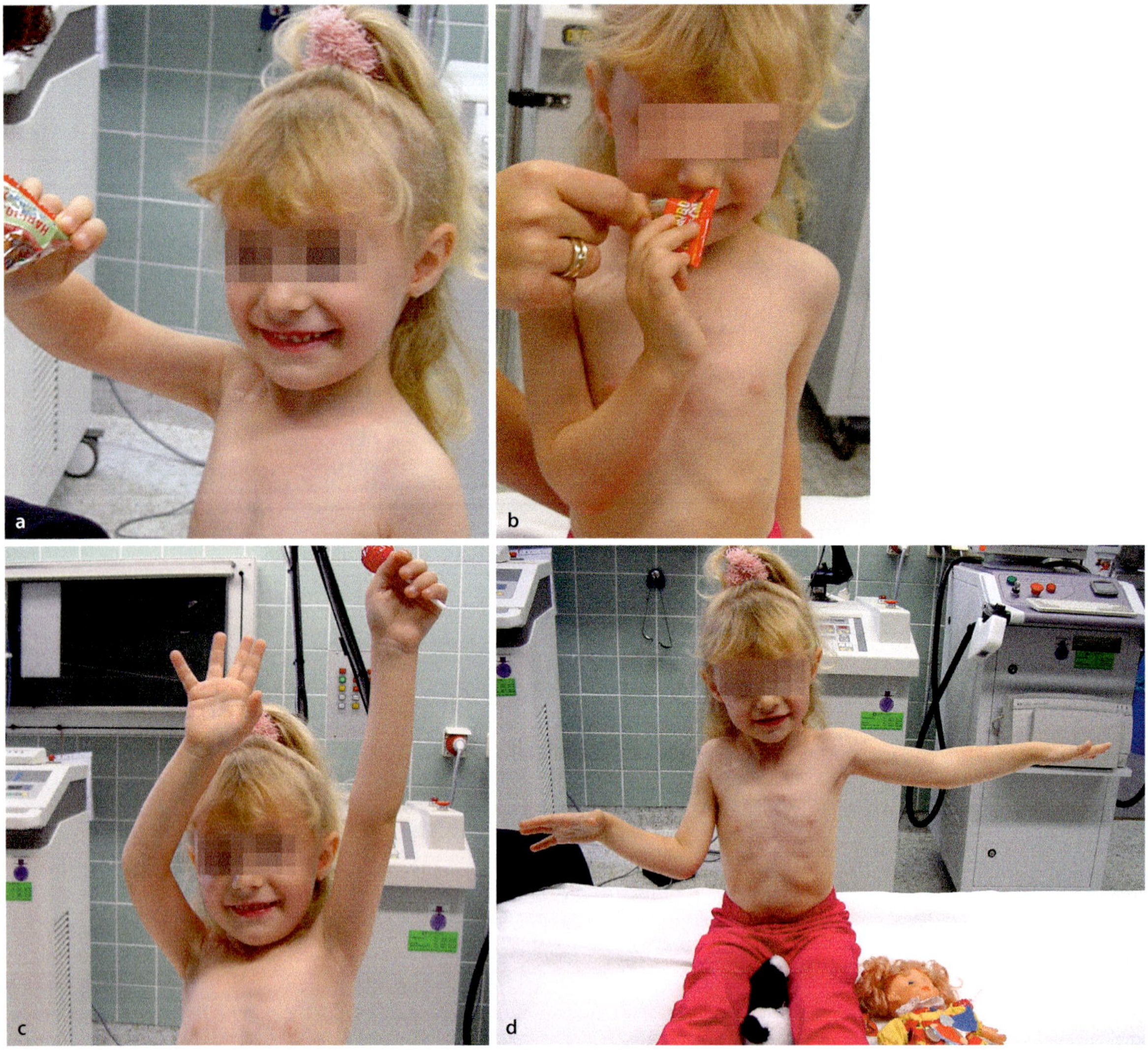

Abb. 15.27a–d Postoperativer Zustand bei einem weiteren Kind mit Ausriss der Wurzeln C5 und C6 sowie Rekonstruktion mit Nerventransfers

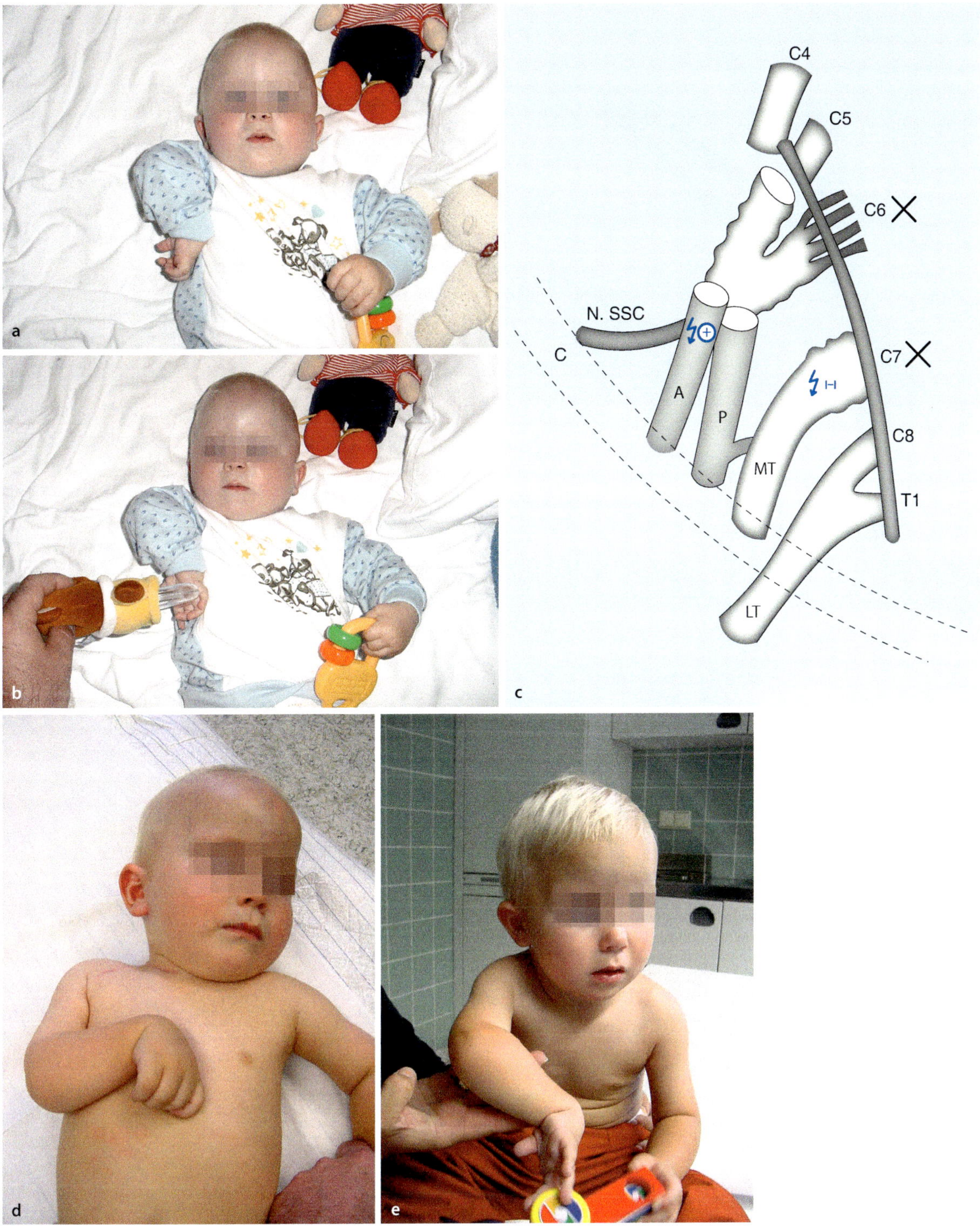

Abb. 15.28a–e Ausriss C6–C7, 1. Beispiel. **a,b** Präoperativer Befund. **c** Schema nach einer Operationsskizze von Dr. Bahm (▶ Anhang). **d,e** Postoperativer Befund

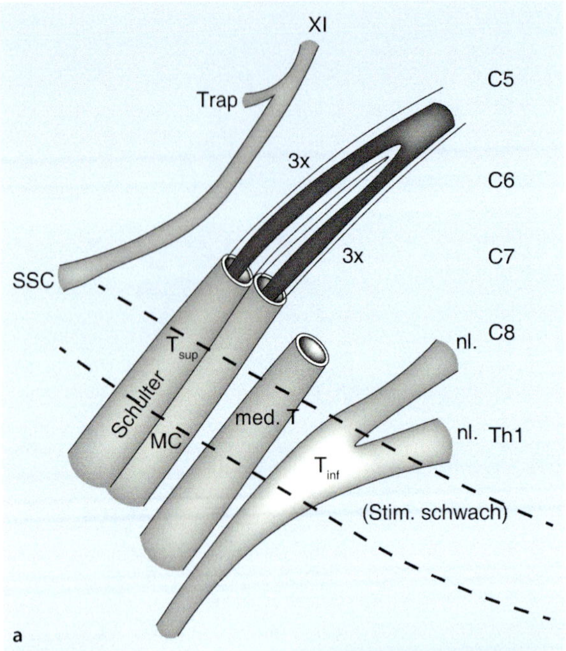

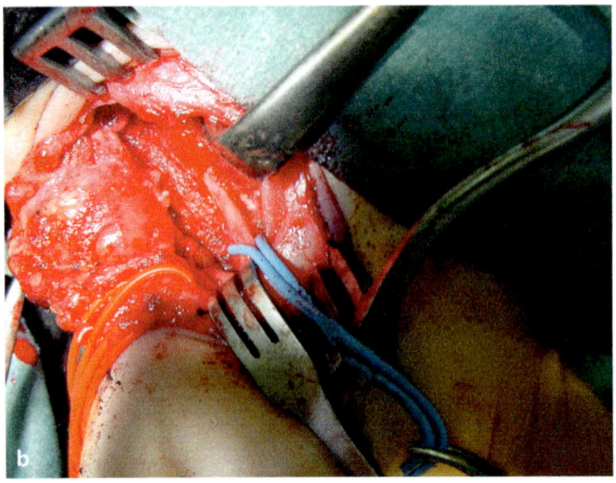

Abb. 15.29a,b Ausriss C6–C7, 2. Beispiel. **a** Schema nach einer Operationsskizze von Dr. Bahm (▶ Anhang). **b** Intraoperativer Situs

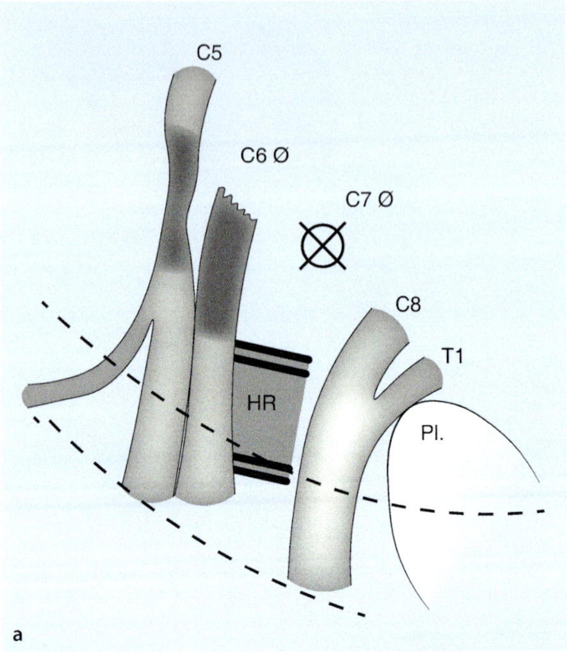

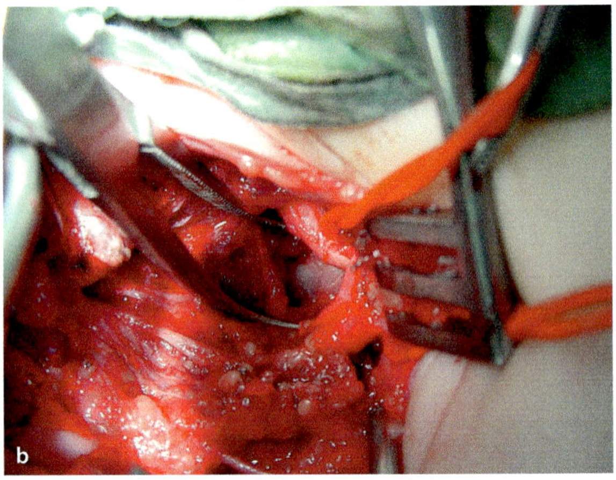

Abb. 15.30a,b Ausriss C6–C7, 3. Beispiel, mit Halsrippe. **a** Schema nach einer Operationsskizze von Dr. Bahm (▶ Anhang). **b** Intraoperativer Situs

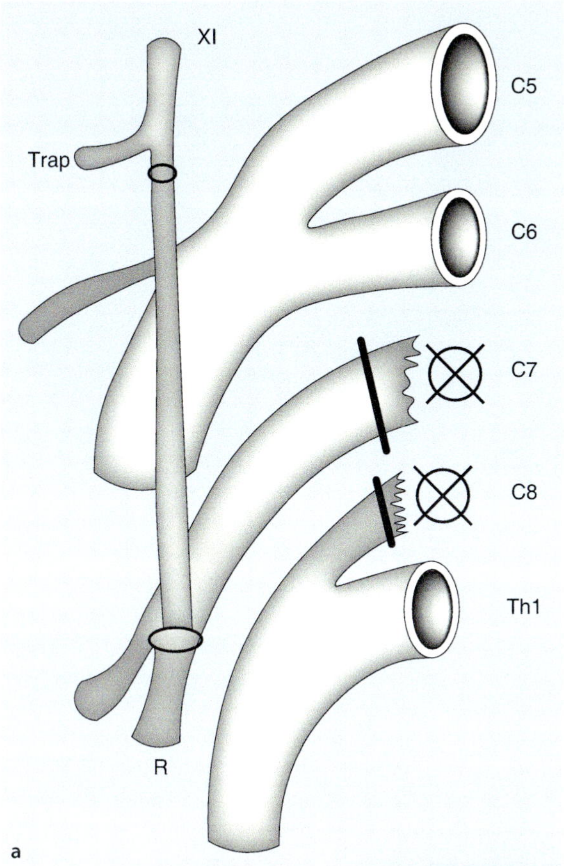

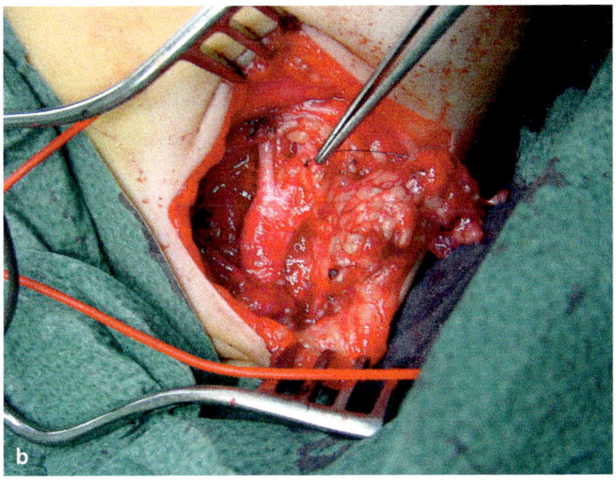

Abb. 15.31a,b Ausriss C7–C8. **a** Schema nach einer Operationsskizze von Dr. Bahm (▶ Anhang). **b** Intraoperativer Situs

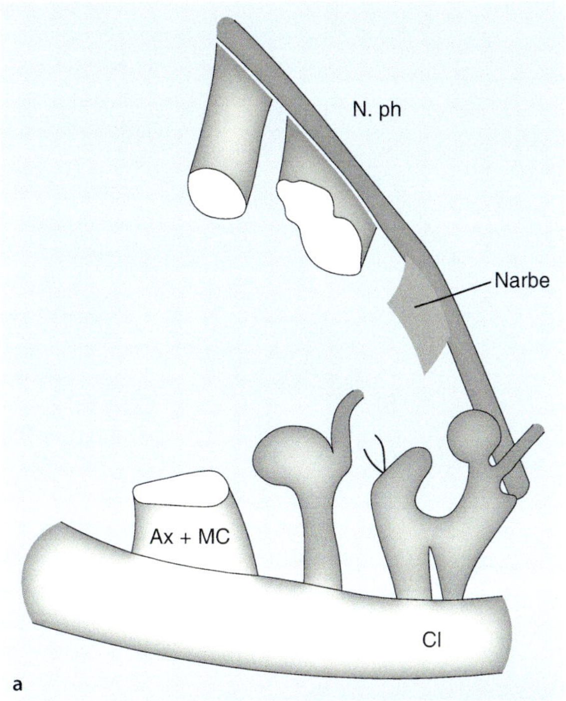

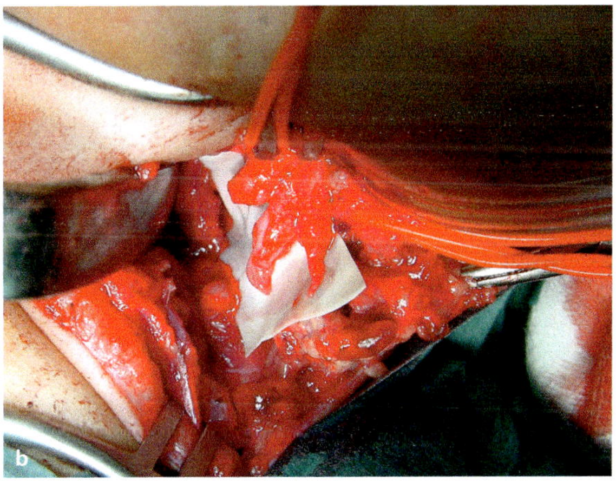

Abb. 15.32a,b Ausriss C7–C8–T1. **a** Schema nach einer Operationsskizze von Dr. Bahm (▶ Anhang). **b** Intraoperativer Situs

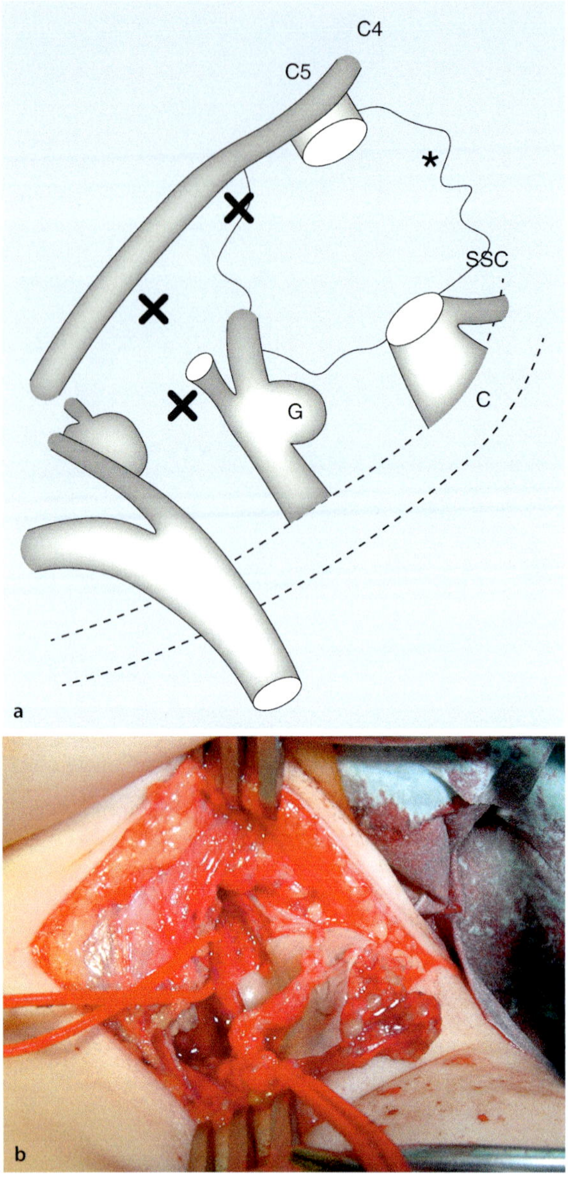

Abb. 15.33a,b Ausriss C6–C7. **a** Schema nach einer Operationsskizze von Dr. Bahm (▶ Anhang). **b** Intraoperativer Situs

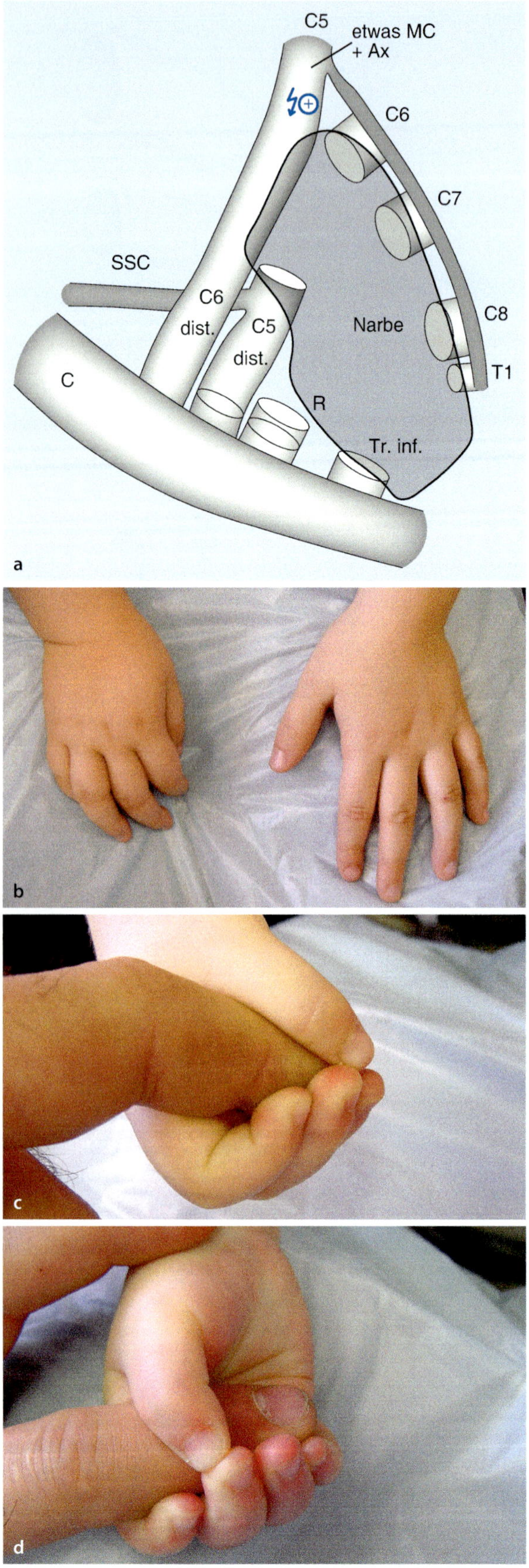

Abb. 15.34a–d Subtotale Läsion C5–C8, T1 intakt, 1. Beispiel. **a** Schema nach einer Operationsskizze von Dr. Bahm (▶ Anhang). **b–d** Postoperative Handfunktion

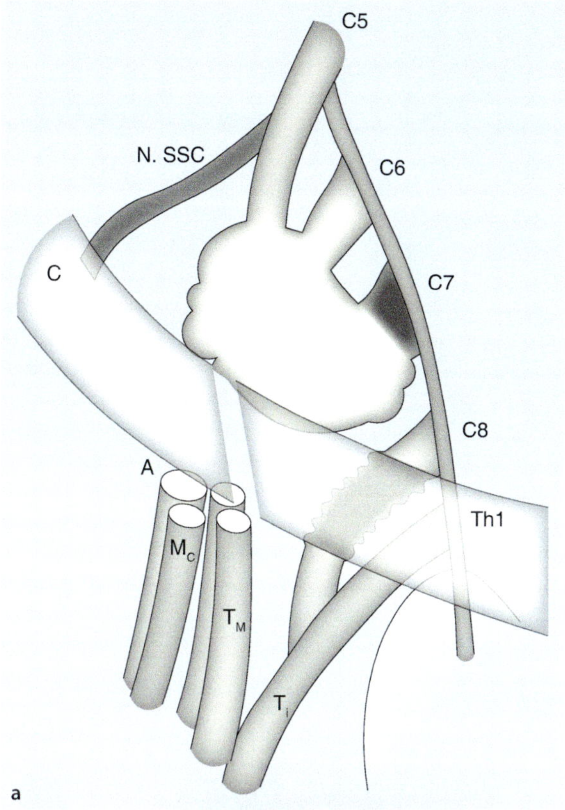

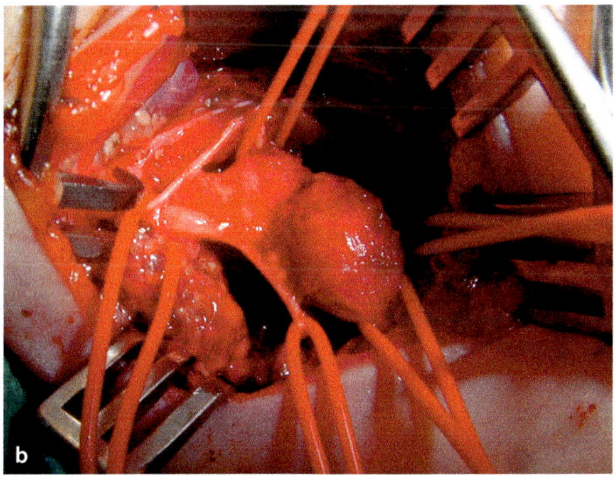

Abb. 15.35a,b Subtotale Läsion C5–C8, T1 intakt, 2. Beispiel.
a Schema nach einer Operationsskizze von Dr. Bahm (► Anhang).
b Intraoperativer Situs

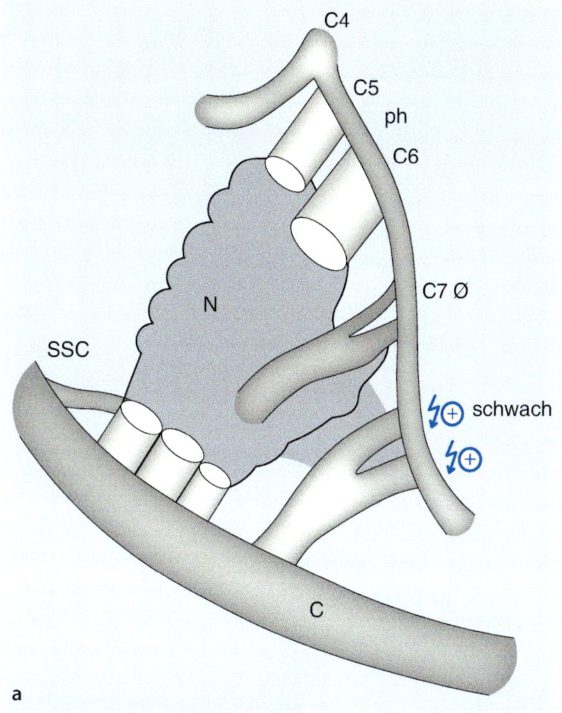

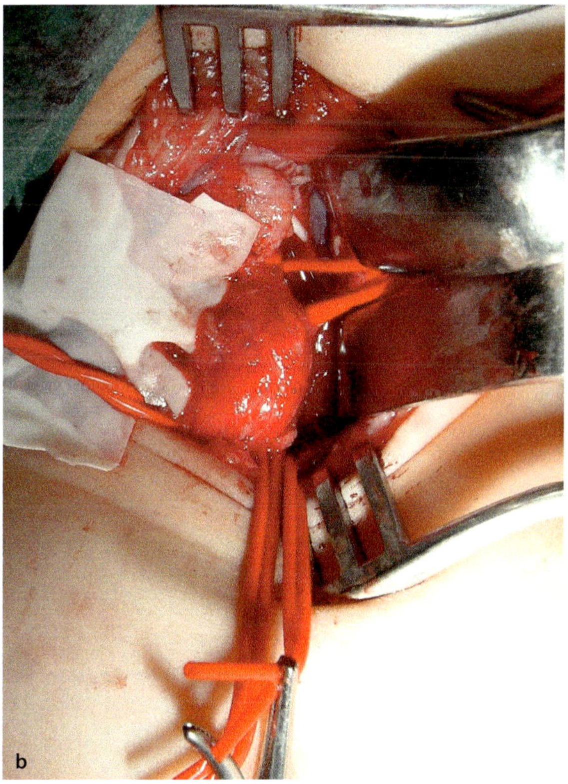

Abb. 15.36a–e Subtotale Läsion C5–C8, T1 intakt, 3. Beispiel.
a Schema nach einer Operationsskizze von Dr. Bahm (► Anhang).
b–e Intraoperativer Situs mit ausgerissener Wurzel C7 (**c**) und Neurom C5–C6 (**d,e**)

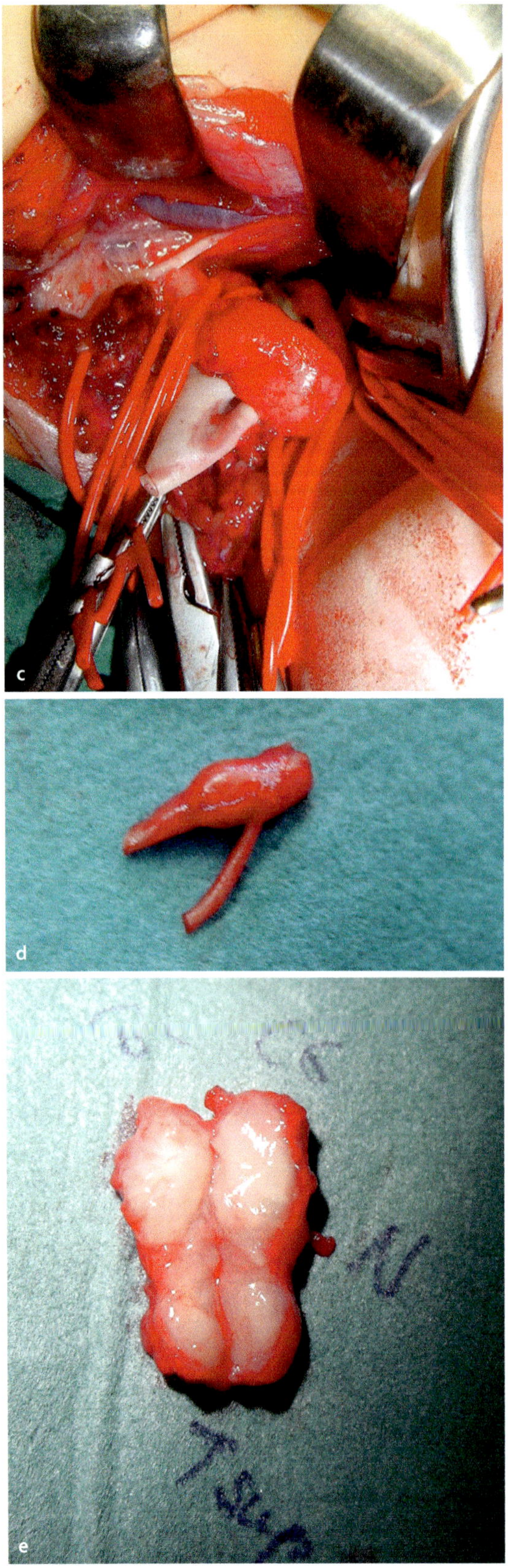

Abb. 15.36c–e (Fortsetzung)

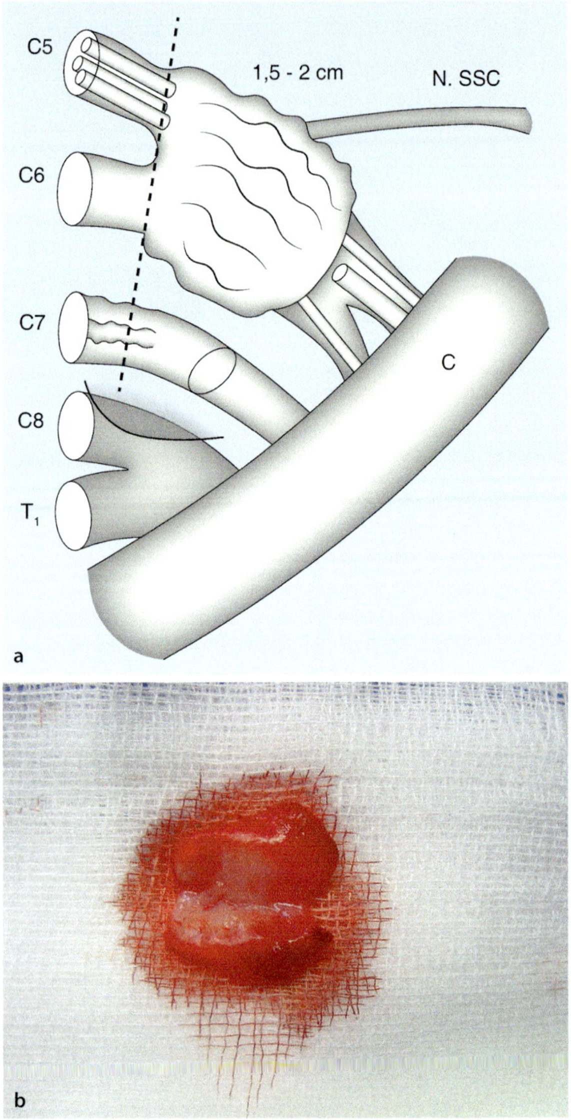

Abb. 15.37a,b Komplette Läsion mit Ausriss der Wurzel C8.
a Schema nach einer Operationsskizze von Dr. Bahm (► Anhang).
b Aufgeschnitten

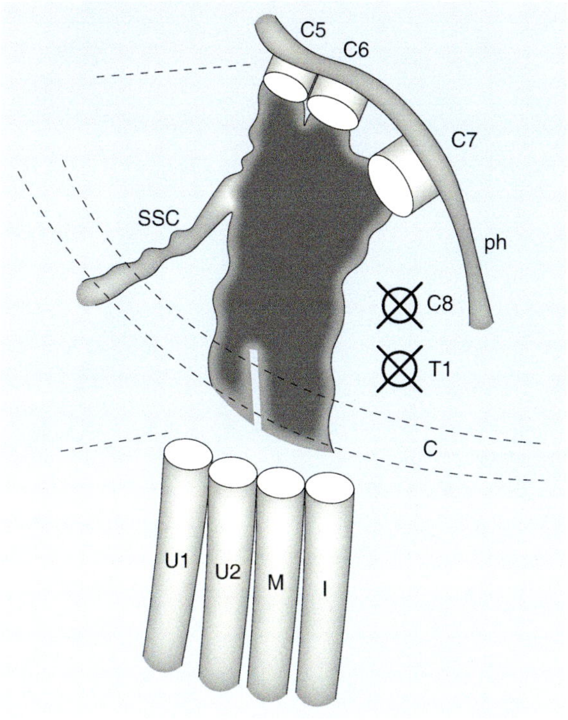

Abb. 15.38 Komplette Läsion mit Ausriss C8–T1. Schema nach einer Operationsskizze von Dr. Bahm (▶ Anhang)

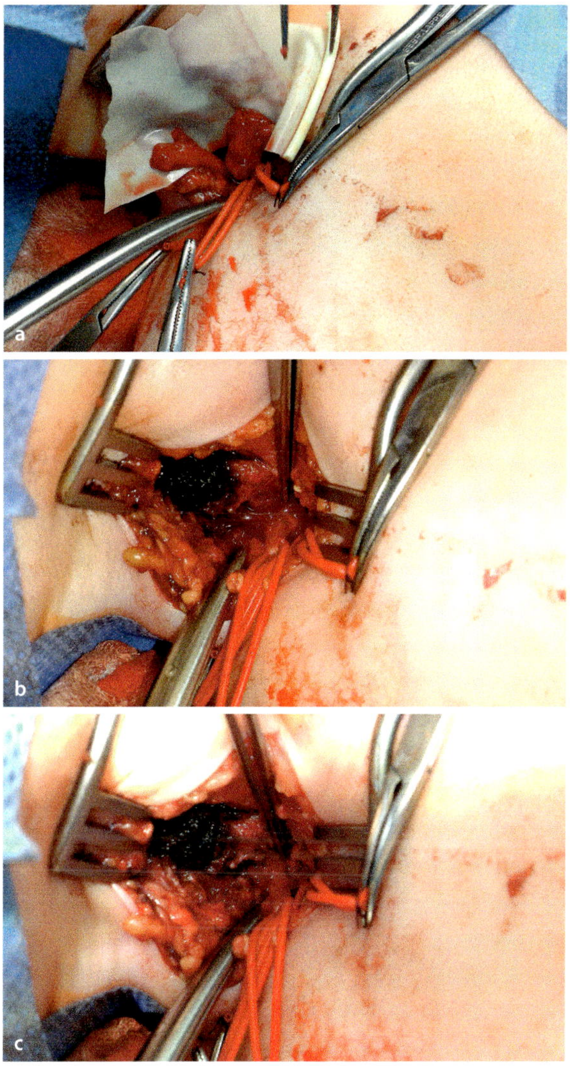

Abb. 15.39a–c Komplette Läsion mit 3 oberen Ausrissen

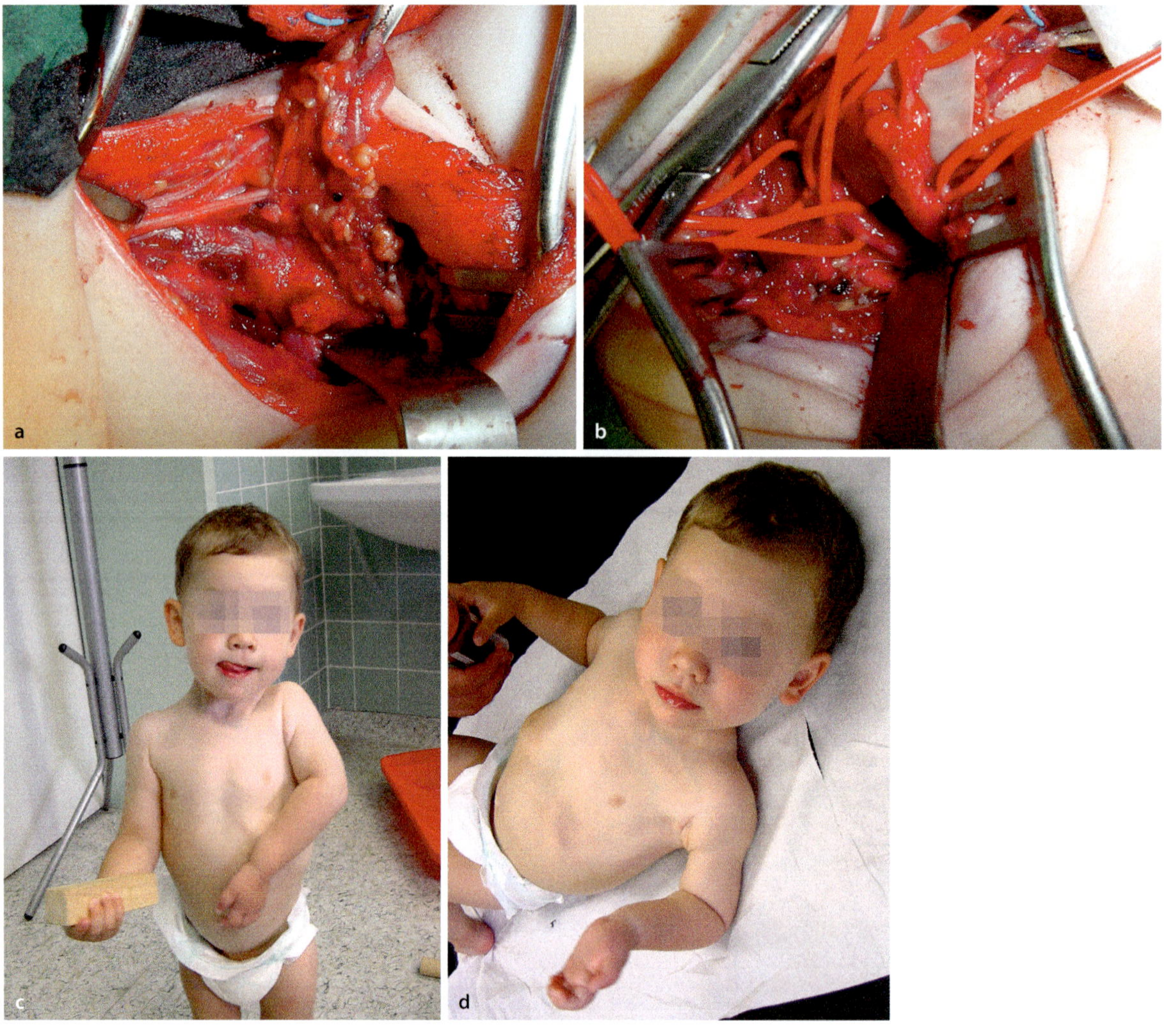

Abb. 15.40a–d Komplette Läsion mit 4 unteren Wurzelausrissen. **a,b** Intraoperativer Situs. **c,d** Postoperatives Resultat

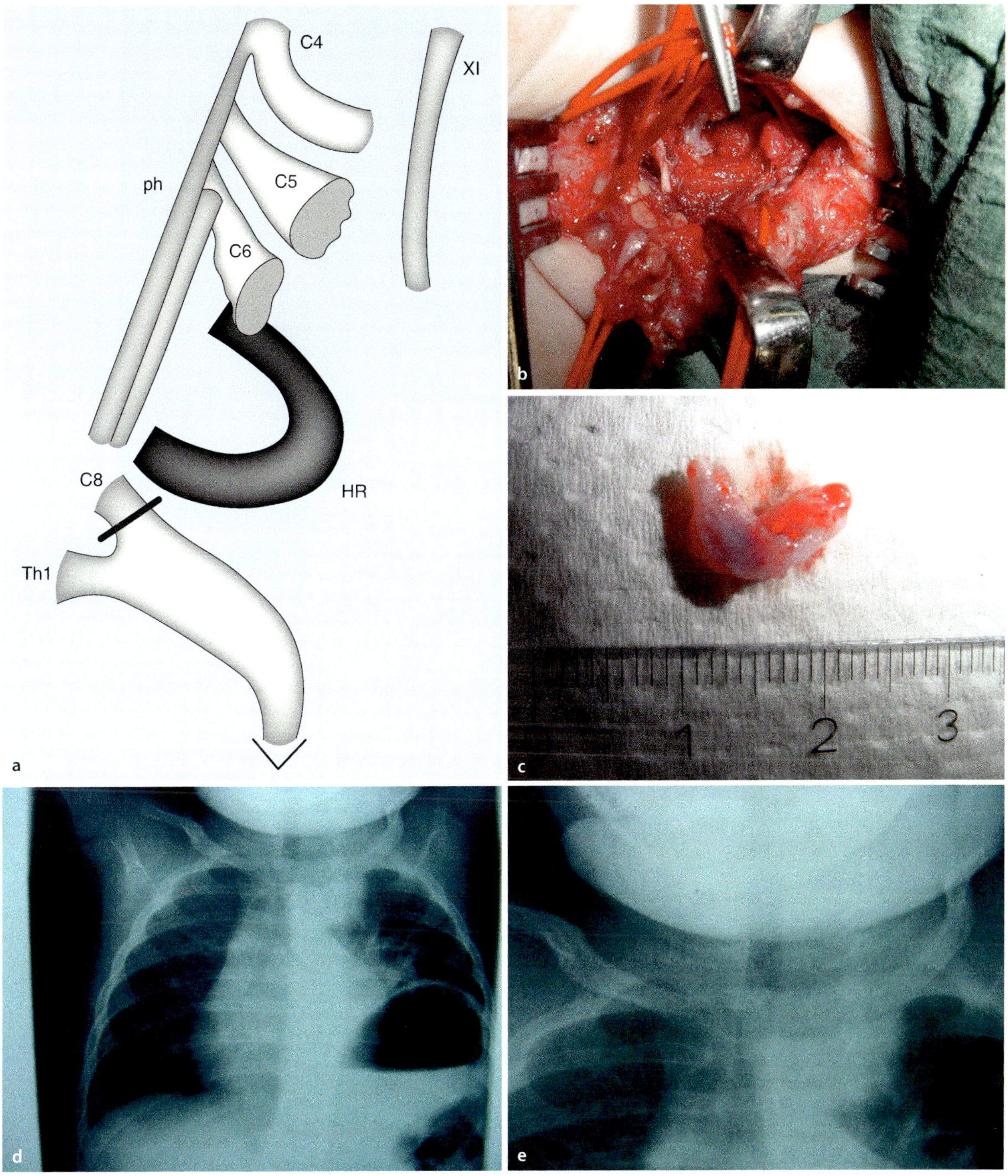

Abb. 15.41a–e Halsrippe, 1. Beispiel. **a** Schema nach einer Operationsskizze von Dr. Bahm (► Anhang). **b,c** Intraoperativer Befund. **d,e** Radiologischer Befund

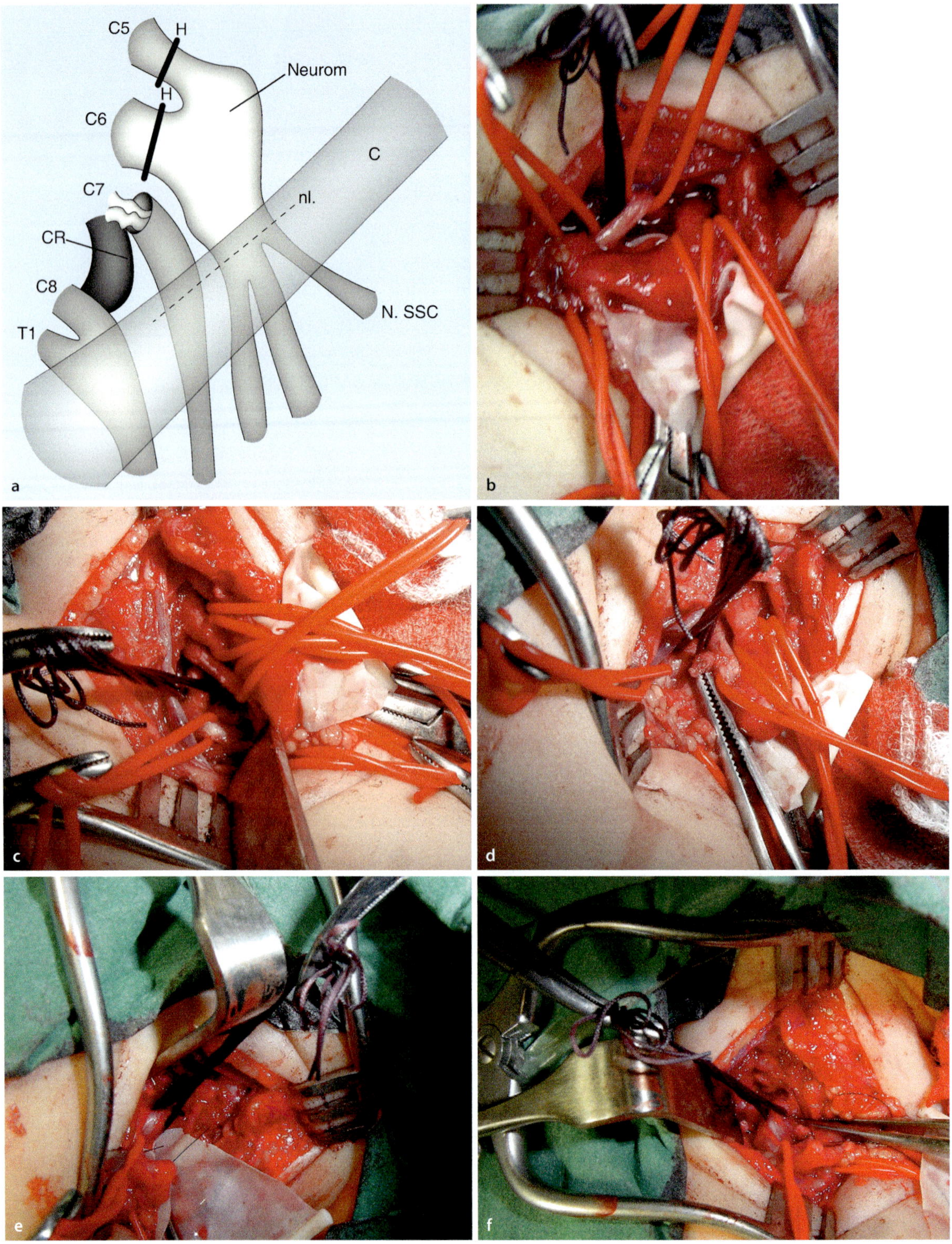

Abb. 15.42a–f Halsrippe, 2. Beispiel. **a** Schema nach einer Operationsskizze von Dr. Bahm (▶ Anhang). **b–f** Intraoperativer Befund

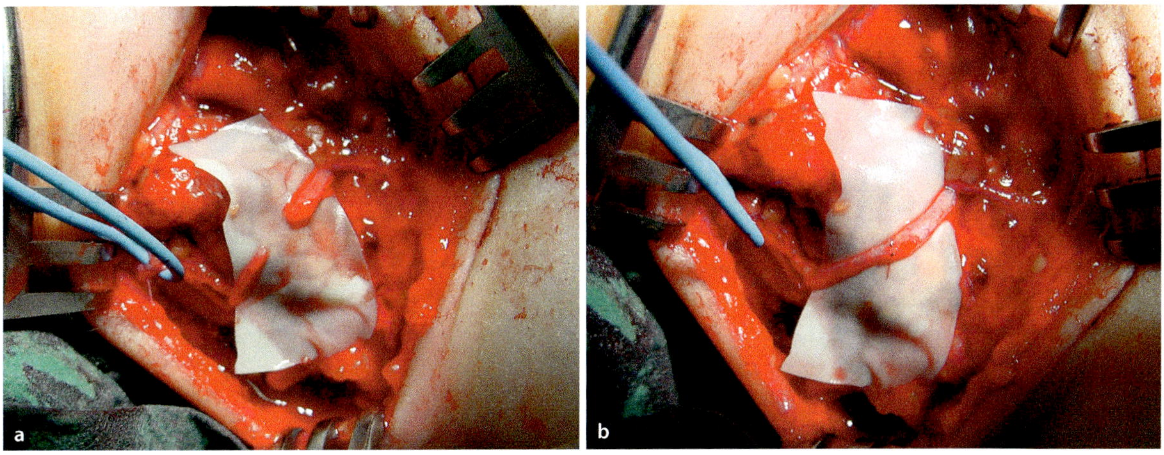

Abb. 15.43a,b Rekonstruktion der Außenrotation der Schulter von ventral

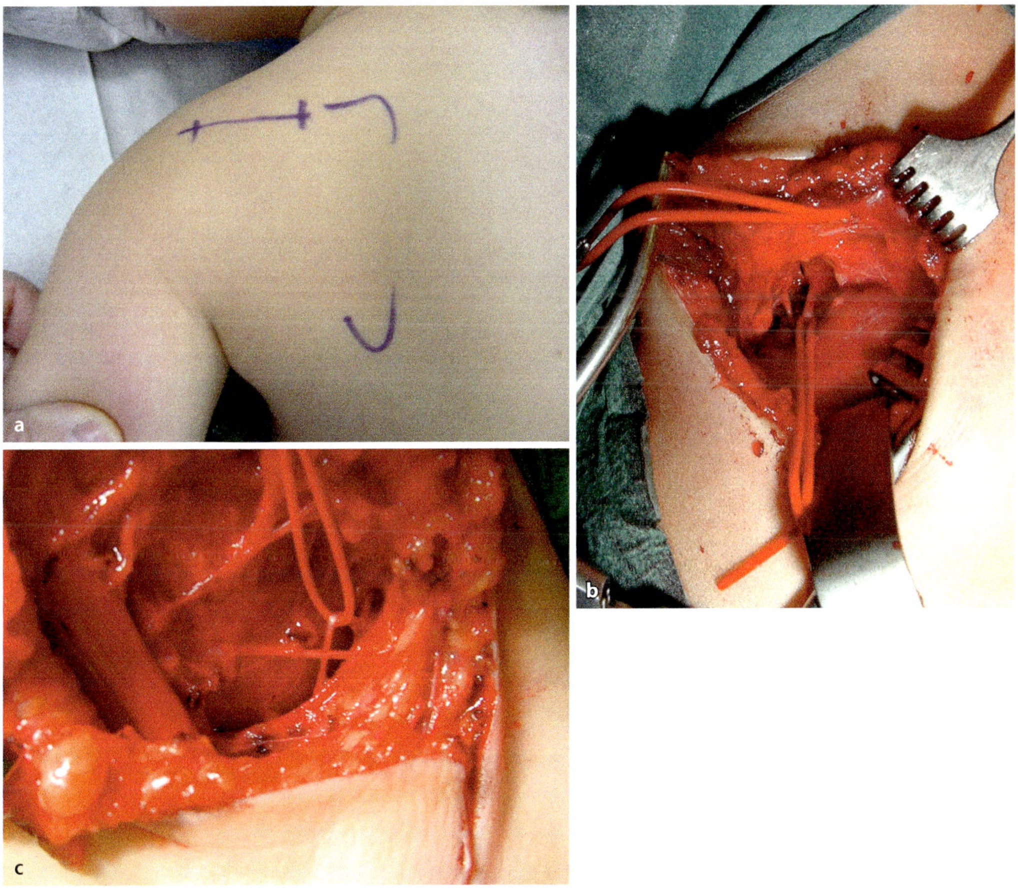

Abb. 15.44a–c Rekonstruktion der Außenrotation der Schulter von dorsal

15.9 Zeitplan

Idealerweise werden die Kinder in den ersten Lebensmonaten vorgestellt und man kann dann früh (meist zwischen 3 und 9 Lebensmonaten) entscheiden, ob ein so genannter primärer nervenwiederherstellender Eingriff notwendig ist. Danach braucht es sicher 12–18 Monate, um je nach Entfernung des Reinnervationsziels von der Reparaturstelle der physiologischen Regeneration des peripheren Nerven ausreichend Zeit zu lassen, die Muskulatur wieder entsprechend anzuregen. In dieser Zeit sollte weiterhin neurophysiologisch basierte Physiotherapie durchgeführt werden und bis auf orthopädische Ausnahmen, wie z. B. eine Schulterkontraktur, auch keine Sekundärchirurgie indiziert und durchgeführt werden.

Dann kommt die Vorschulzeit zwischen 3 und 5 Jahren, in der wir in der Sprechstunde immer wieder beobachten, wie variabel und unzuverlässig »compliant« die Kinder sein können: In dieser Zeit ist es also schwierig, einen Sekundäreingriff zu planen, der postoperativ der Mitarbeit des kleinen Patienten bedarf. Andererseits wünschen sich zu Recht viele Eltern, dass die chirurgische Rekonstruktion mit dem Eintritt in die Volksschule abgeschlossen ist. Besonders Muskelverlagerungen an Schulter und Oberarm profitieren davon, dass das Gleichgewicht zwischen Armgewicht und möglicher Spendermuskelkraft durch den pubertären Wachstumsschub noch nicht zu sehr aus dem Gleichgewicht geraten ist; deshalb empfehlen wir meist den Zeitraum zwischen 6 und 8 Jahren.

Anders verhält es sich, wenn die Kinder erstmals in bereits fortgeschrittenem Alter vorgestellt werden und bisher nicht oder ggf. unzureichend therapiert/operiert wurden: Dann muss man sich diesen Gegebenheiten natürlich anpassen und den Behandlungsplan zurecht schneidern auf das, was noch möglich und vor allem funktionell sinnvoll ist. Knochenkorrekturen können auch noch problemlos beim Erwachsenen erfolgen, Muskeltransfer an großen und proximalen Gelenken (Schulter) sind aber erfahrungsgemäß nach der Pubertät nicht mehr zielführend.

Ab dem Schulalter ist es außerdem sehr wichtig, das Kind in die Planung und Entscheidungen mit einzubeziehen, was es nicht nur aufwertet und motiviert, sondern auch die Eltern in ihrem Verantwortungsgefühl entlastet (»wir wollen uns später nicht vorwerfen lassen, wir hätten nicht alles unternommen«).

Eine wichtige Zeitphase ist die Pubertät, wo vor allem von Mädchen erstmals auch ästhetische Aspekte, das Körperbild und die Armstellung betreffend, angesprochen werden. Dies bezieht sich zum Beispiel auf die sichtbar »auffällige« Innenrotationsfehlstellung des Oberarmes, die Ellenbogenkontraktur oder eine Fallhand.

Junge Erwachsene kommen zu einer Erstvorstellung, weil sie zum einen wissen wollen, was die heutige Medizin und Chirurgie dazu gelernt haben, oder weil die innenrotierte Grundhaltung die Bewegungsabläufe stört bzw. erste belastungsabhängige Schulterschmerzen auftreten. Hier wird dann die Zusammenarbeit mit einem umsichtigen Schulterorthopäden hilfreich.

15.10 Resultate nach primärer Nervenrekonstruktion

Verschiedene Zentren haben wiederholt retrospektiv Operationsverfahren und funktionelle Resultate anhand verschiedener Kriterien nachuntersucht (z. B. Gilbert et al.1987, 2006).

Letztlich ist das Reinnervationsresultat für den Arm abhängig von:
- Art und Anzahl der Wurzelverletzungen (insbesondere Anzahl der (Teil)ausrisse) – hier besondere Berücksichtigung der histologischen Wurzelqualität (z. B. Becker et al. 2003)
- Dichte und Qualität der Interponate sowie Anastomosen
- Kombination mit selektiven (motorischen) Nerventransfers (die eigentlich eine gute Reinnervations-Treffsicherheit zeigen, aber ein leider häufig verkanntes Kraftlimit; Maricq et al. 2014)
- Qualität der physiotherapeutischen Nachbehandlung
- Aufwertung durch gut ausgewählte Sekundärverfahren (»upgrade«)

Obere Läsionen tendieren aufgrund der nahezu intakten Handfunktion zu recht guter Re-Integration der oberen Extremität, wobei durchaus eine aktive Abduktion der Schulter von 90–120°, eine Flexion von 90°, eine aktive Außenrotation von etwa 40–70° bei abduziertem Oberarm und von 30° bei angelegtem Oberarm; eine aktive Ellenbogenbeugung von 130° mit Kraftgrad M3–M4 und ein guter Trizeps erreicht werden können.

Subtotale und komplette Läsionen leiden unter der reduzierten Anzahl der Nervenwurzelspender und insbesondere der verlorenen Handbewegung, welche auch bei guter Neurotisation des Truncus inferior deutlich hinter einer normalen Hand zurückbleibt (◘ Abb. 15.34b–d). Sind bei diesen Armen Kontrakturen selten, so bleibt meist das Längenwachstum des Knochens zurück und viele der reinnervierten Muskeln bleiben eher schwach und limitieren die Möglichkeit sekundärer Muskeltransfers. Meist wird der Arm ein mehr oder wenig brauchbarer Hilfsarm.

15.11 Sekundäre Nervenchirurgie

Die einzelnen Verfahren sind anatomisch-topographisch in ▶ Kap. 21 abgehandelt. Man kann sie generell in zwei Gruppen einteilen:

- Eher routinemäßige, ausgefeilte Techniken mit »vorhersagbarem« (da bereits gut nachuntersuchtem Resultat): z. B. eine Muskelverlagerung, um die Außenrotation der Schulter aufzuwerten; die Korrektur der Fallhand oder der Supinationsfehlstellung des Unterarmes durch elektive Sehnentransfers.
- Andere Probleme sind eher »verwaist« (nur wenige Kollegen bzw. Veröffentlichungen greifen sie auf) und chirurgische Lösungen sind experimentell, mit nicht gut vorhersehbarem Resultat oder technisch schwierig bzw. undurchführbar: verschiedene Ausprägungen einer Schulterkontraktur mit komplexer Gelenkfehlbildung, die Luxation des Radiusköpfchens, die ausgeprägte Beugekontraktur des Ellenbogens und die Ulnarabweichung des Handgelenkes. Insbesondere ist es bei schweren kompletten Lähmungen aufgrund der schwachen distalen Reinnervation häufig schwierig bis unmöglich, Sehnenverlagerungen zur Verbesserung der Handfunktion durchzuführen.

Da es in den (mikro-)chirurgischen Basistechniken wenig Entwicklung gibt (von den elektiven Nerventransfers einmal abgesehen), konzentriert sich die klinische Forschung vor allem darauf, diese verwaisten Probleme aufzugreifen, ihnen vorzubeugen und erfolgversprechende Operationstechniken zu entwickeln. Auch diese werden topographisch in ▶ Kap. 21 beschrieben.

Generell muss gerade zur Sekundärchirurgie gesagt werden, dass sie sich wie ein Kochrezept liest, aber keineswegs »unerlässlich« ist. Sie muss sich individuell an den Bedürfnissen und Wünschen des wachsenden Kindes orientieren und sollte nicht von den Eltern aufgezwungen werden: Provokativ führe ich den Eltern gegenüber immer an, dass das Kind mit Plexusparese in unserer technisierten Welt auf jeden Fall integriert wird und zurecht kommt – und demnach unser »Sekundärplan« nur eine Aufwertung und Ausbalancierung darstellt – vorausgesetzt, der Patient kann hierfür einen Nutzen in seinem Alltag erahnen (und entsprechend postoperativ bei der funktionellen Rehabilitation mitwirken). Irgendwann kommt ja auch der Moment, in dem ein multipel voroperiertes Kind nicht schon wieder auf den Operationstisch soll bzw. ein Funktionsstatus nur noch minimal aufgewertet werden kann oder sich ein Patient temporär oder definitiv durchaus sinnvollen Therapie- oder Operationsoptionen entzieht. Hier gibt es selten auch höher einzuordnende Krankheitsbilder, organischer oder psychischer Ursache (ADS, Borderline-Störung, Autismus), die einen weiteren Eingriff unmöglich machen.

15.12 Späte Nervenchirurgie

Abschließend sei noch auf einige Ausnahmesituationen im Rekonstruktionsplan hingewiesen, die etwas außerhalb des üblichen Zeitplans stehen (sog. »späte Nervenchirurgie«).

- Resensibilisierung der asensiblen Hand oder bei Nageldystrophien (■ Abb. 15.45)
- Revision von vorherigen erfolgsarmen oder -losen Primäreingriffen (bei denen die ausbleibende Funktionserholung keine andere Alternative als einen auch verspäteten erneuten Zugriff in den ursprünglichen Operationssitus erlaubt)

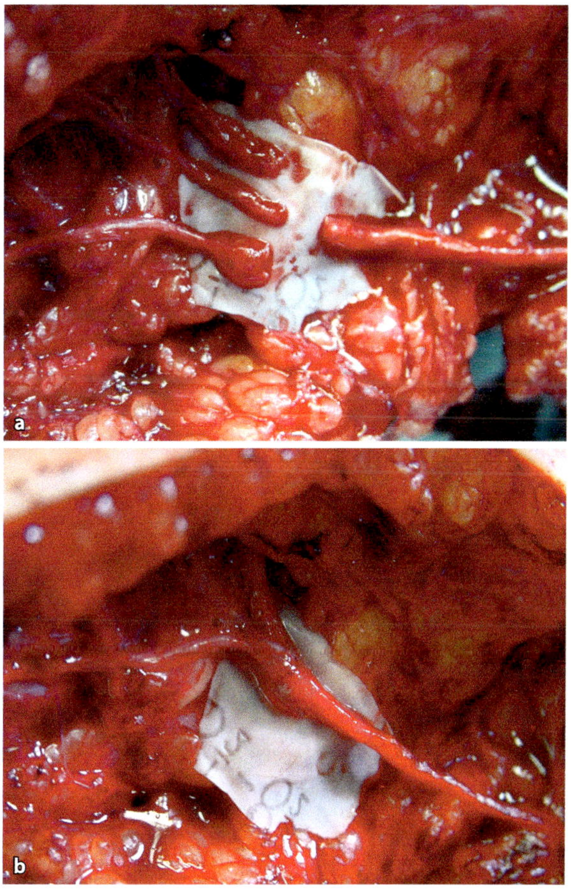

■ **Abb. 15.45a,b** Resensibilisierung des N. medianus durch Transfer des N. intercostobrachialis

Literatur

Bahm J (2003) Die kindliche Armplexusparese – Übersicht zur Klinik, Pathophysiologie und chirurgischen Behandlungsstrategie. Handchirurgie Mikrochirurgie Plastische Chirurgie 35(2): 83–97

Bahm J, Becker M, Disselhorst-Klug C, Williams C, Meinecke L, Müller H, Sellhaus B, Schröder JM, Rau G (2004) Surgical Strategy in Obstetric Brachial Plexus Palsy: The Aachen Experience. Seminars Plast Surg 18: 285–99

Bahm J, Noaman H, Becker M (2005) The dorsal approach to the suprascapular nerve. Plast Reconstr Surg 115: 240–4

Bahm J, El Kazzi W, Schuind F (2011) Nerve transfers. Rev Med Brux 32(6 Suppl): 54–7

Becker MHJ, Ingianni G, Lassner F, Atkins D, Schröder JM (2003) Intraoperative Schnellschnittdiagnostik bei der geburtstraumatischen Plexusläsion – Gegenüberstellung von Makroskopie, HE-Schnellschnitten und Semidünnschnitten mit Toluidinblau-Färbung. Handchirurgie Mikrochirurgie Plastische Chirurgie 35: 112–116

Bertelli JA, Santos MA, Kechele PR, Ghizoni MF, Duarte H (2007) Triceps motor nerve branches as a donor or receiver in nerve transfers. Neurosurgery 61:333–8

Bertelli JA, Ghizoni MF (2010) Transfer of supinator motor branches to the posterior interosseous nerve in C7-T1 brachial plexus palsy. J Neurosurg 113:129–32

Blaauw G, Muhlig RS, Vredeveld JW (2008) Management of brachial plexus injuries. In: Advances and technical standards in neurosurgery, vol 33, pp 201–231. Springer, Berlin Heidelberg New York

Colbert SH, Mackinnon S (2006) Posterior approach for double nerve transfer for restoration of shoulder function in upper brachial plexus palsy. Hand 1: 71–7

Gilbert A, Hentz VR, Tassin FL (1987) Brachial plexus reconstruction in obstetric palsy: operative indications and postoperative results. In: Urbaniak JR (ed) Microsurgery for major limb reconstruction, Mosby St Louis

Gilbert A, Pivato G, Kheiralla T (2006) Long-term results of primary repair of brachial plexus lesions in children. Microsurgery 26(4): 334–342

Gu YD, Wu MM, Zhen YL et al. (1987) Microsurgical treatment for root avulsion of the brachial plexus. Chin Med J 100: 519–22

Gu YD, Wu MM, Zhen YL et al. (1989) Phrenic nerve transfer for treatment of brachial plexus root avulsion. Report at Brachial Plexus Symposium Lausanne

Gu YD, Zhang GM, Chen DS et al. (1989) Cervical nerve root transfer from healthy side for treatment of brachial plexus root avulsion. Report at Brachial Plexus Symposium, Lausanne

Kline DG, Hudson AR, Kim DH (2001) Atlas of peripheral nerve surgery. Saunders, Philadelphia

Leechavengvongs S, Witoonchart K, Uerpairojkit C, Thuvasethakul P (2003) Nerve transfer to deltoid muscle using the nerve to the long head of the triceps. Part II A report of 7 cases. J Hand Surg Am 28: 633–8

Leechavengvongs S, Witoonchart K, Uerpairojkit C, Thuvasethakul P, Malungpaishrope K (2006) Combined nerve transfers for C5 and C6 brachial plexus avulsion injury. J Hand Surg Am 31: 183–9

Liverneaux PA, Diaz LC, Beaulieu JY, Durand S, Oberlin C (2006) Preliminary results of double nerve transfer to restore elbow flexion in upper type brachial plexus palsies. Plast Reconstr Surg 117: 915–9

Mackinnon SE, Roque B, Tung TH (2007) Median to radial nerve transfer for treatment of radial nerve palsy. Case report. J Neurosurg 107:666–71

Malessy MJ, Thomeer RT (1998) Evaluation of intercostals to musculocutaneous nerve transfer in reconstructive brachial plexus surgery. J Neurosurg 88: 266–71

Malessy MJ, Thomeer RT, van Dijk JG (1998) Changing central nervous system control following intercostals nerve transfer. J Neurosurg 89: 568–74

Malessy MJ, de Ruiter GC, de Boer KS, Thomeer RT (2004) Evaluation of suprascapular nerve neurotisation after nerve graft or transfer in the treatment of brachial plexus traction lesions. J Neurosurg 101: 377–89

Malungpaishrope K, Leechavengvongs S, Uerpairojkit C, Witoonchart K, Jitprapaikulsarn S, Chongthammakun S (2007) Nerve transfer to deltoid muscle using the intercostal nerves through the posterior approach: an anatomic study and two case reports. J Hand Surg Am 32:218–24

Maricq C, Jeunehomme M, Mouraux D, Rémy P, Brassinne E, Bahm J, Schuind F (2014 Objective evaluation of elbow flexion strength and fatigability after nerve transfer in adult traumatic upper brachial plexus injuries. Hand Surg 19(3): 335–41

Merrell GA, Barrie KA, Katz DL, Wolfe SW (2001) Results of nerve transfer techniques for restoration of shoulder and elbow function in the context of a meta-analysis of the English literature. J Hand Surg Am 26: 303–14

Millesi H (1997) Neurolysis. In Boome RS (ed) The Brachial Plexus. The Hand and Upper Extremity, vol 14. Churchill Livingstone, New York

Narakas AO (1991) Neurotization in the treatment of brachial plexus injuries. In: Gelberman RH (ed) Operative nerve repair and reconstruction. Lippincott, Philadephia, pp 1329–58

Oberlin C, Ameur NE, Teboul F, Beaulieu JY, Vacher C (2002) Restoration of elbow flexion in brachial plexus injury by transfer of ulnar nerve fascicles to the nerve to the biceps muscle. Tech Hand Up Extrem Surg 6: 86–90

Oberlin C, Durand S, Belheyar Z, Shafi M, David E, Asfazadourian H (2008) Nerve transfers in brachial plexus palsies. Chir Main 25: S1297–1302

Palazzi S, Palazzi JL, Caceres JP (2006) Neurotization with the brachialis muscle motor nerve. Microsurg 26: 330–3

Sinis N, Boettcher M, Werdin F, Kraus A, Schaller HE (2009) Restoration of shoulder abduction function by direct muscular neurotization with the phrenic nerve fascicles and nerve grafts: a case report. Microsurgery 29:552–5

Siqueira MG, Martins RS (Phrenic nerve transfer in the restoration of elbow flexion in brachial plexus avulsion injuries: how effective and safe is it? Neurosurgery 2009 65: A125–31

Terzis JK, Kokkalis ZT (2009) Selective contralateral c7 transfer in posttraumatic brachial plexus injuries: a report of 56 cases. Plast Reconstr Surg 123: 927–38

Uerpairojkit C, Leechavengvongs S, Witoonchart K, Malungpaishorpe K, Raksakulkiat R (2009) Nerve transfer to serratus anterior muscle using the thoracodorsal nerve for winged scapula in C5 and C6 brachial plexus root avulsions. J Hand Surg Am 34:74–8

Neuroorthopädische Korrektur bei angeborener Gelenksteife und bei Spastik

L. Döderlein, C. Dussa

J. Bahm (Hrsg.), *Bewegungsstörungen der oberen Extremität bei Kindern*
DOI 10.1007/978-3-662-50426-0_16

16.1 Einleitung und Definitionen

Das Syndrom der angeborenen Gelenksteife Inzidenz 1:3.000 Lebendgeburten) kommt deutlich seltener vor als die spastischen Zerebralparesen (Inzidenz 2–3:1.000 Geburten).

Patienten mit angeborener Gelenksteife sind ebenso wie Kinder mit spastischer Parese an ihren charakteristischen Gelenkstellungen zu erkennen. Dennoch unterscheiden sich beide in wesentlichen Elementen.

Die **angeborene Gelenksteife** wird als Amyoplasie oder **Arthrogryposis multiplex congenita** bezeichnet und ist das Ergebnis von unzureichenden oder fehlenden pränatalen formgebenden Gelenkbewegungen. Die betroffenen Kinder kommen mit voll ausgebildeten fixierten Fehlstellungen der Arme und der Hände und meist auch der Beine zur Welt, die als direktes Abbild der fehlenden Muskulatur und der Bewegungslimitierungen zu deuten ist (◘ Abb. 16.1).

Bei der angeborenen Gelenksteife handelt es sich um eine unterschiedlich ausgeprägte Einschränkung der aktiven und passiven Gelenkbeweglichkeit infolge einer bereits bei Geburt vorliegenden Hemmung der Muskel- und Gelenkentwicklung mit unverkennbaren Fehlstellungen. zahlreicher Gelenke.

Die **Spastik** oder **spastische Lähmung** bzw. Parese ist die periphere Erscheinungsform einer akuten oder chronischen Schädigung des oberen oder zentralen motorischen Neurons oder der zentralen absteigenden Bahnen in Gehirn oder/und Rückenmark.

Patienten mit spastischer Lähmung der oberen Extremität werden mit normal angelegten und frei beweglichen Extremitäten geboren. Die typischen Deformierungsmuster als Folge des zentral verursachten Muskelungleichgewichtes entstehen erst mit dem weiteren Wachstum (◘ Abb. 16.2).

Eine spastische Lähmung stellt die Folge einer Schädigung des oberen Motoneurons bzw. seiner Bahnen dar und führt durch die mangelhafte zentrale Steuerung zu charakteristischen und sich kontinuierlich ändernden Haltungs- und Bewegungsbildern.

Im Gegensatz zur angeborenen Gelenksteife, bei der die Gestaltveränderungen schon zur Geburt vollständig ausgebildet sind, unterliegen die Fehlstellungen bei der spastischen Parese einer stetigen dynamischen Weiterentwicklung.

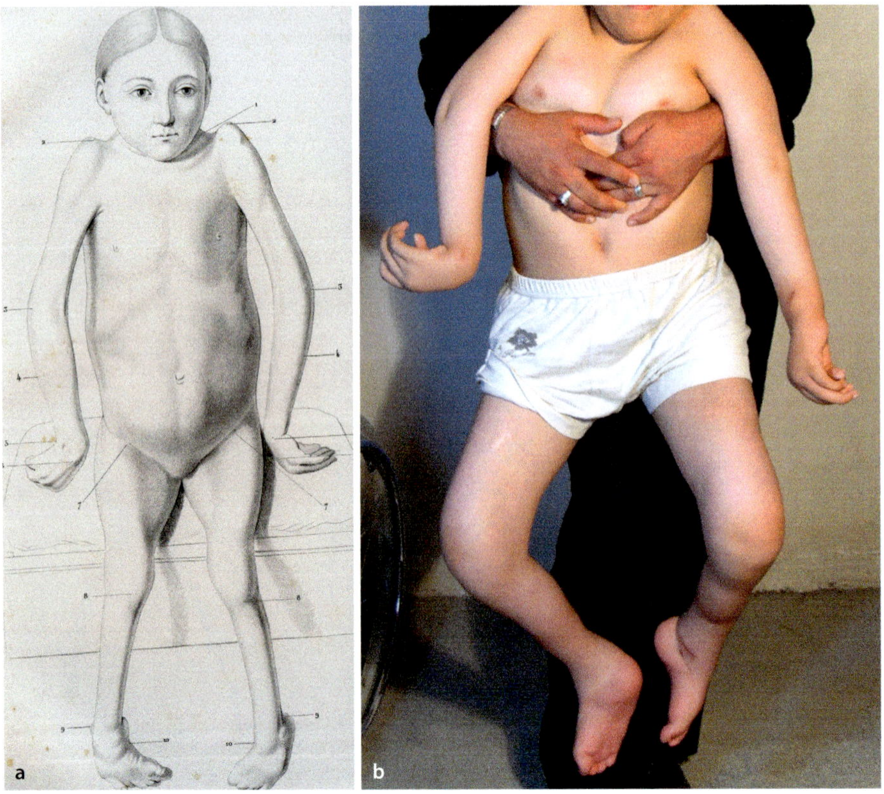

◘ **Abb. 16.1a,b** Typisches Bild von Patienten mit Arthrogrypose. **a** Historische Abbildung aus Guerin1882. **b** 12 jähriger Junge mit Beteiligung beider Arme und Beine

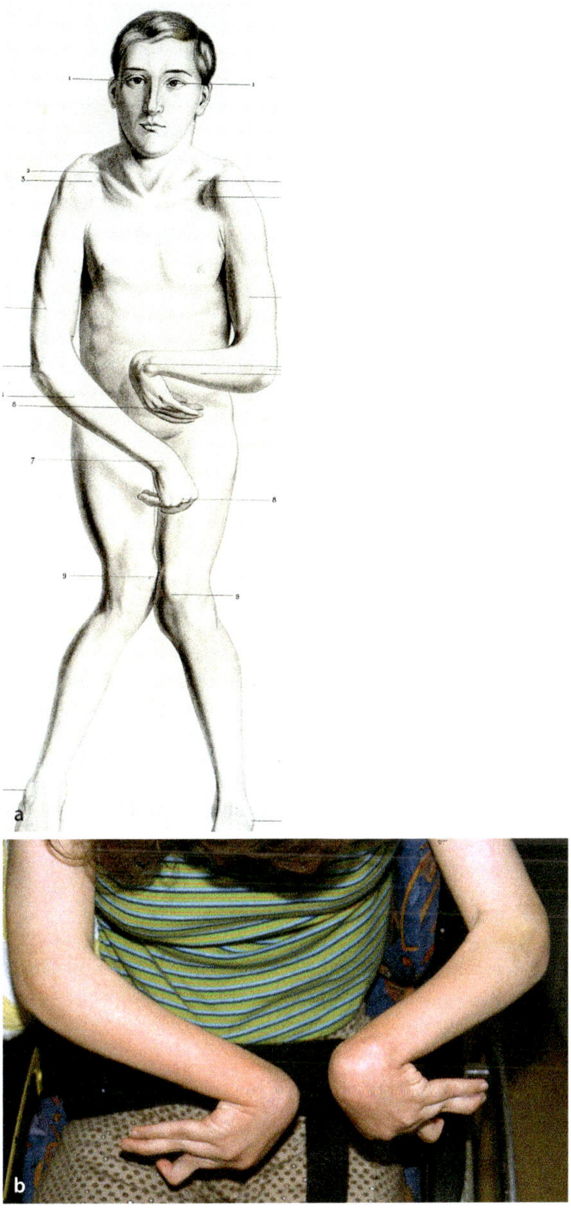

Abb. 16.2a,b Typische Bilder von Patienten mit bilateral spastischer Parese. **a** Historische Abbildung aus Guerin1866. **b** 14-jähriges Mädchen mit bilateraler Hemiparese

16.2 Ursachen und Entwicklung

Bei der **angeborenen Gelenksteife** besteht infolge einer fehlenden Anlage oder Innervation von einzelnen Muskeln oder ganzen Muskelgruppen bzw. infolge der Gelenkkontrakturen eine Muskelhhypo- oder -atrophie und eine Störung der Gelenke. Die für die Gelenkform notwendigen aktiven Bewegungen mit den dazu erforderlichen Agonisten und Antagonisten sind nur teilweise vorhanden oder fehlen ganz. Neben Anlagestörungen von aktiver quergestreifter Skelettmuskulatur kommen ursächlich Bindegewebs- oder neurogene Defizite in Frage. Auch vaskuläre Störungen, Chromosomenanomalien und metabolische Erkrankungen der Mutter sind möglich. Die Stellung der betroffenen Gelenke resultiert aus der Schwerkraft und der Zugrichtung der verbliebenen aktiven Muskeln oder Muskelgruppen. Es bilden sich von Beginn an charakteristische **Gelenkkontrakturen** aus. Die sensible und propriozeptive Innervation ist immer ungestört.

Bei den **spastischen Lähmungen** kommen ursächlich verschiedene Faktoren in Frage, die ene Schädigung der zentralen sensomotorischen Wege bewirken. Man unterscheidet den Sauerstoffmangel zum Zeitpunkt der Geburt, die Schädigung des zentralen Nervensystems durch Infektionen, durch Unfälle oder Tumoren oder über fortschreitende neurodegenerative Erkrankungen. Die Funktionseinschränkung an der oberen Extremität kann sowohl als unilaterales (Hemiparese) als auch als bilaterales symmetrisches oder asymmetrisches Muster (Di- oder Tetraparese) vorkommen. Neben der Seitenbeteiligung wird die spastischen Parese anhand ihrer Lähmungsqualität und des Grades der Funktionseinschränkungen beschrieben. Aktuell ist die sog. MACS-Skala üblich (Eliasson et al. 2006).

Die angeborene Gelenksteife ist als Folge der fehlenden Muskulatur und der intrinsischen Gelenkkontrakturen mit eindeutigen Gelenkkontrakturen assoziiert. Bei der spastischen Parese entstehen über eine zentral gestörte motorische Programmierung allmählich ausgeprägte Fehlstellungen meist der gesamten Extremität.

16.3 Funktionelle Konsequenzen

Die funktionellen Konsequenzen der angeborenen Gelenksteife und der spastischen Lähmung sind grundlegend verschieden. Dies muss bei der Diagnose und der Therapie bedacht werden.

Bei der **Arthrogrypose** sind die zentrale Steuerung und die propriozeptive Rückmeldung intakt. Gestört ist die motorische Umsetzung. Die betroffenen Gelenke oder Skelettabschnitte stehen in charakteristischen und weitgehend fixierten Fehlstellungen, die als Folge des zugrunde liegenden Muskelungleichgewichtes und der Muskelschwäche bzw. der fehlenden Anlage der Muskulatur und ihrer Kompensationen zu interpretieren sind. Schultern, Arme und Hände sind hypo- bzw. atrophiert und schlaff gelähmt. Meistens liegt ein symmetrisches Befallsmuster vor. An Arm und Hand können eine überwiegend distale Parese und ein Befall der gesamten Extremität mit einer Beuge- und einer Streckform der Kontrakturen festgestellt werden (Brown 1980). Bei der Beugeform liegt eine Kombination aus Schulteradduktion und -innenrotation,

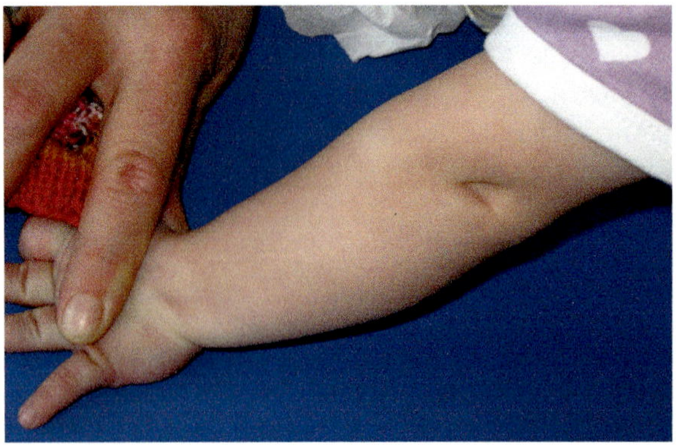

Abb. 16.3 Dorsale Grübchenbildung bei Gelenksteife und Ellbogenstreckkontraktur (2-jähriges Junge)

Ellenbogenbeugung teilweise mit ventraler Hautfalten- oder Pterygienbildung sowie Handgelenks- und Fingerbeugekontrakturen vor.

Bei der Streckform sind bei ähnlichen Schulter- und Handdeformitäten ein gestrecktes Ellbogengelenk und eine Unterarmpronation typisch. Die intrinsischen Handmuskeln sind im Gegensatz zu den extrinsischen meist funktionstüchtig, jedoch schwach. Der Daumen folgt wegen der meist fehlenden Abduktoren und Extensoren der verbliebenen Kraft der Adduktoren und ist in die Hohlhand eingeschlagen. Eine Ulnardeviation und eine interdigitale Faltenbildung kommen vor. Die Fingergelenke sind meist in Streckung oder leichter Beugung kontrakt. Hautgrübchen sind charakteristisch (Abb. 16.3).

Aufgrund der immer vollständig erhaltenen Propriozeption und Sensibilität und der normalen zentralen Bewegungsplanung versuchen die Patienten ihre Arme und Hände einzeln oder zusammen (als Pinzette) so gut es ihnen jeweils möglich ist für die notwendigen Greif-, Tast- und Haltefunktionen einzusetzen. Eine Beugestellung der Handgelenke ist für die gemeinsame Handfunktion eher günstig. Dabei wird bei den stärkeren Lähmungen meistens der Rumpf als aktive Bewegungsquelle in die Motorik der Hände und Arme mit integriert. Die vorhandene Propriozeption ermöglicht auch bei nur minimalen aktiven Bewegungsgraden hochkomplexe Steuerungen, was selbst eine stärker deformierte Hand mit kaum bewegbaren Fingern als Instrument äußerst wertvoll machen kann.

Bei fehlender aktiver Ellbogenbeugekraft bewerkstelligt der Patient den Hand-Mund-Kontakt durch das Hochschleudern des Armes oder er schafft einen Gegenhalt des Unterarmes am aufgestellten Knie oder an der Tischkante. Auch dabei kann eine Beugekontraktur des Handgelenkes nützlich sein.

Die aktive Innervation der erhaltenen Muskulatur bedingt wegen des Muskelungleichgewichtes die ständige Tendenz zur Verschlechterung der Kontrakturen.

Im Falle von **spastischen Lähmungen** besteht eine Einschränkung bzw. ein vollständiger Verlust der zentral gesteuerten Willkürmotorik, an deren Stelle charakteristische so genannte mustergebundene Komplexbewegungen von Muskelgruppen oder Muskelketten treten (Abb. 16.4). Die spastische Lähmungsqualität ist meistens von einer zentral und peripher hervorgerufenen Muskelschwäche begleitet, weshalb jede Maßnahme zur Verminderung eines gesteigerten Muskeltonus einen unerwünschten zusätzlichen Schwächungseffekt mit sich bringt. Die zentrale Muskelschwäche ist das Ergebnis der

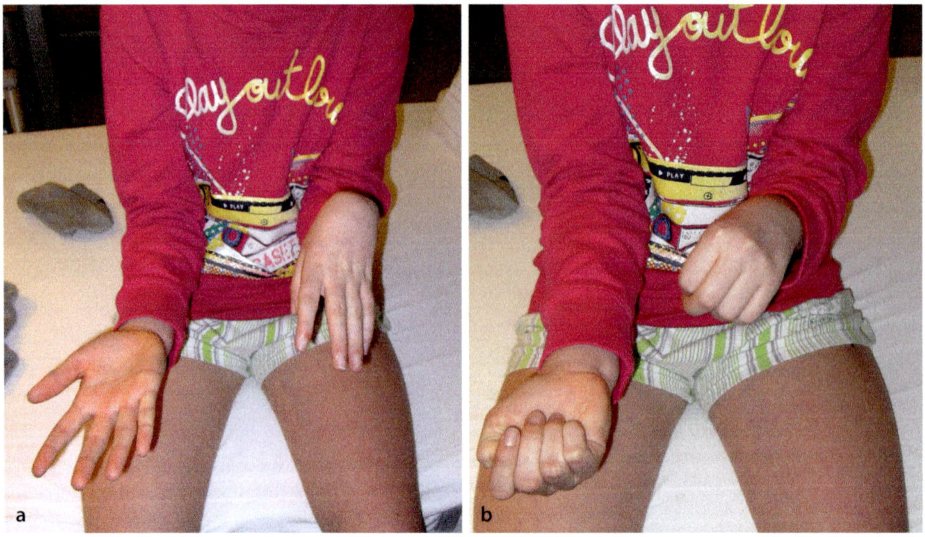

Abb. 16.4a,b Spastische unilaterale Zerebralparese links mit charakteristischer Kombination aus Ellbogenbeugung, Unterarmpronation, Handgelenksbeugung und Daumenadduktion (11-jähriges Mädchen)

unzureichenden Aktivierung motorischer Einheiten, die periphere Komponente rührt aus der Verminderung, Einsteifung und Verkürzung der Agonisten und einer Elongation ihrer Antagonisten. Anders als die spastischen Lähmungen sind die dystonen Paresen durch einen ständigen Wechsel zwischen den Endstellungen der betroffenen Gelenke gekennzeichnet. Diese fluktuierenden Muskelaktivitäten stellen therapeutisch eine besondere Herausforderung dar, weil ständig wechselnde Muskelungleichgewichte kaum kalkuliert werden können. Allerdings neigen dystone Muskeln nicht in gleichem Maße wie spastisch aktivierte zur Verkürzung. Im Schlaf sind sie völlig entspannt, weshalb eine Lagerungsschienenbehandlung bei ihnen nur selten infrage kommt.

Erschwerend gesellt sich zu den motorischen Defiziten regelhaft auch eine Verminderung der Propriozeption und der Sensibilität hinzu, die den spontanen und gezielten Gebrauch von Hand und Arm erheblich einschränken bis vollständig außer Kraft setzen können. Ohne sensibel propriozeptive Rückmeldung ist eine Hand zu keiner feinmotorischen Funktion imstande.

Ähnlich wie bei der Arthrogrypose folgt die resultierende Hand- und Armstellung dem durch die Parese erzeugten Muskelungleichgewicht und dem Gebrauch. Typisch sind globale spastische Beugemuster, jedoch können auch Streckmuster oder wechselnde Aktivierungsbilder vorkommen. Der Patient mit spastischer Parese versucht seine Restmotorik so gut es ihm möglich ist zum Stützen und zum Greifen einzusetzen. Der Gebrauch der Hand in pathologischer Stellung kann durch die damit verbundene Mehraktivität die Deformität weiter verstärken (Abb.)

Die angeborenen Gelenksteife stellt hingegen ein rein motorisches Problem dar, bei dem der Betroffene versucht, die verbliebene Funktion über seine propriozeptiven Fähigkeiten, so gut es ihm möglich ist, kompensatorisch zu nutzen. Bei der spastischen Parese liegt dagegen ein sensomotorisches Steuerungsproblem vor, das es dem Betroffenen nur über die Verwendung begrenzter verbliebener Bewegungsmuster gestattet, grobe Tätigkeiten zu vollführen. Die eingeschränkte zentrale Steuerung und Propriozeption sind der Schlüssel zur dauerhaft verbleibenden Funktionseinbuße.

16.4 Differenzierte Indikationsstellung zur Therapie

Jede Indikationsstellung zur Therapie muss mit der genauen Analyse der vorliegenden Fehlstellungen und Funktionseinschränkungen beginnen. Eine Klassifizierung hilft dabei, die Therapieziele möglichst realistisch zu gestalten. Nach der Diagnostik werden die jeweils führenden Probleme benannt und es werden dafür individuelle Therapieziele definiert. Daran schließt sich die Auswahl der Therapieverfahren, die isoliert oder eher kombiniert zur Anwendung kommen, an. Alternativen sind stets zu überlegen. Die Behandlung von Lähmungen erfordert ein integriertes multidisziplinäres Herangehen.

Bach et al. (1998) definieren drei Indikationsbereiche für die Arthrogrypose:

- Schaffung funktioneller Bewegungsbereiche
- Verbesserung des Handgebrauches im Alltag
- Maximierung von Ausbildungs- und Berufskapazität

Die durch die Behandlung erzielten Ergebnisse werden in regelmäßigen 6- bis 12-monatigen Abständen überprüft und werden – je nach Befund und Bedarf – durch neue Therapieziele ergänzt oder ersetzt.

Bei der **angeborenen Gelenksteife** ist die Therapie an einer Verbesserung der Stellung, der Beweglichkeit und der Restfunktion auszurichten. Die Indikation ist angesichts der häufig extrem begrenzten Muskel- und Beweglichkeitsrudimente überaus komplex. Besonders bei nahezu fehlender Greifkraft müssen beide Arme und Hände als korrespondierende Pinzette erhalten werden (Abb. 16.5). Der Rumpf dient dabei als Bewegungsmotor für die Arm-und-Hand-Greifeinheit. Die Schaffung eines gebeugten und eines gestreckten Armes wurde früher oft empfohlen. Sie führt zwangsläufig zum Verlust der Pinzettenfunktion und ist damit sehr problematisch. Im Falle geringer Muskel- und Bewegungsfunktionen kommt der Verbesserung der Gelenkexkursion und der Greiffunktion von Fingern- und Daumen das Hauptaugenmerk zu. Die gesamte obere Extremität muss dafür in die Behandlungsplanung miteinbezogen werden. Bereits geringe Stellungsverbesserungen (z. B. an der Hand) können immense funktionelle Fortschritte bedeuten.

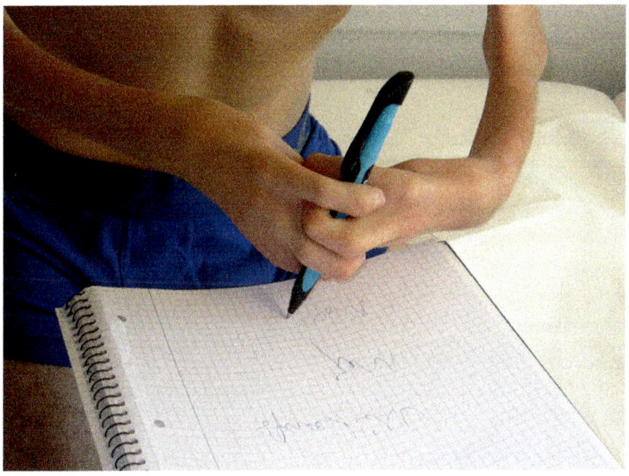

Abb. 16.5 Dieser 5-jährige Junge mit angeborener Gelenksteife benutzt wegen der Schwäche beide Hände als Pinzette, die er mit dem Rumpf bewegt

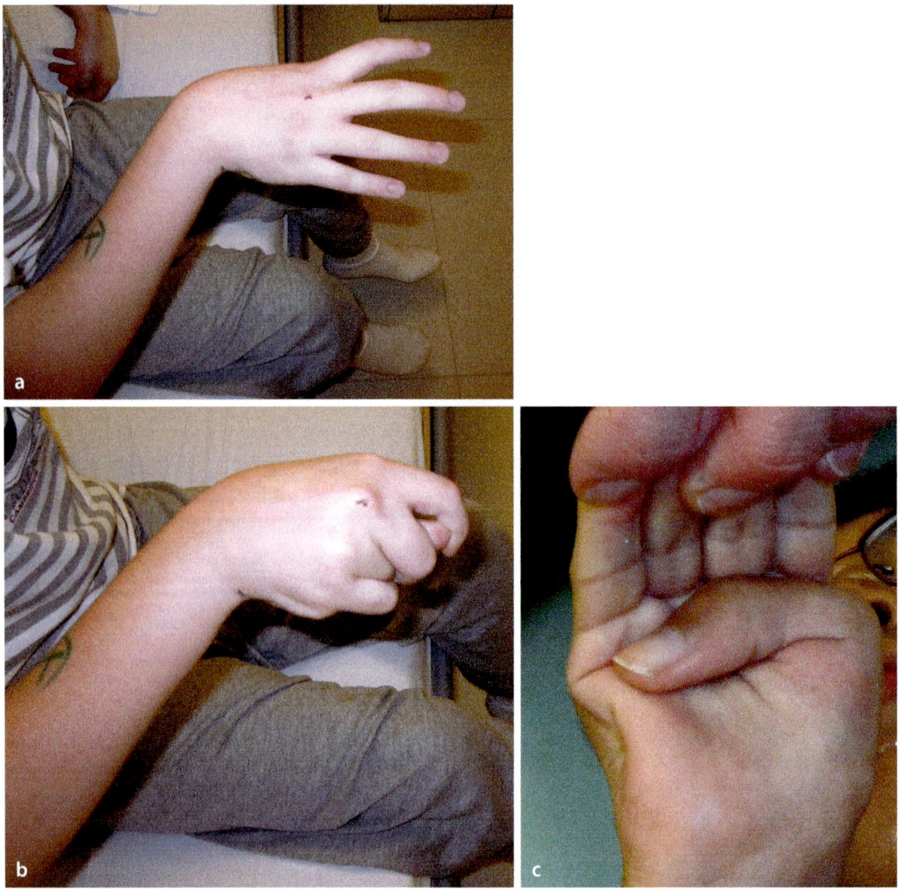

■ **Abb. 16.6a–c** Volarflexionsspastik. **a,b** Funktionelle Operationsindikation bei 12-jährigem Mädchen mit spastischer unilateraler Parese rechts. **c** Pflegerische Indikation bei 13-jährigem Junge mit spastischer Tetraparese

Bei der **spastischen Bewegungsstörung** stützt sich die Therapieindikation auf die Verbesserung von eingeschränkten Gelenkexkursionen und die Vereinfachung komplexer Bewegungsabläufe beispielsweise durch selektive Gelenkfusionen. Die Behandlungsziele sind bei der spastischen Parese deutlich niedriger anzusetzen und mit einer Verbesserung der Stellung, der Restfunktionen und des Hilfsmittelgebrauches (z. B. für Gehhilfen) zu beschreiben (■ Abb. 16.6).

Auch hier dürfen aber nicht isolierte Gelenke, sondern immer nur die gesamte Bewegungskette therapiert werden. Man sollte bei der spastischen Lähmung kosmetische von funktionellen Indikationen trennen.

Die Therapieindikation bezieht sich bei der Gelenksteife in erster Linie auf die funktionelle Verbesserung von vorhandener Stellung, Beweglichkeit und Kompensationsmechanismen. Bei der spastischen Parese können je nach Schweregrad pflegerische und funktionelle Gründe für eine Therapieentscheidung in Betracht kommen. Die Funktionsverbesserung bleibt begrenzt.

16.5 Konservative Therapieverfahren

Sowohl bei der angeborenen Gelenksteife als auch bei den spastischen Paresen spielen die konservativen Behandlungsmethoden von Beginn an eine dominierende Rolle. Selbst nach erfolgreicher operativer Behandlung werden die konservativen Therapien in den meisten Fällen fortgeführt, da die motorische Grundstörung unverändert fortbesteht.

Die Kunst liegt bei allen konservativen Methoden in der Auswahl, aber auch in der Intensität der jeweils am besten geeigneten Form und in ihrer Kombination mit anderen Verfahren. Eine sinnvolle Technik kann unwirksam sein, wenn sie zu wenig intensiv genutzt wird.

Die konservativen Methoden gliedern sich in die orthopädietechnischen und in die physiotherapeutischen bzw. ergotherapeutischen Übungsstrategien. In gewissen Fällen können medikamentöse Behandlungen ergänzend nützen (z. B. Botulinumtoxin-Injektionen).

Es macht wenig Sinn, die einzelnen Techniken aneinanderzureihen. Viel informativer ist es, ihre Wirkprin-

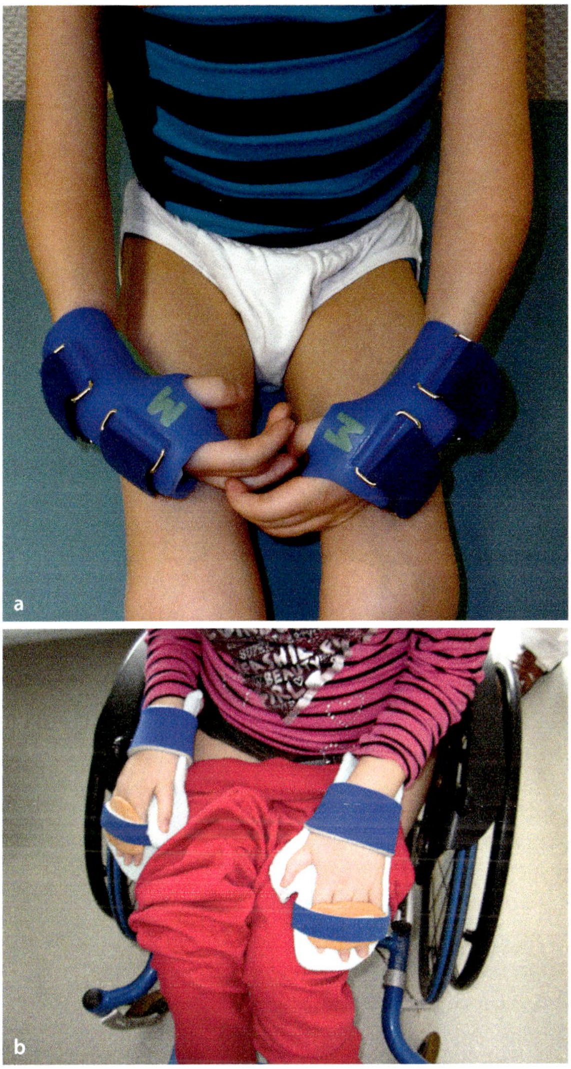

Abb. 16.7a,b Orthesenbehandlung. **a** Handgelenksschienen aus Silikon bei einem 5-jährigen Jungen mit Arthrogrypose. **b** Unterarmlagerungsorthesen bei einer 10-jährigen Patientin mit spastischer Tetraparese

zipien zu kennen, nach denen man die jeweils anzuwendende Methode auswählen sollte.

Die **Orthopädietechnik** wirkt mit Orthesen über extern am Körper angreifende Kräfte, die die gestörten Funktionen modifizieren oder ändern sollen. Dazu muss die Orthese exakt und unter Korrekturstellung angeformt sein und die Bewegungsachsen der von ihr umfassten Gelenke berücksichtigen. Durch extern angreifende Korrektur- oder Federkräfte können die Gelenke und die sie übergreifende Muskulatur entsprechend ihrer vorgegebenen Bewegungsrichtungen bei einer Verkürzungs- oder Schrumpfungstendenz aufgedehnt werden (Abb. 16.7).

Bei angeborenen Kontrakturen betrifft dies vor allem die Hand- und Fingergelenke und den Daumen. Die Verordnung und die Beurteilung von Orthesen hat folgende 5 Punkte zu berücksichtigen:

- Indikation
- Konstruktion und Bauweise
- Materialauswahl
- Passform
- Angestrebte Funktion
- Akzeptanz

Alle diese Punkte sollten mit der Orthese als korrekt beurteilt werden, ansonsten ist die Versorgung kritisch zu überprüfen, zu modifizieren oder zu ersetzen. Neben der Orthetik kommt auch die Rehabilitationstechnik als weiterer Bestandteil der Orthopädietechnik im Hinblick auf Alltagshilfen zum Einsatz.

Physio- und ergotherapeutische Techniken werden mit dem Ziel einer Verbesserung von Gelenkstellung, -exkursion und -funktion verordnet. Ihr Prinzip besteht in der sachgerechten Umsetzung von Korrektur- und Übungsverfahren, meist unterstützt durch spezielle Orthesen und andere Hilfsmittel.

> **Jede konservative Behandlungsmaßnahme muss ebenso wie jede operative von einer vorausgehenden detaillierten Befundanalyse und Zieldefinitionen begleitet werden.**

Bei der angeborenen Gelenksteife bedient man sich wegen der ständigen Gefahr einer Kontraktur- und Beweglichkeitsverschlechterung spezieller Lagerungsorthesen in Korrekturstellung und bei Ausfall von Muskulatur auch Funktionsorthesen zur Unterstützung. Am häufigsten sind Daumenoppositions- und stabilisierende Handgelenksorthesen. Ellbogengelenksübergreifende Konstruktionen sind stets aufwändig und werden primär postoperativ eingesetzt.

Bei den krankengymnastischen und ergotherapeutischen Methoden sind manuelle Redressionstechniken, Muskeldehnungen und -kräftigungen üblich. Bei der angeborenen Gelenksteife kommt der Einsatz bzw. die Zurichtung von Steuerungselementen für Computer im Alltag hinzu.

Für die spastischen Paresen gibt es zusätzlich speziell entwickelte Übungsprogramme, mit denen bei der unilateralen Parese die weniger aktive Hand gezielter aktiviert werden soll. Zu diesen Methoden zählen die **CIMT** (»constraint-induced movement therapy«) und die **HABIT** (»hand-arm bimanual intensive therapy«). Eine Behandlung. mit Botulinumtoxin A kann als gezielte Injektion in überaktive Agonisten die Funktionsschulung und die Orthesenwirkung der Antagonisten unterstützen. Als isolierte Methode kommt sie allerdings kaum infrage.

Die postoperative Übungsbehandlung stellt ein weiteres besonders wichtiges Aufgabengebiet für die Ergotherapie dar. Sie muss in der frühen Phase unter enger Rückkopplung mit dem Operateur in spezialisierten Zentren angeboten werden.

Die konservativen Behandlungsmethoden gliedern sich in die Orthesen und die Übungsbehandlung sowie das Selbsthilfetraining. Sie sind stets mit individuellen Zielen langfristig anzuwenden, da die Grundstörung der schlaffen bzw. spastischen Parese fortbesteht. Eine enge interdisziplinäre Kooperation erlaubt die bestmögliche Auswahl von Therapiekomponenten auch im postoperativen Bereich. Regelmäßige Befundkontrollen sind notwendig.

16.6 Operative Therapieverfahren

Operative Behandlungstechniken nehmen sowohl bei der angeborenen Gelenksteife als auch bei den spastischen Paresen einen wichtigen Platz ein, der in jedem Falle von konservativer Therapie begleitet bzw. ergänzt werden muss. Nahezu jede Operation bedeutet nur eine vorübergehende Unterbrechung der konservativen Behandlung. Eine Ausnahme sind die rein kosmetischen oder pflegerischen Operationsindikationen.

Aus diesem Grunde werden funktionelle operative Behandlungen in spezialisierten Zentren angeboten, die über die Möglichkeiten der präoperativen Befunderhebung und der postoperativen Nachsorge verfügen. Auch die Erreichbarkeit einer spezialisierten Orthopädietechnik stellt eine unabdingbare Voraussetzung für die Durchführung funktioneller Operationen am Arm des Lähmungspatienten dar.

Die Indikationsstellung für operative Maßnahmen an der oberen Extremität ist beim Patienten mit Arthrogrypose und beim Patienten mit spastischer Parese grundlegend verschieden.

16.6.1 Indikation und Operationstechniken bei angeborener Gelenksteife

Allen Formen der angeborenen Gelenksteife sind zwei Wesensmerkmale eigen, die dauerhaft bestehen bleiben und die deshalb akzeptiert werden müssen. Dies sind die bleibendeBewegungseinschränkung und das Muskelungleichgewicht bzw. die Muskelschwäche.

Die Schwierigkeit liegt in der Auswahl des bestmöglichen Kompromisses im Bezug auf die Stellung, die Beweglichkeit und die Funktion.

Es muss versucht werden, den vorhandenen Bewegungsumfang in einen günstigeren Bereich zu verlagern, beispielsweise eher in Richtung der Beugung oder der Streckung, je nach Bedarf. Die Operationsindikation wird an der obere Extremität weitaus seltener gestellt als am Bein; nach Bach et al. (1998) nur in etwa 30 %, während nahezu jeder Patient mit Arthrogrypose am Bein operiert wird.

Folgende Gelenkprobleme führen häufig zur Operation. Sie werden nacheinander mit ihrer Indikation, dem Prinzip der Operation, der Operationstechnik und etwaigen Problemen abgehandelt.

Innenrotations-Adduktionskontraktur des Schultergelenkes

Indikation Eingeschränkte oder aufgehobene passive Außenrotation des Schultergelenkes mit entsprechender Funktionseinschränkung (eingeschränkte bimanuelle Funktion).

Operationsprinzip Schaffung einer passiven Außenrotationsfähigkeit bzw. -stellung.

Operationstechnik Ablösung der kontrakten Innenrotatoren durch einen deltoideopektoralen Zugang zum Schultergelenk (Mm. pectoralis major; subscapularis; latissimus), evtl. zusätzlich subkapitale Außenrotationsosteotomie mit Plattenosteosynthese.

Probleme Unzureichende Korrektur bzw. Rezidiv der Fehlstellung (Nachbehandlung).

Ellbogenstreckkontraktur

Indikation unzureichende bzw. funktionell störende Streckstellung des Ellbogengelenkes infolge einer Aplasie der Oberarmbeugemuskulatur meist bei erhaltener aktiver Trizepsfunktion, passive Beugefähigkeit weit unter 90°, kein Hand-Mund-Kontakt möglich bzw. stärkere Belastung der Halswirbelsäule in Flexion zum Hand-Mundkontakt.

Operationsprinzip Wiederherstellung der passiven Ellbogengelenksbeugung durch Verlängerung der Trizepssehne und dorsale Kapsulotonie, damit über eine passive Anstützung des Unterarmes der Hand-Mundkontakt möglich wird.

Die Schaffung einer aktiven Ellbogenbeugung scheitert oft am fehlenden oder für eine funktionelle Beugung zu schwachen Spendermuskel (Mm. latissimus dorsi, pectoralis major, triceps, sternocleidomastoideus oder Proximalisierung der Unterarmflexoren nach Steindler).

Operationstechnik Z-förmige Verlängerung der Trizepssehne und dorsale Kapsulotomie bis eine passive Beugung von gut 100° erreicht wird; Darstellung und Schutz des N. ulnaris; übungsstabile Naht der Sehne in einer Beugestellung von maximal 90°.

Probleme Unterkorrektur bzw. Rezidiv; Überkorrektur mit resultierender Beugekontraktur und dauerhafter Schwächung der Streckkraft (Einbuße der Stützfunktion); Die Schaffung eines aktiven Beugers sollte in zweiter Sitzung erst nach erreichter passiver Beugung (Chomiak, 2014) vorgenommen werden.

Ellbogenbeugekontraktur

Indikation unzureichende oder funktionell störende Streckhemmung des Ellbogengelenkes.

Allerdings hat der vorhandene Hand-Mund-Kontakt einen deutlich höheren Stellenwert als eine verbesserte passive Ellbogenstreckung. Bei fehlenden aktiven Streckmuskeln besteht ein hohes Rezidivrisiko.

Operationsprinzip Herstellung bzw. Verbesserung der passiven Ellbogenstreckung durch Verlängerung der verkürzten Ellbogenbeuger und ventrale Kapsulotomie des Ellbogengelenkes; postoperativ sukzessive Aufquengelung in Streckrichtung; ggf. sekundärer Streckerersatz, falls kräftiger Transfermuskel vorhanden.

Operationstechnik Zugang über einen volaren Lazy-S-Schnitt, Darstellung der Gefäß-und Nervenstrukturen und selektive Verlängerung bzw. Rezession aller verkürzten Beugemuskeln, ventrale Kapsulotomie durch eine Spaltung des M. brachialis; postoperativ Redressionsgipse (sog. »drop out casts«) zur allmählich besseren Streckung; ggf. Vertiefung der Fossa olecrani.

Probleme Hohe Rezidivgefahr; Gefäß-Nervenschädigung (direkt oder durch Dehnung).

Unterarm(hyper)-Pronationskontraktur

Indikation Fehlende Supination mit Einschränkung der Auge-Handfunktion; dadurch auch Einschränkung der bimanuellen Greiffunktion (◘ Abb. 16.8).

Operationsprinzip Schaffung der passiven Supinationsfähigkeit bzw. der Mittelstellung des Unterarmes durch Muskel- und ggf. zusätzliche Knochenoperation.

Operationstechnik Ablösung des kontrakten M. pronator teres, ggf. in seltenen Fällen bei kontraktiler Muskulatur Umlagerung seiner Endsehne zum Supinator nach Tubby, bei unzureichendem Korrekturausmaß ggf. zusätzlich Radiusdrehosteotomie in die Mittelstellung und Plattenosteosynthese.

Probleme Rezidivrisiko, selten Überkorrektur.

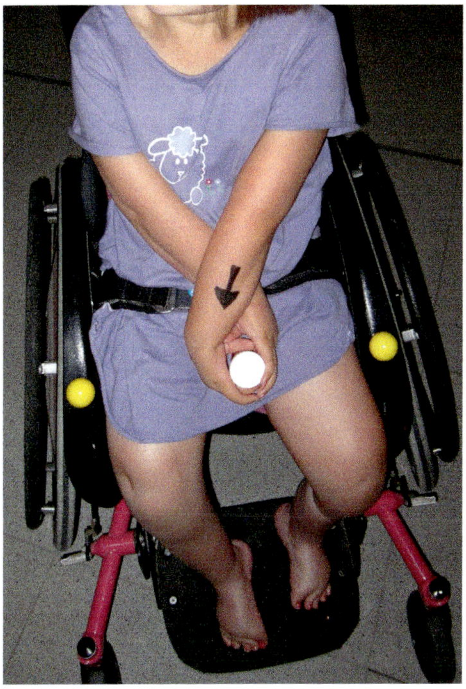

◘ **Abb. 16.8** Wegen beidseitiger Pronationskontrakturen und Handgelenksbeugedeformitäten muss dieses 6-jährige Mädchen die Arme zum Greifen überkreuzen

Handgelenksbeugekontraktur

Indikation Funktionseinschränkung (Greiffunktion) durch Handgelenksbeugekontraktur; Ulnardeviation; Vorsicht bei aktiver Stützfunktion mit dem Handrücken. Die Stützfunktion muss postoperativ ebenfalls möglich bleiben. Wenn der Patient seine beiden Hände in Beugestellung als Pinzette verwendet, ist eine Korrektur der Beugestellung fragwürdig, ebenso, wenn er die gebeugte Hand zum Erreichen des Gesichtes braucht.

Operationsprinzip Erreichung einer funktionell günstigeren Mittelstellung des Handgelenkes durch weichteilige, kapsuläre oder (meist zusätzliche) knöcherne Korrekturen.

Operationstechnik Die Rezession der überwertigen Handgelenksbeuger wird durch eine volare Inzision vorgenommen. Die Verlängerung der extrinsischen Langfingerbeuger darf dabei keinesfalls zu großzügig gehandhabt werden, wenn sie aktiv sind, da ansonsten eine Schwäche der Greiffunktion droht. Die strukturelle Beugekontraktur wird durch eine Sehnenrezession und volare Kapsulotomie sowie meist über eine Keilresektion aus der Handwurzel beseitigt, wobei die Keilgröße an die intraoperativ erreichte Korrekturstellung anzupassen ist (◘ Abb. 16.9). Eine Alternative bildet die Handgelenksarthrodese unter Resektion der proximalen Handwurzelreihe, allerdings besteht

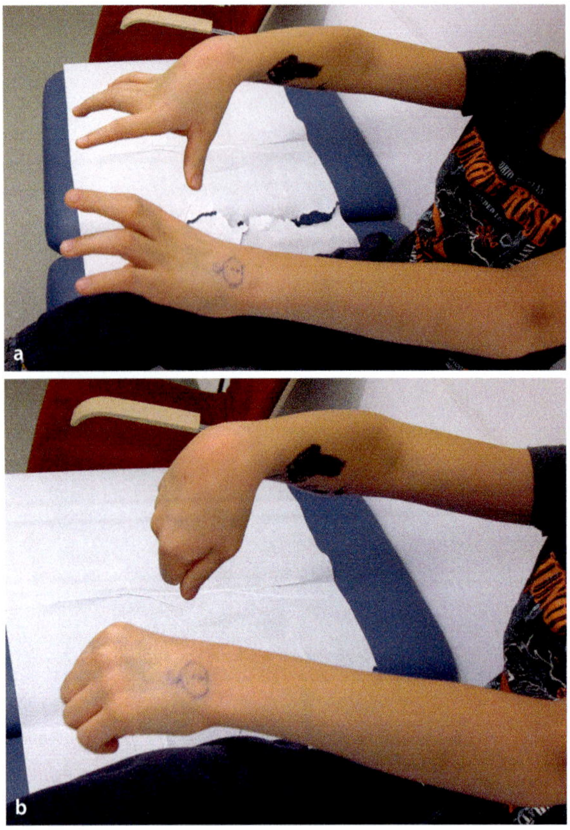

Abb. 16.9a,b Korrigierte Hand- und Daumendeformitäten links und strukturelle Deformität rechts (8-jähriger Junge mit Arthrogrypose; Zustand nach Keilresektion aus dem Karpus)

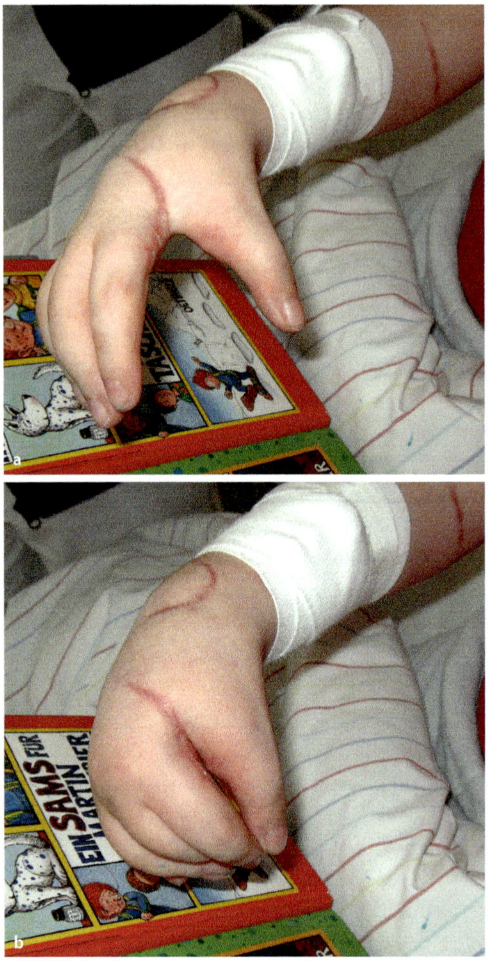

Abb. 16.10a,b Durch die kombinierte Korrektur von Handgelenksbeuge- und Daumenadduktionskontrakturen ließ sich die Greiffunktion bei diesem 8-jährigen Jungen wesentlich verbessern

bei der Keilresektion der Vorteil in der Erhaltung einer gewissen passiven Mobilität; aktive Handgelenksbeuger können evtl. gleichzeitig auf die Streckseite verlagert werden (meist ECRL und B). Die Arthrodese und die Keilentnahme werden im Wachstumsalter mit K-Drähten fixiert, später mit Platten.

Probleme Überkorrektur mit dauerhafter Schwäche der Greiffunktion; Unterkorrektur bzw. Rezidiv, besonders bei fehlender begleitender Weichteilentspannung; Nervendehnung.

Eingeschlagener Daumen mit unzureichender aktiver/passiver Abduktionsfähigkeit

Indikation Unzureichende bzw. fehlende Greiffunktion durch strukturelle Daumen-Adduktionskontraktur; Verkürzung der ersten Interdigitalfalte.

Operationsprinzip Erreichung der passiven Abduktionsfähigkeit, ggf. zusätzlich Schaffung eines aktiven Abduktors soweit ein Spendermuskel überhaupt verfügbar ist (Abb. 16.10).

Operationstechnik Ablösung aller kontrakten Adduktoren und Flexoren in ersten Intermetatarsalraum und Vergrößerung der ersten Hautfalte durch proximal gestielten Lappen von radialen Zeigefinger, ggf. ergänzt durch freies Transplantat, Daumengrundgelenksfusion und Metakarpaleosteotomie, Wiederherstellung der aktiven Abduktion durch Augmentation und Umlagerung des EPL, soweit ein aktiver Motor existiert.

Probleme Dauerhafte Schwächung der Adduktionskraft; Rezidiv der Adduktionskontraktur, besonders infolge unzureichender Nachbehandlung incl. Orthesenschutz.

Langfingerkorrekturen werden allenfalls zur Vertiefung des Interdigitalraumes durchgeführt.

16.6.2 Indikation und Operationsmethoden bei spastischer Parese

Bei der spastischen Parese gilt es funktionelle von kosmetischen Indikationen zu trennen. Allerdings wird man durch eine funktionsverbessernde Operation meistens auch die kosmetische Einschränkung positiv beeinflussen, kaum jedoch umgekehrt.

Auch bei der spastischen Lähmung gilt bei jeder Operationsindikation, dass die spastische Parese ist durch eine zentrale Störung von Bewegungsplanung und -ausführung gekennzeichnet ist, die durch keine Operation beseitigt werden kann. Goldner hat dies mit einfachen Worten so ausgedrückt: »The problem is in the brain and not in the arm.«

In Analogie zur Gelenksteife kommt deshalb der präoperativen sachgerechten Funktions- und Deformitätenanalyse der wesentliche Stellenwert zu. Die exakte und detailliert auf den gesamten Arm bezogene Untersuchung erlaubt die Auswahl der geeigneten chirurgischen Maßnahmen.

Bei der Operation ist zwischen spastischer Überaktivierung und struktureller Muskelverkürzung zu unterscheiden. Beide werden durch dieselben Methoden behandelt, entscheidend ist aber die Dosierung der Muskelverlängerungen bzw. -transfers.

Am spastischen Arm treten die nachfolgenden Probleme – meist als Kombinationen – besonders häufig auf, die wie oben in die Indikation, das Operationsprinzip, die Operationstechnik und evtl. Probleme untergliedert werden sollen. Meistens wird eine Kombination aus verschiedenen Eingriffen (sog. Multi-level-Korrektur) vonnöten sein. Eingriffe bei der dystonen Lähmung sind wegen des Risikos der Überkorrektur äußerst problematisch. Hier kommen allenfalls Arthrodesen infrage:

Innenrotations-Adduktionskontraktur des Schultergelenkes

Indikation Strukturelle die Funktion bzw. die Pflege einschränkende Kontraktur des Schultergelenkes.

Operationsprinzip Ablösung der Ansätze der pathologisch wirkenden Muskulatur wie Mm. pectoralis major, subscapularis und latissimus dorsi am proximalen Humerus.

Operationstechnik Deltoideopektoraler Zugang und sukzessive Ablösung der am Oberarm inserierenden Muskulatur ohne Eröffnung des Gelenkes bis zur passiven Außenrotation.

Probleme Meistens gute Wirkung, Rezidiv bei unzureichender postoperativer Lagerung und Mobilisation oder zu sparsamer Muskelablösung. Überkorrektur bei Dystonie.

Beugekontraktur des Ellbogengelenkes

Indikation Korrektur einer strukturellen funktionell oder pflegetechnisch störenden Verkürzung der Ellbogenbeuger und ggf. auch der Gelenkkapsel.

Operationsprinzip Verlängerung der verkürzten Beugemuskeln, meistens des gemeinsamen Flexoren-Pronatorenursprunges am medialen Epicondylus humeri, des M. biceps und M. brachialis, selten des M. brachioradialis und der ventralen Gelenkkapsel.

Operationstechnik Volare Lazy-S-Inzision, Verlängerung von Bizepssehne (Z-förmig) und M. brachialis (intramuskulär) sowie Ursprungsablösung des gemeinsamen Flexorenmuskelbauches, ggf. Längsspaltung des M. brachialis und ventrale Kapsulotomie des Ellbogengelenkes, Ursprungsablösung des M. brachioradialis unter Darstellung des N. radialis.

Probleme Unterkorrektur bzw. Rezidiv, kaum jemals Überkorrektur (cave: Dystonie).

Unterarmpronationskontraktur

Indikation Gestörte Funktion durch spastische oder kontrakte Unterarmpronation.

Operationsprinzip Schwächung bzw. Umlagerung des Ansatzes des M. pronator teres am Radius und Schaffung eines aktiven Supinators nach Tubby.

Operationstechnik Inzision am proximalen Radius volar und Z-förmige Ablösung der Ansatzsehne des M. pronator teres. Die distal gestielte Sehne wird anschließend nach außen um den Radius herum und dann wieder durch die Membrana interossea geführt und mit der proximalen Sehnenhälfte vernäht, ggf. mit zusätzlicher Ankerfixation; der M. pronator quadratus bleibt wegen der Gefahr der Supinationskontraktur unangetastet; bei fixierter Pronationskontraktur kommt eine Radiusosteotomie in Mittelstellung mit Osteosynthese in Betracht.

Probleme Rezidiv nach weichteiliger Korrektur, insbesondere bei ausschließlicher Ablösung und nicht Umlagerung der Ansatzsehne des Pronator teres; Überkorrektur bei simultaner Ablösung des Pronator quadratus an der Ulna möglich.

Handgelenksbeuge- und Ulnarabduktionskontraktur

Indikation Typische Komponenten der spastischen Arm- und Handdeformität, meistens mit einer Schwäche der Fingerfunktion (Fingeröffnung/Faustschluss) assoziiert;

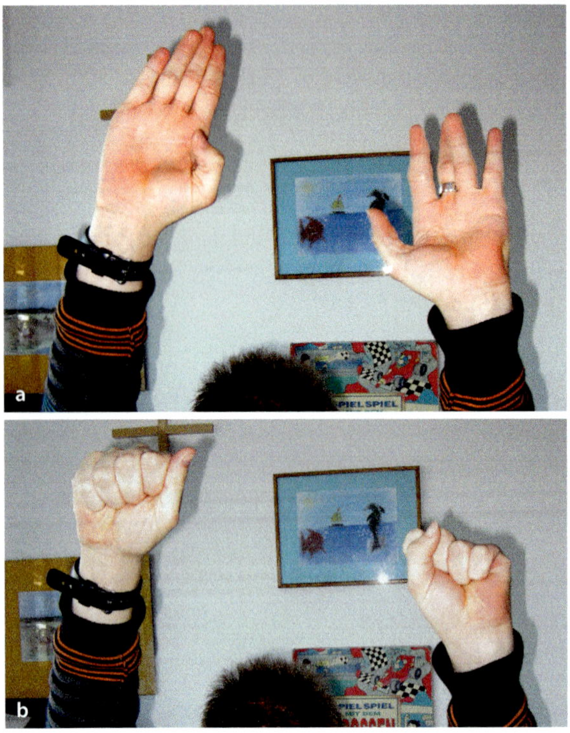

Abb. 16.11a,b Spätergebnis einer korrigierten unilateralen Beuge- und Pronationsdeformität des linken Armes bei einem jetzt 20-jährigen Patienten mit asymmetrischer bilateraler spastischer Zerebralparese. Erst durch die Armoperation war der aus Gleichgewichtsgründen erforderliche Gebrauch einer Gehhilfe möglich geworden

spastische Tonussteigerung oder strukturelle Kontraktur der beteiligten Muskeln.

Operationsprinzip Ausschaltung der spastisch überaktiven Muskulatur und Verlagerung auf die schwachen Handstrecker; bei schwerer Deformität Arthrodese.

Operationstechnik Volare und ulnare Inzision, Aufsuchen der FCU-Sehne, Ablösen und Transponieren auf die ECRB oder EDC-Sehne, wobei die FCU-Sehne entweder durch die Membrana interossea oder um die Ulna herum geführt werden kann; ggf. wird zusätzlich eine überaktive ECU-Sehne durch zwei dorsale Inzisionen distal abgelöst und auf den ECRB transponiert. Die Sehne des FCR wird wegen der Gefahr der Überkorrektur kaum jemals bzw. nur bei pflegerischer Indikation verlängert; ebenso werden die Langfingerbeuger möglichst belassen, wenn eine aktive Greiffunktion angestrebt wird (Abb. 16.11).

Eine schwere strukturelle und pflegerisch einschränkende Handgelenksbeugekontraktur wird durch Weichteillösung und Resektion der proximalen Handwurzelreihe primär arthrodesiert.

Schwäche der Fingeröffnung

Hier wird analog zum vorausgehenden Abschnitt operiert, der FCU wird dabei zur Verbesserung der Fingeröffnung durch die Membran geleitet und in die gemeinsamen Fingerstrecksehnen eingenäht.

Daumenadduktionskontraktur (verschiedene Typen)

Indikation Die Daumenadduktionsstellung kann das Daumensattelgelenk, das Daumengrund- und das Daumenendgelenk isoliert oder kombiniert betreffen. Nicht selten besteht eine kompensatorische Instabilität des Daumengrundgelenkes in Hyperextension, Jede funktionell oder pflegerisch störende Daumenadduktion ist behandlungspflichtig. Dabei sollte der jeweilige Deformierungstyp exakt aufgeschlüsselt werden.

Operationsprinzip Korrektur der oft kombinierten Fehlstellung durch Verlängerung der verkürzten Adduktoren und ggf. Stabilisierung des Daumengrundgelenkes sowie Augmentierung der Daumenabduktoren und -extensoren.

Operationstechnik Lösung der gemeinsamen Ursprünge des Adductor pollicis, ggf. Verlängerung der Sehne des FPL und Verkürzung und Umlagerung (»rerouting«) des EPL.

Deformitäten der Langfinger (Schwanenhals- oder Intrinsic-Plus-Deformität)

Indikation Die Schwanenhalsdeformität ist Folge einer Überfunktion der intrinsischen Fingerstrecker in Verbindung mit einer Schwäche der FDS-Muskulatur, wodurch es zu einer Dorsalverlagerung der Seitenbänder und einem schmerzhaften Verriegelungsmechanismus der PIP-Gelenke in Überstreckung kommt-

Bei einer Intrinsic-Plus-Deformität entsteht durch die spastische Überaktivierung der intrinsischen Handmuskeln eine Beugestellung der MCP- und eine Streckung der PIP- und DIP-Gelenke

Operationsprinzip Begrenzung der Streckung der PIP-Gelenke bei der Schwanenhalsdeformität bzw. Schwächung der intrinsischen Muskeln bei der Intrinsic-Plus-Deformität.

Operationstechnik Die Begrenzung der Streckung in den PIP-Gelenken der Langfinger lässt sich durch eine Tenodese eines distal gestielten Schenkels der FDS-Sehne nach Swanson oder durch eine Volarverlagerung eines freipräparierten radialen Seitenzügels der Strecksehne nach Zancolli behandeln. Postoperativ sollte die Korrekturstellung in jedem Falle für ca. 4 Wochen durch je einen K-Draht gesichert werden. Die Überaktivität der Intrinsics kann mit wenig Aufwand durch eine Resektion der dorsal einstrahlenden Streckzügel behoben werden.

> **Die Operationen bei der Gelenksteife und bei der spastischen Parese müssen durch eine genaue Struktur- und Funktionsanalyse geplant werden. Ihr Prinzip besteht in einer Korrektur von störenden Kontrakturen und Fehlstellungen und in einer Verbesserung der Beweglichkeit, der Muskelkraft und der Muskelbalance.**

Instabile oder kontrakte Gelenke können evtl. versteift werden. Isolierte Eingriffe sind selten, meistens wird ein Operationsprogramm für die gesamte Extremität nötig. Die Grundprobleme wie Muskelschwäche und Kontraktur bestehen fort.

16.7 Hinweise zur Nachbehandlung und zur Beurteilung der Ergebnisse

Der Operateur muss in engem Kontakt mit dem Nachbehandlungsteam die Schritte vorgeben.

Die postoperative Versorgung der Operationen bei angeborener Gelenksteife hat sowohl die notwendige Heilungsdauer der operierten Strukturen als auch die wegen der Grundstörung ständig bestehende Tendenz zur (erneuten) Bewegungseinschränkung zu berücksichtigen.

Wir stellen bei Arthrolysen auch mit begleitenden Sehnenverlängerungen nur für wenige Tage ruhig und beginnen mit der assistierten Übungsbehandlung frühzeitig nach Anweisung durch den Operateur aus geschalten Gipsen oder besser mithilfe angepasster dynamischer Orthesen. Der Bewegungsumfang soll dazu von Woche zu Woche gesteigert werden.

Auch bei spastischen Paresen kann die Nachbehandlung frühfunktionell gestaltet werden, vorausgesetzt, die Patienten arbeiten in ausreichendem Masse mit. Transponierte Sehnen müssen allerdings konsequent für etwa 6 Wochen vor ihrer Überdehnung geschützt werden.

Nach dieser Zeit ist die Anpassung von Funktionsorthesen tagsüber und von Nachtlagerungsschienen zum Schutz der Sehnen für wenigstens 6 Monate üblich. Arthrodesen werden ebenfalls durch Orthesen geschützt. Die Nachbehandlung aller Gelenke sollte nach Rückkoppelung mit dem Operateur durch Fachkräfte so früh als möglich beginnen, um die Gefahr von immobilisationsbedingter Muskelschwäche und von Vernarbungen mit konsekutiven Bewegungseinschränkungen so gering als möglich zu halten.

An der spastischen oberen Extremität haben sich auch spezielle Übungsprogramme mit Elementen der CIMT- und HABIT-Therapieprinzipien als nützlich erwiesen. Sie können ab der 8.–12. Woche bei gleichzeitigem Funktionsorthesenschutz postoperativ begonnen.

> **Die postoperative Nachbehandlung hat einerseits die Heilungsdauer, andererseits aber auch die erneute Einsteifungs- und Schwächungsgefahr zu berücksichtigen. Im spezialisierten Team unter Rückkoppelung mit dem Operateur ist eine geführte frühfunktionelle assistierte Nachbehandlung mit Orthesenschutz stets zu favorisieren.**

16.7.1 Künftige Entwicklungen

Für die Behandlung der oberen Extremität bei angeborener Gelenksteife und bei spastischer Parese gibt es Neuentwicklungen, die eine Verbesserung der bisherigen Ergebnisse erhoffen lassen. Im Grunde hinken wir mit allen unseren derzeitigen konservativen wie operativen Maßnahmen der natürlichen Entwicklung der Muskel- und Gelenkfunktionen hinterher. Wir behandeln immer nur die Folgen der Funktionseinschränkungen, an die sich die Muskulatur als wesentliche bewegende Kraft infolge ihrer hohen Plastizität angepasst hat.

Für die spastischen Paresen sind neue Erkenntnisse zur spastischen Muskelstruktur gewonnen worden, die eine Verkürzung von maximal gedehnten Sarkomeren zeigen. Jede maximale Dehnung von Sarkomeren trägt eine zusätzliche Schwächekomponente in sich.

Aus diesem Grunde wäre durch frühzeitige assistierte Übungsbehandlungen mit **exzentrischer Muskelkräftigung** zu versuchen, die strukturelle Transformation der betroffenen Muskulatur über eine Anregung des Muskellängenwachstums positiv zu beeinflussen. Dieser Ansatz müsste allerdings weitaus früher als bisher einsetzen, was eine aktuelle Information und Schulung der involvierten Assistenzberufe dringend notwendig macht.

Ähnlich kommt auch bei der angeborenen Gelenksteife eine viel frühere, evtl. motorunterstützte **dynamische Gelenkmobilisierung** zur Anwendung, die über exakt angepasste Gelenkorthesen möglich ist und die eine sekundäre Transformation der Muskeln (Verkürzung) und Gelenke (Einsteifung) möglichst gering halten soll. Frühzeitige und funktionell richtig indizierte Operationen (Muskel- und Gelenklösungen) werden solche neuen konservativen Behandlungsansätze positiv beeinflussen können, so dass wir in Zukunft hoffen, weniger den sekundären strukturellen Veränderungen durch Operationen hinterherzuhinken als vielmehr so früh als möglich in die physiologischen Adaptationsprozesse einzugreifen. Eine engere Zusammenarbeit zwischen der Grundlagenforschung und der Klinik mit konservativen und operativen Disziplinen wäre in dieser Richtung wünschenswert.

In Zukunft wäre ein frühzeitigeres Eingreifen in die spontan sich entwickelnden Deformitäten sowie in die funktionellen Anpassungsvorgänge der Muskulatur zu erhoffen.

Literatur

Autti-Ramo LI, Suoranta J, Anttila H et al. (2006) Effectiveness of upper and lower limb casting and orthoses in children with CP: an overview of review articles. Am J Phys med Rehabil 85:89–103

Bach A, Almquist E, La Grone M (1998) Upper limb in: Staheli LT, Hall JG, Jaffe KM et al. (eds) Arthrogryposis. Cambridge University Press, Cambridge, pp 45–50

Brown JF, Robson MJ, Sharrard WJW (1980) The pathophysiology of arthrogryposis multiplex congenita neurologica. J. Bone Joint Surg 62A: 291–296

Chomiak J, Dungl P, Vcelak J (2014) Reconstruction of elbow flexion in Arthrogryposis multiplex congenita Type I: reults of transfer of pectoralis major muscle with follow-up to skeletal maturity. J Pediatr Orthop 34: 799–807

Davids JR, Sabesan VJ, Ortmann F et al. (2009) Surgical management of thumb deformity in children with hemiplegic CP. J Pediatr Orthop 29:504–510

Eliasson AC, Krumlinde-Sundholm L, Rösblad B et al. (2006) The Manual Ability Classification System (MACS) for children with cerebral palsy: Scale development and evidence of reliability and validity. Dev Med Child Neurol 48:549–554

Goldner JL (1975) The upper extremity in CP. In: Samilson RL (ed) Orthopaedic aspects of CP; Clinics in developmental medicine no52–53. Spastics Int. Heinemann, London, pp 221–257

Gordon AM, Chinnan A, Gill S et al. (2008) Both constraint induced movement therapy and bimanual training lead to improved upper extremity function in children with hemiplegia Dev Med Child Neurol 50:957–958

Guerin J (1882) Difformités congenitales chez les monstres, le fetus et l'enfant. Bullet. de L'Academie de Medecine. Paris

Hall JG (1997) Arthrogryposis multiplex congenita: aetiology, genetics, classification, diagnostic approach and general aspects. J Pediatr Orthop 6B:159–166

Sakzewski L, Ziviani J, Boyd RN (2014) Efficacy of upper limb therapies for unilateral cerebral palsy: a meta analysis. Pediatrics133:175–204

Sarwark JF, McEwen GD, Scott CI (1990) Current concepts review: Amyoplasia: a common form of arthrogryposis. J Bone Joint Surg 72A:465–469

Staheli LT, Hall JG, Jaffe KM et al. (1998) Arthrogryposis – a textatlas. Cambridge University Press, Cambridge

Van Heest A, James MA, Lewica A et al. (2008) Posterior elbow capsulotomy with triceps lengthening for treatment of elbow extension contracture in children with arthrogryposis. J Bone Joint Surg 90A:1517–1523

Van Heest AE, Ramachandran V, Stout J et al. (2008) Quantitative and qualitative functional evaluation of upper extremity tendon transfers in spastic hemiplegia caused by cerebral palsy. J Pediatr Orthop 28:679–683

Van Munster JC, Maathuis CGB, Haga N et al. (2007) Does surgical management of the hand in children with spastic unilateral CP affect functional outcome? Dev Med Child Neurol 49:385–389

Neurochirurgische Optionen

C. Hagemann

J. Bahm (Hrsg.), *Bewegungsstörungen der oberen Extremität bei Kindern*
DOI 10.1007/978-3-662-50426-0_17

17.1 Nervenoperationen bei Verletzungen

17.1.1 Allgemeines

Direkte periphere Nervenverletzungen erfolgen im Kindesalter am häufigsten durch Traumen oder Operationen. Schnittverletzungen und stumpfe oder perforierende Traumen sowie Nervenverletzungen infolge Frakturen oder iatrogener Natur kommen vor. Sollte kein Trauma bestehen, müssen andere Erkrankungen wie z. B. Neuroborelliose, Parsonage-Turner-Syndrom oder funktionelle Somatisierungsstörungen ausgeschlossen werden. Tumoren peripherer Nerven im Kindesalter sind selten und erscheinen insbesondere im Rahmen der Neurofibromatose.

Die Folgen der Denervation sind beträchtlich. Das entsprechend abhängige Gebiet wird atroph mit Verlust der Sensibilität und Motorik, es bilden sich Kontrakturen und Denervationsschmerzen. Bei nicht ausgewachsenem Skelett ist ferner mit Wachstumsverlust zu rechnen (■ Abb. 17.1). Im Säuglings- und Kleinkindalter kann eine 6-monatige Parese bereits mehrere cm Wachstumsverlust im Seitenvergleich bedeuten.

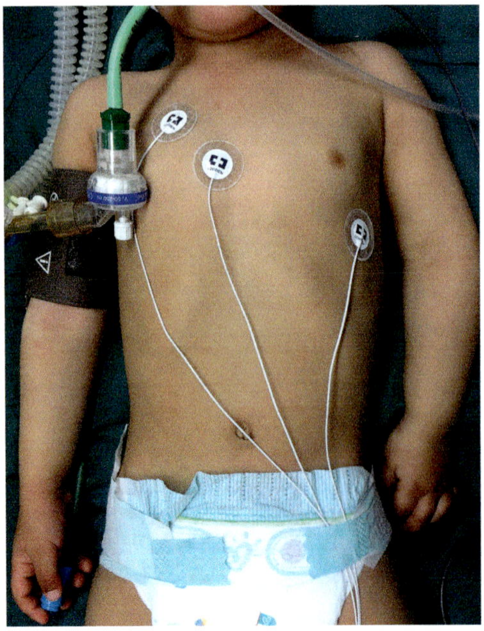

■ **Abb. 17.1** 14 Monate altes Kind mit totaler geburtstraumatischer Plexusparese, Zustand nach Exploration im 2. Lebensmonat und Transplantation beider Surales von C5 bis C7 auf alle Trunci bei Avulsion von C8 und T1, Defektheilung. Trotz erfreulicher Reinnervation der Hand und Ellenstreckung ein Jahr postoperativ und mäßiger Ellenbeugung, die gerade »Hand-zu-Mund« ermöglicht, deutlicher Wachstumsverlust auf der paretischen Seite. Jetzt zur Behandlung einer glenohumeralen Dysplasie bei mangelhafter Schulterfunktion Neurotisation des N. suprascapularis mit dem spinalen N. XI

Aus diesen Gründen ist die Entscheidung zwischen konservativer und operativer Therapie sehr sorgfältig zu stellen.

Die Erfolgsaussicht der konservativen Therapie ist bei Neurapraxie und Axonotmesis sehr gut, nimmt aber deutlich bei Neurotmesis ab und endet mit keinerlei Regeneration bei Avulsion oder Neurotmesis, die weit von der motorischen Endplatte entfernt ist.

Im Falle einer **Avulsion**, also eines Abrisses der Wurzel intrathekal vom Myelon, kommt es zu keiner Neurombildung und somit zu keiner Reinnervation. Der wesentliche Grund dafür liegt in der Abwesenheit von Schwann-Zellen im zentralen Nervensystem. Auch bei sehr weit von der motorischen Endplatte entfernter **Neurotmesis** außerhalb des Neuroforamens besteht die reelle Gefahr einer nicht eintretenden Reinnervation trotz Neurombildung, da selbst bei erfolgreicher Aussprossung von Axonen durch das Neurom ohne Desorganisation und Kokontraktion eine Wachstumsgeschwindigkeit von 1 mm pro Tag angenommen werden sollte. Dies kann bei weiter Distanz zum Zielmuskel zu langsam sein, um die Reanimation des paretischen Muskels vor endgültiger Atrophie zu gewährleisten. In dieser Situation können Neurotisationen vor den Folgen der Denervation bewahren.

17.1.2 Generelle Überlegungen zur Indikationsstellung

Bei sauberen perforierenden oder Schnittverletzungen und entsprechenden Ausfällen wird eine frühe Operation und ggf. Nervennaht bis 72 h posttraumatisch empfohlen. Bei nachgewiesenen Avulsionen besteht die frühzeitige Indikation zur Neurotisation. Bei stumpfen Traumen kann zunächst Regeneration abgewartet werden. Bleibt im Verlauf Regeneration bis zur 10. Woche aus und zeigen sich elektrophysiologisch Fibrillationen und fehlende motorische Aktionspotenziale, sollte die Indikation zur Operation spätestens geprüft werden. Das wahre Ausmaß einer Läsion kann oft nur intraoperativ gesehen werden, wobei die sonographische Beurteilung solcher Läsionen aufgrund zunehmender Bildqualität und untersucherbedingter Erfahrung immer besser wird. Die präoperative Strategie muss manchmal an die intraoperativen Bedingungen in situ angepasst werden. Auch stumpfe höhergradige Verletzungen können die Notwendigkeit zur Transplantation intraoperativ zeigen. Bei dieser Entscheidung helfen der Neurostimulator (Stimulierbarkeit prä- und postläsionell?) und die intraoperative Sonographie (Kalibersprung, intraneurales Ödem, Kontinuität der Faszikel?).

In manchen Fällen reicht eine einfache Dekompression oder Neurolyse aus, z. B. bei komprimierendem Hämatom,

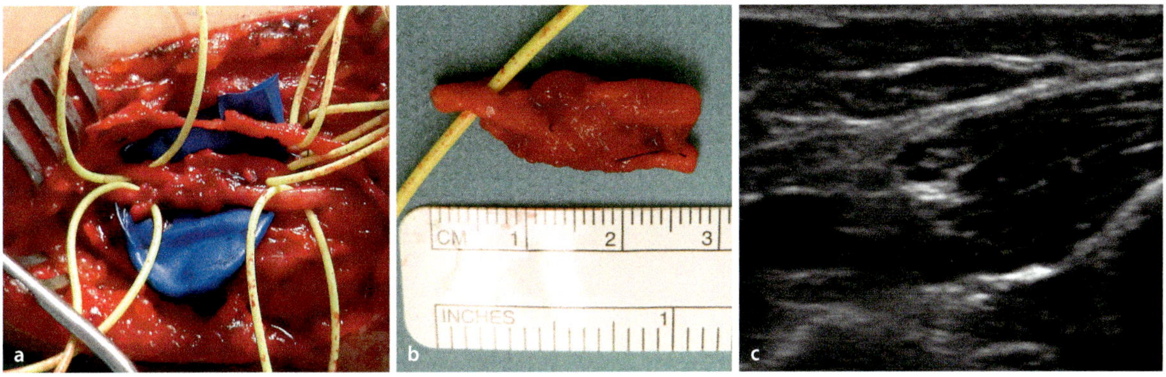

Abb. 17.2a–c 8 Jahre alter Junge 4 Wochen nach sezernierender Glasschnittverletzung des N. ulnaris und N. cutaneus antebrachii medialis (MABC) links 40 cm proximal des Handgelenks, kompletter Ausfall. **a,b** Nach Exzision des Konglomeratneuroms wurden 4 cm MABC als spannungsfreies Transplantat in den N. ulnaris anastomosiert. Der distale MABC wurde End-zu-Seit an den sensiblen N. medianus angeschlossen. Präparat korrespondierend zum Ultraschallbefund. **c** Präoperativer Ultraschall mit den distalen Stümpfen des MABC und N. ulnaris

Osteosynthesematerial oder Narbengewebe. 72 h nach Neurotmesis ist die Wallersche Degeneration distal der Verletzung eingetreten und die distalen Stümpfe motorischer Nerven sind nicht mehr im Situs stimulierbar, die distalen Stümpfe müssen rein anatomisch definiert und zugeordnet werden, was bei mehreren betroffenen Nerven-, Trunci- oder ausgedehnten Weichteildefekten problematisch sein kann. Meist ist keine direkte End-zu-End-Naht ohne Spannung möglich, wenn der Abstand mehr als wenige mm nach Ausschneiden eines Neuroms beträgt. Anastomosen unter Spannung sind sinnlose Anastomosen, die genähte Anastomose sollte immer die passive Durchbewegung der Extremität problemlos mitmachen. Bei kompletter Diskontinuität eines Nerven ziehen sich innerhalb von wenigen Tagen die Nervenstümpfe zurück und direkte Nervennähte sind meist nicht mehr möglich, es muss ein Transplantat interponiert werden.

Bei kompletter Neurotmesis weit entfernt von der motorischen Endplatte oder auch zentral im Sinne von Avulsionen ist mit den Folgen der Denervation mit sehr hoher Wahrscheinlichkeit zu rechnen. Z. B. führt eine komplette Läsion des N. ulnaris im Bereich der Achsel trotz sofortiger erfolgreicher Naht mit hoher Wahrscheinlichkeit zur Atrophie der N.-ulnaris-abhängigen intrinsischen Handmuskeln, weil die Strecke (und somit Zeit) der Regeneration länger ist als die Atrophie zur Irreversibilität benötigt. Ab einem gewissen Zeitpunkt besteht ein »point of no return«, an dem trotz wieder einsprossender Axone ein denervierter und atrophierter Muskel nicht mehr reanimiert werden kann. Dieser »point of no return« liegt nach Meinung einiger Autoren bei 12, nach anderen bei 18 Monaten nach Diskonnektion. In Fällen, in denen Avulsionen oder Schäden weit entfernt der motorischen Endplatte vorliegen, sind Neurotisationstechniken früh zu erwägen. Bei dem in Abb. 17.2 gezeigten Kind wurde zusätzlich ein Ulnaris-Supercharge ausgeführt (Davidge et al. 2015).

17.1.3 Direkte Nervenoperation (Neurolyse, Dekompression, Transplantation)

Die **Dekompression** eines Nerven oder Plexus bei Kompression mit Ausfallserscheinungen durch Osteosynthesematerial, Knochenfragment oder Hämatom stellt eine klare Indikation zur Dekompresssion dar. Nach Dekompression wird der Nerv inspiziert und sonographisch und mittels intraoperativer Nervenstimulation überprüft. Eine externe **Neurolyse** wird meist erst bei länger zurückliegender Verletzung und Vernarbungen notwendig. Prinzipiell kann auch innerhalb eines Nerven neurolysiert werden. Auch auf das von Hanno Millesi als Paraneurium bezeichnete Bindegewebe um den Nerven herum sollte Augenmerk gerichtet werden, da es für das Gleiten des Nerven bei Bewegung von Bedeutung ist.

Besteht intraoperativ die Notwendigkeit zur **Nerventransplantation**, kann diese über den ganzen oder partiellen Querschnitt eines Nerven ausgeführt werden (»split repair«). Das Neurom wird bis ins Gesunde entfernt, was histologisch oder sonographisch kontrolliert werden sollte. Bei länger zurückliegender kompletter Durchtrennung eines Nerven erschwert Fibrose die Präparation, der proximale Stumpf ist zurückgezogen und knotig verdickt und nach einigen Wochen sind meist Transplantate von mehreren cm notwendig.

Als **Spendernerv** eignet sich v. a. der N. suralis, aber auch sensible Äste des Pl. cervicalis oder sensible Nerven des Armes oder Beins lassen sich transplantieren (Abb. 17.3). Der Entnahmeort sollte sich nach dem Patientenwunsch, dem Bedarf und den lokalen Möglichkeiten richten. Bei Nerventransplantationen am Oberarm werden kutane Äste des Armes bevorzugt, um nicht zusätzlich Komorbidität an einer nicht betroffenen gesunden Extremität zu erreichen, bei Plexusläsionen überwiegend die N. surales.

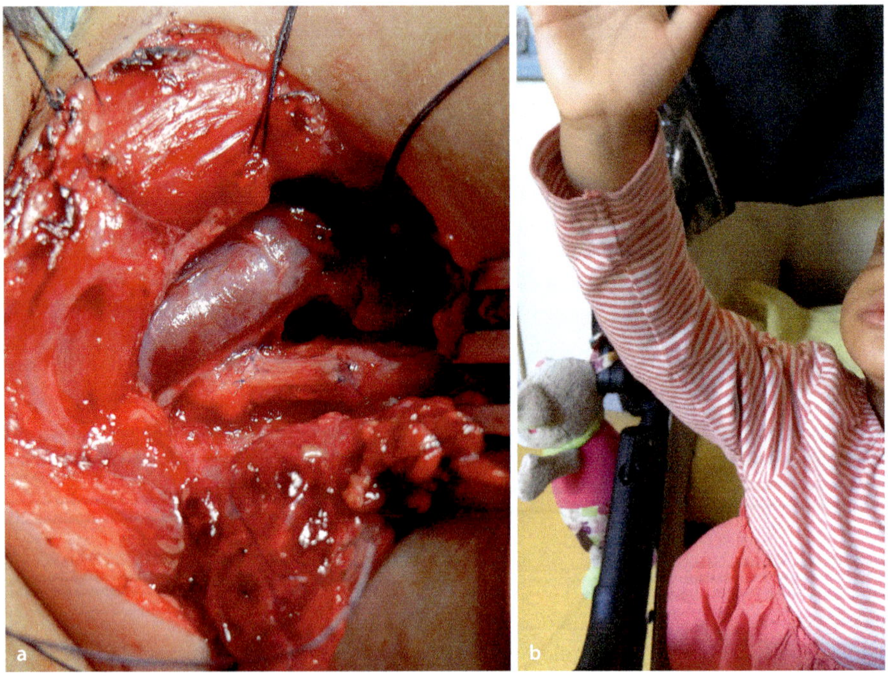

Abb. 17.3a,b Geburtstraumatische Plexusparese rechts mit Neurom C5, Avulsion C6. **a** Intraoperativer Situs nach Transplantation von sensiblen Plexus-cervicalis-Anteilen in den Neuromdefekt (1,3 cm, Ziel Elevation). Oberlin-Transfer (Ziel Ellenbeugung) und Neurotisation des N. suprascapularis mit N. XI (Ziel Schulteraussenrotation) in derselben Sitzung. **b** Funktionelles Outcome nach 12 Monaten

17.2 Neurotisationen

17.2.1 Allgemeines

Erste Operationen mit Neurotisationen wurden bereits am Anfang des 20. Jahrhunderts durchgeführt, größere Serien wurden im Verlauf des Jahrhunderts von einigen Pionieren publiziert, bemerkenswert sind in diesem Zusammenhang die Veröffentlichungen von Herbert John Seddon, Rolfe Birch, Algimantas Narakas und Hanno Millesi.

Das Prinzip der Neurotisation beinhaltet die Umleitung gesunder Axone in einen zum paretischen Muskel hinführenden »toten« Nerven. Ein Nachteil ist das zugeführte Defizit, wobei überwiegend redundante Fasern genutzt werden. Ein Vorteil ist die häufig kurze Reinnervationszeit, da viele Neurotisationen sehr nah am Zielmuskel ausgeführt werden können. Eine erfolgreiche Neurotisation eines paretischen Muskels in situ ist wahrscheinlich einem Muskel-Sehnen-Transfer ex situ in Bezug auf die Funktion überlegen. Bei anderen Nervenverletzungen muss individuell die Regeneration evaluiert und ggf. eine Indikation zur Neurotisation vs. direkter Nervenoperation (Neurolyse, Dekompression, Transplantation) gestellt werden, wobei Neurotisationen 3–6 Monate nach Verletzung ohne ausreichende Regeneration angestrebt werden sollten. Es sind allerdings noch erfolgreiche Neurotisationen bis 18 Monate nach Verletzung beschrieben worden, wobei die Erfolgswahrscheinlichkeit mit der Zeit und zunehmenden Atrophie deutlich abnimmt. Nur bei Avulsionen sollten Neurotisationen so früh wie möglich erfolgen, da keine Regeneration zu erwarten ist.

Bei Parese der Ellenbeugung zeigt der so genannte **Oberlin-Transfer**, also die Neurotisation des Bizepsastes sowie des Brachialisastes des N. musculocutaneus mit Faszikeln aus dem N. medianus und N. ulnaris bei erhaltener Handfunktion sehr gute Erfolge. Diese Prozedur ist mittlerweile durch zahlreiche Publikationen belegt (Loy et al. 1997; Liverneaux et al. 2006). Neben dem klassischen Oberlin-Transfer zur Reanimation der Ellenbeugung sind Neurotisationen für die Schulterfunktion verbreitet. Bewährt haben sich die Neurotisation des N. suprascapularis mit dem spinalen N. XI für die Außenrotation (Bahm et al. 2005) und die Neurotisation des N. axillaris mit dem medialen Trizepsast des N. radialis für die Elevation (Leechavengvongs et al. 2003). Im Bereich des Unterarmes entwickeln sich ebenfalls Strategien zur Neurotisation bei Behandlung von Paresen oder Querschnitt. Auch anderen Situationen kann teilweise mit dieser Strategie begegnet werden.

17.2.2 Neurotisation bei Plexusparesen und Stammnervenparesen

Spendernerven für extraplexische motorische Axone im Schulterbereich sind der N. XI, die Interkostalnerven sowie prinzipiell auch der kontralaterale C7-Transfer (Bahm et al. 2005 Zhang et al. 2011; Seddon 1963). Bei subtotalen **Plexusparesen** stehen auch intraplexische Transfers zur Verfügung, die überwiegend im Bereich der Divisionen und Faszikel des Plexus brachialis ausgeführt werden können, beispielsweise die Neurotisation des lateralen Faszikels mit dem N. pectoralis medialis.

Bei einzelnen **Stammnervenparesen** werden Neurotisationen ebenfalls erfolgreich eingesetzt. Bei Parese des N. ulnaris kann die intrinsische Muskulatur durch einen **»Ulnaris-Supercharge«** gerettet werden, dabei wird der tiefe Ulnarisast mit dem distalen N. interosseus anterior, also den motorischen Axonen des M. pronator quadratus, neurotisiert (Davidge et al. 2015). Die Pronation bleibt bei funktionellem M. pronator teres erhalten. Auch Paresen des N. medianus oder N. radialis können durch Neurotisationen behandelt werden. Z. B. können Fasern vom M. extensor carpi radialis brevis (N. radialis) zum N. interosseus anterior umgeleitet und Fasern vom M. supinator (N. radialis) zum M. pronator teres umgeleitet werden. Umgekehrt können bei einer Radialisparese Fasern vom M. flexor carpi radialis oder M. flexor digitorum superficialis (N. medianus) zum N. interosseus posterior umgeleitet werden. Übersichten zu solchen Strategien und mögliche Kopplungen mit Sehnentransfers beschreibt Mackinnon (Mackinnon 2015).

17.2.3 Beispiel seltene Indikation: Neurotisation bei Arthrogryposis multiplex congenita

Die Arthrogryposis multiplex congenita (AMC) ist ein multifaktorieller und heterogener Symptomenkomplex, bei dem es bereits vorgeburtlich zu Paresen und Gelenkkontrakturen kommt. Bei der AMC können alle oder nur partiell Extremitäten eines Individuums befallen sein. Es wurden bereits vereinzelt Beobachtungen bezüglich der Neuroanatomie bei AMC beschrieben und Neurotisationen durchgeführt (Bahm 2013). Da die klinischen Konstellationen bei der AMC so divers sind, kommen nur wenige dieser Fälle für Neurotisationen in Betracht.

Eine Indikation zur Neurotisation besteht meiner Meinung nach bei nicht kontrakter AMC, wenn ein Muskel sonographisch nachweisbar und das betroffene Gelenk noch passiv beweglich ist. Darüber hinaus muss ein funktioneller Spendernerv vorhanden sein. ◘ Abb. 17.4 zeigt das Beispiel eines Kindes, bei dem nur die beiden oberen Extremitäten durch AMC betroffen waren. Zum Zeitpunkt

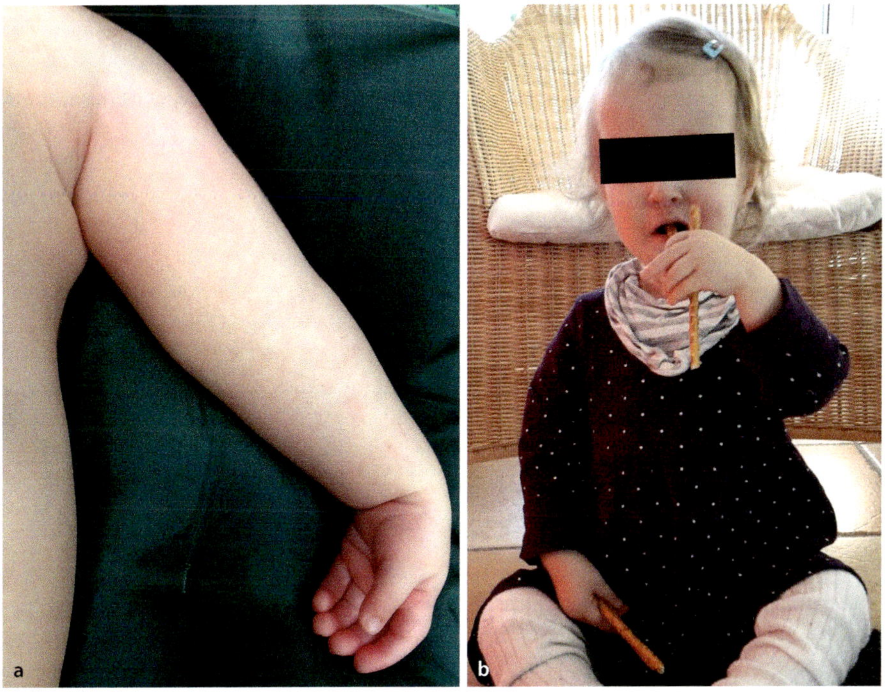

◘ **Abb. 17.4a,b** 3 Monate altes Mädchen mit Arthrogyposis multiplex congenita. **a** Das Mädchen zeigt gute Funktion von Finger- und Handgelenk sowie Trizeps und Schulter, aber keinerlei aktive Bizepsfunktion (fehlende Beugefalte). **b** Gute Hand-zu-Mund Bewegung ein Jahr postoperativ

der Indikation bestand beiderseits eine geringgradige Kontraktur des Ellenbogens bei nachweislich angelegtem Bizeps. Die Handfunktion war gut, daher Entscheidung beidseits einen einfachen Oberlin-Transfer auszuführen. Die Ellenbeugung war ab dem 5. Monat postoperativ nachweisbar und befindet sich 1,5 Jahre postoperativ noch in Besserung, ab dem 9. Monat erfolgte Ellenbeugung gegen die Schwerkraft.

17.2.4 Sensible Neurotisation

Im Gegensatz zur Reanimation paretischer quergestreifter Muskulatur, die nach endgültiger Atrophie und fettiger Degeneration unmöglich ist, kann die sensible Neurotisation nach mehreren Jahren noch erfolgreich sein. Besonderes Interesse liegt hierbei auf dem Gebiet der Hand, um Schutzsensibilität im Bereich von Daumen, Index und Kleinfinger zu erzielen. Sensible Neurotisationen können auch bei Denervationsschmerz lindernde Effekte haben. Sehr gute Erfolgsaussicht besteht, wenn nur einer der Stammnerven ausgefallen ist. Bei Anästhesie des kleinen Fingers infolge Verletzung des N. ulnaris können sensible Anteile des N. medianus (sog. »third webspace transfer«) oder der N. cutaneus antebrachii lateralis zur Neurotisation verwendet werden (Oberlin et al. 2003; Ruchelsmann et al. 2010; Mackinnon 2015). Bei Anästhesie des radialen Daumen und Indexgebiets kann der N. radialis superficialis mit dem N. cutaneus antibrachii lateralis (LABC) neurotisiert werden. Mit dem LABC kann prinzipiell der N. medianus erreichet werden.

17.3 Nerveneingriffe bei Kompressionssyndromen

Idiopathische Engpasssyndrome bei Kindern sind rar. Die größte Anzahl an Fällen in der frühen pädiatrischen Altersgruppe sind durch Mukopolysaccharidose (MPS) oder muliple kartilaginäre Exostosenkrankheit (MKE) bedingt. Im Teenageralter treten auch klassische Engpasssyndrome wie neurogenes »Thoracic-outlet-Syndrom« oder Karpaltunnelsyndrom auf.

17.3.1 Idiopathische Engpasssyndrome und TOS

Ein neurogenes »**Thoracic-outlet-Syndrom**« (TOS) ist bei Jugendlichen häufig haltungsbedingt oder durch eine selektive sportliche Betätigung forciert, die zwar den Bizeps und Deltoideus, aber nicht die vertebrale und skapulovertebrale Muskulatur beübt. Solche Teenager sind teils schon am Habitus identifizierbar und können in ihrer angewohnten Haltung die ventrale Armelevation nur bis zur Horizontalebene präsentieren. Eine solche Symptomatik sollte zunächst physiotherapeutisch behandelt werden mit Haltungsübungen zur Stärkung der Wirbelsäulen- und skapulovertebralen Muskulatur sowie Nervenmobilisationsübungen. Falls bei einem solchen Kind eine Halsrippe nachweisbar ist, ist zu bedenken, dass diese schon seit Geburt vorhanden ist; zunächst sollte von einer risikoreichen Resektion zugunsten der konservativen Therapie abgesehen werden. US-amerikanische Chirurgen führen Dekompressionen bei neurogenem TOS nur bei Persistenz der Beschwerden trotz sechsmonatiger Physiotherapie durch. Intraoperativ finden sich bei den operierten Patienten neben Halsrippen hypertrophierte Scaleni oder periplexische Fibrose als Ursachen.

Idiopathische **Nervenkompressionssyndrome der oberen Extremität** im Kindesalter sind sehr selten, zeigen aber dieselbe Symptomatik wie bei Erwachsenen. In einem mir berichteten Fall wurde ein Pronatorsyndrom im Bereich des Unterarmes bei einem Teenager, das letztlich durch eine krampfartige hyperflektierende Armhaltung während des Schlafs ausgelöst wurde und zu stärksten Schmerzen führte, als zerebrale Dystonie verkannt, was wahrscheinlich der Seltenheit eines solchen Kompressionssyndroms im Kindesalter geschuldet war. Dem Mädchen wurde durch Dekompression des N. medianus am Unterarm effektiv geholfen (persönliche Kommunikation Mackinnon). Die Symptomatik ist prinzipiell genau wie bei Erwachsenen mit v. a. nächtlichen Schmerzen und Parästhesien im abhängigen Nervengebiet, nur das Kinder diese meist weniger eloquent beschreiben können. Es folgt dieAtrophie der abhängigen Muskulatur. Eine Anamnese bezüglich der Schlafhaltung ist bei diesen Patienten immer anzuraten, da einfache Lagerungsmethoden oder Orthesen bereits deutlichen Erfolg zeigen können, ähnlich wie bei Erwachsenen. Die Nervenleitungsgeschwindigkeit ist bei der Diagnostik obligat, Operationsindikationen zur Dekompression sollten erst nach konservativer Behandlung oder bei ausgeprägter Symptomatik und Leidensdruck erfolgen. Über die operativen Techniken wie endoskopisch vs. minimaler Inzision vs. weiter Freilegung wird in der Literatur ausgiebig diskutiert.

17.3.2 Mukopolysaccharidose

Die Mukopolysaccharidose (MPS) ist eine vererbliche lysosomale Speicherkrankheit, bei der der enzymatische Abbau von Mukopolysacchariden gestört ist. Die Inzidenz wird mit 1:29.000 angegeben. Es werden je nach Ausprägung und Dynamik sieben Typen unterschieden. Die MPS Typen I-H (**Hurler-Pfaundler-Syndrom**) und Typ II

(**Hunter-Syndrom**) bilden besonders häufig ein Karpaltunnelsyndrom aus, im Falle des Hunter-Syndroms sind über 90 % der Kinder betroffen, beim Hurler-Pfaundler-Syndrom über 70 %. Die MPS Typen III (**Sanfilippo-Syndrom**) und Typ IV (**Morquio-Syndrom**) bilden seltene Engpasssyndrome aus.

Für die Differenzialdiagnose ist bedeutend, das MPS häufig zu einer Instabilität oder Stenose des kraniozervikalen Überganges und der oberen Halswirbelsäule führt. Dieser Bereich sollte MR-tomographisch abgeklärt werden und zusätzlich Schlaflaboruntersuchungen zum Ausschluss zentraler Apnoen ausgeführt werden. Auch die neurophysiologische Untersuchung (NLG/SSEP) hat bedeutenden Stellenwert. Im Falle eines evidenten Karpaltunnelsyndroms sollte die Indikation zur weiten Dekompression gestellt werden.

Im Gegensatz zum klassischen »Erwachsenen-Karpaltunnel«, bei dem die endoskopische Operationstechnik nach Meinung einiger Autoren eine Alternative darstellt, sollte bei MPS weit offen chirurgisch dekomprimiert werden, da die Rezidivrate aufgrund der permanenten weiteren Ablagerungen von MPS deutlich erhöht ist. Der Eingriff muss ggf. auch eine Tenosynovektomie und eine Dekompression der Loge de Guyon beinhalten, denn statt einer isolierten Enge im Bereich des Retinakulums liegt eine wesentlich longitudinalere Form einer Stenose vor, bei der der erhöhte Druck auf den N. medianus und teils auch N. ulnaris nicht durch das Retinakulum allein, sondern über längere Strecke im Kompartment der Sehnenlogen durch MPS Ablagerungen bedingt ist. Aufgrund der Grunderkrankung findet weiterhin die Ablagerung von Mukopolysacchariden im Sehnenkompartment statt, sodass manche Patienten zwei oder gar dreimal operiert werden müssen, v. a. wenn eine endoskopische oder zu kurze Inzision beim Primäreingriff gewählt wurde (◘ Abb. 17.5). Dies gilt auch für MPS-Patienten mit Enzymtherapie oder nach stattgehabter Knochenmarktransplantation.

> **Die Narkose von MPS-Kindern ist höchst risikoreich und nur in speziellen Zentren anzuraten! Auch aus diesem Grund müssen Revisionseingriffe vermieden werden: möglichst nur einmalrichtig weit offen-dekomprimieren!**

17.3.3 Multiple kartilaginäre Exostosenkrankheit

Die multiple kartilaginäre Exostosenkrankheit (MKE) ist eine autosomal-dominante Erkrankung, bei der mit Knorpel überzogene Osteochondrome metaphysär im Wachstum auftreten. Die Inzidenz wird mit 1:50.000 angegeben.

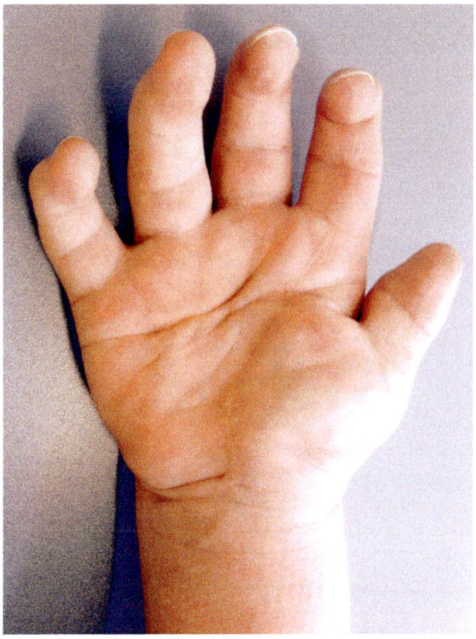

◘ **Abb. 17.5** 17-jährige MPS-Typ-II-Patientin, Zustand nach Karpaltunneldekompression mit sehr kurzer Inzision ohne Tenosynovektomie vor 4 Jahren auswärts. Die Patientin ist vor 3 Jahren kraniozervikal dekomprimiert und stabilisiert worden. Starke Schmerzen und Hypästhesie trotz konservativer Maßnahmen. Eine geplante Revision mit Dekompression des N. medianus und des N. ulnaris mit Tenosynovektomie über längere und weiter ulnar liegende Inzision konnte wegen MPS-bedingter Intubationsprobleme nicht ausgeführt werden. Die weite Dekompression erfolgte später in Lokalanästhesie

Die Patienten zeigen zwischen einer und über 20 Exostosen im Wachstumsverlauf. Durch die unmittelbare Nähe zu den Wachstumsfugen können Verformungen von Gelenken und Röhrenknochen eintreten und es kommt zur Kompression von peripheren Nerven, insbesondere im Bereich des Knies und der Schulter (◘ Abb. 17.6).

Bei klinischen Zeichen einer Nervenkompression sollte nach Elektrophysiologie und Bildgebung der entsprechende Nerv dekomprimiert und die Exostose soweit möglich entfernt werden. In derselben Sitzung kann bei Bedarf durch die Kinderorthopädie eine Blount-Klammerung zur Wachstumslenkung erfolgen. Die Benutzung einer Blutsperre ist bei Patienten mit MKE kontraindiziert, da es durch unbekannte Mikroexostosen im Bereich der Blutsperre zu druckbedingten Nervenschädigungen und Paresen kommen kann. Kartilaginäre Exostosen kommen auch intraspinal vor.

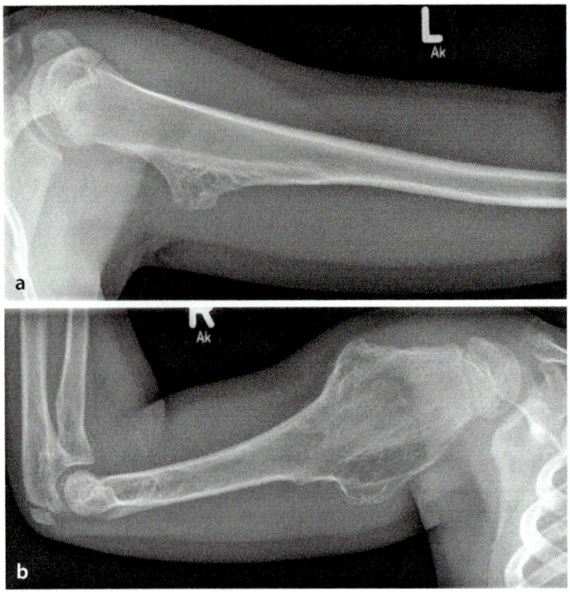

Abb. 17.6a,b Beispiele kartilaginäre Exostosen am Humerus mit Kompression des N. radialis. Die beiden Patienten haben noch weitere zahlreiche Exostosen an den Beinen

17.4 Neurotomie bei fokaler Spastik oder Neuromschmerz

Die direkte Neurotomie ist eine Prozedur, die jedem Neurochirurgen primär widerstrebt. Es gibt zwei Indikationen, bei denen partielle oder komplette Neurotomien sinnvoll sind: Spastik und Schmerz.

17.4.1 Fokale Spastik

Um einen spastischen Muskel effektiv zu detonisieren, ist eine selektive partielle Neurotomie des Endastes zum Zielmuskel von ca. 65–75 % der Fasern notwendig.

Wenn weniger als 50 % der Fasern neurotomiert werden, ist die Methode nicht suffizient. Von besonderer Bedeutung ist auch die Notwendigkeit der Isolation des motorischen Endastes, es sollte keine selektive partielle Neurotomie in einem gemischten Nerven oder Truncus ausgeführt werden, da es sonst zu Deafferenzierungsschmerz kommen kann (Sindou et al. 2007). Im Gegensatz zum Leitungsblock oder zur Botoxgabe ist die Detonation eines selektiv neurotomierten Muskels irreversibel.

Welcher spastische Muskel für eine selektive partielle Neurotomie geeignet ist verlangt Fingerspitzengefühl bei der Untersuchung. Einige Patienten mit Spastik benutzen diese für gewisse Bewegungen und können ggf. eine Bewegung nicht mehr ausführen, wenn die fokale Spastik mittels Neurotomie beseitigt wird. Globale Spastiken sind viel häufiger als fokale und nicht für selektive Neurotomien geeignet (▶ Abschn. 17.5). Vor der Indikationsstellung einer selektiven Neurotomie sollte eine Behandlung mit Botox im Zielmuskel erfolgt sein, um die Wirkung des Eingriffs zu simulieren. Alternativ kann der zuführende Nerv auch einem Leitungsblock des jeweiligen motorischen Nervens unterzogen werden, dies ist allerdings meist schwieriger als die Applikation von Botox intramuskulär. Die selektive Neurotomie sollte nicht zu früh ausgeführt werden, sondern nach konservativer Therapie (Orthesen, Physiotherapie, Botox), aber vor dem Auftreten von Kontrakturen.

In Abhängigkeit des Zielmuskels werden die motorischen Äste des Nerven zum Muskel hin isoliert und muskelnah zu 50–75 % gekappt. Aufgrund der anatomischen Varianz sind die Inzisionen häufig lang, da alle Äste zum Zielmuskel dargestellt werden müssen. Im Falle einer fokalen Spastik im M. biceps wird beispielsweise ähnlich wie bei einem Oberlin-Transfer der N. musculocutaneus soweit dargestellt, dass alle 1–3 Äste zum Bizeps identifiziert werden können, und dann zu 65–75 % neurotomiert.

17.4.2 Neuromschmerz

Die Neurotomie sensibler Hautnerven kann beim Neuromschmerz indiziert sein. Neurome gemischter tiefliegender Nerven werden nicht neurotomiert, sondern neurolysiert oder transplantiert. Neurome können nach traumatischen oder iatrogenen Verletzungen von oberflächlichen Nerven auftreten, z. B. nach Nadelstichverletzung des N. radialis superficialis infolge erschwerter Punktion. Neuromschmerzen im Kindesalter sind selten, können aber genauso schwere Schmerzzustände verursachen wie beim Erwachsenen. Sie zeigen ein positives Hoffmann-Tinel-Zeichen mit Schmerzen und elektrischen Schlägen im Versorgungsgebiet und können gut sonographisch dargestellt werden. Neuromschmerzen sind schwer medikamentös einzustellen und eine Besserung der Symptome nach einem Leitungsblock zeigt die Möglichkeit der Neurotomie an. Im Falle einer Neurotomie wird der Schmerz gegen An- oder Hypästhesie getauscht, so nicht zeitgleich sensible Neurotisationen erfolgen. Im Kindesalter besteht allerdings eine deutlich höhere Chance auf »cross-innervation« als beim Erwachsenen. Nach der Neurotomie wird der Stumpf nach proximal umgeschlagen und in seine Weichteilloge vorgeschoben und mit Fibrin in dieser Position gesichert.

17.5 Neuromodulation bei globaler Spastik oder malignem Schmerz mit intrathekaler Medikamentenpumpe

Weit mehr Patienten präsentieren eine globale Spastik anstelle einer fokalen Spastik. In der pädiatrischen Altersgruppe handelt es sich bezüglich der Ätiologie v. a. um die bilaterale spastische Zerebralparese und seltenere Dystonien. Die Spastik tritt als Tetraspastik, Hemispastik und Paraspastik (auch als Diplegie bezeichnet) auf.

Neben der konservativen Therapie mittels Physiotherapie und Orthesen kommen Botox und die orale Gabe von Baclofen in Betracht. Da die orale Aufnahme von Baclofen nur zu geringer Konzentration am eigentlichen Zielorgan, dem Myelon, führt, ist die **intrathekale Baclofen-Pumpentherapie** für viele Patienten ein wahrer Segen. Nur 1 % der oralen Baclofen-Gabe direkt intrathekal appliziert führt zu einer 50-fachen Baclofen-Konzentration im Liquor. Somit werden Symptome der systemischen Überdosierung verhindert und eine bessere Detonisation erzielt. Im Gegensatz dazu steht das Risiko der Implantation, des Implantatversagens und der Notwendigkeit der regelmäßigen Befüllungen. Besonders geeignet ist die intrathekale Baclofen-Pumpentherapie bei Patienten mit ausgeprägter Spastik (Ashworth Scale 4–5, Gross Motor Function Classification Scale Level 4–5).

Mithilfe dieser Therapie können schwerwiegende Komplikationen der Spastik wie Schmerz und orthopädische Komplikationen (Kontraktur, Luxation und Fraktur) vermieden werden. Vor der Implantation muss eine intrathekale Testung auf der Intensivstation erfolgen, da es »non-responder« und selten auch Patienten gibt, bei denen Baclofen intrathekal appliziert das Atemzentrum lähmt. Prinzipiell ist es möglich, den intrathekalen Schlauch bis zervikothorakal und hoher vorzuschieben, sodass auch an den Armen eine gute Detonisation erreicht werden kann (Abb. 17.7). Aufgrund des intrathekalen Strömungsverhaltens werden auch die Beine detonisiert. Umgekehrt kann ein lumbal eingebrachter Katheter, der noch unterhalb T12 endet, keine Wirkung an den Armen erzielen (Flack und Bernards 2010). Es ist daher notwendig, sich vor Implantation den eigentlichen Zielpunkt der Katheterspitzenlage gemeinsam mit den Angehörigen zu überlegen. Durch die subfasziale Implantation der Pumpe kann die Indikation auch bei sehr jungen Patientengestellt werden, der jüngste Patient in unserem Hause war bei Pumpenimplantation 11 Monate alt.

Prinzipiell kann auch eine Schmerztherapie mit intrathekalen Pumpen erfolgen. Einige **Opioide** sind für die intrathekale Behandlung zugelassen. Die Substanzen setzen an den Nozizeptoren der Hinterhörner an; es kann eine deutliche Reduktion der Dosis im Vergleich zur peroralen Analgetika Aufnahme erreicht und die systemische Nebenwirkungsrate gesenkt werden. Die Indikationsstellung bezieht sich v. a. auf malignen Schmerz, insofern ist diese Indikation im Kindesalter glücklicherweise extrem selten selten.

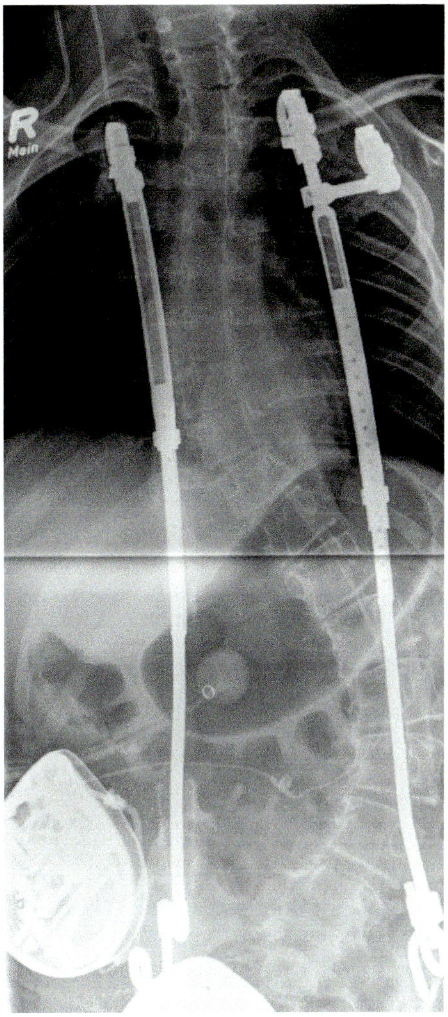

Abb. 17.7 12-jährige Patientin mit Tetraspastik GMFCS Level 5, Katheterlage zervikothorakal. Nebenbefundlich VEPTR-versorgte neuromyopathische Skoliose, PEG

Literatur

Bahm J, Noaman H, Becker M (2005) The dorsal approach to the suprascapuar nerve in neuromuscular reanimation for obstetric brachial plexus lesions. Plastic Reconstr Surg 115(1):240–243

Bahm J (2013) Arguments for a neuroorthopaedic strategy in upper limb arthrogryposis. J Brachial Plex Peripher Nerve Inj 8(1):9

Davidge KM, Yee A, Moore AM, Mackinnon SE (2015) The Supercharge End-to-Side Anterior Interosseous-to-Ulnar Motor Nerve Transfer for Restoring Intrinsic Function: Clinical Experience. Plast Reconstr Surg 136(3):344e-352e

Flack SH, Bernards CM (2010) Cerebrospinal fluid and spinal cord distribution of hyperbaric bupivacaine and baclofen during slow intrathecal infusion in pigs. Anaesthesiology 112(1):165–73.

Leechavengvongs S, Witoonchart K, Uerpairojkit C, Thuvasethakul P (2003) Nerve transfer to deltoid muscle using the nerve to the long head of the triceps, part II: a report of 7 cases. J Hand Surg Am 28(4):633–8.

Liverneaux PA, Diaz LC, Beaulieu J-Y, Durand S, Oberlin C (2006) Preliminary results of double nerve transfer to restore elbow flexion in upper type brachial plexus palsies. Plastic and Reconstr Surg 117:915–919

Loy S, Bhatia A, Asfazadourian H, Oberlin C (1997) Transferts de fascicules du nerf ulnaire sur le nerf du muscle biceps dans les avulsions C5-C6 ou C5-C6-C7 du plexus brachial. Ann Chir Main Memb Sup 16(4):275–284

Mackinnon S (2015) Nerve Surgery. Thieme, Stuttgart New York

Oberlin C, Teboul F, Severin S, Beaulieu JY (2003) Transfer of the lateral cutaneous nerve of the forearm to the dorsal branch of the ulnar nerve, for providing sensation on the ulnar aspect of the hand. Plast Reconstr Surg 112(5):1498–500

Ruchelsman DE, Price AE, Valencia H, Ramos LE, Grossman JA (2010) Sensory restoration by lateral antebrachial cutaneous to ulnar nerve transfer in children with global brachial plexus injuries. Hand (N Y) 5(4):370–3

Seddon HJ (1963) Nerve grafting. J Bone Joint Surg 45B:447–461

Sindou MP, Simon F, Mertens P, Decq P (2007) Selective peripheral neurotomy (SPN) for spasticity in childhood. Childs Nerv Syst 23:957–970

Zhang C-G, Gu Y-D (2011) Contralateral C7 nerve transfer- our experiences over past 25 years. J Brachial Plex Peripher Nerve Inj 6:10

Seltene Krankheitsbilder

J. Bahm

J. Bahm (Hrsg.), *Bewegungsstörungen der oberen Extremität bei Kindern*
DOI 10.1007/978-3-662-50426-0_18

Über die Jahre haben wir in unserer Kindersprechstunde nicht nur typische geburtsassoziierte Plexusparesen gesehen, sondern auch »artverwandte« motorische Störungen, die uns so manches Rätsel aufgegeben haben und geben.

Da wären zuerst **vorübergehende motorische Schwächen** einer oberen Extremität bei normalem neonatalen Befund. Keine typische Plexusparese also, keine weitere diagnostische Abgrenzung, unklare Prognose: Deshalb haben wir eine erfahrene Neuropädiaterin um eine Übersicht gebeten (▶ Kap. 4).

Und da wäre dieser Säugling vor nunmehr 10 Jahren, der sich mit einer in meinen Augen typischen Monoparese der linken oberen Extremität zeigte – ein »fast« typisches Bild einer erweiterten oberen Plexusparese (◻ Abb. 18.1) und einer etwas besonderen Geburtsanamnese: durch Sectio geboren, bei einem Uterus bicornus. Intrauterine Genese?

Bei unzureichender motorischer Erholung explorierten wir früh (◻ Abb. 18.2) und fanden hypoplastische, wenig stimulierbare obere Wurzeln, wie wir sie sonst von Wurzelteilausrissen mit verbliebenem Gewebe in situ kannten. Das Mädchen wurde größer, der Ellenbogen war eher ankylotisch und die Ulnarabweichung des Handgelenks und leichte Hypotrophie der Finger ließ mich dann auf eine **atypische Arthrogrypose** tippen (◻ Abb. 18.3).

Mittlerweile konnte ich mindestens drei weitere Kinder mit einer ähnlichen Symptomatik identifizieren, die wir als atypische Arthrogrypose der oberen Extremität einordnen (die unteren Extremitäten waren unauffällig und andere Organbeteiligungen fanden sich auch nicht) und mit frühen Nerven- bzw. Muskeltranfers zur Aktivierung der Ellenbogenbeugung und Verbesserung der Schulterfunktion erfolgreich operieren konnten.

Die Exploration am vorderen Oberarm zeigte, ob reinnervierbares Muskelgewebe im Sinne eines angelegten M. biceps und/oder brachialis angelegt war (◻ Abb. 18.4), das wir dann auch erfolgreich durch einen Nerventransfer vom Typ Oberlin reinnervieren konnten (◻ Abb. 18.5 und ◻ Abb. 18.6). Fand sich lokal nur Bindegewebe, so haben wir einen lokalen Muskel (Latissimus dorsi oder Pectoralis major) zur Bizepsplastik transferiert. Damit konnte den Kindern früh eine aktive Ellenbogenbeugung gegeben und der mitunter leicht vorhandenen Gelenkankylose erfolgreich entgegengewirkt werden (Video ▶ www.springermedizin.de/vzb-Bahm).

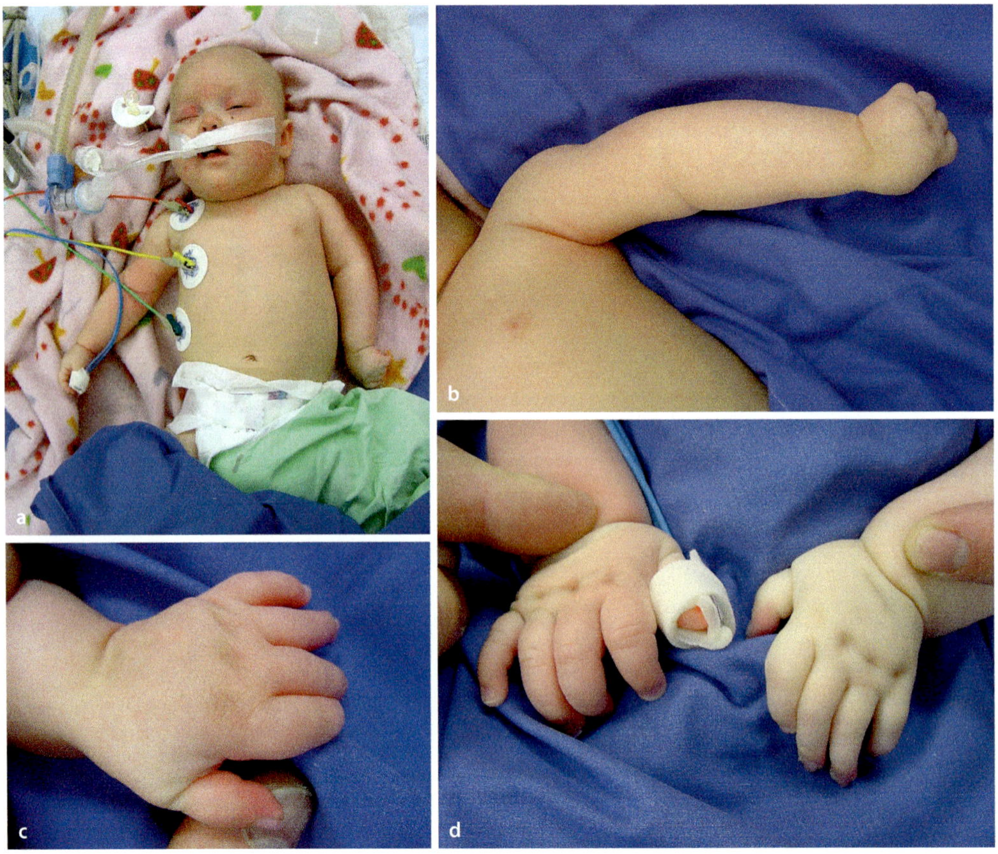

◻ **Abb. 18.1a–d** Arthrogrypose – präoperativer Befund: So sieht der gelähmte linke Arm unmittelbar präoperativ aus. Achten Sie auf die leichte Achsenabweichung der Langfinger, völlig untypisch bei einer Plexusparese

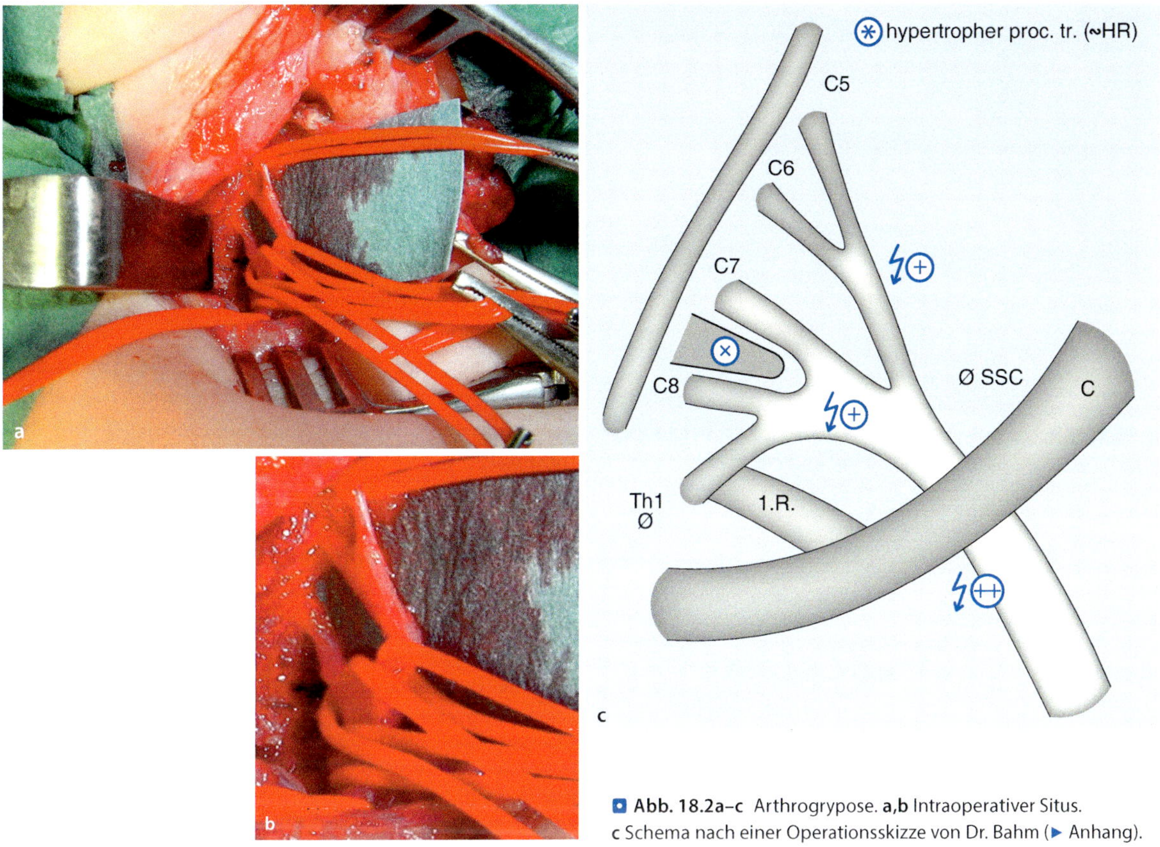

Abb. 18.2a–c Arthrogrypose. **a,b** Intraoperativer Situs. **c** Schema nach einer Operationsskizze von Dr. Bahm (▶ Anhang).

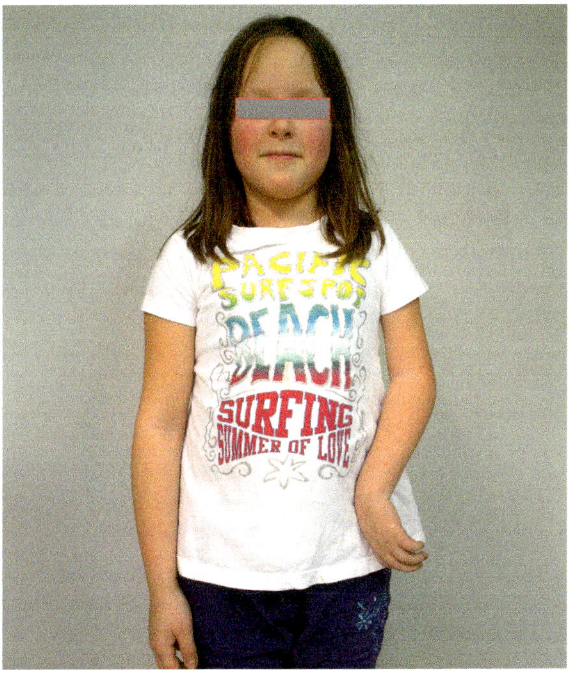

Abb. 18.3 Späte Entwicklung

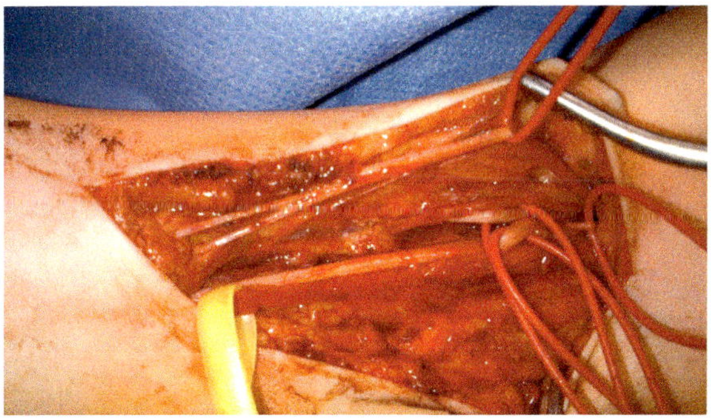

Abb. 18.4 Explorationssitus am Oberarm, um festzustellen, ob ein regenerationsfähiger (Bizeps-)Muskel vorhanden ist

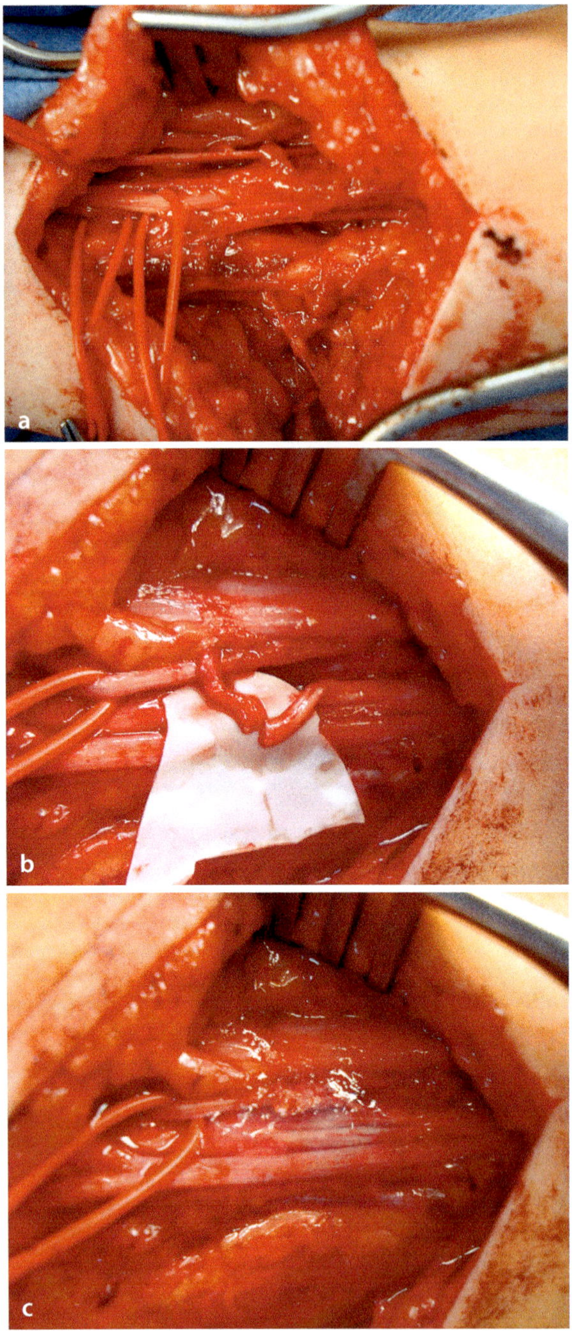

Abb. 18.5a–c Oberlin-Transfer

Hier herrscht allerdings weiterhin Unklarheit bezüglich der genauen Ätiologie und Pathophysiologie; ebenso ermessen wir noch nicht genau, »wie viele« Nerventransfers wir diesen Kindern (und ihren entscheidenden Eltern) zumuten können (Bahm 2013).

Ein schwieriges Kapitel sind Kinder als Verkehrsunfallopfer mit **traumatischen Plexusschäden**, die bei der Exploration häufig mehrere Nervenwurzelausrisse beinhalten und demnach nur durch selektive Nerventransfers aufgewertet werden können (Video ► www.springermedizin.de/vzb-Bahm). In dieser Situation geht es nicht nur um den Funktionsverlust und das Einwilligen bzw. Begleiten bei und nach der Operation, sondern auch die psychologische Belastung der Familie und des Kindes (insbesondere unmittelbar postoperativ und während der Ruhigstellungsphase) mittragen helfen.

Mindestens drei Kinder kamen mit schweren **Schulteramyotrophien »unklarer« Genese**. Bei zweien konnte letztlich ein direktes Schultertrauma in einer Hüpfburg eruiert werden (Guillotinierung des N. axillaris im Spatium quadrangulare der Achselhöhle), bei 2 anderen blieb der genaue Unfallmechanismus unbekannt. In allen Fällen konnte trotz zum Teil erheblicher Latenz (1 Jahr Diagnosereise!) durch einen selektiven Nerventransfer des 1. motorischen Trizepsastes auf die distalen motorischen Anteile des N. axillaris eine aktive Abduktion von über 90° gegen die Schwerkraft wieder erreicht werden (Video ► www.springermedizin.de/vzb-Bahm).

Eine besondere Situation entsteht auch dann, wenn eine typische, zu operierende Plexusparese ein Kind mit **schwerwiegenden Begleiterkrankungen** (Beispiel Niereninsuffizienz) betrifft, die uns dann in Anbetracht der Gesamtsituation eine eher zurückhaltende Haltung einnehmen ließen und bei einem Kind mit zufriedenstellender allgemeiner Entwicklung und akzeptabler Armfunktion bei schwacher Schulter einen lokalen Nerventransfer (N. XI auf N. suprascapularis, 90 min Operationszeit) quasi unter ambulanten Bedingungen durchführen ließ, wobei die Mutter die Peritonealdialyse selbst sehr gut beherrschte.

Literatur

Bahm J (2013) Arguments for a neuroorthopaedic strategy in upper limb arthrogryposis. J Brachial Plex Peripher Nerve Inj 8(1)9

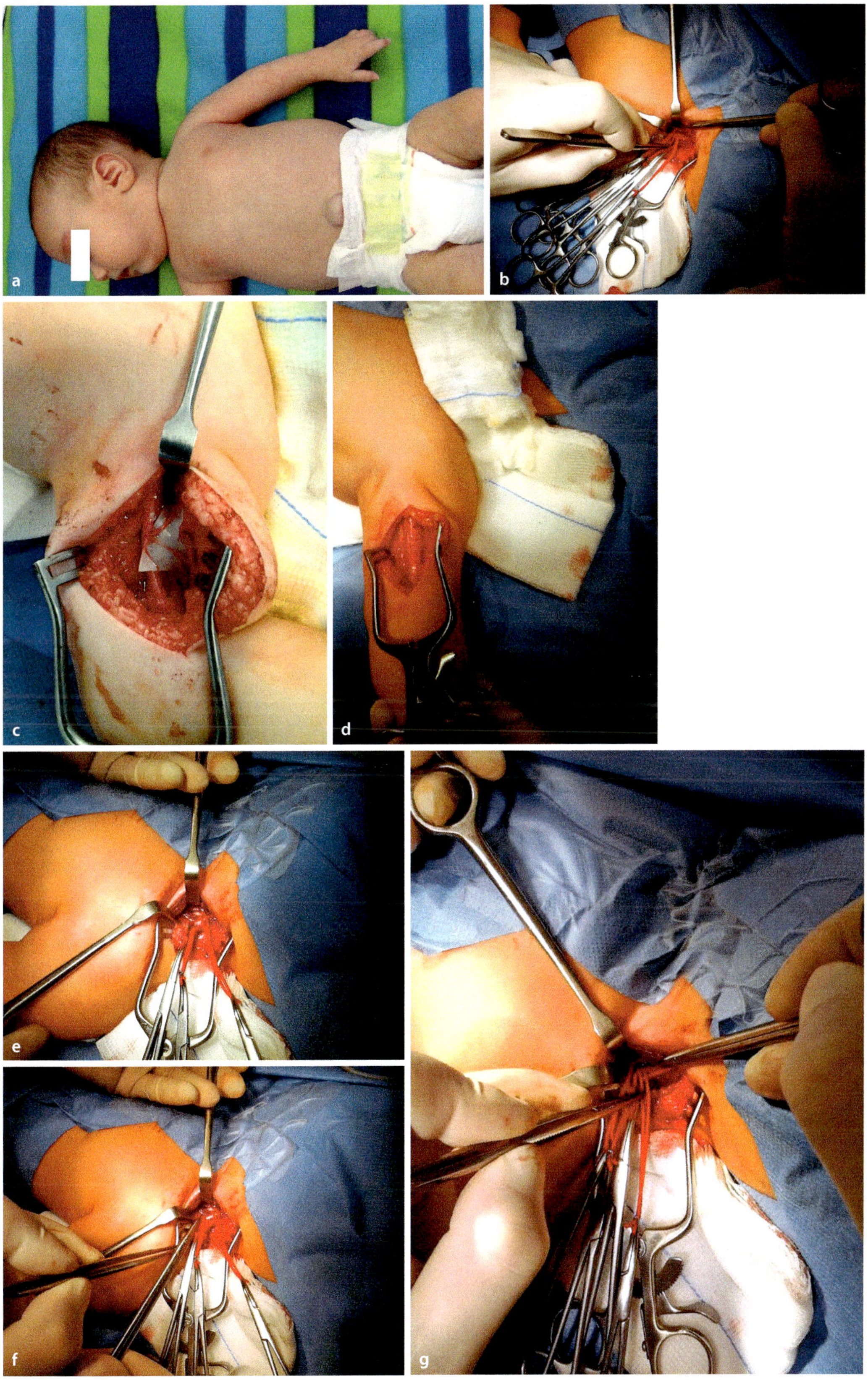

Abb. 18.6a–g Exploration bei einer Arthrogrypose (2. Kind)

Anästhesie bei Säuglingen und Kleinkindern mit geburtstraumatischer Plexusläsion

Ein Erfahrungsbericht

B. Sauerzapfe

J. Bahm (Hrsg.), *Bewegungsstörungen der oberen Extremität bei Kindern*
DOI 10.1007/978-3-662-50426-0_19

Die Durchführung einer Operation bei Kindern mit geburtstraumatischer Plexusläsion bedarf einer guten Planung – prä-, intra- und postoperativ.

19.1 Prämedikation

Dem Anästhesisten werden diese Patienten mit schweren Nervenschäden erstmals im Alter von knapp drei Monaten vorgestellt. Die Patienten sollten zu diesem Zeitpunkt gesund sein und keine schwerwiegenden Begleiterkrankungen haben. Nieren- oder Herzerkrankungen sowie Stoffwechselprobleme sollten nicht vorliegen. Da es sich um Verletzungen unter einer schweren Geburt handelt, haben die Kinder oft schon Reanimation, Aufenthalte auf der Intensivstation mit langen Beatmungszeiten post partum und häufige Untersuchungen hinter sich.

Auch zerebrale Erkrankungen oder Fehlbildungen im Verdauungstrakt können für den Anästhesisten die Versorgung problematisch gestalten. Zumal gehen wir ja nicht von kurzen Eingriffen aus, sondern von Eingriffszeiten von 6–8 h. Dabei ist das operative Trauma glücklicherweise geringer als es z. B. bei viszeralchirurgischen Operationen wäre. Aber schon die Anästhesiedauer bringt es mit sich, dass die perioperative Phase gut geplant werden muss. In unserer Klinik gehen wir davon aus, dass unsere kindlichen Patienten mindestens 3 Monate alt und ca. 5–6 kg schwer sein sollten.

Das **Prämedikationsgespräch** – nach Möglichkeit mit beiden Eltern – findet am Vortag der Operation statt. Dabei geht es zunächst um den Gesamteindruck vom kindlichen Entwicklungsstand. Das Hauptaugenmerk liegt darauf, die Eltern zu beruhigen und ihre drängenden Fragen zu beantworten. Die Untersuchung des kindlichen Patienten ist rein klinisch; das pädiatrische Untersuchungsheft sollte vorliegen, um pathologische Begleitbefunde zu erfassen.

Das Hauptaugenmerk richten wir auf die pulmonale Situation. Dazu achten wir besonders auf eine Mitverletzung des N. phrenicus (obere Plexusläsion mit Beteiligung der Wurzel C4). Man findet dabei auskultatorisch oft eine Minderbelüftung der betroffenen Lungenseite, anamnestisch eine längere Beatmungszeit post partum und/oder häufige pulmonale Infekte.

Intraoperativ ist die Phrenikusparese von untergeordneter Bedeutung, da die Effekte sich mit einem angepassten Beatmungsmuster minimieren lassen.

Postoperativ erschwert eine Beteiligung des N. phrenicus an der Plexusverletzung die Nachsorge der Patienten erheblich, eine pneumonische Komplikation mit der eventuell erforderlichen Nachbeatmung ist deutlich wahrscheinlicher und muss mit den Eltern schon bei der Prämedikation angesprochen werden.

Laborwerte liegen regelhaft nicht vor, wenn die Patienten bis auf das Nerventrauma regelrecht entwickelt und gesund sind. (Laborwerte werden erst nach Einleitung der Narkose bestimmt, bei einer präoperativen Blutabnahme sind die schwierigen Gefäßverhältnisse traumatisierend für Kinder und Eltern.)

Wir erklären den Eltern den Ablauf der Narkoseeinleitung. In unserer Klinik darf ein Elternteil im Operationssaal zur Narkoseeinleitung anwesend sein. Postoperativ können die Eltern ihr Kind auf unserer Intensivstation selbst betreuen, so dass hier zwar eine apparative Überwachung erfolgt, ansonsten aber möglichst familienfreundliche Verhältnisse hergestellt werden.

Bei regelhaftem Verlauf kann das Kind postoperativ gestillt werden; die Mütter werden dazu speziell angeleitet. Ein besonderes Augenmerk bei der Aufklärung gilt den postoperativen Atmungsstörungen. Alle Eltern werden über eine eventuell erforderliche Nachbeatmung aufgeklärt.

19.2 Anästhesieverlauf

Am Operationstag halten wir eine ca. 3- bis 4-stündige Nahrungskarenz wegen der Aspirationsgefahr bei Narkoseeinleitung für erforderlich. Die kindlichen Patienten werden in Anwesenheit eines Elternteils inhalativ mit Sevofluran eingeleitet; eine Venenpunktion ist in diesem Lebensalter oft problematisch und deshalb führen wir sie erst am narkotisierten Kind durch. Dabei bevorzugen wir zunächst eine Vene im Kopfbereich; es steht uns aufgrund der zu erwartenden operativen Versorgung meist nur der gesunde Arm zur Verfügung (häufig sind beide Nn. surales zur Transplantation erforderlich). Die anschließende orale Intubation erfolgt in tiefer Allgemeinanästhesie – Sevofluran und Supplementierung mit Fentanyl – ohne Gabe eines Relaxans! Bis zu einer Tubusgröße von 5 Charr. benutzen wir ungecuffte Tuben. Die maschinelle Ventilation wird gewichtsadaptiert eingestellt und nach der Einleitung durch Blutgasanalysen kontrolliert und gesteuert. Ein oral eingebrachter Absaugkatheter Ch 6 dient zur Ableitung von Magensaft für den Zeitraum der Operation, er wird am Operationsende gezogen.

Die Temperatursonde wird nasal oder oral eingebracht, um kontrollierte Verhältnisse herzustellen. Intraoperativ wird vom Operateur unter Sicht ein zentraler Venenkatheter in die Vena jugularis interna der verletzten Seite gelegt. Damit schließen wir eine eventuell mögliche Traumatisierung der gesunden Lunge aus.

Die **Lagerung** erfolgt stabil auf einem vorgewärmten Gelkissen, der Kopf liegt seitlich gedreht zur gesunden Seite auf einem Kopfring, den wir individuell mit Watte herstellen.

Der Blutdruck wird nicht invasiv am gesunden Arm gemessen, ebenso die Pulsoxymetrie, EKG und Stethoskop kleben auf der gesunden Thoraxseite. Es wird eine frische Einwegwindel angezogen; damit kann qualitativ und semiquantitativ (Gewicht) die Urinproduktion beurteilt werden.

Die **Infusionstherapie** führen wir mit balancierten Vollelektrolytlösungen durch, die wir mit Glukose zu 1–2 %iger Lösung ergänzen. Durch den Glukosezusatz ist auch nach 6–8 h Operationszeit der Säure-Basen-Haushalt annähernd ausgeglichen.

Intraoperativ ist die Narkoseführung bei sehr unterschiedlichem Analgetikabedarf wegen des Verletzungsmusters sehr individuell. Den größten Analgetikaverbrauch sehen wir bei der Entnahme der Nerventransplantate an den Beinen. Die Rekonstruktion des Plexus erfordert danach nur noch Sevofluran in eher niedriger Konzentration. Die flache Steuerung begünstigt die Extubation, die in der Regel innerhalb von ca. 20–30 min nach Nahtende möglich ist. Zur Analgesie infiltrieren wir die Entnahmestellen der Transplantate mit niedrig konzentriertem Bupivacain, möglichst gering traumatisierende kleine Schnitte tragen zur Schmerzminderung bei.

Zum Ende der Operation wird ein **Omega-Gips** angelegt (▶ Kap. 15), noch in Narkose, um eine Gefährdung der Transplantationsnähte durch unkontrollierte Bewegungen zu verhindern.

Dieser Gips ist für den Anästhesisten eine Herausforderung. Der Kopf des Kindes ist im Gips für eine eventuell erforderliche Maskenbeatmung oder sogar Reintubation nur noch eingeschränkt zugänglich, der Hals nicht mehr reklinierbar. Zusätzlich wird durch den auf dem Thorax immobilisierten Arm die Atmung der traumatisierten Seite eingeschränkt. Bei beiderseits guter Lungenfunktion ist das in der Regel kompensierbar, bei einseitiger Vorschädigung, z. B. durch eine Phrenikusparese, kann das durchaus zur pulmonalen Minderbelüftung und postoperativen Pneumonie führen.

Wir belassen nach Operationsende den Tubus solange, bis die Spontanatmung unbeeinträchtigt ist und die Oxygenierung ohne zusätzliche O_2-Gabe zufriedenstellend ist. Die letzte Fentanylgabe sollte dabei etwa 2 h vorher erfolgt sein, um eine Atemdepression auszuschließen.

19.3 Postoperativer Verlauf

Analgetika erhalten die Kinder nach **visueller Schmerzbeurteilung** gewichtsadaptiert. (Zur Schmerzmessung bei Säuglingen beobachtet man den Gesichtsausdruck, eventuelle Abwehrbewegungen der gesunden Seite und das Schreien). Die Säuglinge werden unter Monitoring zur Intensivstation gebracht und dort weiter überwacht (SaO_2, RR, EKG). Bei Bedarf wird die Analgesie mit Novamintropfen, Paracetamol- oder Ibuprofen-Saft durchgeführt.

Die erste Nahrungsaufnahme erfolgt nach ca. 1–2 h zunächst mit Tee, bei gutem Trinken und wenn kein Erbrechen vorliegt anschließend mit Milch. Stillkinder können ohne Teegabe direkt angelegt werden; bei der ersten Mahlzeit ist der Anästhesist anwesend, um Hilfen zu geben und die Hemmungen der Mütter wegen des Gipses abzubauen.

Ein gewichtsbezogener Anordnungsbogen wird für jeden sichtbar am Kinderbett angebracht. Er dient der schriftlichen Dokumentation der Dosierungen für Medikamente und der Handhabung technischer Geräte, die bei Interventionen oder auch zur Reanimation angewandt werden können und müssen. Dadurch können Unsicherheiten oder Dosisverwechslungen minimiert werden.

Am ersten Morgen nach der Operation sind die kleinen Patienten oft erstaunlich unbeeinträchtigt, wenn ihre Atemfunktion ausreichend war. Sie sollten ohne Sauerstoffgabe auskommen und werden mit den Eltern auf die periphere Station gebracht. Dort erfolgt die weitere Überwachung pulsoxymetrisch in jeder Schicht.

Zur Trinkkontrolle und zur Kontrolle von Urin und Stuhlgang bitten wir die Eltern, dies in eine Liste einzutragen.

Der zentrale Venenkatheter wird in der Regel 3–4 Tage belassen, um bei eventuell auftretenden Trinkproblemen oder Infekten einen gesicherten Zugang zu haben. Im Rahmen des ersten Verbandswechsels wird er gezogen.

Sekundäreingriffe

Prinzipien der orthopädischen Korrektur

R. Stücker

J. Bahm (Hrsg.), *Bewegungsstörungen der oberen Extremität bei Kindern*
DOI 10.1007/978-3-662-50426-0_20

Korrekturen infolge Bewegungsstörungen im Bereich der oberen Extremitäten müssen gelegentlich bei Patienten mit Zerebralparese, Plexusparese oder Arthrogryposis multiplex congenita in Erwägung gezogen werden.

Dabei können die Eingriffe eingeteilt werden in:
- Funktionell verbessernd
- Palliativ
- Kosmetisch

20.1 Zerebralparese

Patienten mit Zerebralparese entwickeln aufgrund der spastischen Bewegungsstörungen Kontrakturen im Bereich der oberen Extremitäten. Besonders betroffen sind Patienten mit schwerer Behinderung (GMFCS-Level 4 und 5) sowie Patienten mit monolateraler spastischer Parese.

Gerade bei schwer Betroffenen geht es bei operativen Maßnahmen nicht um funktionelle Aspekte, während bei leichter betroffenen Patienten oder bei monolateralen Lähmungen durchaus funktionelle Verbesserungen durch operative Verfahren möglich sind.

20.1.1 Sekundäreingriffe an der Schulter

Schulterprobleme bei Kindern mit Zerebralparese sind extrem selten. Wenn sie jedoch auftreten, sind sie meistens schwierig zu behandeln und palliative Aspekte stehen im Vordergrund. Besonders Patienten mit dystonen und athetoiden Bewegungsstörungen können Schulterluxationen entwickeln, die dann gelegentlich zu schweren Schmerzen aufgrund zunehmender arthrotischer Veränderungen führen können. Wenn konservative Maßnahmen inklusive medikamentöser Maßnahmen oder Botulinumtoxininjektionen versagen, müssen ggf. operative Maßnahmen in Erwägung gezogen werden. Bei schmerzhaften vorderen Luxationen können die gewöhnlichen ventralen Stabilisierungstechniken angewandt werden. Bei zunehmend schmerzhaften hinteren Luxationen haben Weichteiltechniken eine schlechte Prognose und Schulterarthrodesen sind meistens die Methode der Wahl (Miller 2005).

20.1.2 Ellenbogen und Unterarm

Bei schwerer Spastik entwickeln sich häufig **Beugekontrakturen des Ellenbogens**. Wesentlich verantwortlich für die Fehlstellungen ist der M. biceps als zweigelenkiger Muskel. Daneben entwickeln sich jedoch auch Verkürzungen des M. brachialis und brachioradialis. Bei Patienten mit unilateraler Zerebralparese haben Beugekontrakturen kosmetische und funktionelle Bedeutung, während bei Patienten mit schwerer Betroffenheit palliative Aspekte führen, z. B. wenn Beugekontrakturen von 100° und mehr eine Säuberung der Ellenbeuge und eine Vermeidung von Hautinfektionen oder gar Pilzbefall erheblich erschweren. Bei diesen schweren Kontrakturen sollte ein komplettes Release von M. biceps, M. brachialis und M. brachioradialis erfolgen. Anschließend sollte eine Orthesenbehandlung verordnet werden, um den Operationserfolg zu erhalten.

> **Patienten mit Hemiparese und guter Funktion der betroffenen oberen Extremität profitieren von einer Verlängerung des M. biceps, während bei Patienten mit eingeschränkter Funktionalität eine Release von M. biceps und M brachialis sinnvoll ist.**

Eine Arthrolyse des Ellenbogengelenkes ist zur Korrektur der Beugekontraktur nicht erforderlich. Besonders, wenn Release-Operationen gegen Ende der Wachstumsphase durchgeführt werden, kann man mit einen nachhaltigen Ergebnis rechnen (Mital 1979).

Gleichzeitig vorliegende **Luxationen des Radiuskopfes** findet man in bis zu 27 % (Miller 2005). Eine Operationsindikation besteht dann, wenn Schmerzen bestehen oder wenn eine Hautperforation durch den Radiuskopf droht. Operative Behandlungen der Luxation mit Rekonstruktion des Radiusköpfchens haben keine hohen Erfolgsaussichten. Eine Resektion des Radiusköpfchens kann die Symptome beseitigen, sollte aber bevorzugt nach Wachstumsabschluss erfolgen.

In Kombination mit Beugekontrakturen des Ellenbogens findet man häufig **Pronationskontrakturen des Unterarmes**. Auch hier sind wieder Patienten mit monolateraler Zerebralparese und schwer betroffene Patienten mit GMFCS Niveau IV oder V betroffen. Verantwortlich für die Entstehung der Kontraktur ist der M. pronator teres. Wenn im Rahmen einer operativen Korrektur ein Release des stärksten Supinators (M. biceps) durchgeführt wird, muss man mit einer Zunahme einer bereits vorhandenen Pronationskontraktur des Unterarmes rechnen.

Meistens handelt es sich um dynamische Kontrakturen. Therapeutisch kommt entweder ein Release des M. pronator teres oder ein Re-Routing in Betracht (Döderlein 2007). Ein Re-Routing kann sich aus funktionellen Gesichtspunkten anbieten, um die aktive Supination zu verbessern. Ein Transfer des Pronator teres z. B. auf den M. extensor carpi radialis bietet sich dann an, wenn gleichzeitig eine Flexionsfehlstellung des Handgelenkes vorliegt.

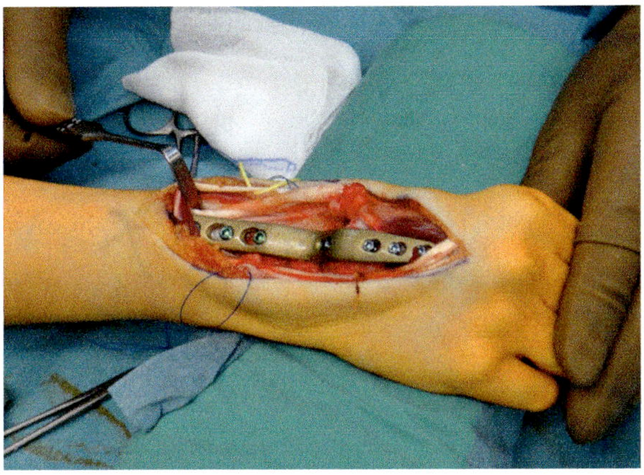

Abb. 20.1 Stabilisierung einer Handgelenksarthrodese durch eine winkelstabile Platte

20.1.3 Eingriffe an Handgelenk und Hand

Beim so genannten **eingeschlagenen Daumen** (»Thumb-in-palm-Deformität) besteht das Korrekturprinzip in einem Release der verkürzten Weichteilstrukturen (M. adductor pollicis) und einer gleichzeitigen Augmentation der schwachen Extensoren und Abduktoren durch den M. brachioradialis oder M. flexor carpi radialis (Sakellarides et al. 1995). Bei einem instabilen Daumen kann einen Arthrodese des Daumengrundgelenkes sinnvoll sein (Döderlein 2007).

Bei **Flexionsfehlstellungen des Handgelenkes** kann ein Transfer des M. flexor carpi ulnaris auf den M. extensor carpi radialis brevis oder longus erfolgen. Wenn sehr schwache Fingerstrecker vorliegen, kann der Transfer auch auf die Sehnen des M. extensor digitorum longus vorgenommen werden (Döderlein 2007; Miller 2005). Nach eigenen Erfahrungen können dadurch zuverlässig gute Ergebnisse erzielt werden. Bei der Evaluierung vor der Operation muss immer darauf geachtet werden, dass eine ausreichend gute aktive Beugefähigkeit der Finger vorliegt.

Bei **fixierten Handgelenksdeformitäten** kann zur Verbesserung der Funktion auch eine Handgelenkarthrodese durchgeführt werden. In diesen Fällen muss in der Regel die proximale Handwurzelreihe, in schweren Fällen auch beide Handwurzelreihen reseziert werden. Die Stabilisierung erfolgt dann entweder mit Kirschner-Drähten oder einer Osteosyntheseplatte (Abb. 20.1). Ein Minimum an aktiver Fingerbeugung und Streckung sollte jedoch vorhanden sein.

Maßnahmen im Bereich der oberen Extremitäten sind bei Zerebralparese nicht sehr häufig erforderlich und werden meist aus palliativen Gesichtspunkten durchgeführt. Gerade bei monolateraler Zerebralparese sind jedoch durch operative Verfahren funktionelle Verbesserungen möglich.

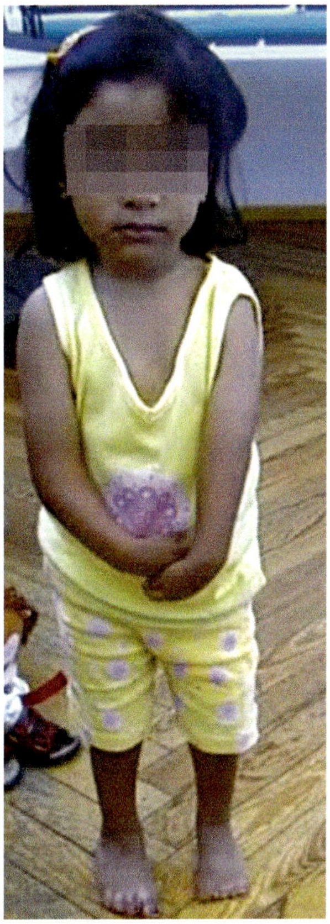

Abb. 20.2 Typische klassische Form der Arthrogrypose

20.2 Arthrogryposis multiplex congenita

Bei Kindern mit AMC sind rekonstruktive Maßnahmen sehr gut abzuwägen, da Muskulatur nur sehr spärlich angelegt ist. Es können jedoch Verbesserungen der Funktion durch Osteotomien oder Arthrolysen sinnvoll sein.

Die folgenden Ausführungen beziehen sich auf die typisch klassische Arthrogrypose, die auch als Amyoplasie bezeichnet wird. Das klinische Bild mit Innenrotation im Bereich der Schultern, Streckkontrakturen im Bereich der Ellenbogen und Beugekontrakturen der Handgelenke mit sich häufig überkreuzenden Armen ist charakteristisch (Abb. 20.2).

Folgende Prinzipien gelten für die orthopädische Behandlung im Bereich der oberen Extremitäten: Erhaltung oder Verbesserung der Gelenkbeweglichkeit vor Maßnahmen zur Verbesserung der aktiven Beweglichkeit, Erlernen bimanueller Funktionen sowie die Betrachtung der oberen Extremität als Funktionseinheit (Herring 2007). Kinder mit Arthrogrypose können bemerkenswerte Anpassungsstrategien entwickeln, und bei der Evaluation und Therapieplanung ist dieses unbedingt zu berücksichtigen, um diese Funktionsanpassungen nicht negativ zu beeinflussen (Staheli 1998).

So macht die Herstellung einer aktiven Beugefähigkeit im Ellenbogengelenk nur dann einen Sinn, wenn eine gewisse Abduktionsfähigkeit im Schultergelenk vorhanden ist. Schon die Herstellung einer passiven Beweglichkeit des Ellenbogens ist funktionell ein Gewinn, weil dadurch ein Hand passiv zum Mund geführt werden kann.

20.2.1 Sekundäreingriffe an der Schulter

Die Schulter ist durch Einschränkung der Beweglichkeit zwischen Skapula und Thorax und im Glenohumeralgelenk häufig in Innenrotation und Adduktion eingestellt. Durch eine **außenrotierende Osteotomie** kann eine deutliche funktionelle Verbesserung der gesamten oberen Extremität erreicht werden (■ Abb. 20.3). Bevorzugt sollte ein solche Osteotomie entweder mit einer winkelstabilen Platte oder mit einem Fixateur externe durchgeführt werden, weil man dadurch auf eine Immobilisation der Extremität verzichten kann. Die Operation kann ggf. mit einer Verlängerung von M. pectoralis und subscapularis kombiniert werden.

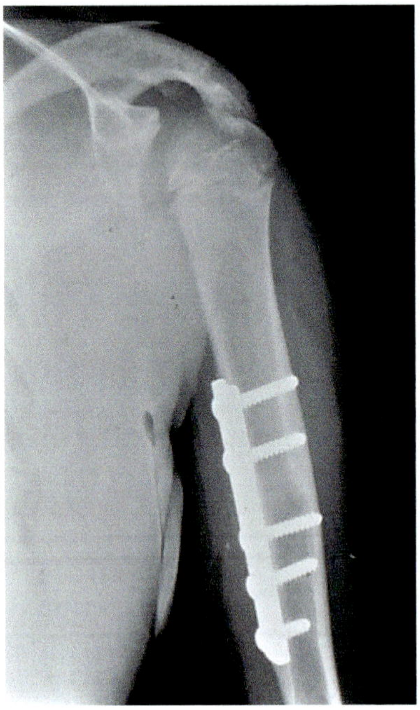

■ **Abb. 20.3** Plattenosteosynthese nach außenrotierender Osteotomie des Humerus

20.2.2 Eingriffe im Bereich des Ellenbogens

Ziel der Behandlung am Ellenbogen ist es, eine **Beugefähigkeit von mehr als 90°** zu erreichen. Sollte dieses in den ersten Lebensjahren durch konservative Maßnahmen nicht möglich sein, so ist ein Trizepsverlängerung in Kombination mit einer dorsalen Kapsulolyse erforderlich. Bei dieser Operation sollte der Nervus ulnaris aus dem Sulkus gelöst und nach ventral transponiert werden. Eine intensive krankengymnastische lang andauernde Behandlung ist anschließend erforderlich, weil ein Verlust an erreichter Beugefähigkeit oder auch die Entwicklung einer Beugekontraktur eintreten kann. Eine solche Operation sollte in den ersten Lebensjahren durchgeführt werden. Zu einem späteren Zeitpunkt kann schon eine erhebliche Inkongruenz des Gelenkes vorliegen, so dass zum einen eine harmonische Scharniergelenksbeweglichkeit erschwert wird. Zum anderen bewirkt diese Inkongruenz eine erhebliche Schwierigkeit, die erreichte Gelenkbeweglichkeit auch zu erhalten.

Es sind eine Reihe von Operationsverfahren entwickelt worden, um eine aktive Ellenbeugung erzielen zu können. Viele dieser Verfahren haben erhebliche Nachteile. So führt eine Transposition des Bizeps auf den Trizeps regelhaft zu einer Beugekontraktur des Ellenbogengelenkes. Eine Transposition des M. latissimus dorsi oder des M. pectoralis major (Carroll u. Kleinmann 1979; Zancolli 1973) führt zu erheblichen kosmetischen Problemen, insbesondere bei Mädchen. Am geeignetsten erscheint noch der Ersatz der fehlenden Beugefunktion durch den langen Kopf des M. triceps (Herring 2007).

20.2.3 Eingriffe an Handgelenk und Hand

Das Handgelenk bei AMC weist häufig eine variable, aber **fixierte Ulnardeviation** und **Flexionsfehlstellung** auf. Die Handgelenksextensoren sind nicht funktionsfähig. Häufig finden sich knöcherne Verbindungen der proximalen und distalen Handwurzelreihe, während das Gelenk zwischen Radius, Ulna und proximaler Handwurzelreihe erhalten ist (■ Abb. 20.4).

Zur Korrektur hat sich die V-förmige karpale Osteotomie der Handwurzel mit dorsoradialer Basis sehr bewährt. Die muss ggf. mit einer Verlängerung der volaren Unterarmstrukturen kombiniert werden. Eine quere Inzision der Unterarmfaszie, ggf. in Kombination mit einem Release der fibrotischen Handgelenksflexoren ist dabei häufig erforderlich. Eine Alternative zu diesem Verfahren ist die langsame Weichteildistraktion durch einen Fixateur externe (■ Abb. 20.5). Nach eigenen Erfahrungen ist bei dieser Technik die operative Verlängerung der volaren Unterarmstrukturen meistens entbehrlich.

Erfolgreich ist in der Regel auch die Korrektur eines eingeschlagenen Daumens (»Thumb-in-palm«-Deformität), wobei neben einem Release der kontrakten Weichteilstrukturen auch eine Arthrodese des 1. MTP-Gelenkes sinnvoll sein kann (Staheli 1998).

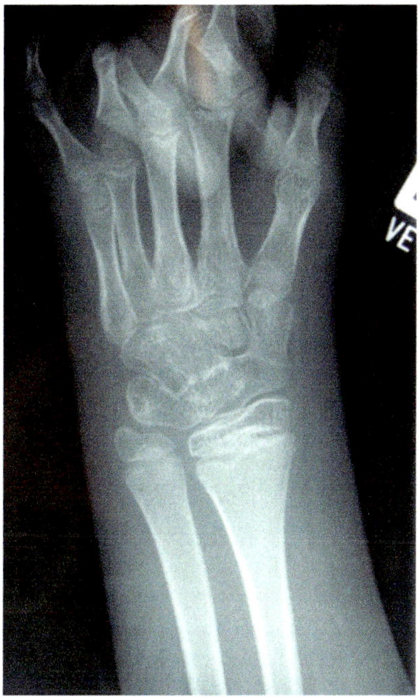

Abb. 20.4 Bei AMC liegen häufig knöcherne Verbindungen der proximalen und distalen Handwurzelreihe vor

> **Konservative Behandlungsverfahren haben zunächst bei AMC erste Priorität. Gute Indikationen für operative Verfahrene sind eine Außenrotationsosteotomie des Humerus zur Korrektur der Innenrotation der Schulter, eine dorsale Arthrolyse des Ellenbogens und Verlängerung des Trizeps zur Herstellung einer Beugefähigkeit und eine V-Osteotomie im Bereich des Handgelenks zur Korrektur einer Volarflexions-Fehlstellung.**

20.3 Plexusparesen

Bei Kindern mit Plexusparese können Rekonstruktionen im Bereich der oberen Extremitäten hilfreich sein, wenn plastisch-neurochirurgische Eingriffe einen unzureichenden Effekt hatten oder wenn Residualzustände bestehen, die zu signifikanten Funktionsstörungen geführt haben.

Eine komplette Wiederherstellung nach Plexusparese wird in ca. 50 % der Spontanverläufe beobachtet, wobei die Angaben in der Literatur jedoch erheblich schwanken (7–95 %). Mindestens 10–20 % haben jedoch ausgeprägte funktionelle Störungen im Bereich der oberen Extremität. Auch nach frühzeitiger mikrochirurgischer Plexus-Intervention verbleiben häufig residuelle Funktionsstörungen, die dann unterschiedliche Wiederherstellungsmaßnahmen erfordern.

20.3.1 Eingriffe an der Schulter

Bei den Folgezuständen an der Schulter muss man unterscheiden, ob es sich noch um eine kongruente Situation oder bereits um eine inkongruente Situation des Glenohumeralgelenkes handelt (Abb. 20.6). Als Folge einer unzureichenden Erholung der Außenrotation des

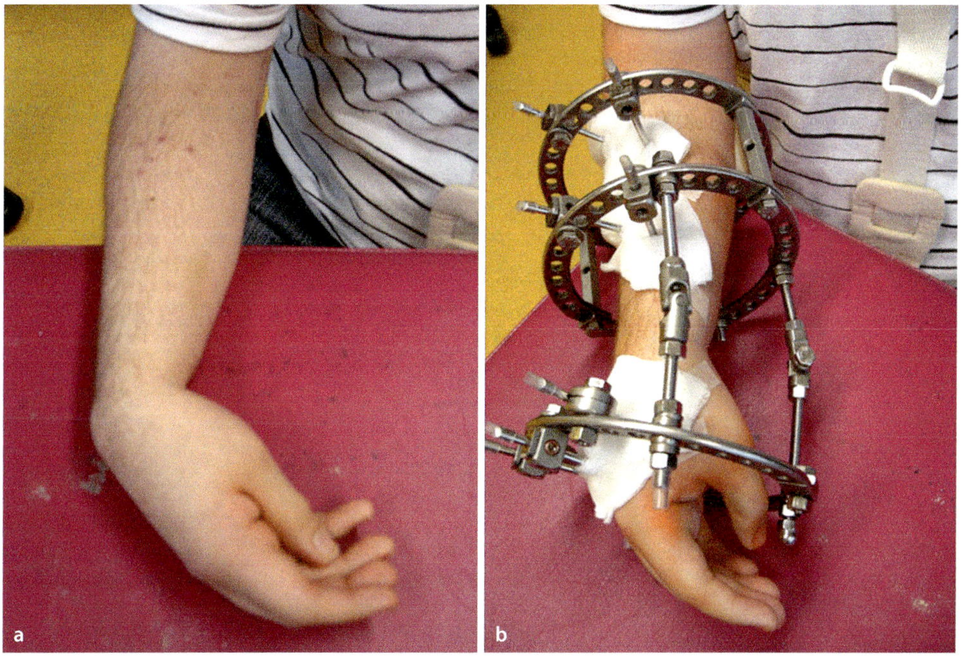

Abb. 20.5a,b Patient mit typischer kontrakter Handgelenksdeformität vor (**a**) und nach (**b**) Arthrodiastase durch einen Fixateur externe

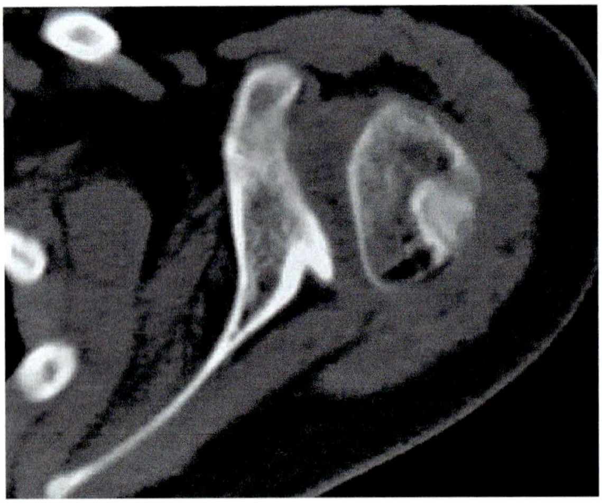

Abb. 20.6 Erhebliche Abflachung des Humeruskopfes und des Glenoids mit resultierender Inkongruenz

Schultergelenkes entwickelt sich nicht selten eine hintere Subluxation des Schultergelenkes, die dann zu einer Verformung der Artikulationspartner führt. Ursache dafür ist die muskuläre Imbalance mit einer Schwäche der Außenrotatoren mit unzureichender Stabilisierung der hinteren Kapsel und gleichzeitiger Kontraktur der ventralen Strukturen, insbesondere des M. subscapularis.

Liegt noch eine **Kongruenz** vor, so kann neben einer Kontrakturenlösung auch ein Transfer des M. latissimus dorsi auf den M. teres minor erfolgen. Der verkürzte M. subscapularis sollte dabei nicht am humeralen Ansatz, sondern im Bereich des skapulären Ursprungs vorgenommen werden. Die Herstellung der Muskelbalance kann zusammen mit der Lösung der Kontrakturen über einen axillären Zugang erfolgen. In wenigen Fällen muss ein Release der ventralen Strukturen erfolgen, z. B. durch eine Z-förmige Verlängerung des M. pectoralis major, ein Release des Lig. coracoacromiale oder auch noch ein Release bzw. Verlängerung des M. coracobrachialis und des kurzen Bizepskopfes.

Liegt **keine ausreichende Gelenkkongruenz** mehr vor, sollte man auf Muskeltranspositionen verzichten. In solchen Fällen bietet sich dann eher eine außenrotierende Umstellungsosteotomie des proximalen Humerus an. Dabei kommt es neben einer Verbesserung der Außenrotation auch zu einer verbesserten Abduktionsfähigkeit der betroffenen Schulter.

20.3.2 Eingriffe am Ellenbogen und Unterarm

Beugekontrakturen im Bereich des Ellenbogens entstehen vielfach auch in Kombination mit einer persistierenden Innenrotationsfehlstellung des Schultergelenkes. Bei der Überlegung, eine Beugekontraktur des Ellenbogengelenkes zu korrigieren, sollte die muskuläre Funktion von

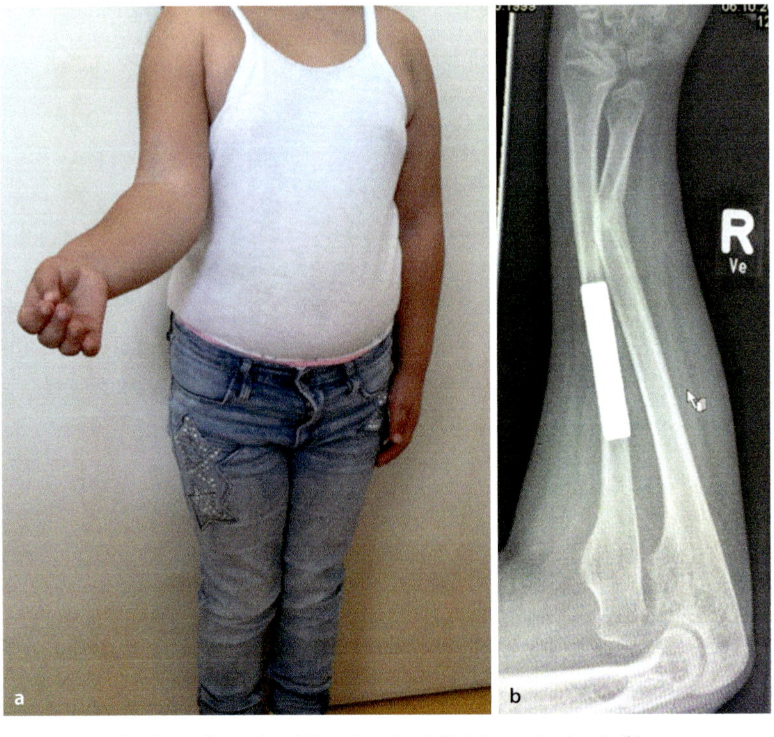

Abb. 20.7a,b Ausgeprägte Supinationskontraktur (**a**) und Korrektur durch Rotationsosteotomie (**b**)

Beugern und Streckern eingeschätzt werden. Liegt keine ausreichende aktive Ellenbogenstreckung vor, ist ein Rezidiv vorprogrammiert. Im anderen Fall, kann durch eine vorsichtige Verlängerung der Beuger und einem Kapselrelease oder einer kompletten Kapselablösung durchaus eine Korrektur angestrebt werden.

Eine Einstellung des Unterarmes in leichter Pronationsstellung ist aus funktionellen Gründen zu bevorzugen. Eine komplette Pronations- oder Supinationsfehlstellung sollte korrigiert werden. In leichten Fällen kann eine Pronationsdeformität durch ein Rerouting des Pronator teres korrigiert werden, in schweren Fällen muss jedoch eine knöcherne Umstellungsosteotomie an Radius und Ulna erfolgen.

Das gleiche gilt für die Supinationsfehlstellungen. Auch hier könnte in leichten Fällen ohne aktive Pronationsfähigkeit ein Rerouting des Bizeps nach Zancolli erwogen werden, während in schweren Fällen knöcherne Korrekturen erfolgen müssen (Abb. 20.7).

20.3.3 Eingriffe an der Hand

Rekonstruktive Eingriffe an der Hand zur Funktionsverbesserung sind begrenzt, weil meistens die gesamte Handmuskulatur und auch die Sensorik betroffen sind und daher Sehnentransfers nicht Erfolg versprechend sind. In einzelnen Fällen kann eine Stabilisierung des Handgelenkes durch eine Arthrodese sinnvoll sein, um wenigstens eine leichte Funktionsverbesserung zu erzielen.

Operative Maßnahmen zur Erhaltung der Kongruenz des Schultergelenkes können früh erforderlich werden. Bei Inkongruenz kann eine Außenrotationsosteotomie, ggf. in Kombination mit einer Korrektur einer Beugekontraktur des Ellenbogens sinnvoll sein. Schwere Pronations- oder Supinationsfehlstellungen des Unterarmes können erfolgreich knöchern korrigiert werden.

20.4 Zusammenfassung

Bei Zerebralparese, Arthrogrypose und bei Plexusparese können aus palliativen Gesichtspunkten oder zur Funktionsverbesserung sekundäre rekonstruktive Eingriffe an den oberen Extremitäten in Erwägung gezogen werden. Dabei muss die gesamte obere Extremität als Einheit gesehen werden. So können Operationsindikationen an der Schulter nicht losgelöst von der Situation des Ellenbogens, der Stellung des Unterarmes oder des Handgelenkes und möglicher Kontrakturen der Finger gesehen werden. Bei Patienten mit Zerebralparese können schwere Beugekontrakturen von Ellenbogen, Kontrakturen der Handgelenke oder ein ausgeprägter eingeschlagener Daumen durchaus und palliativen Gesichtspunkten eine Operationsindikation darstellen. Bei Patienten mit unilateraler Zerebralparese können operative Maßnahmen auch zur Funktionsverbesserung eingesetzt werden, insbesondere bei Pronationskontrakturen oder zur Verbesserung der Handgelenksfunktion.

Kinder mit Arthrogrypose können die Behinderung, hervorgerufen durch Kontrakturen oder Schwäche der Muskulatur, häufig erstaunlich gut kompensieren. Dieses ist bei der Evaluation der Funktionalität der oberen Extremitäten unbedingt zu berücksichtigen. Eine Beseitigung einer Innenrotationskontraktur der Schulter oder Streckkontraktur des Ellenbogens oder eine Korrektur einer Handgelenkfehlstellung können jedoch funktionelle Verbesserungen ermöglichen.

Bei Patienten mit Plexusparese können trotz früher mikrochirurgischer Intervention Funktionsstörungen zurückbleiben. Die Erhaltung einer möglichst vollständigen passiven Beweglichkeit der Gelenke hat oberste Priorität, gefolgt von der Herstellung aktiver Bewegungsumfänge im Bereich von Schultern, Ellenbogen und Handgelenk durch operative Maßnahmen, wie z. B. einer Verlagerung des M latissimus dorsi auf den M. teres minor zur Herstellung einer Außenrotationsfähigkeit. Möglichkeiten zur Verbesserung einer aktiven Ellenbogenbeugung sind weiterhin begrenzt und nicht in jedem Fall ausreichend erfolgreich.

Literatur

Carroll RE, Kleinmann WB (1979) Pectoralis major transplantation to restore elbow flexion to the paralytic limb. J Hand Surg Am 4:501–507

Döderlein L (2007) Infantile Zerebralparese. Steinkopff, Darmstadt

Ezaki M, Carter PR (2004) Carpal wedge osteotomy for the arthrogrypotic wrist. Tech Hand Up Extrem Surg 8:224–228

Herring JA (2007) Disorders of the upper extremity. In: Tachdjian's Pediatric Orthopaedics, 4th ed. Saunders Elsevier, Amsterdam

Miller F (2005) Cerebral palsy. Springer, Berlin Heidelberg New York

Mital MA (1979) Lengthening of the elbow flexors in cerbral palsy. J Bone Joint Surg Am 61:515–522

Sakellarides HT, Mital MA, Matza RA, Dimakopoulos P (1995) Classification and surgical treatment of the thumb-in-palm deformity in cerebral palsy and spastic paralysis. J Hand Surg Am 20: 428–431

Staheli LT (1998) Arthrogryposis. Cambridge University Press, Cambridge

Strecker WB, Emanuel JP, Dailey L, Manske PR (1988) Comparison of pronator tenotomy and pronator rerouting in children with spastic. J Hand Surg Am 13:540–543

Zancolli E, Mitre H (1973) Latissimus dorsi transfer to restore elbow flexion. J Bone Joint Surg Am 55:1265–1275

Topographisch geordnete sekundäre Korrekturverfahren

J. Bahm

J. Bahm (Hrsg.), *Bewegungsstörungen der oberen Extremität bei Kindern*
DOI 10.1007/978-3-662-50426-0_21

21.1 Einleitung

Ist die eigentlich ursächliche Nervenschädigung einmal abgeheilt und der Prozess der Nervenregeneration abgeschlossen, stellt sich im Lauf der Zeit ein mehr oder weniger ausgeglichenes Muskelgleichgewicht ein, das neben anderen (z. B. knöchernen) Wachstumsfaktoren die Ausbildung der betroffenen Extremität beim Heranwachsenden mitbestimmt.

Die zu beobachtenden Funktionsbeeinträchtigungen in Form von Muskelschwächen, Ungleichgewichten, Knochen- oder Gelenkverformungen werden am besten topographisch geordnet und sollten natürlich nie isoliert, sondern auch in ihren Auswirkungen auf die gesamte Extremität betrachtet werden.

Die im Folgenden angesprochenen Probleme und chirurgischen Therapien verfolgen meist das Ziel der Funktionsverbesserung (und es scheint selbstverständlich, dass nur ein wirklich nutzbringender Funktionszuwachs auch eine Operationsindikation rechtfertigt); allerdings kommt es gerade bei Pubertierenden mit der vermehrten Aufmerksamkeit auf das Körperbild zu Fragen nach Korrektur des Aussehens, meist im Sinne einer »Unscheinbarmachung« des betroffenen Armes, dessen Aussehen sich bestmöglich der anderen, gesunden Extremität angleichen soll und dem Jugendlichen zu einer einfacheren sozialen Integration verhelfen kann (»ich möchte nicht durch die veränderte Stellung meines Armes auffallen«).

Im folgenden betrachten wir von proximal nach distal die häufigsten Einschränkungen (meist nach kindlicher Plexusläsion; Bahm 2004, 2014), wobei proximale Probleme einen globaleren Einfluss auf das Bewegungsschema haben (die Schulter orientiert nachhaltig die Hand im Raum) und ein Kraftverlust in der proximalen Muskulatur gerade beim Heranwachsenden (Zunahme des Extremitätengewichtes) langfristig nicht nur eine Verringerung des Bewegungsausmaßes, sondern auch belastungsabhängige Schmerzen und frühe Arthrosezeichen induzieren kann. So zeigte sich in einer retrospektiven Patientenbefragung auch, dass hier die Schulterregion bei jungen Erwachsenen das häufigste Problemfeld ist (Demy 2013).

21.2 Schulter

21.2.1 Innenrotationskontraktur der Schulter und glenohumerale Dysplasie

Die am häufigsten beobachtbare Fehlstellung ist in allen Altersgruppen die so genannte Innenrotationskontraktur der Schulter und glenohumerale Dysplasie.

Gerade bei den oberen und erweitert oberen kindlichen Plexusläsionen kommt es häufig, sowohl bei operierten als auch spontan regenerierenden Verletzungen, zu einem progressiven Rotationsungleichgewicht der Schulter, wohl durch eine unzureichend kompensierte Innenrotationskraft des früher und besser regenerierenden M. subscapularis. Nur bei schweren und vollständigen Läsionen bleibt dieses Ungleichgewicht aus und das glenohumerale Gelenk frei beweglich.

Wie bei zwei ungleichen Mannschaften beim Seilziehen entwickelt sich zuerst eine Innenrotationsfehlstellung (Übergewicht des M. subscapularis, fehlende bzw. sehr schwache aktive Außenrotation bei anfangs frei beweglichem Glenohumeralgelenk), die progressiv zur Innenrotationskontraktur (IRK, ▣ Abb. 21.1) werden kann, da das hauptsächlich durch Sehnen- und Muskelzug ausgesteuerte Glenohumeralgelenk sich vermehrt verändert, der Humeruskopf medial rotiert und dorsal subluxiert und sich das Glenoid dergestalt anpasst, indem sich ein eher dorsal gelegenes Pseudoglenoid entwickelt und das eigentliche, vordere Glenoid verkümmert: Der Humeruskopf fixiert sich zunehmend in dieser innenrotierten, nach hinten subluxierten Stellung bei einem permanenten, nicht antagonisiertem Zug des M. subscapularis. Diese Veränderung der lokalen Biomechanik beeinflusst am wachsenden Gelenk sowohl die Form der Gelenkpartner (Abflachung des Humeruskopfes, verzögerte Verknöcherung der Epiphyse, multiple Verformungsmöglichkeiten des Glenoids) als auch deren Anordnung (Version des Humeruskopfes und Glenoids).

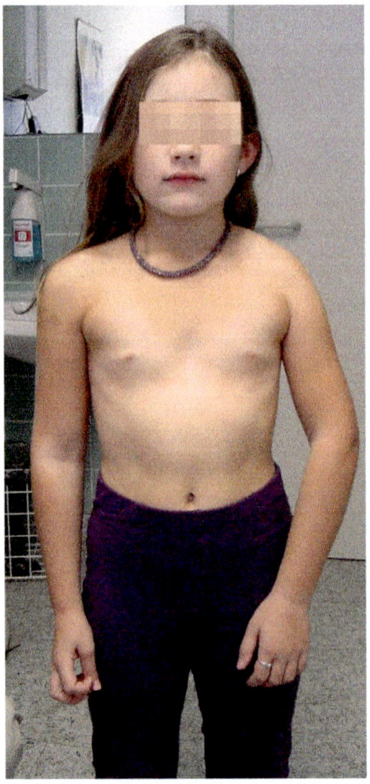

▣ **Abb. 21.1** Innenrotationskontraktur: klinische Beobachtung der innenrotierten Grundhaltung des Armes

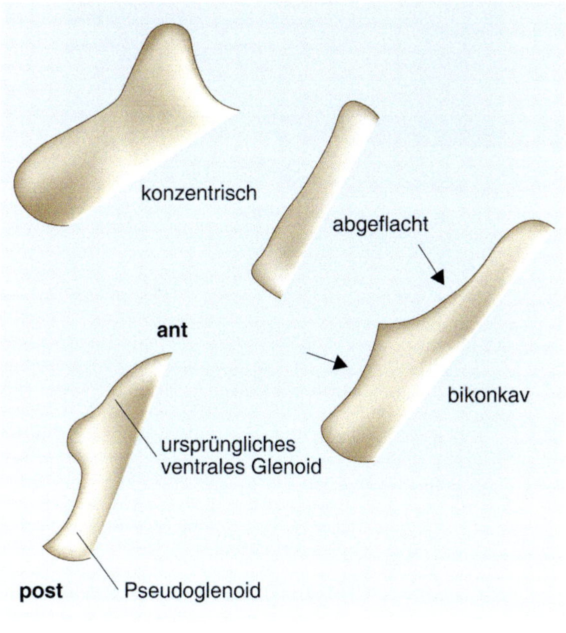

Abb. 21.2 Einteilung nach Water/Birch

Am auffälligsten sind hier die **Dysmorphien am Glenoid** (Abb. 21.2, Einteilung nach Waters 1998 und 2005 oder Birch 2001), wo es in Abhängigkeit der Ausprägung des dorsalen Pseudoglenoids im CT/MRT zu einem abgeflachten oder sogar konvexen Glenoid bzw. zu einer deutlichen Doppelschalenbildung kommen kann (bikonkave Struktur), kombiniert mit einer zunehmenden Retroversion, bis hin zu einem komplex dysmorphen, fast nicht mehr erkennbaren Gelenk beim jugendlichen Erwachsenen.

Außerdem wirkt sich diese veränderte Morphologie auch auf die übertragenen Hebelkräfte auf das Schulterblatt aus (dorsale bzw. inferiore Kontrakturen) und muss auch in Zusammenhang mit seltenen, aber komplexen Hypoplasien und Fehlstellungen des gesamten Schulterblattes gesehen werden (Nath et al. 2007; **SHEAR-Deformität**: »scapular hypoplasia and external and anterior rotation«; Abb. 21.3).

Die Diagnose dieser Veränderungen ist zuerst klinisch (Einschränkung der passiven und aktiven Bewegungsausmaße, insbesondere der passiven Außenrotation (pAR) bei angelegtem adduziertem (ADD) Oberarm (Abb. 21.4) und dann bildgebend (MRT oder Ultraschall beim jüngeren Kind, da Knorpel besser dargestellt werden können; CT und 3D-CT beim jungen Erwachsenen) (Abb. 21.5).

Die operative Strategie wird in Tab. 21.1 zusammengefasst. Beim **Säugling** gilt es, seltene peripartal bedingte, traumatische dorsale Humeruskopfsubluxationen (Schmelzer-Schmied et al. 2005) durch eine geschlossene Reposition in Narkose und einen Außenrotationsgips für 4 Wochen so früh wie möglich zu korrigieren (auch, um unter anschließend kongruenten Gelenkbedingungen besser die Erholung der aktiven Bewegungen verfolgen zu können) und ansonsten der Innenrotationsfehlstellung während der Erholungszeit der Außenrotatoren durch regelmäßige Dehnübungen des Gelenkes bei adduziertem Oberarm entgegen zu wirken (Abb. 21.6).

Bei **Kindern über 2 Jahren** mit bleibender IRK (pLR [ADD] unter 30°) muss die passive Bewegungsfreiheit durch eine operative vordere Schulterlösung (»anterior release«) (Abb. 21.7) oder durch eine Ablösung des M. subscapularis von der Schulterblattvorderseite über

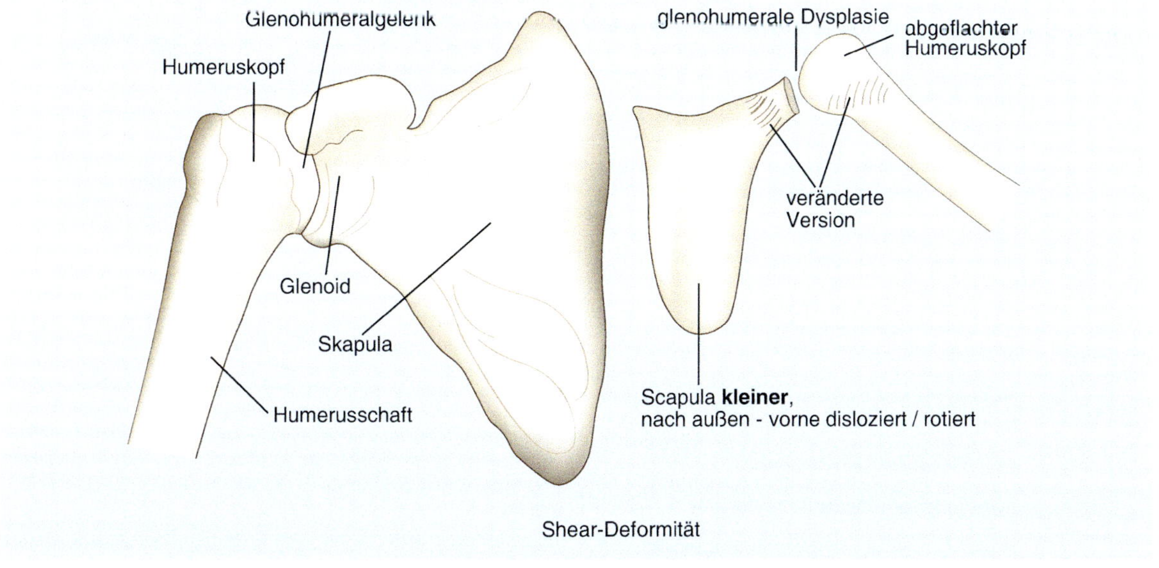

Abb. 21.3 SHEAR-Deformität

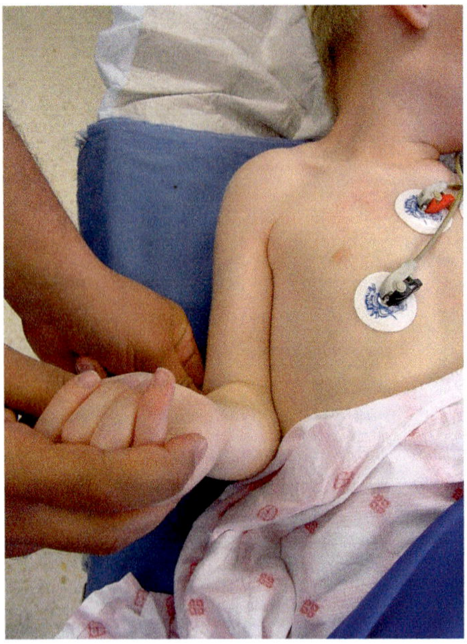

Abb. 21.4 Einschränkung der passiven Außenrotation (pAR) bei adduziertem Oberarm

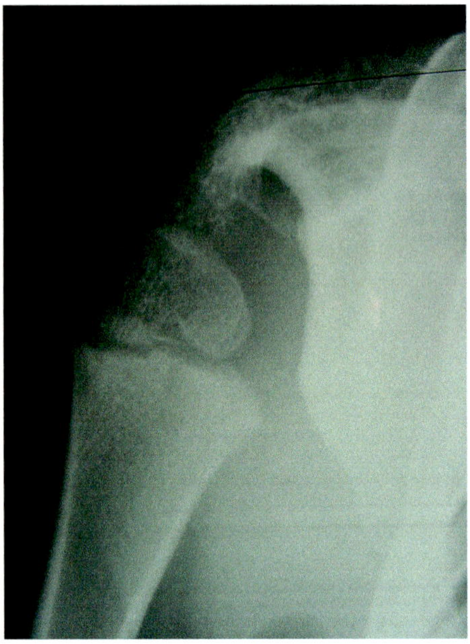

Abb. 21.5 Bildgebung vor einer Schulterlösung (Abb. 5.4)

Tab. 21.1 Strategie der Behandlungsplanung bei Innenrotationskontraktur

Zeitpunkt	Therapeutische Maßnahmen
So früh wie möglich	Glenohumerale Kongruenz herstellen, d. h. bei Subluxation des Humeruskopfes sofortige geschlossene Reposition in Narkose und 1 Monat Ruhigstellung in Adduktion-Außenrotation
	Passive Außenrotationsfähigkeit durch Dehnübungen erweitern (falls unter 30° bei adduziertem Oberarm) oder halten
Vor 2 Lebensjahren	Falls vordere Schulterkontraktur mit eingeschränkter passiver Außenrotationsfähigkeit sich nicht durch konservative Maßnahmen hält: vordere Schulterlösung
	Falls im wesentlichen eine unkompensierte Aktivität des M. subscapularis besteht: Botulinumtoxin
	Falls die aktive Außenrotation schwach bleibt: Neurotisation des N. suprascapularis durch den N. accessorius
Nach 2 Lebensjahren	Ggf. noch Schulterlösung, aber häufig glenohumerale Dysplasie
	Muskelgleichgewicht anstreben, ggf. Muskeltransfer nach Hoffer zur Verstärkung der Außenrotation
	Erprobung später Nerventransfers
Über 6 Lebensjahren	Außenrotierende Humerusosteotomie
	Muskeltransfer nur noch bei guter Proportion Muskelmasse/Armgewicht

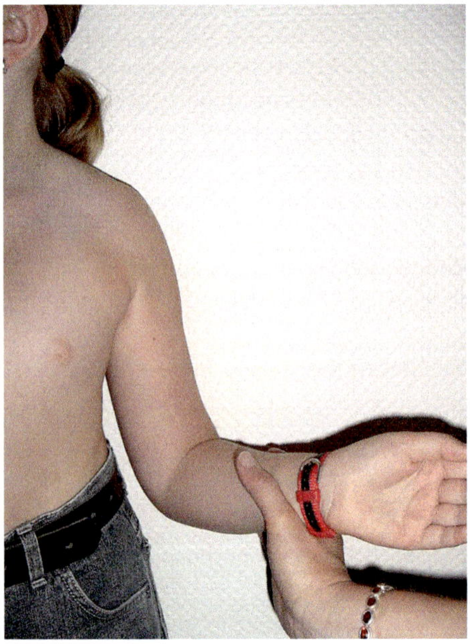

Abb. 21.6 Übung für die Außenrotation mit Dehnung der vorderen Gelenkkapsel und des M. subscapularis

Abb. 21.7a–j Operation des anterioren Release. **a** Präoperative Funktionsprüfung der passiven Außenrotationsfähigkeit bei bereits narkotisiertem Kind. **b** Subkutan prominent imponierendes Korakoid. **c** Deltopektoraler Zugang auf das Korakoid. **d** Reseziertes Korakoid. **e** Unmittelbar postoperativ verbesserte Außenrotationsfähigkeit der Schulter. **f** Reponierter Humeruskopf. **g** Naht der Subscapularissehne und der gemeinsamen Sehne von M. pectoralis minor und M. coracobrachialis. **h** Außenrotationsgips. **i,j** Postoperative Funktion

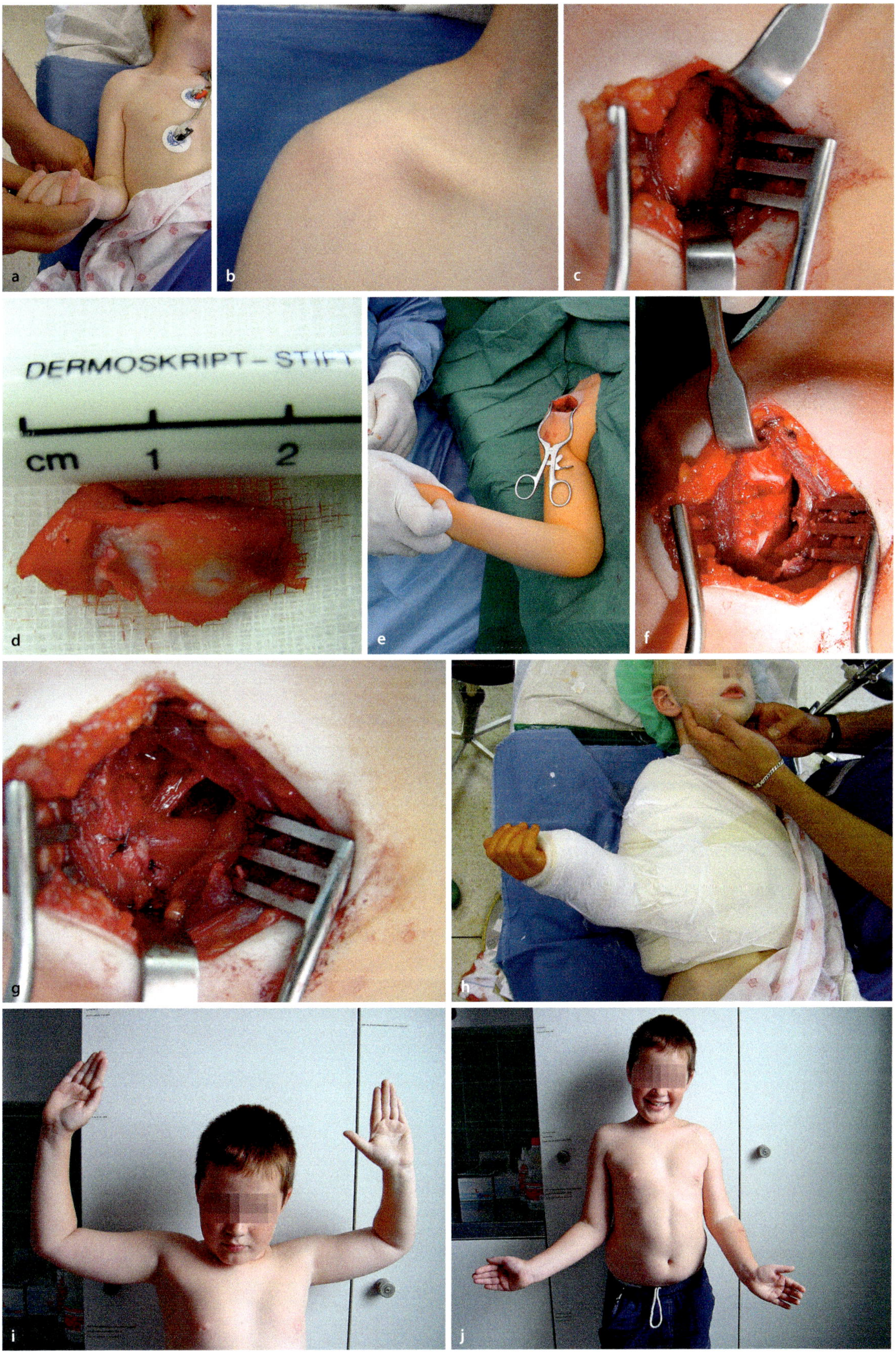
a
b
c
DERMOSKRIPT-STIFT
cm 1 2
d
e
f
g
h
i
j

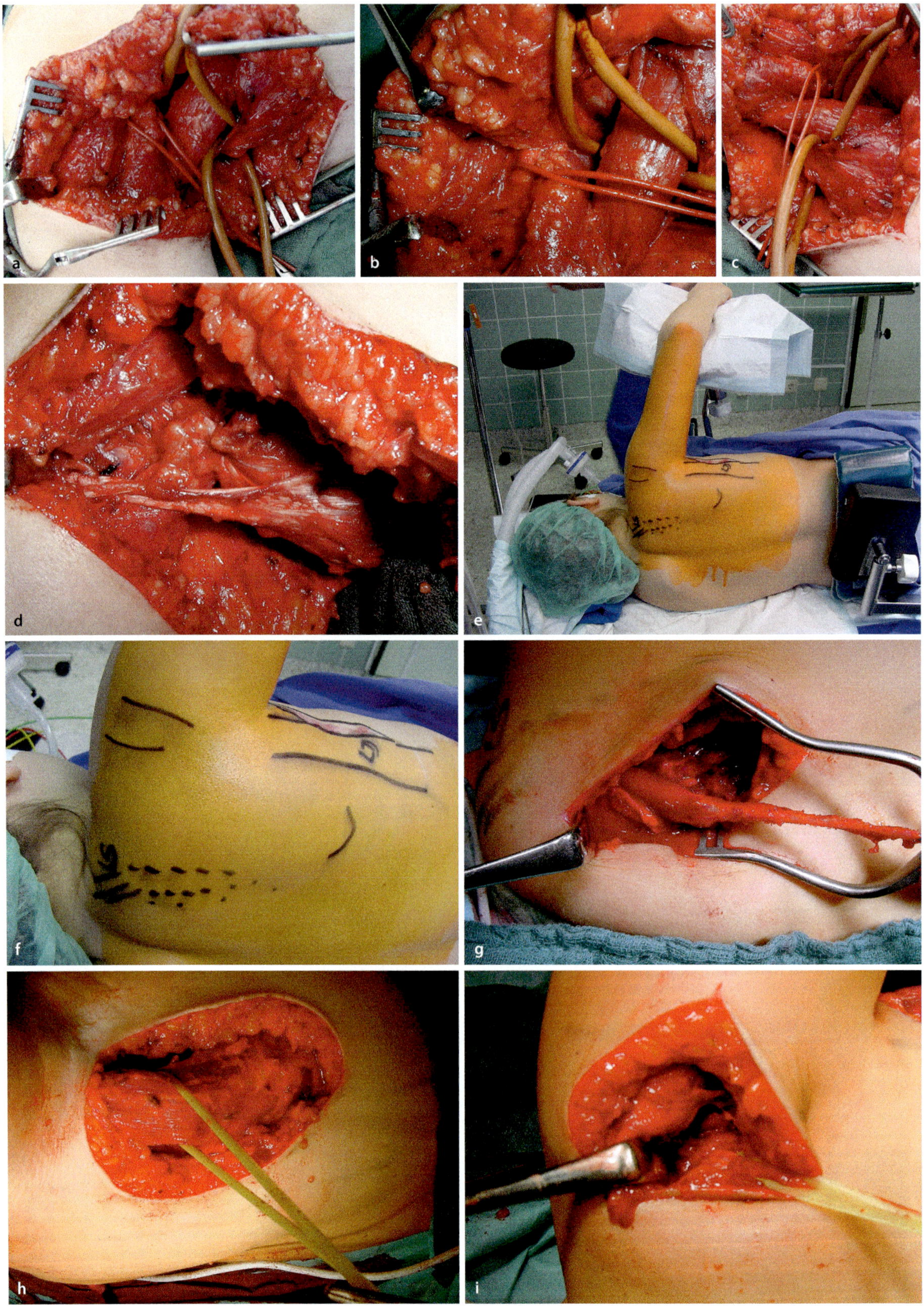

Abb. 21.8a–i Muskeltransfer nach Hoffer

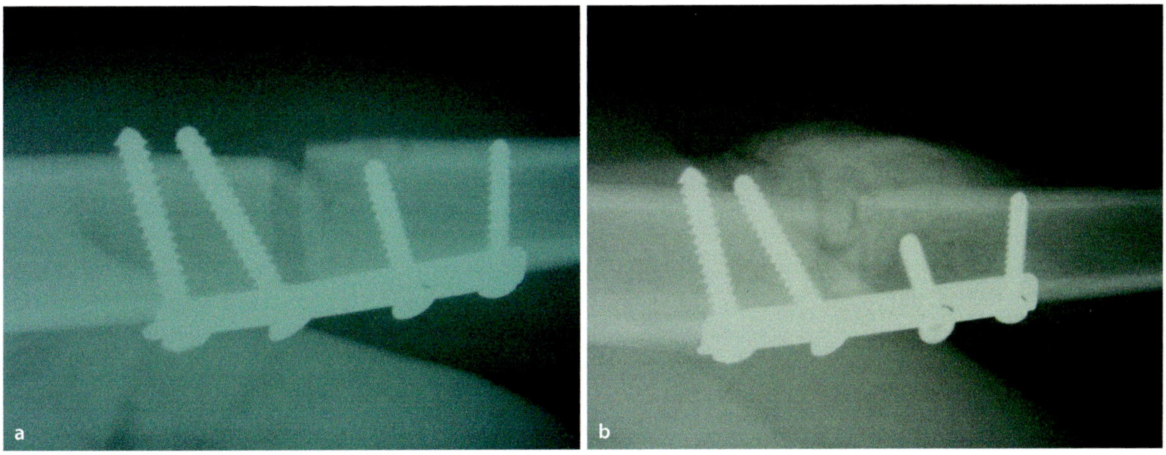

Abb. 21.9a,b Humerusosteotomie. **a-c** Selektive Präparation der Ansätze von M. latissimus dorsi und M. teres major. **d** Sehnenfixierung am Humeruskopf. **e,f** Lagerung und Schnittplanung bei selektivem Transfer beider Muskeln. **g-i** Spezifische Transposition beider Muskeln, um die Außenrotation bei angelegtem und abgespreizten Oberarm separat anzusteuern

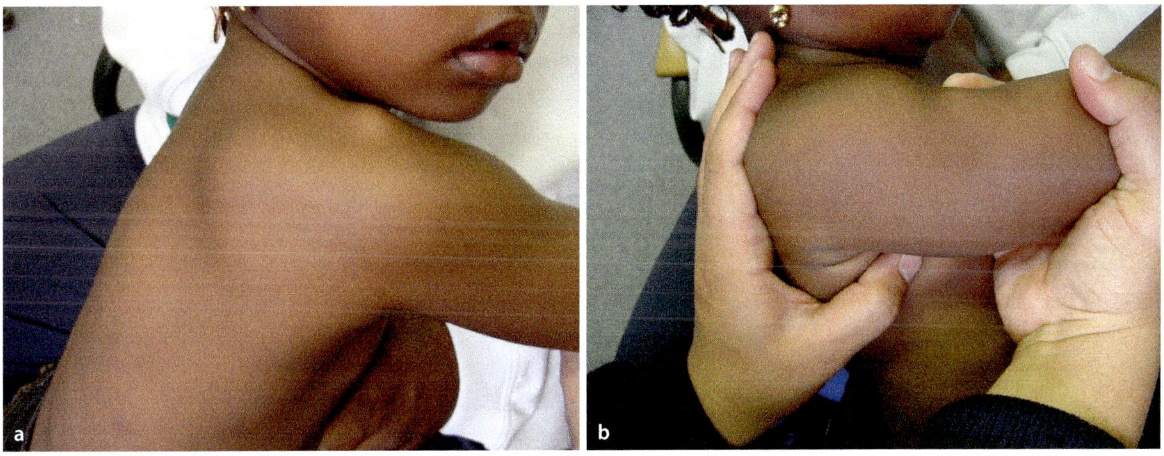

Abb. 21.10a,b Hintere Schulterkontraktur

einen lateralen Zugang (»subscapular slide«) dergestalt verbessert werden, dass sich erholende Außenrotatoren auch anschließend ein passiv in der Rotation freies Gelenk antreffen.

Bleibt auch **1 Jahr nach Gelenklösung** eine verbesserte Aktivität der Außenrotatoren aus, so können diese durch einen Muskeltransfer des M. latissimus dorsi und M. teres major (Hoffer et al. 1978; Abb. 21.8) und ggf. vorab durch einen elektiven Nerventransfer zur verbesserten Reinnervation des N. suprascapularis (Transfer des distalen Astes des N. accessorius XI auf den N. suprascapularis) augmentiert werden.

Ist mit **zunehmenden Alter** die Gelenkkongruenz verändert und sicher nicht mehr reversibel, kann durch eine außenrotierende Humerusosteotomie (mittels offener Osteotomie und Plattenosteosynthese oder perkutaner Osteotomie und Fixateur externe) bei belassener Gelenksituation der Bewegungssektor von einem übermäßig innenrotierten Bereich mehr in die Außenrotation verschoben werden (Abb. 21.9). Der letztere Eingriff führt nicht zu einer Erweiterung des aktiven oder passiven Bewegungsausmaßes, sondern »nur« zu einem Transfer des Bewegungssektors in einen nützlicheren, mehr natürlichen Sektor, was auch eine Vereinfachung anderer Bewegungsabläufe, insbesondere der Hand-zu-Mund-Bewegung, zur Folge hat (Abb. 21.10).

Ziele sind:

- Frühe Erkennung der Innenrotationstendenz und demnach Vorbeugung der Gelenkverformung
- Möglichst frühe operative Korrektur im Sinne des Releases zur Begrenzung der Dysplasie bei Gelenkinkongruenz
- Bestmögliche Verbesserung der passiven und aktiven Bewegungsausmaße, am besten durch eine Aus-

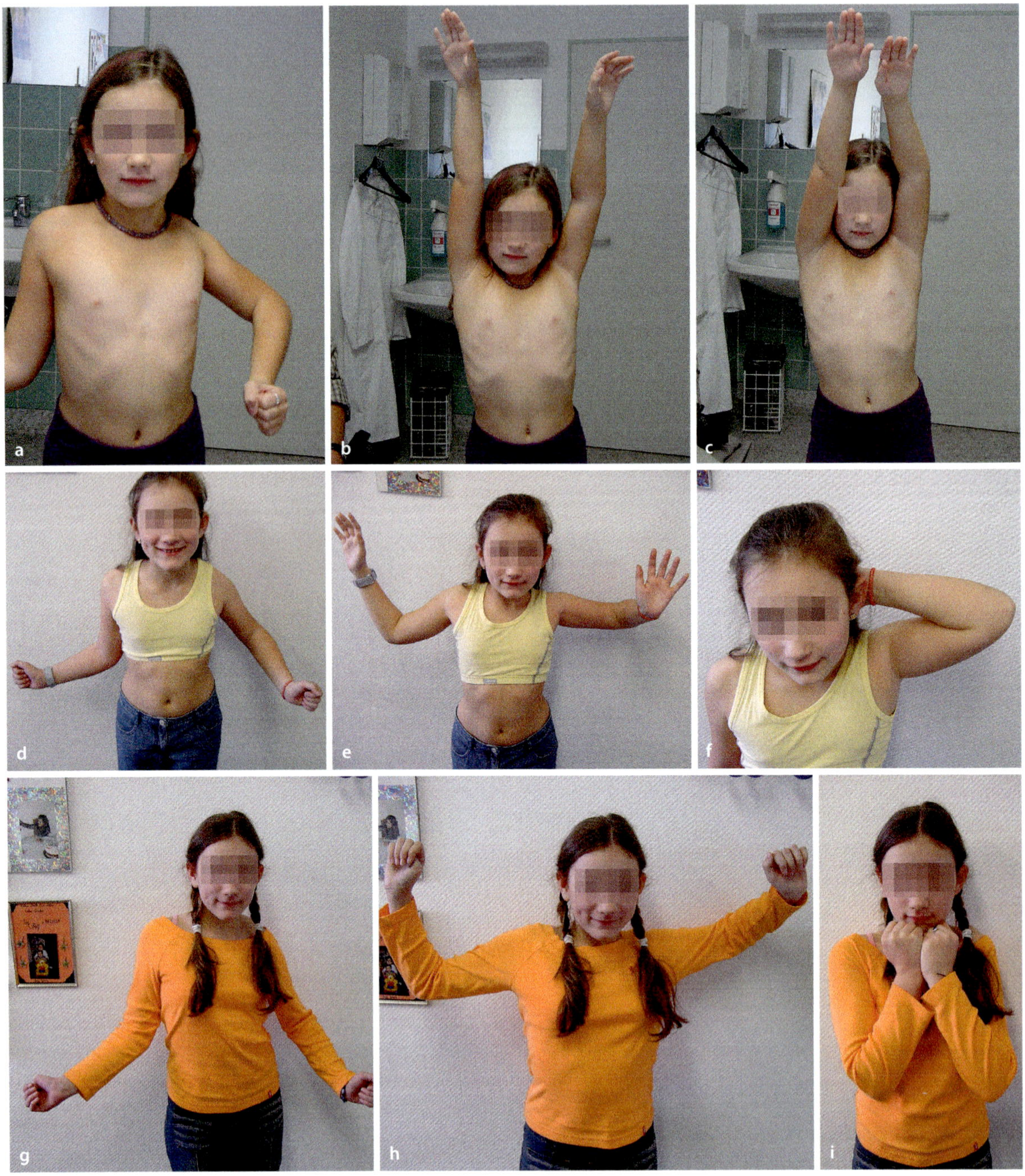

Abb. 21.11a–i Korrigiertes Bewegungsmuster

weitung des Bewegungssektors (Abb. 21.11), sonst zumindest durch einen Transfer in einen nützlicheren Sektor

In unserer Klientel der letzten 20 Jahre handelt es sich bei dieser dynamischen Gelenkfehlentwicklung um das häufigste und schwerwiegendste Sekundärproblem nach kindlicher Plexusparese, das trotz entsprechender Aufklärung und Veröffentlichungen immer wieder verkannt, unterschätzt und demnach zu spät und unzureichend behandelt wird – mit leider weitgehenden Konsequenzen auf die Beeinträchtigung der Rotationsbewegungen, die Ausprägung der Gelenkdysplasie und spätere nachhaltige Einschränkungen und Schmerzprobleme.

21.2.2 Abduktionsschwäche

Isolierte Muskelhypotrophien und Kraftverluste in den einzelnen Bewegungsrichtungen können durch Muskeltransfers verbessert werden. Eine eingeschränkte Antepulsion (Flexion) der Schulter durch Schwäche des M. pectoralis major wird selten augmentiert. Eine bleibende Abduktionsschwäche (den kombinierten Verlusten an M. deltoideus und supraspinatus geschuldet) kann nur mäßig durch einen **kranialen M.-trapezius-Transfer** (◻ Abb. 21.12) oder durch einen gefäßgestielten **M.-teres-major-Transfer** (◻ Abb. 21.13) augmentiert werden. Gerade deshalb ist hier in der Primärphase alles für eine gute Reinnervation des N. axillaris **und** suprascapularis zu tun, sei es durch die direkte Rekonstruktion des Truncus superior (insbesondere bei möglicher Direktnaht), sei es durch elektive Nerventransfers auf den N. axillaris und N. suprascapularis.

Bei jungen Erwachsenen und ansonsten abgeschlossenem Rekonstruktionsprogramm sollten bei sehr schlechter aktiver Schulterfunktion (aktive Abduktion unter 30°, kaum aktive Außenrotation) durchaus einmal die aktiven Bewegungen des Schulterblattes getestet und bei guter Skapulamobilität diese Kräfte auf den gesamten Arm durch eine glenohumerale Arthrodese übertragen werden: Gerade bei jungen Erwachsenen zeigen die Nachuntersuchungsergebnisse (Chammas et al. 2004) eine deutliche Zunahme der aktiven Funktion, verbunden mit einer stabilen Gelenksituation des ansonsten nach kaudal luxierenden Glenohumeralgelenkes.

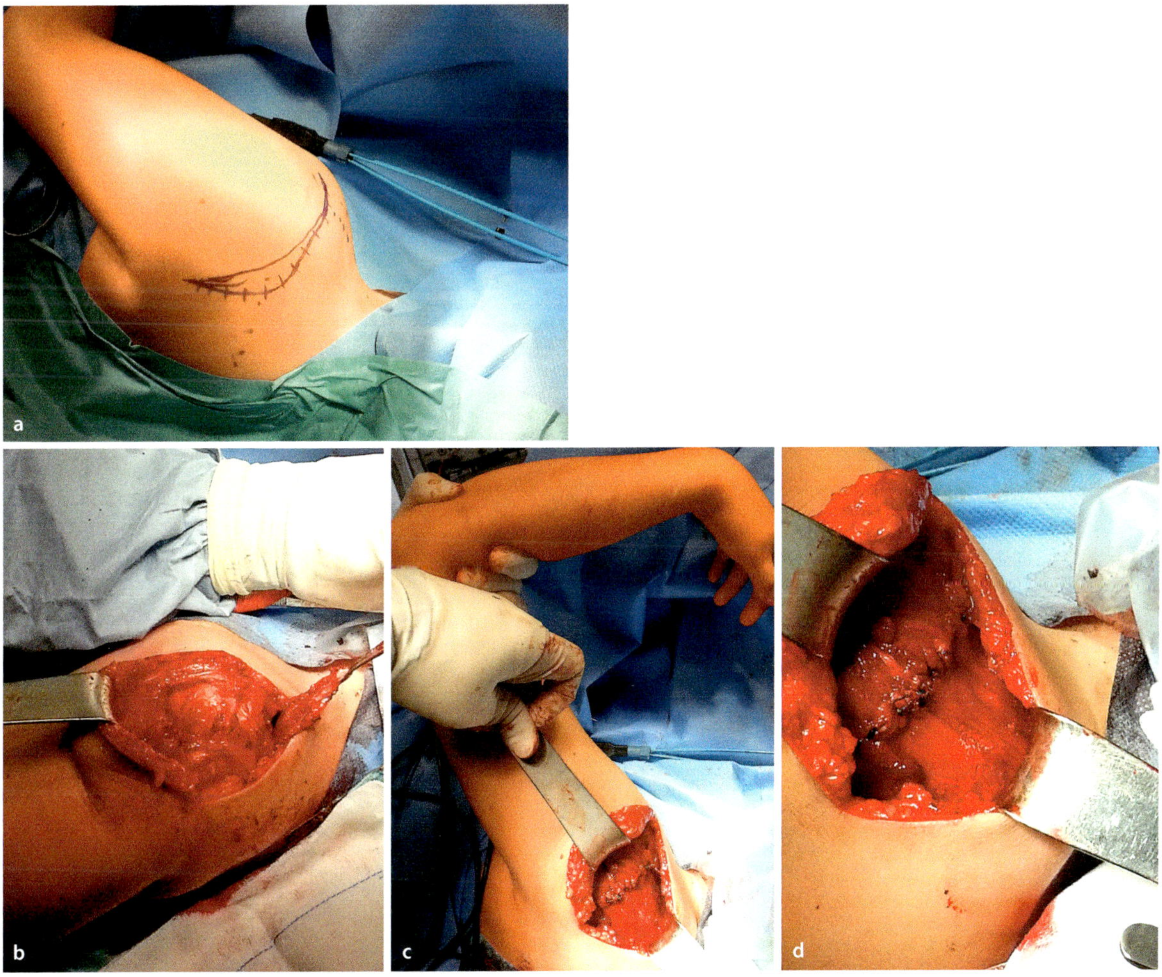

◻ **Abb. 21.12a–d** Kranialer Trapezius-Transfer

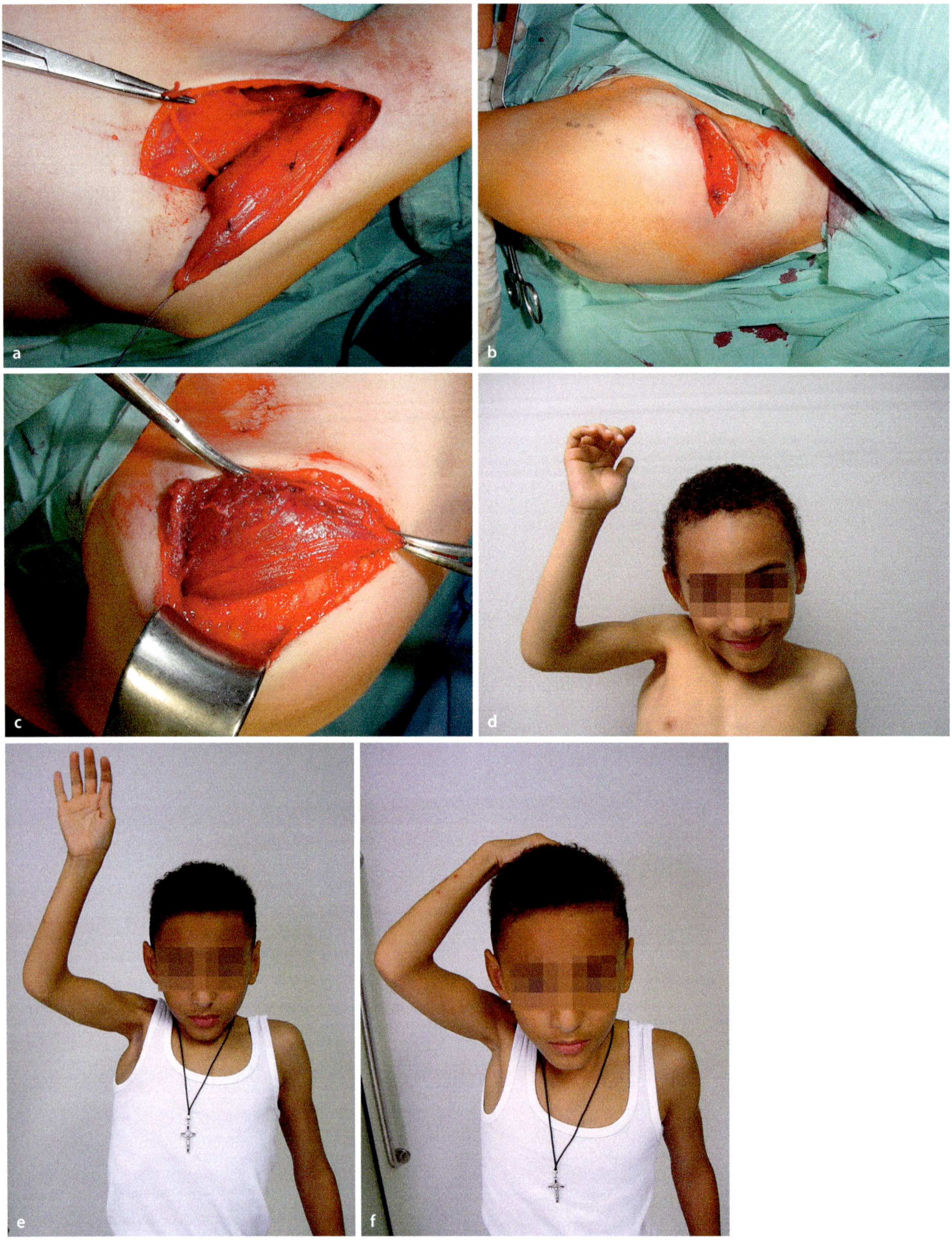

Abb. 21.13a–f M.-teres-major-Transfer

21.2.3 Schulterkontrakturen

Je nach der topographischen Lokalisation an der Schulter unterscheiden wir vordere, hintere und untere Kontrakturen, im Sinne von verhärteten Weichteilbrücken, die die passive (und demnach auch aktive) Gelenkbeweglichkeit beeinträchtigen:

Die **vordere Kontraktur** entspricht einer deltopektoralen Enge, wie sie für die oben beschriebene Innenrotationsfehlstellung typisch und eigentlich gleichbedeutend ist (◘ Abb. 21.14).

Die **hintere Kontraktur** bezeichnet eine dorsale Verhärtung am dorsalen Kapselbereich des Glenohumeralgelenkes, ohne dass im hinteren M. deltoideus pathologische Verhärtungen feststellbar wären. Nach unserer Einschätzung handelt es sich um fortgesetzte Hebelwirkungen, die auf ein dysplastisches Glenohumeralgelenk mit einem dorsalisierten (dorsal subluxierten) Humeruskopf einwirken und demnach bei Anteversion-Medialisierung des Humeruskopfes das Schulterblatt mit nach außen-hinten ziehen und ähnlich einer Scapula alata etwas auf- und abstellen. Es handelt sich hier aber keineswegs um eine Lähmungsfolge des M. serratus anterior, die neurochirurgisch oder durch Muskelverlagerung korrigiert werden könnte; meist tolerieren wir das abstehende Schulterblatt, informieren die Eltern und empfehlen höchstens bei kleinen Kindern Dehnübungen des hinteren Kapsel-Band-Apparates (◘ Abb. 21.15).

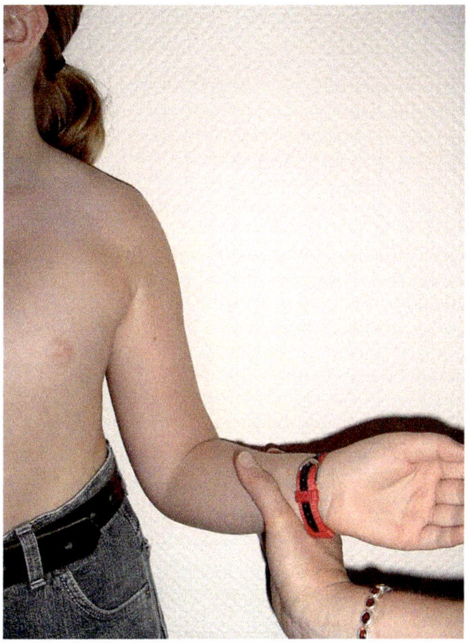

◘ **Abb. 21.14** Vordere Kontraktur, Dehnübungen

Die **untere Kontraktur** entspricht einer deutlich tastbaren Verhärtung am unteren Winkel zwischen Schulterblatt und Oberarm und einer lokalen, strangartigen Verdickung der Muskelfaszie des M. latissimus dorsi, die wir auch vereinzelt isoliert oder bei Hebung bzw. Transfer dieses Muskels erfolgreich exzidiert haben (◘ Abb. 21.16).

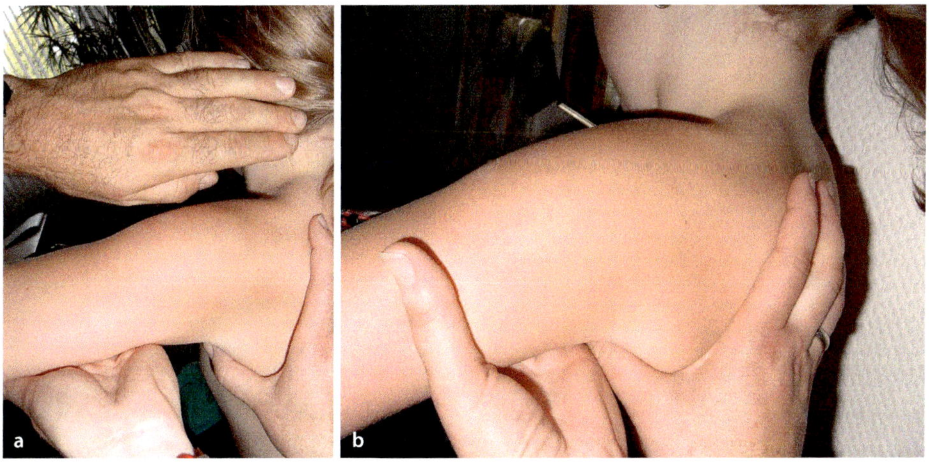

◘ **Abb. 21.15a,b** Hintere Kontraktur, Dehnübungen

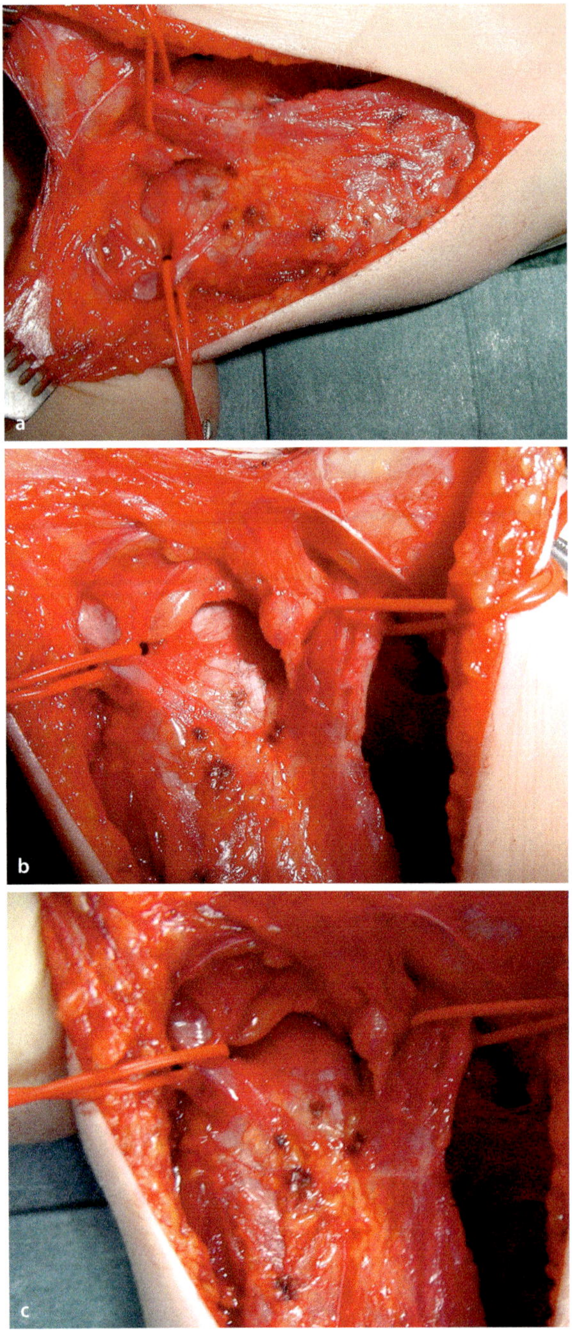

Abb. 21.16a–c Untere Kontraktur, Operationssitus

21.3 Ellenbogen

Auf die Ellenbogenregion wirken nicht nur die Beuger und Strecker ein, sondern über das proximale Radioulnargelenk (und insbesondere das Radiusköpfchen) auch die Drehmomente der Prosupination und ihre pathologischen Veränderungen (Abb. 21.17). Außerdem werden am Ellenbogen sehr gut die Auswirkungen pathologischer Muskelkoaktivationen, verursacht durch Mischreinnervationen im Neurom des Truncus superior und medius, hier die Ellenbogenbeuger und -strecker betreffend, sichtbar.

21.3.1 Kokontraktionen

Diese pathologischen Koaktivationen der antagonistische Beuger und Strecker führen zu einem charakteristischen dynamischen Bewegungsmuster, bei dem nach anfänglich gut beginnender Beugung bei zunehmendem Bewegungsausmaß die Beugung »stecken bleibt«, d. h. durch eine gleichzeitig aktivierte, vermehrte Ellenbogenstreckung ausgebremst wird.

Parallel durchgeführte nicht-invasive Oberflächen-EMG-Messungen der beiden Antagonisten haben dies klar identifizieren helfen und dokumentieren, wie die Applikation von Botulinumtoxin in den M. triceps das koaktive Bewegungsmuster beendet und die aktive Ellenbogenbeugung deutlich verbessert.

Erwähnt werden soll hier, dass eine Kokontraktion durchaus auch physiologisch sein kann (und uns beispielsweise erlaubt, den gebeugten Arm in einer bestimmten Position im Raum zu parken) und wir hier nur pathologische Koaktivationen nach proximalen Nervenschäden (die zu einer vermischten Verkabelung der motorischen Steuerkabel zu den Antagonisten geführt haben) betrachten und behandeln. Erfreulich ist, dass sich diese pathologischen Verkabelungen nach Nerventransplantationen und allgemein nach mikrochirurgischen Rekonstruktionen nur sehr selten finden und häufig bereits auf eine Botulinumtoxin-Behandlung positiv reagieren.

21.3.2 Beugeschwäche

Global schwache Beugemuskeln können durch den gestielten Transfer des M. latissimus dorsi (Video ▶ www.springermedizin.de/vzb-Bahm) oder durch einen freien Gracilis-Transfer gewinnbringend augmentiert werden.

Bei Kindern bis zu 2 (oder vielleicht sogar 3) Jahren kann durch eine lokale Exploration am vorderen Oberarm die Nervenversorgung am M. biceps und M. brachialis (beide motorischen Äste entspringen dem N. musculocutaneus) überprüft werden und im Sinne lokaler Nerven-

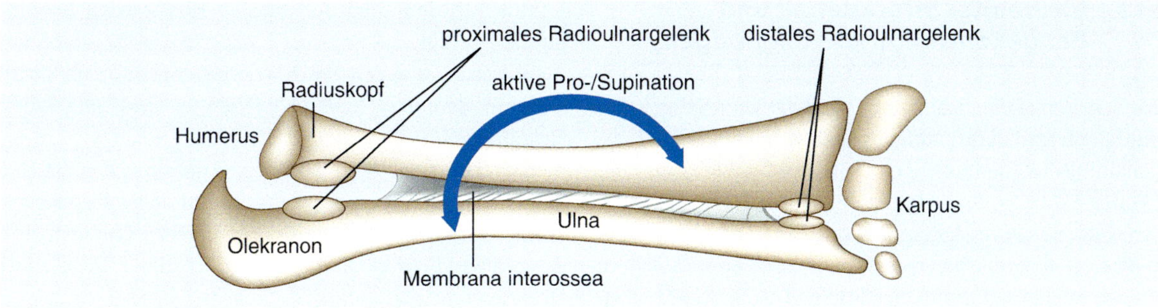

Abb. 21.17 Pathophysiologie des Ellenbogengelenks

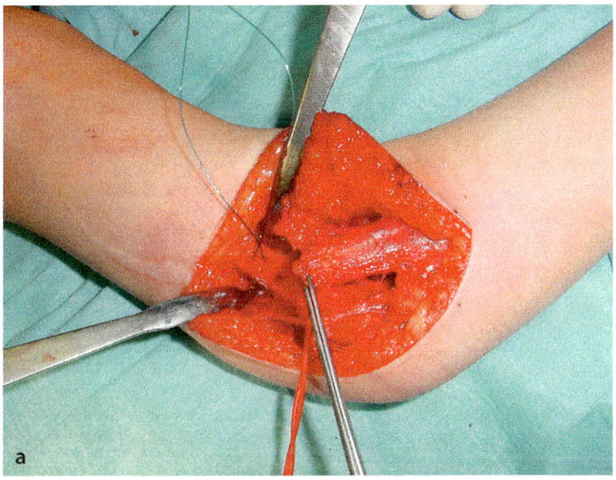

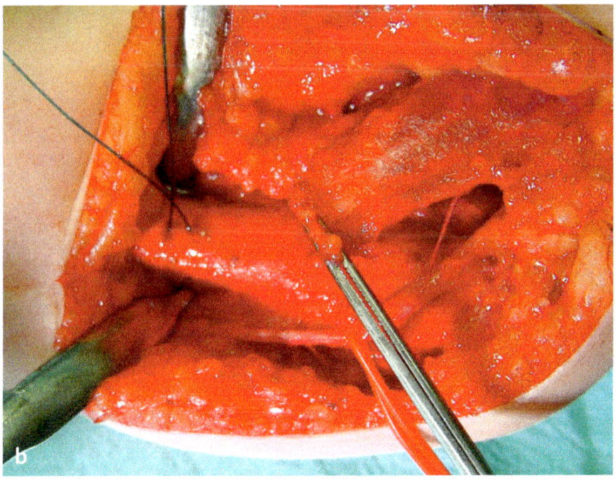

Abb. 21.18a,b Steindler-Transfer

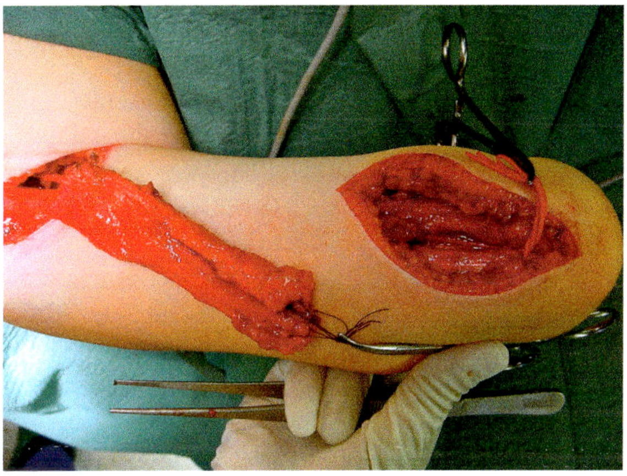

Abb. 21.19 Trizepsplastik durch Musculus-latissimus-dorsi-Transfer

transfer entweder beide oder einer der motorischen Äste durch den Oberlin-Transfer aufgewertet werden.

Hier ist es wichtig, gesondert die Bedeutung der beiden Beugemuskeln zu betrachten: Ist der M. brachialis eher ein »Starter« der Beugung bei durchgestrecktem Arm (in dieser Position kann die Bizepssehne kein Kraftmoment entwickeln), so wird der M. biceps erst nach einer Anwinkelung von 30° aktiv und vollzieht danach das gesamte Ausmaß der Unterarmbeugung. Entsprechend richtet sich ein primärer oder sekundärer Nerventransfer elektiv auf den jeweiligen Aspekt der Bewegungsinitiation bzw. des kraftvollen Unterhalts.

In heutzutage seltenen Fällen, insbesondere wenn kein anderer Muskelspender zur Verfügung steht und die Unterarmbeuger kräftig ausgebildet sind, kann durch eine Proximalisierung der ulnaren Muskelansätze auf den distalen Oberarmknochen nach Steindler eine gute Verbesserung des Beugestartens erzielt werden, allerdings mit der Gefahr einer sich progressiv ausbildenden Beugekontraktur (Abb. 21.18).

21.3.3 Streckschwäche

Die mangelnde Reinnervation des M. triceps führt zu einer verminderten Streckkraft, die ebenfalls durch einen gestielten M. latissimus dorsi transfer (oder theoretisch auch durch den Transfer des hinteren Deltoidanteils, mit Faszie verlängert), verstärkt werden kann (Abb. 21.19). Wahrscheinlich leistet sie durch ein chronisches Muskelungleichgewicht einer Streckhemmung und zunehmenden Beugekontraktur Vorschub.

21.3.4 Bleibendes Streckdefizit und Beugekontraktur des Ellenbogens

Meist in den ersten Schuljahren wird das Ungleichgewicht am Ellenbogen derart auffällig, dass sich eine leichte Beugehaltung des Ellenbogens einstellt und den Eltern auffällt. Häufig ist die passive Streckfähigkeit um 20–30° eingeschränkt, dies vorerst ohne funktionelle Konsequenz. Hier hilft eine dynamische Streck-Quengelschiene, nachts zu tragen, um die täglichen Verrichtungen nicht zu behindern und einer weiteren Verschlimmerung entgegen zu wirken.

Ausgeprägte Kontrakturen von über 60° müssen operativ korrigiert werden und bedürfen über einen Zugang in der Ellenbogenbeugefalte meist einer Verlängerung des M. brachialis, ggf. sogar des M. brachioradialis (selten der Bizepssehne) mit gleichzeitiger vorderer Kapsulotomie (mit Erhalt der Seitenbänder, um die Stabilität des Ellenbogens nicht zu gefährden). Allerdings ist dieser Eingriff mit einer hohen Rezidivrate belegt und es besteht auch die Gefahr, durch ein massives Ablösen des M. brachialis die Kraft der aktiven Ellenbogenbeugung zu schwächen. Dementsprechend wird dieser Eingriff nur zögerlich indiziert, nach Schienenbehandlung und bei guter Compliance des Patienten. Auf jeden Fall können geringe Streckdefizite bei älteren, fast ausgewachsenen Kindern toleriert werden, da über die Pubertät hinaus sich dieses Defizit zu stabilisieren scheint.

21.3.5 Radiusköpfchen(sub)luxation

Bei einigen wenigen Kindern fällt klinisch oder in einem Routine-Röntgenbild des Ellenbogens ein nach vorne subluxiertes Radiusköpfchen auf (◘ Abb. 21.20), das man intuitiv mit dem Zug der distalen Bizepssehne in Verbindung bringt.

Klinisch ist zuerst das Klaviertastenphänomen sichtbar, mit dem das Radiusköpfchen in und aus seiner Gelenkloge hinein- bzw. herausspringt. Solange es reponierbar ist, besteht kein akuter Handlungsbedarf, da normalerweise hierdurch keine funktionelle Einschränkung besteht und auch die bei diesen Kindern eingeschränkte Prosupination nicht unter dieser Translation zu leiden scheint.

Problematisch wird es dann, wenn mit den Jahren der wachsende proximale Anteil des Radius, der nicht mehr der Einschränkung (»constraint«) des proximalen Radioulnar- und Ellenbogengelenk unterliegt, sich über das Gelenk nach radial-dorsal hinausschiebt, sein Heimrecht im Gelenk verliert und irgendwann dann das vollkommen dislozierte Radiusköpfchen als subkutaner, knöcherner Wulst am distalen Oberarm imponiert und die Prosupination dann regelrecht sperrt.

Bisherige Versuche, das Radiusköpfchen nach offener Reposition nur durch eine Rekonstruktion des Ligamentum anulare oder durch eine Verlagerung der distalen Bizepssehne auf die Ulna zu stabilisieren, sind leider unzureichend – häufig kommt es zu einem Rezidiv.

Ohne ein Verständnis des dreidimensionalen Knochenwachstums und der dynamischen Kräfte auf den proximalen Radiuskopf, nicht nur bei Beugung und Streckung des Ellenbogens (Einfluss der Bizepssehne), sondern auch bei Prosupination (Drehbewegung und begleitende Translation, ► Kap. 21) sowie der Einbindung des Radiusschaftes zwischen dem proximalen und distalen Radioulnargelenk (◘ Abb. 21.21) ist eine dauerhafte und stabile Lösung nicht denkbar (Bahm et al. 2012). Da bei größeren Kindern häufig der proximale Radiusschaft über das Capitellum

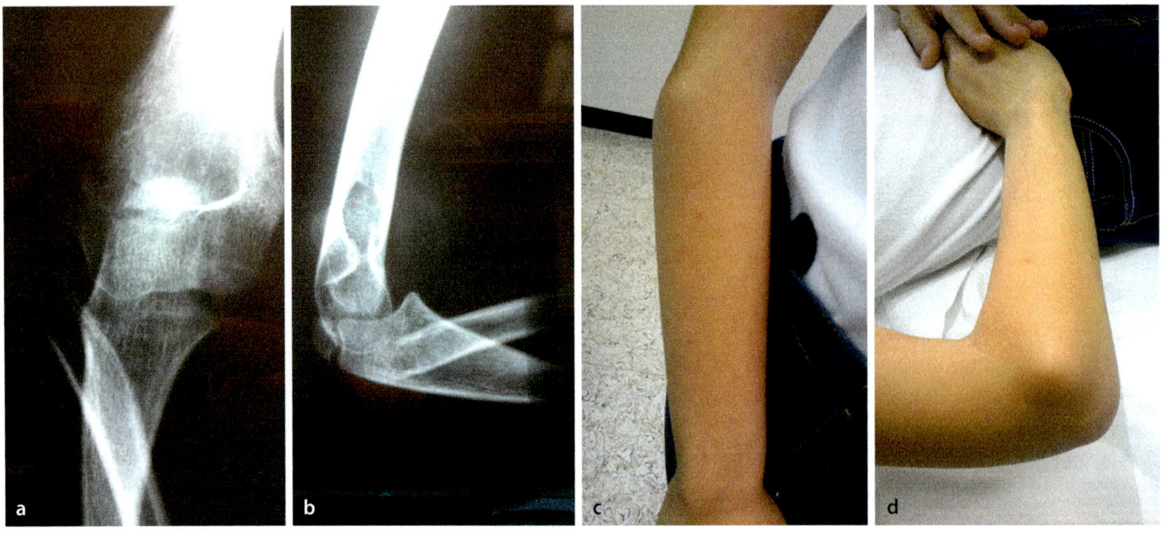

◘ **Abb. 21.20a–d** Ventral subluxiertes Radiusköpfchens. **a,b** Röntgenbefund. **c,d** Klinik

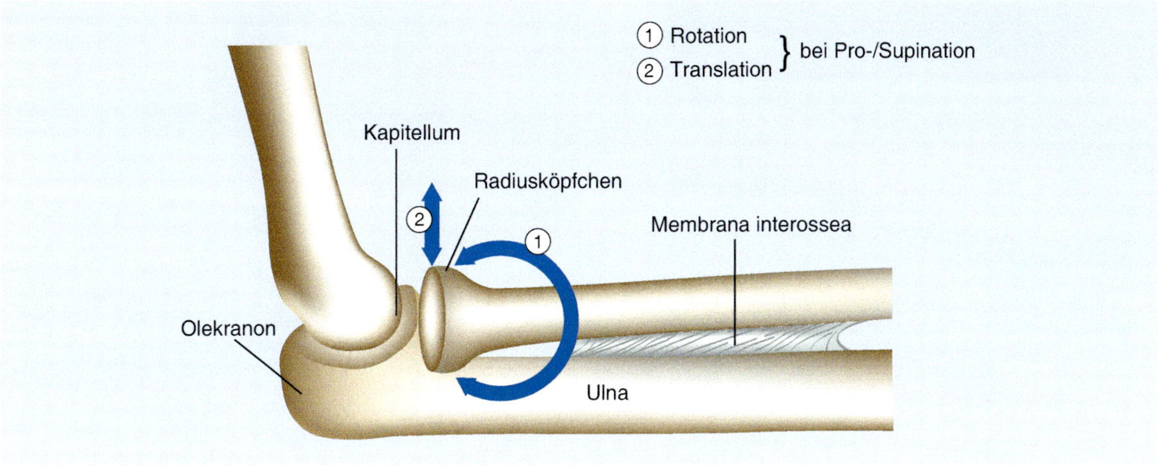

Abb. 21.21 Pathophysiologie des Radiusköpfchens

hinausgewachsen ist, und demnach eine Gelenkrekonstruktion nur über eine Osteotomie zu erreichen ist, sind wir bei diesen zu operierenden Fällen dazu übergegangen, eine offene Gelenkdarstellung zur Reposition mit einer dreidimensionalen proximalen Radiusschaft – Osteotomie derart zu kombinieren, dass der letztlich freie Radiuskopf zuerst in sein Gelenklager reponiert wird und dann der Radiusschaft so verkürzt und geschrägt wird, dass eine verbindende Osteosynthese über eine kleine Platte sowohl in Neutralstellung als auch in der die vordere Subluxation fördernden Unterarmpronation im Gelenk kongruent bleibt (Abb. 21.22): Dies bedeutet, dass intraoperativ die luxierende Kraft in allen Drehpositionen des Radiusschaftes neutralisiert sein muss und wir zudem postoperativ die aktive Supination unterstützen (ggf. durch einen Sehnentransfer des M. brachioradialis), auf dass auch weiterhin dynamisch durch ein verbessertes Gleichgewicht der aktiven Kräfte die Tendenz zur vorderen Subluxation aufgehoben ist. Das Ligamentum annulare wird trotzdem bestmöglich rekonstruiert (meist findet sich nach kranial abgeschoben genügend Bindegewebe; ansonst kann durch einen Streifen Muskelfaszie vom distalen M. triceps ein neues Band gebildet werden) und die distale Bizepssehne auf die Ulna transferiert. Unsere bisherigen Langzeitergebnisse zeigen, dass die Gelenkkongruenz gehalten werden kann (Abb. 21.23), sich aber nicht automatisch die passive und aktive Prosupination konsequent verbessert und der Wunsch nach Kongruenzförderung durch eine kräftige aktive Supination erfüllt wird.

Nicht zu unterschätzen ist hier die stabilisierende Wirkung der Membrana interossea, die gemeinsam mit dem Muskeltandem der Pronatoren und Supinatoren für den dynamischen Hintergrund sorgt.

Hier wird in den nächsten Jahren sicher noch eine verbesserte chirurgische Technik, basierend auf einem detaillierteren Verständnis der Pathophysiologie, Fortschritte bringen müssen. Allerdings sind unserer Meinung die Zeiten, in denen man dieses Problem sich selbst überlassen hatte (Motto: wenig funktionelle Beeinträchtigung, keine sicheren Behandlungsverfahren) eigentlich vorbei, zumal bei den Spätvorstellungen mit deutlich proximalisiertem Radiuskopf und gesperrter Prosupination (meist in deutlicher Pronationsstellung) durchaus eine erhebliche Funktionsbeeinträchtigung besteht.

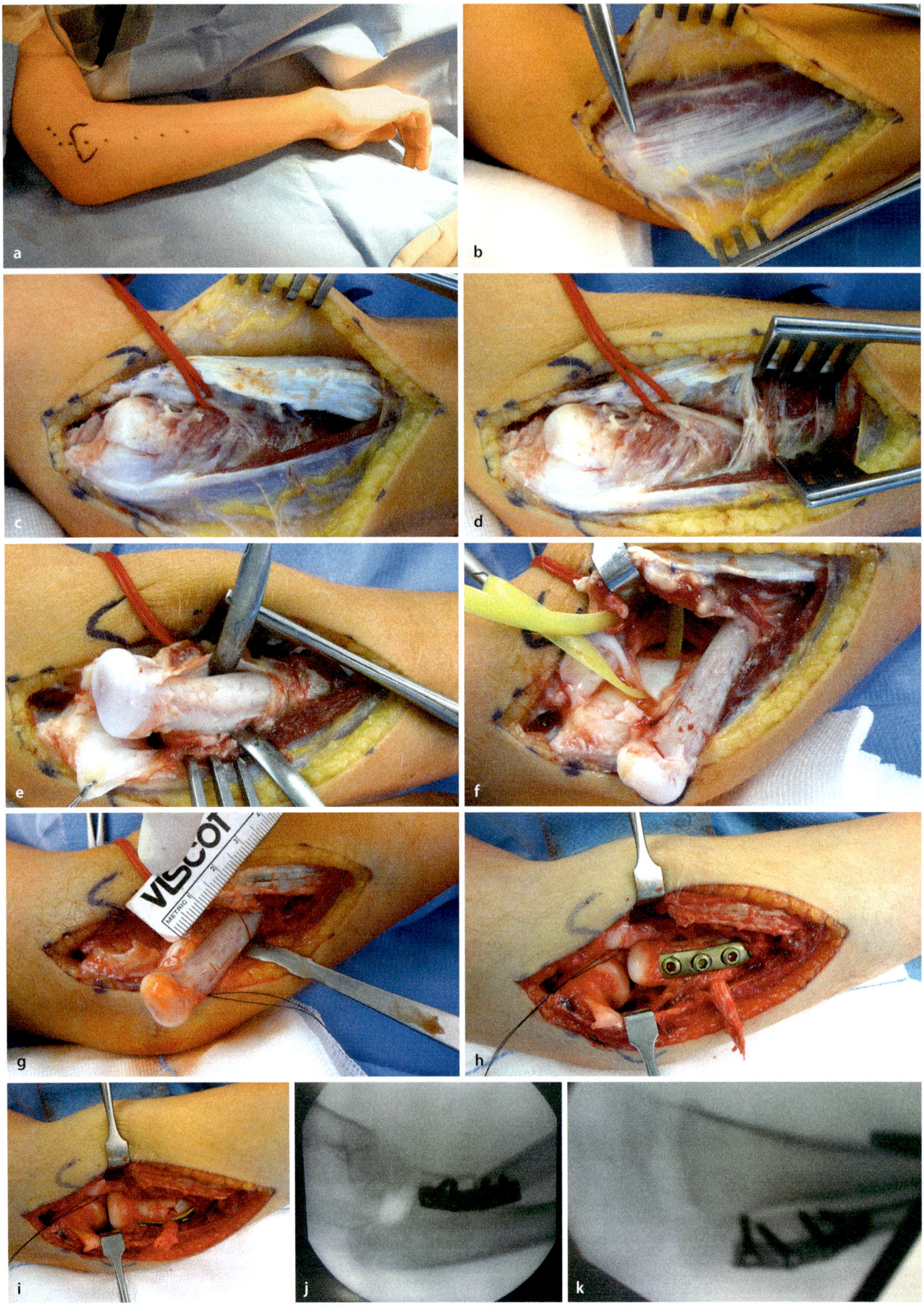

Abb. 21.22a–k Offene Korrektur

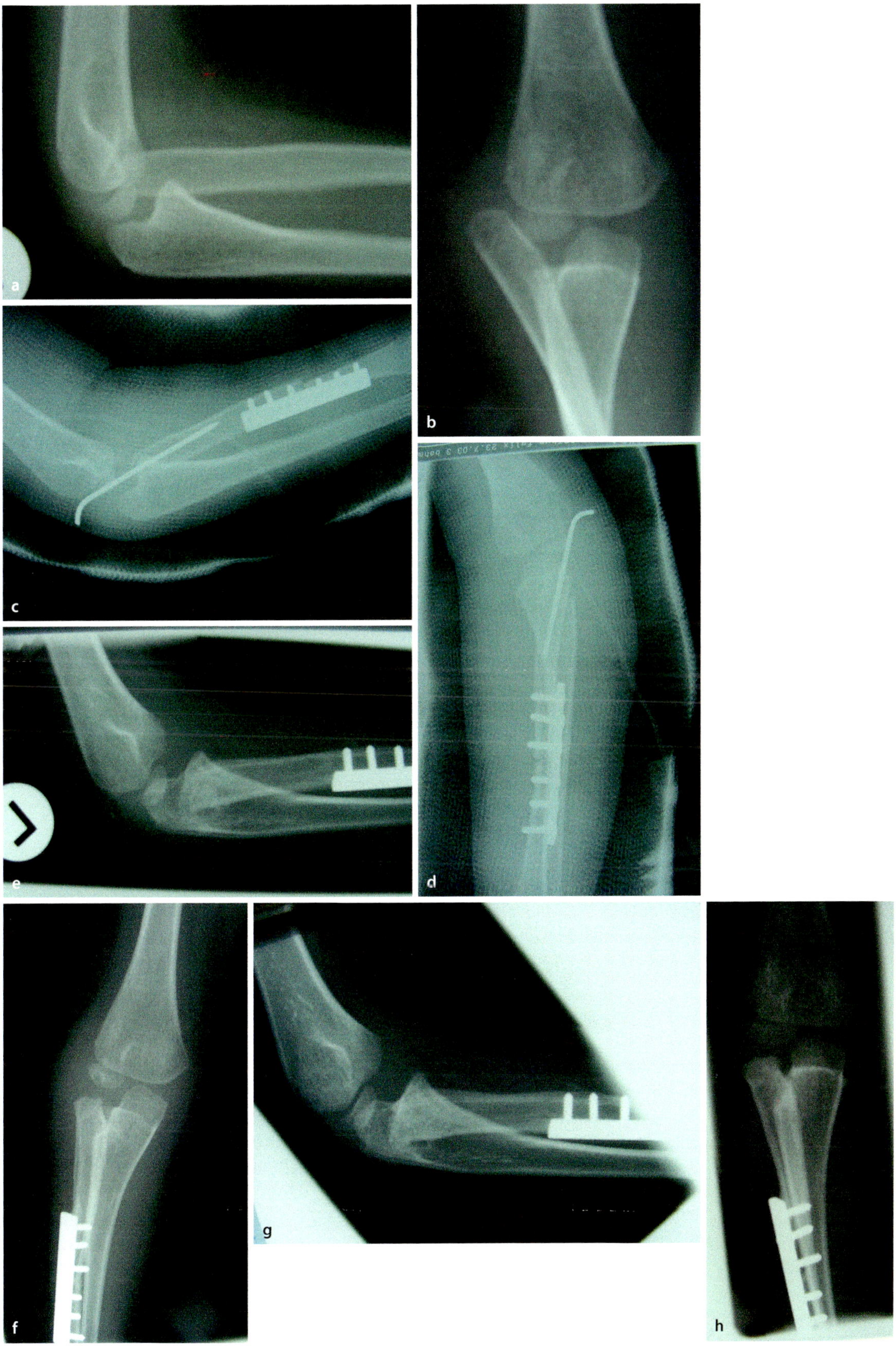

Abb. 21.23a–h Langzeitresultat im Röntgenbild

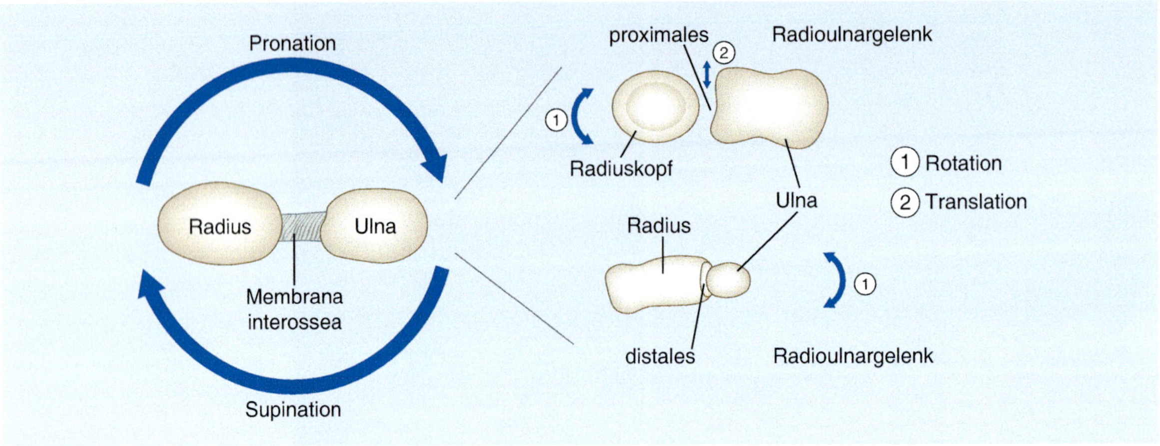

Abb. 21.24 Biomechanik und Pathophysiologie der Prosupination

21.4 Unterarmdrehung (Prosupination)

Eine gute Kenntnis der Physiologie und Pathophysiologie der Drehbewegungen am Unterarm ist unabdingbar, um die verschiedenen Einschränkungen und deren Korrektur zu verstehen.

Anatomische Strukturen sind die beiden (proximalen und distalen) Radioulnargelenke, die proximal in das Ellenbogengelenk und distal das Handgelenk hineinspielen, die Membrana interossea zwischen den beiden Unterarmknochen, deren mittleres Drittel besonders auf Immobilisation mit Kontraktur reagiert, sowie die antagonistischen Muskelgruppen der Pronatoren (M. pronator teres und quadratus, beide durch den N. medianus innerviert) sowie Supinatoren (M. supinator und distale Bizepssehne) (Abb. 21.24).

Bei heranwachsenden Kindern mit neurogenen Störungen finden wir also nicht nur eine Lähmung im dynamischen Gleichgewicht der Prosupination, sondern auch Schrumpfungen der M. interossea und Knochen- bzw. Gelenkveränderungen bis hin zur Luxation des Radiusköpfchens (s. oben), das als einziger Gelenkpartner seiner Bandhaltung entweichen kann.

Bei der Analyse und Behandlung der unten aufgeführten Fehlhaltungen müssen wir all diesen Aspekten gerecht werden, um unzureichende Korrekturen und Rezidive weitestgehend zu vermeiden.

21.4.1 Biomechanik der Prosupination und Radioulnargelenke (Abb. 21.24)

Das Rotationsgleichgewicht der Prosupination wird durch die dosierten Kraftaufwendungen der einzelnen Muskeln gehalten. Ausreichende aktive Bewegungsmöglichkeiten in die beiden entgegengesetzten Richtungen (aus der Neutralstellung sind normalerweise fast 90° in Richtung Supination – Handinnenfläche nach oben – bzw. Pronation – Handinnenfläche nach unten – möglich) erhalten eine elastische Membrana interossea und sorgen für ein ausgeglichenes Wachstum beider Röhrenknochen und der kleinen Radioulnargelenke, die die Drehung des Radius um die Ulna ermöglichen. Neben der Drehbewegung des Radiusköpfchens muss auch die begleitende antero-posteriore Translation beachtet werden, deren nicht kompensierte Verstärkung nach vorne (bei unkompensierter Pronation) zur vorderen Subluxation des Radiusköpfchens wohl dann führen kann, wenn die Bandstrukturen und anderen dynamischen Elemente den Kopf nicht in seinem Gelenklager halten können.

21.4.2 Supinationsfehlstellung

Diese Fehlstellung und die daraus resultierende Unterarmkontraktur ist die häufigere Unterarmpathologie nach kindlicher Plexusparese; nach einer spastischen Bewegungsstörung kommt es vermehrt zu einer Pronationskontraktur.

Die Membrana interossea schrumpft in dieser Position der Unterarmknochen und die Handinnenfläche zeigt »erwartungsvoll« nach oben, was dieser Fehlstellung den prägnanten, aber unschönen Begriff der Bettlerhand zugetragen hat (Abb. 21.25).

Wenn eine passiv frei bewegliche Prosupination erhalten ist, kann durch ein dynamisches Verfahren mittels Sehnentransfer eine aktive Pronation erreicht werden; falls die Unterarmstellung fixiert ist, muss zuerst die Membrana langstreckig gelöst werden, bevor man eine Sehne umlegt. Hier ist das Resultat meist schlecht vorhersehbar, so dass

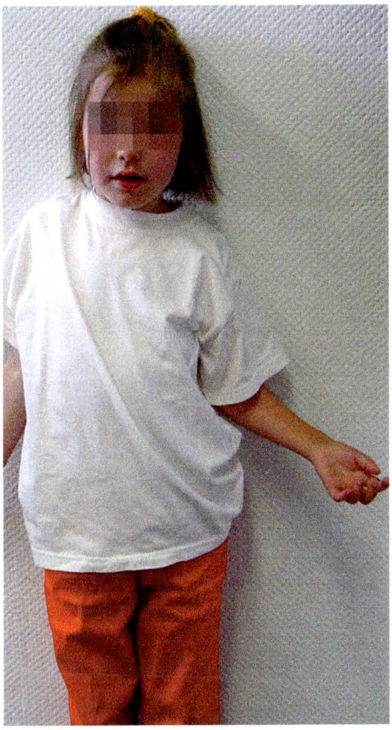

Abb. 21.25 Bettlerhand

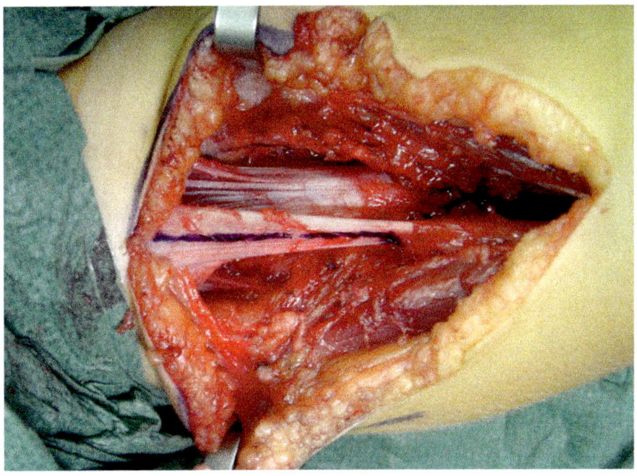

Abb. 21.26 Zancolli-Rerouting der Bizepssehne

man in diesen Fällen häufig eine statische Korrektur mit Drehosteotomie des Radiusschaftes in Pronation bevorzugt.

Bei den Sehnentransfers kommt ein pronierendes Rerouting der distalen Bizepssehne in der Technik nach Zancolli (Bahm et al. 2002; Abb. 21.26) in Frage, so dass nun der aktivierte M. biceps den Radius proniert (und nicht mehr wie vorher supiniert). Eine weitere Möglichkeit ist das pronierende Rerouting der Sehne des M. brachioradialis (Özkan et al. 2004; Abb. 21.27).

Die Radiusosteotomie wird meist am gut zugänglichen Übergang vom mittleren auf das distale Schaftdrittel durchgeführt, wobei durchaus 60 bis über 90° Drehung erforderlich sein können, um aus einer vollständigen Supination in eine leichte Pronation zu gelangen (90° aus der kompletten Supinationsstellung bis zur Neutralstellung; plus 20–30° leichte Pronation). Wenn es trotzdem zu einem Rezidiv kommt, muss ggf. der M. supinator verlängert (geschwächt) werden oder eine Osteotomie beider Röhrenknochen geplant werden.

21.4.3 Passive Bewegungseinschränkung und Membrana interossea

Liegt eine schwere, endgradige passive Bewegungseinschränkung vor, muss intraoperativ auf jeden Fall die Membrana interossea gespalten werden. Postoperativ muss entweder durch passive Drehübungen oder besser durch die verbleibende eigene Muskelkraft das zum Teil wiedergewonnene Bewegungsausmaß auch beibehalten werden; dies setzt residuelle Kapazität sowohl bei den Pronatoren und Supinatoren voraus, was meist nicht gegeben ist. Ebenso ist es selten, dass in diesen »verfahrenen« Situationen Muskelspender zur Augmentation der einen oder anderen Drehbewegung zur Verfügung stehen, geschweige denn für beide.

Hier ist zu berücksichtigen, dass die Umwendbewegung der Prosupination sehr knochennah ansetzen muss und nur wenige Spender zur Verfügung stehen (Mm. biceps und brachioradialis). Ansonsten kommt nur eine Schwächung des sowieso schwachen Antagonisten in Frage (Verlängerungstenotomie des M. pronator teres oder supinator, wie bei spastischen Bewegungsstörungen praktiziert). Deshalb wird dann hier häufig die statisch korrigierende Radiusosteotomie mit einem eher vorhersehbaren Positionsresultat bevorzugt.

21.4.4 Kombination mit der Subluxation des Radiusköpfchens

Aus den obigen Ausführungen ergibt sich, dass Probleme der Subluxation des Radiusköpfchens (die pathophysiologisch mit der Prosupination zusammenhängen) nie isoliert von der Unterarmdrehbewegung analysiert bzw. korrigiert werden sollen. Nur die frühere Unkenntnis der Translationskräfte auf den Radiuskopf bei Prosupination haben wohl dazu geführt, dass man alleinig den Zug der Bizepssehne nach vorne »oben« anschuldigte, obwohl dieser Zug ja auch supinierend (das Radiusköpfchen reponierend) wirkt und nach heutigen Erkenntnissen eher die Hyperpronation das Radiusköpfchen aus seinem Gelenklager herausdrängt. Man beachte hier die Analogie zur Schulter mit der hinteren Subluxation des Humeruskopfes bei verstärkter innenrotierender Kraft.

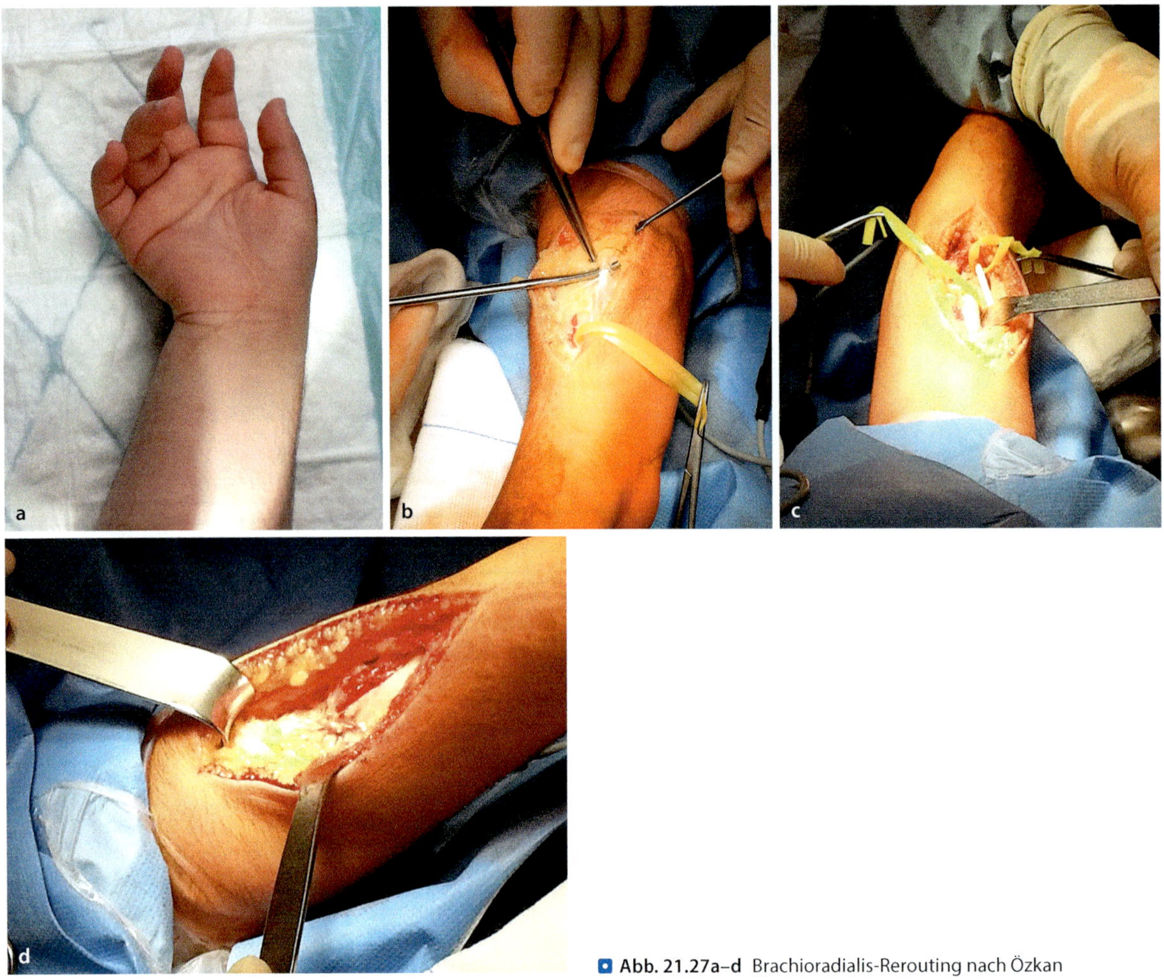

Abb. 21.27a–d Brachioradialis-Rerouting nach Özkan

21.4.5 Fehlwachstum der distalen Ulna

Bei einem nach ulnar abweichenden Handgelenk denkt man zuerst an ein Ungleichgewicht der Handgelenksstrecker (radial > ulnar) oder an eine Übermacht der M.-flexor-carpi-ulnaris (FCU)-Sehne. Erstaunen kommt dann auf, wenn man im Röntgenbild des Handgelenkes (Abb. 21.28) einen deutlich hypoplastischen, nicht verknöcherten Ellenkopf ohne ausgebildetes distales Radioulnargelenk vorfindet. Auch wenn das die Fehlstellung erklärt, so fehlt uns sowohl die Ursache als auch ein konsequenter Therapieansatz (Bahm et al. 2012).

Mehrere Hypothesen können verfolgt werden:

- Hypoplasie im Rahmen einer schweren Schädigung des distalen N. ulnaris (was aber bei diesen Kindern nicht klinisch nachvollziehbar ist)
- Hypoplasie aufgrund einer unklaren Durchblutungsstörung (bisher haben wir diese Fälle nicht angiographisch abgeklärt)

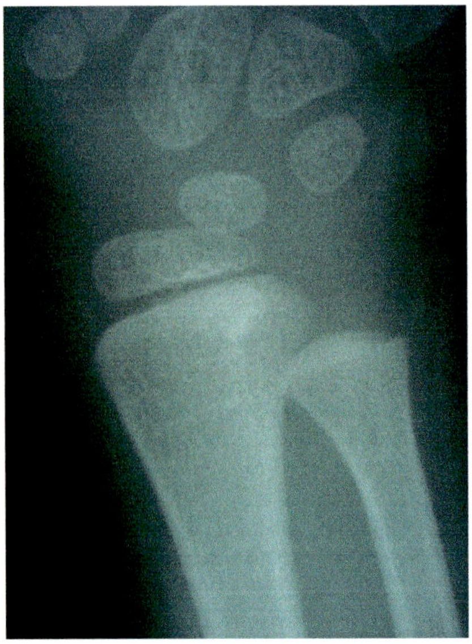

Abb. 21.28 Distale Ulnahypoplasie

- Knöcherne Fehlentwicklung aufgrund eines primären Sehnenungleichgewichts, das den Karpus nach ulnar abkippen lässt

Aufgrund des nicht angelegten Radioulnargelenkes ist auch die Prosupination langfristig sowohl passiv als dann auch folglich aktiv eingeschränkt.

Therapeutisch kann man über Distraktionsmaßnahmen mit einem ulnaren Mini-Fixateur externe nachdenken, wobei eine Arthrodese in Analogie des Sauve-Kapandji-Verfahren wohl beim wachsenden Kind nicht in Frage kommt und es auch keine probate Sehnenumlagerung gibt, die das dynamische Ungleichgewicht zur Verbesserung der Funktion wieder herstellen könnte.

21.5 Handgelenk

21.5.1 Fallhandstellung: fehlende Handgelenksstreckung

Diese wird beim kleinen Kind durch eine nächtliche, volare Lagerungsschiene, die die Langfinger frei lassen soll, ausgeglichen. Mit 4 oder 5 Jahren kann dann ein Sehnentransfer des M. pronator teres oder M. flexor carpi ulnaris auf den M. extensor carpi radialis brevis durchgeführt werden, der bei ausreichender Spendermuskelkraft eine gute aktive Handgelenksstreckung von 20–30° über die Neutralstellung erreicht (◘ Abb. 21.29). Ist weniger die Handgelenksstreckung als vielmehr die Grundgelenksstreckung der Langfinger geschwächt, so werden der M. pronator teres oder M. flexor carpi ulnaris direkt auf die Sehne des M. extensor communis umgelagert.

21.5.2 Ulnarabweichung des Handgelenkes

► Abschn. 21.4.

21.5.3 Tenodese-Effekt

Dies bezeichnet das Ausnutzen der aktiven Handgelenksstreckung und -beugung, um darüber ein passives Schließen und Öffnen der Langfinger zu erreichen, einfach weil sich bei aktiver Handgelenksstreckung der Beugerweg und demnach die Vorspannung auf die Beugesehnen erhöht (also schließen sich die Langfinger) und umgekehrt bei einer aktiven Handgelenksbeugung, aber auch beim »Fallenlassen« des Handgelenkes in die Schwerkraft sich

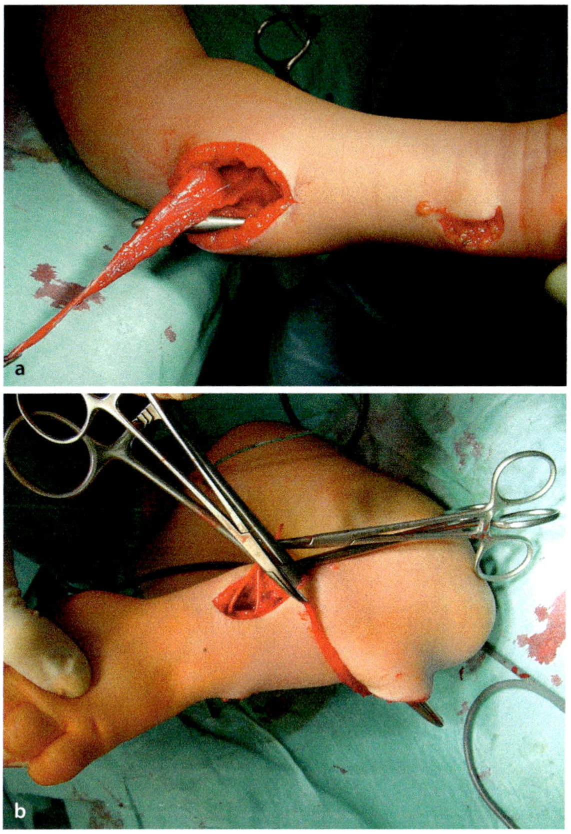

◘ **Abb. 21.29a,b** Sehnentransfer des M. flexor carpi ulnaris auf M. extensor carpi radialis brevis

automatisch die Langfinger durch Streckung der Grundglieder öffnen und demnach der Griff losgelassen werden kann (◘ Abb. 21.29). Deshalb sollte bei diesen Patienten eine Arthrodese nur als letzte Option indiziert werden.

21.5.4 Handgelenksversteifung beim wachsenden Kind

Diese letzte Option wird dann eingesetzt, wenn die Sehnentransfers unzureichend sind oder aus anderen Gründen, zum Beispiel nach einer Volkmann-Kontraktur in Beugestellung, eine Begradigung des Handgelenkes nicht anders zu erreichen ist. Ziel ist nun, eine Versteifung durch knöcherne Verwachsung zu erreichen, ohne die Wachstumszone in der Metaphyse zu schädigen. Demnach muss die eingebrachte Platte oder der Fixateur externe (ElKazzi et al. 2014) diese Zone aussparen (◘ Abb. 21.30) und das Synthesematerial frühzeitig wieder entfernt werden.

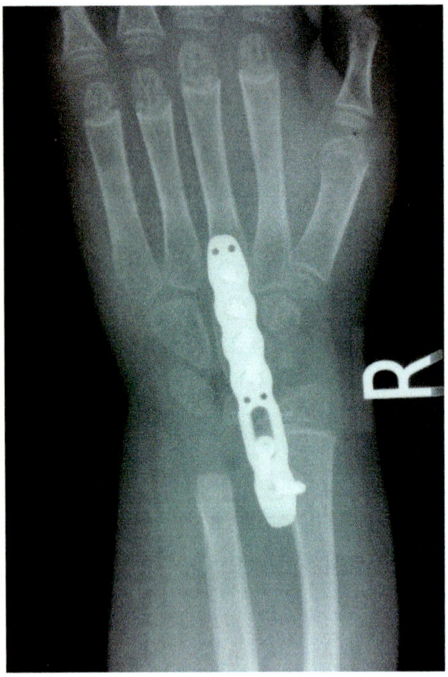

Abb. 21.30 Röntgenbild einer Handgelenksarthrodese beim Kind mit die Metaphyse schonendem Osteosynthesematerial

21.6 Hand

Operative Korrekturen an der Hand werden meist bei größeren Kindern durchgeführt und entsprechen meist klassischen Rekonstruktionsverfahren aus der adulten Handchirurgie. Wir gehen hier spezifisch auf einige Besonderheiten ein:

21.6.1 Sensibilitätsstörungen

Diese sind beim kleinen Kind nur schwer zu eruieren, aber häufiger als wir allgemein annehmen. Eine trockene Haut, nicht erkannte Verletzungen (Verbrennungen), das Abkauen oder Abreißen der Nägel deuten auf eine gestörte sensible Wahrnehmung hin. Auch das Vernachlässigen der gesamten Extremität, das Nicht-Einbeziehen, hat häufig mit der gestörten sensiblen Rückmeldung an das Gehirn zu tun.

Schmerzen scheinen eher selten. Manche Eltern geben an, dass ihr Kind bei Fieberschüben über schmerzhafte Wahrnehmungen am Arm klage, mit und ohne externe taktile Reize.

Auch multiple Wurzelausrisse scheinen bei Babies und Kleinkindern nicht zu neuropathischen Schmerzen zu führen, auch nicht im Verlauf. Hypothetisch können wir dies mit einem nicht ausgereiften sensiblen Schaltsystem (Thalamus?) in Verbindung bringen.

Resensibilisierung

Es gibt verschiedene **Nerventransfers**, mit denen wichtige Areale (vor allem an Hand und Fingern: ulnare Handkante, sensibles Versorgungsgebiet des N. medianus mit den drei radialen Fingern-Dreipunktegriff) durch die Umleitung eines funktionierenden sensiblen Nervenastes versorgt werden können.

Spender sind hierbei die sensiblen Anteile der Interkostalnerven (vor allem der 2., der den N. interkostobrachialis in die Achselhöhle schickt, und der normalerweise die Oberarminnenseite sensibel innerviert) und z. B. auch der sensible Anteil des N. musculocutaneus, der in der volaren Ellenbogenbeugefalte radial der Bizepssehne aufgefunden wird.

Empfänger sind entweder der laterale Anteil des N. medianus oder der distale, sensible Anteil des N. ulnaris am distalen Handgelenk (Aussparung des tiefen, motorischen Astes). Aus der Plexuschirurgie beim Erwachsenen ist bekannt, dass diese sensiblen Nerventransfers durchaus die neuropathischen Schmerzen bei Wurzelausrissen, vor allem C8 und Th1, lindern helfen.

Sensibles Training

Bei der physiotherapeutischen Betreuung aller Kinder mit peripheren Nervenschäden kommt häufig die sensible Rehabilitation zu kurz, entweder aufgrund mangelnder Compliance des Patienten, oder mangelnder Techniken. Hier sei zur weiteren Lektüre auf die exzellenten Arbeiten von Lundborg (2005) und Spicher (2003) verwiesen, die auf die Bedeutung der kortikalen Plastizität und die multimodale Einflussnahme auf die Reorganisationen im sensiblen Kortex unter Therapie hinweisen.

21.6.2 Beugeschwäche

Kinder mit schweren kompletten proximalen Nervenschäden (totale Plexusparese, Arthrogrypose) haben häufig auch nach primärer Nervenrekonstruktion eine schwache oder unterschiedlich ausdifferenzierte Beugekraft der Langfinger. Ein Sehnentransfer, z. B. des ECRL (M. extensor carpi radialis longus) kann nur global alle Langfinger verstärken, dies dann im Rahmen einer globalen Faustschlussbewegung.

21.6.3 Überstreckung der Grundgelenke

Bei diesen Händen kommt es aufgrund der fehlenden Erholung der intrinsischen Muskulatur auch zu einer unkompensierten Überstreckung der Grundgelenke, die anschließend in einer krallenartigen Fingerbeugung endet, die keineswegs funktionell ist. Es muss sehr früh auf eine

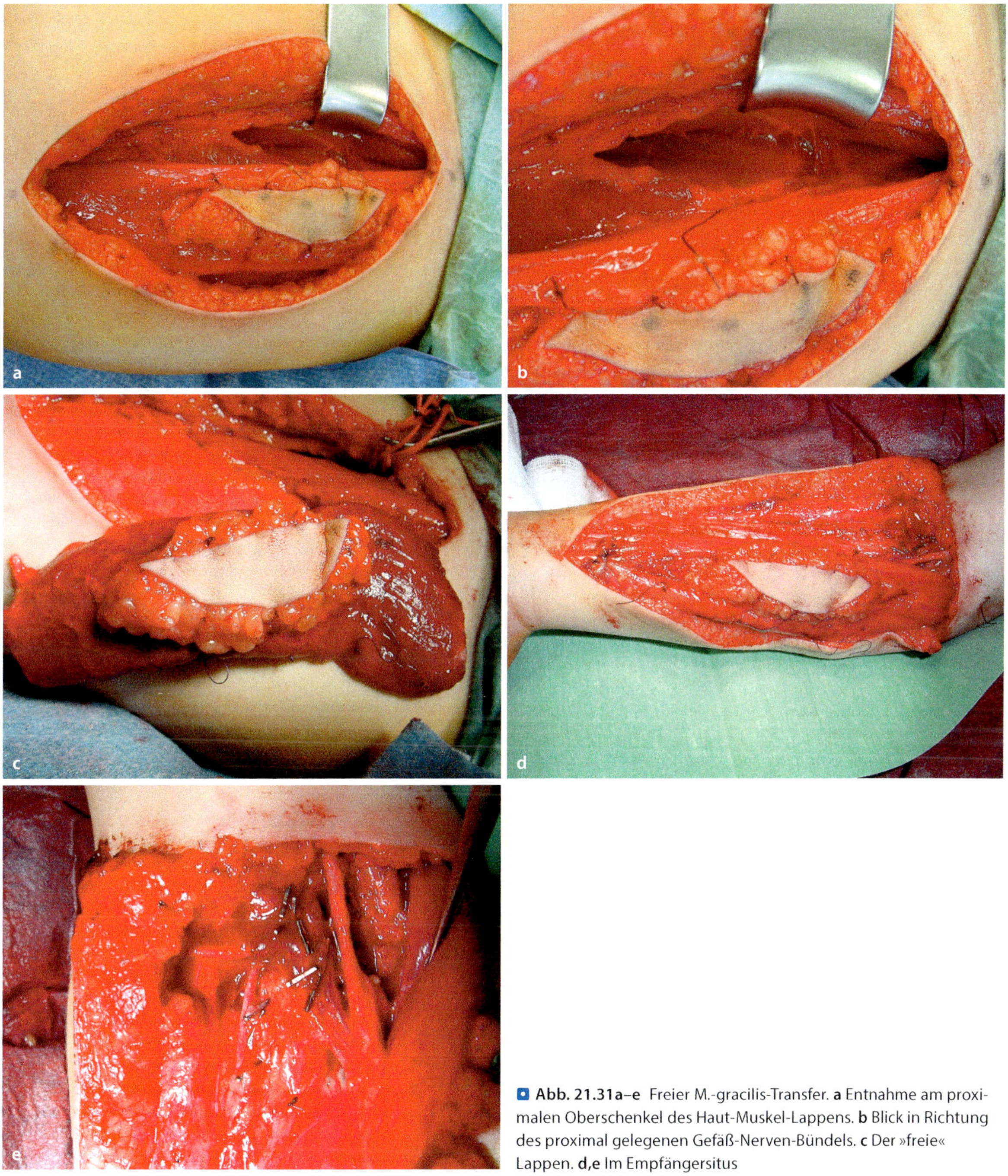

Abb. 21.31a–e Freier M.-gracilis-Transfer. **a** Entnahme am proximalen Oberschenkel des Haut-Muskel-Lappens. **b** Blick in Richtung des proximal gelegenen Gefäß-Nerven-Bündels. **c** Der »freie« Lappen. **d,e** Im Empfängersitus

gute passive Begefähigkeit der Grundgelenke geachtet werden, da nur so mittelfristig ein globales Greifen (zuerst die Beugung der Grundgelenke bis auf 90°, dann der Mittel- und Endgelenke bis zum Faustschluss) rekonstruiert werden kann. Genauso wichtig ist hier ein in Neutralstellung stabiles Handgelenk, da sonst die Langfingerbeuger das Handgelenk in die Beugung ziehen und somit den Langfingern wesentliche Beugekraft entziehen.

21.6.4 Wiederherstellung eines globalen Faustschlusses durch einen freien funktionellen M.-gracilis-Transfer

In seltenen Fällen (nach kompletter Plexusparese mit unzureichender motorischer Innervation der Hand, nach schwerer Volkmann-Kontraktur) kann durch einen Muskeltranfer bis in den Unterarm eine globale Fingerbeugung dann wieder hergestellt werden, wenn das Handgelenk stabilisiert ist, eine gewisse Streckfähigkeit zum Öffnen der Finger und damit Loslassen gegeben ist und durch eine Basissensibilität die Hand auch integriert werden kann.

Als lokaler Spendermuskel kommt hier nur der M. latissimus dorsi in Frage (wenn er ausreichend innerviert und eutroph ist) und ansonsten muss ein freier M.-gracilis-Transfer vom Oberschenkel geplant werden (▶ Kap. 22).

Motorischer Spendernerv ist entweder der N. accessorius XI oder ein distaler redundanter motorischer Spender (wie nach Volkmann Kontraktur, wo die proximalen peripheren Nerven ja gesund sind). Der N. accessorius muss dann zuerst über ein Kabeltransplantat mittels eines gesamten N. suralis bis in den proximalen Unterarm verlängert werden (und dessen Reinnervation über 8–12 Monate abgewartet und durch Biopsie geprüft werden).

Anschließend wird der freie funktionale Muskeltransfer an einem Operationstag in 2 Teams durchgeführt. Während das 1. Team den Muskel am Oberschenkel hebt, bereitet das 2. Team die Empfängerstelle im Unterarm vor: Anschlussstellen für die Gefäße und den motorischen Nerven, Beugesehnenansätze.

Danach wird der Muskel von seiner lokalen Durchblutung getrennt (Beginn der Ischämiezeit), transferiert und sofort an die arteriellen und venösen Gefäße mikrochirurgisch angeschlossen (Ende der Ischämiezeit) und danach der Nerv sowie die Sehnen koaptiert (◘ Abb. 21.31).

Wir haben unsere Fälle veröffentlicht und in der Langzeitbeobachtung festgestellt, dass auch bei anscheinend minimaler Nutzung dieser meist schwer geschädigten Hände doch im Verlauf eine Hypertrophie des transferierten M. gracilis stattfindet, die ja doch eine motorische Integration beweist.

Außerdem stellen aus unserer Sicht das progressive »Ansprechen« des Muskels und sein zunehmendes Training für die Kinder und den anleitenden Therapeuten kein besonderes Problem dar.

Natürlich muss ein solch aufwändiges operativ-mikrochirurgisches Verfahren ausführlich mit den Eltern und dem kleinen Patienten besprochen werden; und insbesondere das mikrochirurgische Risiko mit möglichem Verlust des Muskels bei Durchblutungsinsuffizienz angesprochen werden.

Literatur

Bahm J, Elkazzi W, Schuind F (2012) Forearm problems in obstetric brachial plexus palsy. In: De Smet L, Schuind F (eds) Difficult problems and Complications at the Forearm (FESSH 2012 Instructional Course Book). Sauramps Medical, Montpellier

Bahm J, Gilbert A (2002) Surgical correction of supination deformity in children with obstetric brachial plexus palsy. J Hand Surgery 27B(1): 20–23

Bahm J, Ocampo-Pavez C (2008) Free functional gracilis muscle transfer in children with severe sequelae from obstetric brachial plexus palsy. JBPPNI 3:23

Bahm J. 2014) Die Folgen der geburtsassozierten Plexusparese im Kindes- und Jugendalter: Motorisches Ungleichgewicht, Fehlhaltung und Wachstumsstörung. Obere Extremität 9:78–83

Bahm J (2004) Die kindliche Armplexusparese – Eine aktuelle Übersicht sekundärer Operationsverfahren. Handchirurgie Mikrochirurgie Plastische Chirurgie 36(1): 37–46

Birch R (2001) Medial rotation contracture and posterior dislocation of the shoulder. In: Gilbert A (ed) Brachial Plexus Injuries. Dunitz London

Chammas M, Goubier JN, Coulet B, Reckendorf GM, Picot MC, Allieu Y (2004) Glenohumeral arthrodesis in upper and total brachial plexus palsy. A comparison of functional results. J Bone Joint Surg Br 86(5) 692–5

Demy C (2013) Séquelles de l´épaule chez le jeune adulte opéré après lésion obstétricale du plexus brachial. Travail de Master en kinésithérapie. HEPL, Lüttich

ElKazzi W, Bahm J, Schuind F (2014) Wrist arthrodesis in children – a new technique: case presentation. Hand Surg 19(2) 275–9

Hoffer MM, Wickenden R, Roper B (1978) Brachial plexus birth palsies – results of tendon transfers to the rotator cuff. J Bone Joint Surg 60A: 691–695

Lundborg G (2005) Nerve Injury and Repair, 2nd ed. Churchill Livingstone, New York

Nath RK, Paizi M (2007) Scapular deformity in obstetric brachial plexus palsy: a new finding. Surg Radiol Anat 29 133–140

Ozkan T, Aydin A, Ozer K, Ozturk K, Durmaz H, Ozkan S (2004) A surgical technique for pediatric forearm pronation: brachioradialis rerouting with interosseous membrane release. J Hand Surgery 29A: 22–27

Schmelzer-Schmied N, Ochs BG, Carstens C (2005) Die Schulterluxation beim Neugeborenen. Orthopäde 34: 454–461

Spicher C (2003) Manuel de rééducation sensitive du corps humain. Editions Médecine et Hygiène, Genève

Waters PM, Bae DS (2005) Effect of tendon transfers and extra-articular soft-tissue balancing on glenohumeral development in brachial plexus birth palsy. J Bone Joint Surg 87A: 320–325

Waters PM, Smith GR, Jaramillo D (1998) Glenohumeral deformity secondary to brachial plexus birth palsy. J Bone Joint Surg 80A: 668–677

Nicht nervale Mikrochirurgie bei Kindern

J. Bahm

J. Bahm (Hrsg.), *Bewegungsstörungen der oberen Extremität bei Kindern*
DOI 10.1007/978-3-662-50426-0_22

In diesem Kapitel beziehen zwei Autoren Stellung zur Indikation und Technik von freien Lappenplastiken bei Kindern. Die Indikation besteht hier natürlich nicht allgemein zur Defektdeckung eines Weichteilschadens nach Trauma oder Tumorresektion, sondern insbesondere zur Funktionsverbesserung durch freie Muskeltransfers (M. gracilis, M. latissimus dorsi).

Dabei muss man wie beim Erwachsenen der kurzen Ischämietoleranz des transferierten Muskels gerecht werden, was also funktionelle Gefäßanastomosen innerhalb von 6 h voraussetzt.

Veröffentlichte Operationsserien sind klein und die Autoren gehen in der Regel nicht auf die »Tipps und Tricks« ein, die einen besseren Erfolg bzw. eine niedrige Lappenverlustrate nach sich ziehen (Bahm u. Ocampo 2009).

Folgende spezielle perioperative Begleitumstände gilt es nach unserer Meinung zu berücksichtigen – sie betreffen im wesentlichen das anästhesiologische perioperative Regime:

- Gute Saal- und Patiententemperatur (verhindert Gefäßkontraktion bzw. -spasmus)
- Ausreichende peri- und postoperative Analgesie
- Gute Volämie und stabile, nicht schwankende Blutdruckverhältnisse (ohne Vasokonstriktiva zur temporären Blutdruckerhöhung)
- Gute, permanente Interaktion zwischen den Operateuren und dem Narkoseteam

Da (Klein-)Kinder immer gesunde, wenn auch im Lappenbereich eher kleine Blutgefäße haben, ist eine spezielle antithrombotische Prophylaxe nach Gefäßnaht eigentlich nicht erforderlich; Aspirin 100 mg scheint hier ausreichend. Konsensus-Empfehlungen zum perioperativen Management gehen meist nicht speziell auf (kleine) Kinder ein, liefern aber wertvolle allgemeine Informationen im Umgang mit Gefäßspasmus, Volämie und dem (fraglichen) Nutzen von Blutplasmaexpandern (Kremer et al. 2016).

Eine stationäre Nachbeobachtungszeit von mindestens 5 Tagen wird allgemein akzeptiert.

Bei Problemen mit der Durchblutung der Hautinsel (insbesondere bei stark adipösen Kindern mit einer dicken subkutanen Fettschicht und wenigen Perforatorgefäßen) empfiehlt sich eine frühzeitige, notfallmäßige Revision, um die Anastomosen zu überprüfen und die Muskeldurchblutung zu beurteilen: Bei uns gab es mehrere Fälle, in denen bei schlecht durchbluteter Haut-Indikatorinsel der Muskel in der Revision sich gut durchblutet darstellte und auch funktionell überlebte, obwohl die Hautinsel verworfen werden musste was allerdings danach die weitere postoperative klinische Überwachung unmöglich machte. Hier wären sicher Durchblutungsmonitore auf Doppler-Basis sehr hilfreich.

Beispiele aus unserem Krankengut (freier M.-gracilis-Transfer) haben wir bereits in ▶ Kap. 21 erwähnt; eigentlich zählen auch die sehr selektiven Nerventransfers mit kleinen Spender- und Empfängernerven (Oberlin-Transfer bei einem 4 Monate alten Säugling), die wenigen End-zu-Seit-Nervenanastomosen und die gestielten Muskeltransfers bei Kleinkindern in diese technische Kategorie, da auch bei letzteren das Gefäß-Nerven-Bündel mit Lupenvergrößerung mikrochirurgisch präpariert und geschont werden muss, aber demnach interessante Transfers zum Beispiel beim Bizepsersatz bei Arthrogrypose auch innerhalb des 1. Lebensjahres ermöglichen (▶ Kap. 18).

Jedes mikrochirurgisch tätige Team wird nach Patientengut und Erfahrung eigene Richtlinien verfolgen; bei einer Vielzahl von technischen Verfahren bleibt allerdings die Patientenzahl eher gering.

Deshalb freue ich mich sehr, dass im nun folgenden Kapitel eine Kollegin aus Berlin ihre Verfahrensweise vorstellt.

Literatur

Bahm J, Ocampo-Pavez C (2008) Free functional gracilis muscle transfer in children with severe sequelae from obstetric brachial plexus palsy. J Brachial Plex Peripher Nerve Inj 3: 23

Kremer T, Bauer M, Zahn P, Wallner C, Fuchs P, Horch RE, Schaefer DJ, Bader RD, Lehnhardt M, Reichert B, Pierer G, Hirche C, Kneser U (2016) Perioperatives Management in der Mikrochirurgie-Konsensus Statement der Deutschsprachigen Arbeitsgemeinschaft für Mikrochirurgie der peripheren Nerven und Gefäße. Handchir Mikrochir Plast Chir 48: 205–11

Sekundäre Mikrochirurgie

R. Böttcher

J. Bahm (Hrsg.), *Bewegungsstörungen der oberen Extremität bei Kindern*
DOI 10.1007/978-3-662-50426-0_23

23.1 Einleitung

Elektive mikrochirurgische Eingriffe beinhalten rekonstruktive Operationen an den Gefäßen und Nerven sowie freie Gewebetransplantate. Bei Kindern kommt diese Therapieform in der Regel nur bei speziellen Krankheitsbildern und Verletzungsfolgen zum Einsatz. Häufige Anwendungsgebiete für freie Gewebetransplantate sind angeborene kombinierte Weichteildefekte der Gesichts- und Halsregion. Ansonsten werden so genannte freie Lappen bei Kontrakturen, traumatischen und iatrogenen Weichteildefekten und zur funktionellen Rekonstruktion eingesetzt. Unabhängig hiervon können mit mikrochirurgischen Techniken Gefäße und Nerven rekonstruiert werden. Eine für Kinder relativ seltene neuere Entwicklung sind so genannte Neurotisationen, bei denen funktionierende terminale Nerven oder einzelne Faszikel zur Reinnervierung anderer Muskeln an deren zuführenden Nerv koaptiert werden.

23.2 Indikationen

23.2.1 Übersicht

Die Möglichkeiten rekonstruktiver mikrochirurgischer Eingriffe bei Kindern sind aufgrund ihrer Seltenheit und der damit verbundenen geringen Repräsentanz in wissenschaftlicher Literatur wenig bekannt. Bei den meisten eventuell bestehenden Indikationen erfolgt eine Therapieabwägung ohne Berücksichtigung möglicher mikrochirurgischer Rekonstruktionen. Dabei werden Funktionsdefizite, Fehlwachstum und Kontrakturen als unabänderliche Folgen der zugrunde liegenden Erkrankung akzeptiert. Günstiger wäre es, frühzeitig und interdisziplinär auch die plastisch-rekonstruktiven mikrochirurgischen Optionen in die Behandlungsplanung mit einzubeziehen.

Aspekte für die Indikationsstellung ergeben sich aus dem Alter und allgemeinen Gesundheitszustand des Kindes, der Art der aktuellen funktionellen Beeinträchtigung, eventuellen Kontrakturen und Wachstumseinschränkungen durch Weichteilverluste, der zu erwartenden Hebemorbidität, aber auch aus der zu erwartenden Compliance der Familie. Mikrovaskuläre elektive Eingriffe bieten keine Erfolgsgarantie. Evidenzbasierte Aussagen über das funktionelle und ästhetische Ergebnis sind in der Regel nicht möglich. Daher kommt der Indikationsabwägung in enger Absprache mit Eltern und den behandelnden Pädiatern und Neuropädiatern eine wesentliche Bedeutung zu. Die Eltern müssen wissen, dass auf sie ähnlich wie bei der Betreuung eines brandverletzten Kindes eine verantwortliche Rolle für die langfristige Nachbehandlung zukommt.

Bei rekonstruktiven mikrovaskulären Eingriffen sind folgende Aspekte wesentlich bei der **Indikationsstellung** und **Verfahrensauswahl**:

- Alter des Kindes zum Zeitpunkt des geplanten Eingriffs
- Begleiterkrankungen, insbesondere kardiovaskuläre Erkrankungen und Gerinnungsstörungen
- Größe und Lokalisation von Weichteildefekten
- Kontrakturen
- Innervationsdefizite
- Spastik, schlaffe Lähmung, Dyskinesien
- familiäre Aspekte, elterliche Compliance
- Evtl. Progredienz der zugrundeliegenden Erkrankung

Während mikrochirurgische rekonstruktive Eingriffe isoliert an Gefäßen oder Nerven keine wesentliche Hebemorbidität und keinen großen intraoperativen Volumenumsatz bedingen, kommt bei freien Gewebetransplantaten der Wahl des zu hebenden Lappens und den intraoperativen Rahmenbedingungen auch bei der Indikationsstellung schon eine wesentliche Rolle zu. Dabei ist zu beachten, dass Dicke, Ausdehnung und kombinierte Gewebequalität des zu hebenden Lappens der Anforderung im Empfängergebiet entsprechen muss. Die Länge des notwendigen Lappenstiels, in der Regel aus Arterie, ein bis zwei Venen und unter Umständen einem Nerv muss ebenfalls bei der Lappenauswahl berücksichtigt werden. Moderne Perforatorlappen wie der anterolaterale Oberschenkellappen (ALT) weisen schon beim Erwachsenen häufig nur einen sehr zarten und in der Länge limitierten Stiel auf, so dass ihr Einsatz bei Kindern unsicher erscheint.

Häufig bei Kindern sind **Kontrakturen** aufgrund erlittener Kompartmentsyndrome, bei denen gelenküberschreitende Kontrakturen eine Bewegungsstörung bedingen. Ein typisches Beispiel ist eine Ellenbogenkontraktur nach offener ellenbogennaher Humerusfraktur mit Kompartmentsyndrom. Hier kann die aktive Streckung im Ellenbogengelenk nicht gelingen, obwohl ein weitestgehend unverletzter M. triceps vorliegt. In diesen Fällen ergibt sich durch eine reine Kontrakturauflösung kombiniert mit einer adäquaten Weichteildeckung eine verbesserte motorische Funktion.

Andere Erkrankungen erfordern die Transplantation funktionierender »aktiver« Muskeln mit neurovaskulärem Anschluss. Ein großer muskulokutaner freier Lappen mit der Möglichkeit eines nervalen Anschlusses ist das **Musculus-latissimus-dorsi-Transplantat**, bei dem trotz der im Einzelfall kompletten Entnahme eines Muskels kein funktionelles Defizit zu erwarten ist. Eine andere Möglichkeit eines freien funktionellen muskulokutanen Lappens ist die Hebung eines so genannten **Musculus-gracilis-Lappens**, der aufgrund seines langen und schmalen Zuschnitts für funktionelle Rekonstruktionen ohne Notwendigkeit einer großflächigen Deckung genutzt werden kann (Morris 2000). Einzelheiten zu den verschiedenen Lappentransplantaten sind in ◘ Tab. 23.1 aufgeführt.

23.2.2 Krankheitsbilder

Abhängig vom zugrundeliegenden Krankheitsbild müssen bei der Indikationsstellung verschiedene Aspekte gewichtet werden (s. oben). Ausgehend von der Pathogenese lassen sich die folgenden Indikationsgruppen benennen:

Frühe Innervationsdefizite

Zu diesen Erkrankungen gehören ganz vorrangig die geburtstraumatischen **Plexusläsionen**. Abhängig vom Ausmaß des nervalen Defizits und der postnatalen Dynamik der Reinnervation sind primäre nervale Rekonstruktionen innerhalb des ersten Lebensjahres sinnvoll. Neben Neurolysen und Nerventransplantaten sind hier auch muskelnahe Neurotisationen möglich, bei denen der Endast eines funktionierenden Nervens oder ein Faszikel muskelnah auf einen verletzten distalen Nerven koaptiert wird. Im weiteren Verlauf zeigen sich dann die noch verbleibenden Bewegungsstörungen und funktionelle Defizite, die aufgrund der verlängerten zeitlichen Latenz seit Eintritt des Nervenschadens nicht mehr mittels Nervenrekonstruktionen beeinflusst werden können. Hier ergeben sich Indikationen für freie funktionelle Muskeltransplantate, die eine isolierte Funktion übernehmen. Voraussetzung für diese Muskeltransplantate ist daher regelhaft das Vorliegen eines unverletzten, für die Ursprungsfunktion verzichtbaren Spendernervs, an den der zum Transplantat gehörende motorische Nervenast koaptiert werden kann. Das typische Transplantat in diesen Fällen besteht aus einem oder auch zwei M. gracilis (Chim 2014).

Auch Kinder mit **Arthrogrypose**, deren Einschränkungen durch neurogene Ursachen bedingt sind, können in diese Indikationsgruppe gehören. Erste Berichte über Neurotisationen des N. musculocutaneus bei Athrogrypose durch einen Faszikel aus dem N. ulnaris und/oder N. medianus klingen ermutigend und zeigen Kinder mit einer zunehmenden aktiven Ellenbogenbeugung.

Angeborene muskuläre Erkrankungen

Auch in dieser Gruppe finden sich Kinder mit Arthrogrypose, wobei in diesen Fällen der muskuläre Verlust im Vordergrund steht. Da bei der Arthrogrypose nur selten sicher vorliegende Spendernerven für freie Muskeltransplantate identifiziert werden können, sind lokale chirurgische Maßnahmen wie Sehnentranspositionen und gestielte Muskeltransfers deutlich häufiger. Andere neuromuskuläre Erkrankungen gehören grundsätzlich ebenfalls in diese Gruppe, wobei hier durch das rasche Fortschreiten der meisten Erkrankungen den operativen Rekonstruktionen enge Grenzen gesetzt sind. Die meisten chirurgischen Rekonstruktionsmaßnahmen werden nur temporäre Effekte haben, so dass der Aufwand und die Morbidität der Eingriffe begrenzt bleiben sollte. Häufig sinnvoll sind Tenodesen, die zum Beispiel die Auswirkungen intrinsischer Fehlinnervation minimieren können.

Angeborene kombinierte Nerven- und Weichteildefekte

Das **Neugeborenenkompartmentsyndrom** ist ein kombiniertes schweres Krankheitsbild, das bereits vor der eigentlichen Geburt eintritt, aber als solches nur selten erkannt wird (Huelsemann et al. 2011). Dabei kommt es durch Druck in den Kompartmenträumen der Muskelgruppen zur fortschreitenden Durchblutungsstörung. Die genauen auslösenden Faktoren sind bis heute unbekannt und mit hoher Wahrscheinlichkeit multifaktoriell. Im Ultraschall nachgewiesen wurden die entsprechenden Veränderungen im Gewebe bereits mehrere Stunden pränatal. Das Neugeborenenkompartmentsyndrom äußert sich postnatal durch unterblutete Blasen und Blässe an der betroffenen Extremität. Die durch den eingetretenen Gewebeschaden oft bereits nachweisbare Fehlhaltung des Armes wird dabei als Hinweis auf eine perinatale Plexusschädigung fehlgedeutet.

Das Krankheitsbild führt wie jedes unbehandelte Kompartmentsyndrom durch Gefäßverschlüsse zu Minderperfusion sowie dauerhaften Nervenschäden und einem narbigen Umbau der beteiligten Muskulatur und Haut sowie in Einzelfällen zum Verlust der Extremität. Nach Wochen und Monaten bilden sich erhebliche Kontrakturen mit Weichteilverkürzung, Fehlhaltung und Sensibilitätsverlust, die konservativ kaum zu verbessern sind. Daher ergibt sich bei diesem Krankheitsbild die Notwendigkeit, einen ausreichend großen und gut perfundierten Weichteilmantel zu ermöglichen. Hier besteht die Indikation für ein M.-latissimus-dorsi-Transplantat oder im Falle des reinen Weichteilersatzes ggf. einen ALT-Lappens.

Erworbene Nervenverletzungen

Direkte Nervenverletzungen durch Scherben, Messer usw. werden in der Regel auch bei kleinen Kindern umgehend erkannt und adäquat behandelt. Dennoch verbleiben auch bei diesen Unfallursachen Folgen von Verletzungen, die als gering eingestuft wurden und dennoch eine Asensibilität oder motorische Beeinträchtigung nach sich ziehen. So ist der Ausfall des Nervus ulnaris klinisch zunächst oft nicht so eindeutig, dass beim kleinen Kind der entsprechende Verdacht geäußert wird. Durch die offene Wunde ist aber immerhin ein Hinweis auf eine mögliche Verletzung gegeben. Anders verhält es sich mit Nervenverletzungen, die primär im Rahmen von geschlossenen Frakturen bzw. iatrogen durch die Behandlung einer Fraktur entstehen. Die von den Kindern dann beklagten Lähmungen werden häufig trotz eindeutiger Klinik nicht diagnostiziert oder als Übungsdefizite fehlgedeutet. Durch die sich daraus ergebende Verschleppung einer adäquaten Diagnostik erfolgen Nervenrekonstruktionen, dann in der Regel mit entsprechendem Interponat, erschreckend häufig mit erheblicher Verzögerung.

Erworbene kombinierte Nerven-, Gefäß- und Weichteilläsionen

Diese kombinierten Verletzungen entstehen im Rahmen von Polytraumen oder als Folge von Kompartmentsyndromen einschließlich Gefäßverletzungen. Ihre Folgen sind dauerhaft und geeignet, die Funktion eines Armes oder Beins nahezu völlig aufzuheben. Die Strategie der operativen Verbesserung muss unter Umständen eine schrittweise Therapieabfolge beinhalten. Während im Bereich von Nervenengpässen oder partiellen Nervenverletzungen frühzeitig eine Neurolyse oder Nervenrekonstruktion sinnvoll ist, empfehlen bei eingetretenem Kompartmentsyndrom mehrere Autoren, die Entwicklung der narbig bedingten Kontraktur zunächst über mehrere Monate abzuwarten, bevor dann die kombinierte operative Sanierung beginnen kann. Dabei wird dann fibrös umgebautes und verkürztes ehemaliges Muskelgewebe vollständig reseziert, Sehnen werden verlängert und die Membrana interossea ggf gespalten. Alle Strukturen der betroffenen Region werden sorgfältig aus den Narben gelöst und von Nekrosen befreit. Nerven werden ggf. auch intraneural und folglich mit dem Operationsmikroskop neurolysiert, um eine bestmögliche Reinnervierung zu erreichen. Die sich aus der Beseitigung der Kontrakturen ergebenden Weichteildefekte erfordern eine physiologische Weichteildeckung mit Verschiebeschichten, so dass lokale plastische Deckungmöglichkeiten bei großen Defekten begrenzt sind und sich auch bei diesen Kindern die Notwendigkeit freier Weichteiltransplantate ergeben kann.

Spastische Zerebralparesen

Spastische Zerebralparesen sind grundsätzlich eher keine Domäne der mikrochirurgischen Rekonstruktion. Als operative Maßnahmen kommen hier häufiger Tenodesen, motorische Ersatzplastiken und Myotomien zur Anwendung. An den oberen Extremitäten eher selten erfolgen superselektive Neurotomien einzelner motorischer Äste, um die Ausprägung spastischer Lähmungen zu reduzieren. Sie werden allerdings zunehmend an den Beinen zur Behandlung des Pes eqinuovarus herangezogen. Alle operativen Verfahren sind ein Baustein in der multimodalen Therapie und nur in enger interdisziplinärer Zusammenarbeit einzuplanen. Dies gilt auch für die häufigeren motorischen Ersatzplastiken, die die weitere interdisziplinäre Betreuung und Therapie nicht überflüssig machen können. Typische Operationen sind die Transposition des M. flexor capi ulnaris auf die Sehne des M. extensor carpi radialis brevis, die Umleitung des M. pronator teres durch die Membrana interossea zur Rekonstruktion der Supination und die Myotomie der adduzierenden Muskulatur des Daumens in Verbindung mit einer plastischen Erweiterung der Interdigitalfalte.

23.3 Allgemeine Hinweise

Mikrochirurgische Eingriffe bei Kindern erfordern ein geschultes und erfahrenes Team in einer entsprechend qualifizierten Einrichtung. Während für den Notfall einer mikrochirurgisch durchzuführenden Operation, also zum Beispiel einer Replantation, im Interesse einer zeitgerechten Behandlung gelegentlich die Abwägung zugunsten der nähergelegenen geeigneten Institution fällt, sollten die elektiven hochspezialisierten Eingriffe grundsätzlich in Zentren mit entsprechender Erfahrung erfolgen. Instrumentarium und technische Ausstattung müssen dem Operateur ermöglichen, auch kleinste Strukturen und winzig dimensionierte Anastomosen mit der gebotenen Sicherheit durchzuführen.

Für das **Operationsmikroskop** ist eine Vergrößerung über das 20-fache hinaus zu fordern. Kinderänästhesiologen und die Möglichkeit einer kindgerechten Nachbehandlung runden das Bild ab. Bei allen Eingriffen mit vaskulären Beteiligungen kann die präoperative Anlage eines **Plexuskatheters** ausgesprochen hilfreich sein. Hierdurch wird die Gefäßperipherie weitgestellt und das Risiko spastischer Perfusionsprobleme verringert. Von Autoren werden auch freie Lappentransplantationen in Plexus- bzw. Spinalanalgesie in Kombination mit Sedierung beschrieben (Bjorklund et al. 2015). Durch einen Plexuskatheter ergibt sich außerdem die Möglichkeit einer schmerzfreien Nachbehandlung. Diese ist bei Kindern unbedingt zu gewährleisten, zumal diese infolge des Grundleidens häufig wiederholte Krankenhausbehandlungen zu erwarten haben.

Die Effekte einer postoperativen Behandlung mit **Acetylsalicylsäure** bei Gefäßrekonstruktionen der Extremitäten und bei freien Transplantaten im Kindesalter sind bisher nicht ausreichend belegt. Wegen der Gefahr eines Reye-Syndroms wird eine zurückhaltende Therapieabwägung empfohlen.

Bei Rekonstruktionen, die mit einer Weichteildeckung und wesentlichen Veränderung der Oberflächenkontur einhergehen, wird eine **Photodokumentation** des präoperativen Befundes und des postoperativen Verlaufes empfohlen. Auch Videosequenzen des spielerischen Spontanverhaltens sind sinnvoll, um veränderte Gebrauchsfähigkeiten der betroffenen Extremität zu dokumentieren. Diese dienen zum einen der Befunddokumentation und sind außerdem sehr hilfreich, um Eltern und den kleinen Patienten die erreichten Veränderungen zu verdeutlichen. Bei entsprechendem Einverständnis verwenden wir diese Photos und Videos auch, um anderen Betroffenen präoperativ die Therapiemöglichkeiten zu erklären, aber auch überzogene Erwartungen widerlegen zu können.

23.4 Art des Eingriffs

Abhängig von der Indikation sind verschiedene Gesichtspunkte bei der Planung und Durchführung mikrochirurgischer Eingriffe zu berücksichtigen. Wichtig ist immer, sowohl die Körpertemperatur des Kindes als auch die Raumtemperatur des Operationssaals auf einem Niveau zu halten, dass eine Weitstellung der peripheren Gefäße begünstigt und Spasmen vorbeugt. Eine Muskelrelaxation bei Einleitung der Narkose sollte kurzwirksam sein, um die Aussagekraft evtl. notwendiger neurophysiologischer Messungen durch Nerven- oder Muskelstimulation nicht zu schmälern.

23.4.1 Vaskuläre Rekonstruktionen

Sekundäre Gefäßrekonstruktionen werden unter anderem notwendig, wenn traumatische oder iatrogene Gefäßverletzungen einschließlich Dissektionen erst verzögert diagnostiziert werden, aber eine Minderperfusion verursachen. In diesen Fällen ist eine Rekonstruktion mit Venentransplantaten die Therapie der Wahl. Bei Kindern ist es in der Regel möglich, das entsprechende Veneninterponat aus der gleichen Extremität zu entnehmen. Gut geeignet sind großvolumige subkutane Venen, deren Verlauf von distal nach proximal am späteren Transplantat vor vollständiger Hebung durch eine Markierungsnaht dokumentiert wird. Nach Entnahme wird das Transplantat für arterielle Rekonstruktionen dann in umgekehrter Flussrichtung verwendet, damit die evtl. vorliegenden Venenklappen den arteriellen Fluss nicht verhindern.

Die Anastomosierung erfolgt mikrochirurgisch mit dem Operationsmikroskop und bei Kindern in der Regel mit Einzelknopfnähten sowie nicht resorbierbarem monofilen Nahtmaterial mit einer Fadenstärke von weniger als 0,04 mm (entsprechend USP 8–0 bis 11–0). Häufig wird eine intravenöse Heparingabe vor Öffnung der rekonstruierten Gefäßabschnitte durchgeführt. Eine evidenzbasierte Empfehlung für dieses Vorgehen kann bei unzureichender Publikationslage aber nicht gegeben werden.

23.4.2 Freie Gewebetransplantate

Entscheidend bei der Planung freier Gewebetranspantate ist zunächst die Wahl des richtigen Transplantates. Zugrundeliegend ist die Ausdehnung und Stärke des Weichteildefektes. Dabei kann es sich nach Resektion von Narbenfeldern bei Kontrakturen oder posttraumatischen Defekten durchaus um große Flächen handeln, bei denen die Entnahme des entsprechend großen Transplantates an der Entnahmeregion zur Notwendigkeit kompensatorischer Spalt- oder Vollhautdeckungen mit der Konsequenz einer weiteren Heberegion führen kann. Diese Konsequenz kann durch geeignete Lappenwahl nicht immer vermieden werden. Selbst ein sehr großes Musculus-latissimus-dorsi-Transplantat wird beim 12 Monate alten Kind nicht größer als ca. 14 cm × 6 cm zu heben sein. Aufgrund der physiologischen Dicke und des mehrschichtigen Aufbaus des Transplantates können damit zirkuläre Defekte nicht vollständig gedeckt werden. Die damit verbundenen Schwierigkeiten demonstriert ◘ Abb. 23.1.

> **Anders als bei Erwachsenen ist es bei Kindern deutlich wichtiger, in möglichst großer Ausdehnung eine entsprechende Hautinsel mit dem freien Lappen zu heben.**

Deckt man bei Kindern einen freien Muskellappen mit Vollhaut oder Spalthaut, heben die damit verbundenen Nachteile von Narbenschrumpfung und Hypertrophie den gewünschten Effekt des freien Lappens zum Teil wieder auf.

Es ist also notwendig, als Operateur ein Spektrum verschiedener Lappenhebungen und verfügbarer Techniken zu beherrschen, um die Auswahl des richtigen geeigneten Muskels durchzuführen. Einen entsprechenden Überblick über freie Lappentransplantate zeigt ◘ Tab. 23.1. ◘ Abb. 23.2 und ◘ Abb. 23.3 zeigen die Hebung eines anterolateralen Oberschenkellappens als Beispiel für einen Perforatorlappen sowie die Hebung eines neurovaskulär gestielten Musculus-latissimus-dorsi-Lappens, der auch als funktionelles Transplantat verwendet werden kann.

Funktionelle freie Muskeltransplantate mit Anschluss des Lappennerven an verfügbare Spendernerven der oberen Extremität sind bei Kindern grundsätzlich selten. Bei kompletten geburtstraumatischen Plexusläsionen kommen sie dann in Frage, wenn die frühzeitigen rekonstruktiven Maßnahmen eine Verbesserung der Schulter- und Ellenbogenfunktion herbeiführt haben und noch Spendernerven zum Anschluss des freien Muskeltransplantates zur Verfügung stehen. Auch bei Kindern ist dabei die Verwendung der kontralateralen C7-Wurzel unter Verwendung eines Nerveninterponates beschrieben. Dieses kann bei kompletten Plexusläsionen aus dem vaskularisiert gehobenen Nervus ulnaris der verletzten Seite bestehen. Es

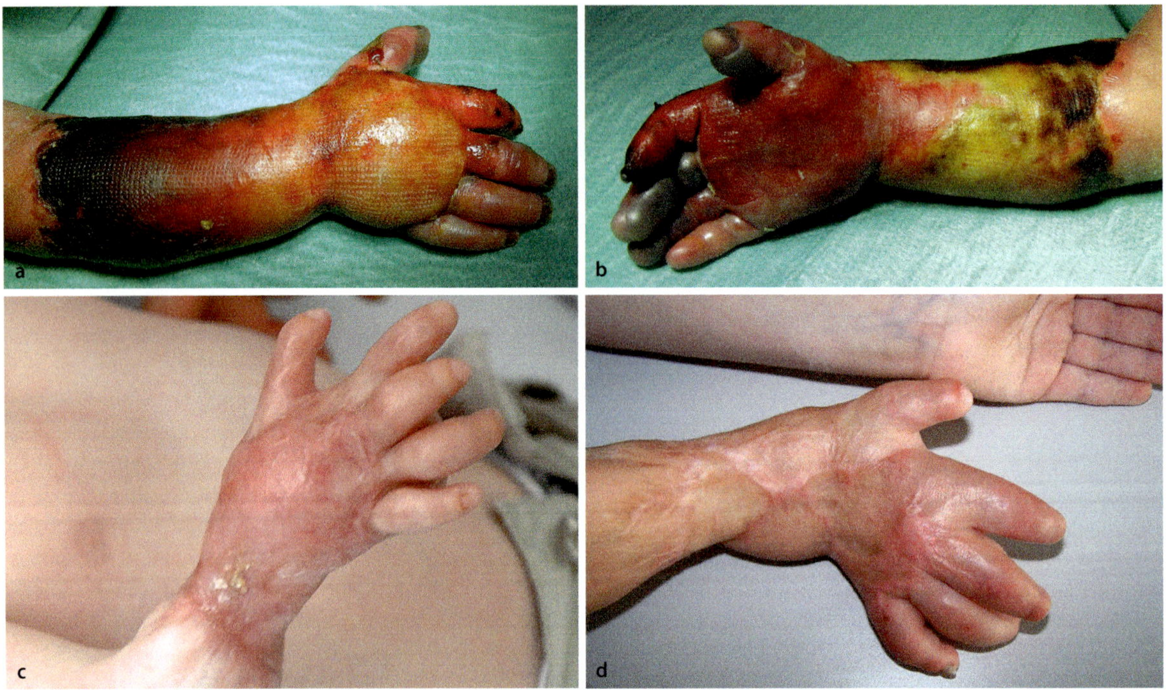

Abb. 23.1a–d Neugeborenenkompartmentsyndrom. A,b Rechte Hand eines Frühgeborenen 4 Tage postnatal mit Neugeborenenkompartmentsyndrom. c Die gleiche Hand im korrigierten Alter von 4 Monaten. d Der eingeheilte, in maximaler Größe gehobene M.-latissimus-dorsi-Lappen wurde beugeseitig zur Deckung des rekonstruierten N. medianus und der erhaltenen Muskulatur sowie der Lappengefäße benötigt und erreicht die Streckseite nur unzureichend

Tab. 23.1 Gebräuchliche freie Gewebetransplantate für rekonstruktive Eingriffe an den Extremitäten bei Kindern

Name	Kombinierte Gewebequalität	Zuschnitt	Heberegion	Stiel	Als »aktives« freies Muskeltransplantat (Nerv!) nutzbar?
M. latissimus dorsi	Muskel, Hebung mit Hautinsel möglich	Große Ausdehnung möglich, oval bis länglich	Dorsolaterale Thoraxwand, in der Regel Primärverschluss möglich	Arteria thoracodorsalis, N. thoracodorsalis, lange Entnahme bis zur Axilla (Ursprung aus Art axillaris) möglich	+
M. gracilis	Muskel, Hebung mit Hautinsel möglich	Oberschenkellänge, schmal	Innenseite des Oberschenkels, Primärverschluss	Kurzer Stiel aus der Arteria femoralis profunda, Nervenast aus dem N. obturatorius	+
Fibula	Knochentransplantat mit Muskelmanschette, Hebung mit Hautinsel bedingt möglich	Abhängig vom Alter mindestens 5 cm Länge	Außenseite des Unterschenkels	Arteria fibularis (peronea)	–
Anterolateraler Oberschenkellappen (ALT)	Haut, ggf. Faszie	Große Ausdehnung, oval bis spindelförmig	Primärverschluss limitiert	Limitierter Perforatorstiel aus dem Ramus descendens der Arteria circumflexa femoris lateralis, variabel	–
Zehentransplantat	Komplett	Anatomisch	Fuß	Lang, Nervenkoaptation sensibel	+ (Ersatz von Daumen und/oder Fingern)
Skapular-/Paraskapularlappen	Haut, Subkutangewebe, Kombination mit Knochentransplanat möglich	Bei Kindern eher dick, elliptisch, daher ungebräuchlich		Arteria subscapularis	–

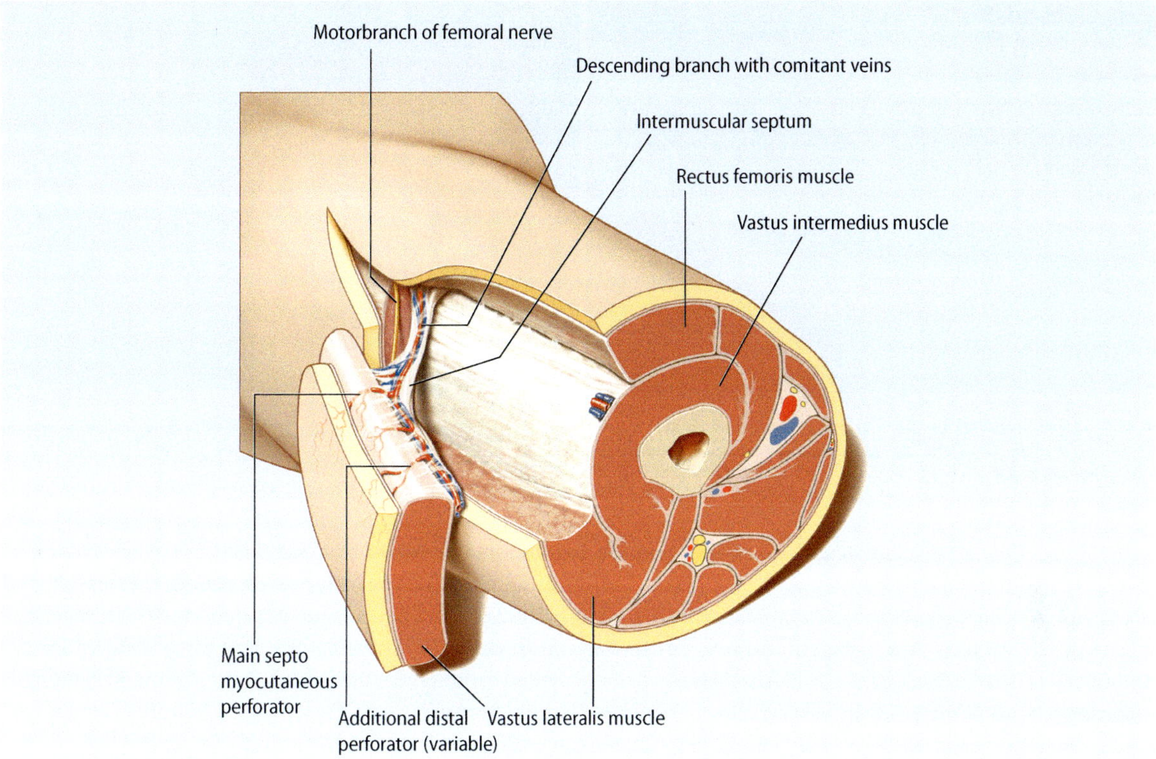

Abb. 23.2 Hebung eines freien anterolateralen Oberschenkellappen. (Aus Wolff u. Hölzle 2011)

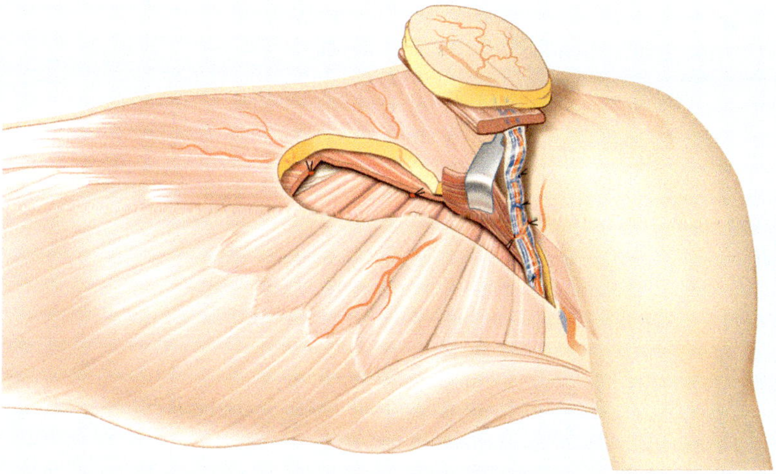

Abb. 23.3 Hebung eins freien neurovaskulär gestielten Musculus-latissimus-dorsi-Lappen. (Aus Wolff u. Hölzle 2011)

wird an die kontralaterale C7-Wurzel koaptiert und nach entsprechender Reinnervierungszeit auf das Vorliegen ausreichende vieler Axone am Stumpf überprüft. Anschließend kann wie an jeden anderen gesunden Spendernerven ein freies Musculus-gracilis-Transplantat angeschlossen werden, um eine Funktion der Hand zu rekonstruieren. Abb. 23.3 und Abb. 23.4 zeigen die Hebung eines solchen neurovaskulären Musculus-gracilis-Lappens sowie denselben nach vollständiger Einheilung am Oberarm. Allerdings liegen für diese Technik bei Kindern keine ausreichenden langfristigen Daten vor, um eine abschließende Bewertung der Methode vorzunehmen.

Ein Sonderfall freier Gewebetransplantate besteht bei maligen **Extremitätentumoren**. Hier ist insbesondere die

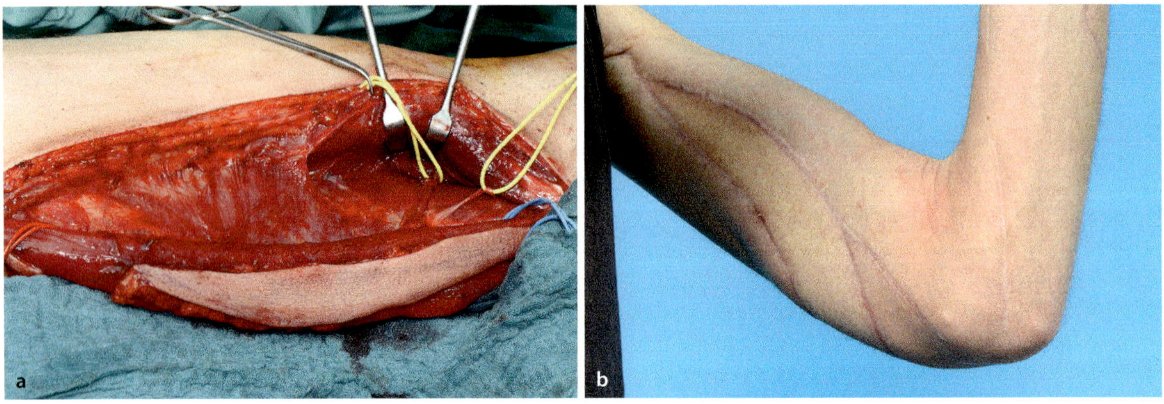

Abb. 23.4a,b Hebung eines freien neurovaskulär gestielten M. gracilis an der Innenseite des rechten Oberschenkels. **a** Gelb angeschlungen sind der Gefäßstiel des Muskels sowie der zuführende Nervenast aus dem Nervus obturatorius. **b** Das eingeheilte Transplantat mit großer Hautinsel am linken Oberarm

Hebung von Fibulatransplantaten hilfreich, um Defekte von langen Röhrenknochen zu überbrücken (Erol et al. 2015). Bei Weichgewebesarkomen kann es auch sinnvoll sein, eine funktionelle Rekonstruktion durch ein freies funktionelles Muskeltransplantat mit Anschluss auf den ursprünglich zuständigen und noch erhaltenen motorischen Nerven durchzuführen. Im Falle postoperativ durchzuführender regionaler Strahlentherapie wird der Erfolg einer solchen Operation aufgrund der strahleninduzierten Fibrose aber in Frage gestellt werden.

23.4.3 Nervale Rekonstruktionen

Sekundäre rekonstruktive Nervenchirurgie ist bei Kindern deutlich häufiger als bei Erwachsenen. Grundsätzlich gelten die gleichen Rekonstruktionsprinzipien (Tab. 23.2). Durchtrennte Axone bzw. Faszikel benötigen zur Reinnervation einen rekonstruierten epineuralen Schlauch und bestenfalls eine weiche, gut perfundierte Wundumgebung ohne wesentliche Hämatome und ohne Druck. Bei der Rekonstruktion dürfen die erhaltenen Stümpfe keinesfalls unter Spannung geraten, da sich hierdurch der Durchmesser des Nerven verringert und das axonale Wachstum nicht ungestört von statten gehen kann. Proximale Nervenstümpfe lassen sich meist recht leicht durch die ausgeprägten Stumpfneurome erkennen. An den distalen Nervenstümpfen findet eine Wallersche Degeneration statt, die keine wesentliche Umfangsvermehrung mit sich bringt. Außerdem retrahieren sich manche Stammnerven, vor allem der Nervus ulnaris unter dem M. flexor carpi ulnaris, erheblich. Genaue anatomische Detailkenntnisse sind dann erforderlich, um den Nervenstumpf gezielt darzustellen.

Tab. 23.2 Sekundäre Nervenrekonstruktion bei Kindern

Verfahren zur motorischen Reinnervierung	Prinzip	Vorteile	Nachteile
Defektüberbrückung durch Transplantat	Ein durchtrennter Nerv wird an der Verletzungsstelle durch Nerventransplantate überbrückt	Der originale Nerv behält sein Zuständigkeit für den jeweiligen Muskel	Erforderliche Transplantate mit entsprechender Hebemorbidität
Nerventransposition, Neurotisation	Ein funktionierender Nerv wird soweit distal wie möglich durchtrennt und auf den distalen Stumpf eines verletzen Nervens »umgeleitet«	Bei proximalen Verletzungen resultiert hier eine deutliche Verkürzung der Reinnervationszeit durch die Nähe zum Zielorgan	Mögliche Schwächung der originären Funktion des verwendeten Nerven
Direkte Neurotisation eines Muskels	Der Stumpf eines funktionierenden Nervens wird endständig direkt in den Muskel in die vermutete Nähe der motorischen Endplatten eingepflanzt	Eine Lösung auch für Fälle, in denen die distalen Nervenstümpfe nicht mehr darstellbar sind	

Beide Nervenstümpfe werden in der Regel großzügig neurolysiert und dann so weit gekürzt, bis die einzelnen weichen Faszikelgruppen wie beim gesunden Nerv ungehindert aus dem epineuralen Stumpf hervorquellen. Die sich zwischen den Stümpfen ergebende Defektstrecke wird ausgemessen und mit Nerventransplantaten überbrückt. Dabei kommt auch bei Kindern am ehesten der Nervus suralis zur Anwendung. Bei nervalen Rekonstruktionen im Rahmen der Plexuschirurgie stehen weitere Nerven aus dem betroffenen Arm zur Verfügung. Möglich ist die langstreckige Gewinnung des Ramus superficialis nervi radialis oder des Nervus cutaneus antebrachii medialis in Oberarmhöhe.

Nervenkoaptationen mit und ohne Transplantat erfolgen grundsätzlich unter dem Operationsmikroskop mit einer möglichst geringen Zahl an Einzelknopfnähten und dünnem Nahtmaterial.

Bisher nicht erwähnt wurden die Möglichkeiten, die sich durch **End-zu-Seit-Koaptationen** in der rekonstruktiven Nervenchirurgie ergeben. Typisches Beispiel sind fulminante Avulsionsverletzung des Daumens, bei denen die beiden sensiblen Nerven quasi aus dem Nervus medianus herausreißen. In solchen Fällen werden die distalen Nervenstümpfe gekürzt, mit Transplantaten versehen und dann seitlich durch einen epineuralen Schlitz in den Nervus medianus eingefügt. Bei Kindern scheint diese Methode deutlich besser zu funktionieren und eine sensible Reinnervation herbeizuführen.

23.5 Nachbehandlung

Der direkte Partner des Operateurs ist immer das behandelte Kind (Kay u. Lees 2000). Seine Bedürfnisse stehen im Vordergrund und bestimmen den postoperativen Verlauf.

23.5.1 Postoperative Nachbehandlung

Die gesamte Umgebung sollte darauf abgestimmt sein. Ideal sind ausreichend große Familienzimmer. Der ausdrücklich erlaubte Aufenthalt des Kindes im elterlichen Bett, eine ruhige und ggf. abzudunkelnde Atmosphäre sowie Schmerzfreiheit gewährleisten die idealen Bedingungen für eine ungestörte Heilung. Wir verzichten bei Kindern nahezu grundsätzlich auf schwere Gipsverbände, die häufig verrutschen oder zum Abmontieren verleiten. Stattdessen werden gut gepolsterte weiche Verbände gewählt, die durch ihr Volumen sanft immobilisieren und mit selbstadhäsiven Mullverbänden auch hartnäckigen Demontageattacken widerstehen.

Von erheblicher Bedeutung ist eine konsequente Einbeziehung der Eltern, deren Unruhe und Sorge sich stets auf das Kind überträgt. Je umfassender und persönlicher die Aufklärung der Eltern ist, umso eher sind sie in der Lage, die manchmal schwierigen ersten Tage und eventuelle Komplikationen mit zu tragen.

Auf die notwendige Sicherung von **Schmerzfreiheit** wurde schon oben hingewiesen. Schmerztherapeutische Visiten sollten bei den größeren Eingriffen mit mehreren Operationslokalisationen automatisch täglich erfolgen und bei Bedarf jederzeit zur Verfügung stehen. Eine lokale Analgesie über einen Plexuskatheter kann kontinuierlich gegeben werden.

Manipulationen an gut sitzenden Verbänden sollten auf ein Minimum begrenzt werden, wenngleich bei freien Lappentransplantaten die Schaffung eines »Verbandsfenster« zur Perfusionskontrolle notwendig ist. Ein in der versorgenden Klinik bekanntes und etabliertes Vorgehen zum Monitoring freier Transplantate wird den Eltern erklärt und anschließend konsequent geführt. Dabei werden Farbe der Hautinsel, Gewebeturgor, gefühlte Temperatur sowie die Reperfusion auf leichten Druck dokumentiert. Dies erfolgt zum Beispiel in den ersten 48 h stündlich, danach weitere 2 Tage zweistündlich. Die Abstände zwischen den Kontrollen werden ab dem 5. Tag schrittweise verlängert.

Das **Management von Komplikationen**, zumal bei freien Gewebetransplantaten oder Gefäßrekonstruktionen mit Verschlechterung der sichtbaren Durchblutungssituation, erfordert rasches und konsequentes Management. Jeder Verdacht auf eine Verschlechterung sollte vom Operateur persönlich überprüft werden und im geringsten Zweifelsfall einer Revision in Narkose und im Operationssaal zugeführt werden. Oft sind lediglich postoperative Hämatome die Ursache der Verschlechterung. Sobald diese beseitigt sind und die Ursache der Nachblutung gefunden ist, verbessert sich auch die Durchblutung des freien Transplantates. Ansonsten müssen die Anastomosen nacheinander revidiert werden. In allen Fällen einer operativen Revision nach aufwändigen Eingriffen ist stets zu überlegen, ob eine Kompartmentspaltung notwendig ist.

23.5.2 Langfristige Nachbehandlung

Es bewährt sich, die langfristige klinische Begleitung mit dem gleichen Behandlerteam fortzuführen. Das direkte Wissen des Operateurs um die intraoperativen Befunde und den durchgeführten Eingriff ermöglicht klare Aussagen über zu erwartende Reinervationszeiten, mögliche

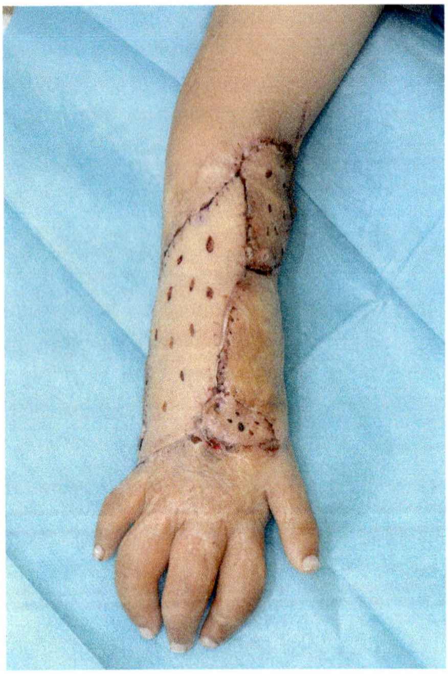

Abb. 23.5 Eingeheiltes Transplantat eines M. latissimus dorsi von 12 cm × 6 cm mit zusätzlicher Vollhautdeckung bei einem 2,5 Jahre alten Jungen mit Neugeborenenkompartmentsyndrom 15 Tage postoperativ, 2 kleinere benachbarte Vollhauttransplantate

Komplikationen und Erfordernisse in der Nachbehandlung.

Sobald alle Wunden verheilt sind, ist eine konsequente **Narbentherapie** erforderlich. Die Eltern können angeleitet werden, Narbenmassagen und lokale Salbentherapeutika in den Familienalltag zu integrieren und als Zeit der Zuwendung attraktiv für das Kind zu gestalten. Bei drohenden Narbenkontrakturen wird **Kompressionskleidung** empfohlen, wobei eine Wechselversorgung unbedingt zu gewährleisten ist. Hier ist ein kindgerechte qualifizierte Betreuung durch die Bandagisten notwendig. Die auszusuchende Farbe der Kompressionskleidung zusammen mit abgedeckten Verschlüssen, die das Anlegen der Kleidung erleichtern, sorgen oft dafür, dass die Kleidung gerne und konsequent getragen wird. Kinder haben ein feines Empfinden dafür, dass der komprimierende und abschwellende Effekt der Kleidung Beweglichkeit und Funktion der Hand verbessert sowie das Schweregefühl vermindert.

23.6 Ergebnisse

Über die Ergebnisse mikrochirurgischer Sekundäreingriffe liegen nur wenige und unzureichende statistische Aussagen vor. Grundsätzlich sind die eigentlichen operativen Eingriffe bei Kindern trotz der geringen Größe der Gefäße und Nerven sicherer und erfolgreicher als bei Erwachsenen. Die behandelten Grunderkrankungen bedingen dennoch dauerhafte Folgen und Verschlechterungen, die sich trotz des erheblichen operativen Aufwands nicht vermeiden lassen. Abb. 23.5 zeigt eindrücklich, dass trotz maximalem operativen Aufwand und günstigem Verlauf Dauerfolgen unvermeidlich sind. Bei den meisten hier beschriebenen Krankheitsbildern können die mikrochirurgischen Sekundäreingriffe die Krankheitsfolgen nur bessern, führen aber keinesfalls zu einer vollständigen Heilung.

Literatur

Bjorklund KA, Venkatramani H, Venkateshwaran G, Boopathi V, Sabapathy RS (2015) Regional anesthesia alone for pediatric free flaps. J Plast Recontr Aesthet Surg 68:705–708

Chim H, Kircher MF, Spinner RJ, Bishop AT, Shin AY (2014) Free Functioning Gracilis Transfer for Traumatic Brachial Plexus Injuries in Children. J Hand Surg A 39:1959–1966

Erol B, Basci O, Topkar MO, Caypinar B, Basar H, Tetik C (2015) Mid-term radiological and functional results of biological reconstructions of extremity-located bone sarcomas in children and young adults. J Pediatr Orthop B 24:469–478

Hülsemann W, Böttcher R, Habenicht R (2011) Kompartmentsyndrom der oberen Extremität beim Neugeborenen. Monatsschrift Kinderheilkunde 4:357–363

Kay SPJ, Lees VC (2000) Free-tissue Transfer in Children. In: Gupta M, Kay SPJ, Scheker LR (eds) The Growing Hand. Mosby, London, pp 969–986

Morris SF, Zuker RM (2000) Functioning Muscle Transfers. In: Gupta M, Kay SPJ, Scheker LR (eds) The Growing Hand. Mosby, London, pp 1021–1033

Wolff K-D, Hölzle R (2011) Raising of Microvascular Flaps, 2nd ed. Springer, Berlin Heidelberg New York

Nachbehandlung

Spezifische Nachbehandlung nach Operationen

J. Bahm

J. Bahm (Hrsg.), *Bewegungsstörungen der oberen Extremität bei Kindern*
DOI 10.1007/978-3-662-50426-0_24

Jeder Operateur wird nach einem Eingriff bestimmte begleitende Maßnahmen einleiten:

- **Ruhigstellung**

Die Schonung von Nerven- und Sehnennähten erfolgt für etwa 10–14 Tage bei Nervennähten (Interponate 3–4 Wochen, ohne dass diese Zeiträume wissenschaftlich belegt sind); bei Sehnennähte in der Regel 6 Wochen (wobei Durchflechtungsnähte nach Pulvertaft durchaus früher, z. B. nach 2 Wochen, ohne Belastung bewegt werden dürfen und demnach das Risiko postoperativer Verwachsungen mindern). Im Bereich der Schulter müssen extremitätentragende Orthesen eingesetzt werden, die postoperativ nach Ablauf der 6 Wochen auch eine progressive Entwöhnung erlauben (◘ Abb. 24.1). Die Weichteilheilung der oberflächlichen Gewebeschichten dauert 2–3 Wochen; wir verwenden heutzutage resorbierbare Hautfäden, die eine angstbeladene Fadenentfernung vermeiden.

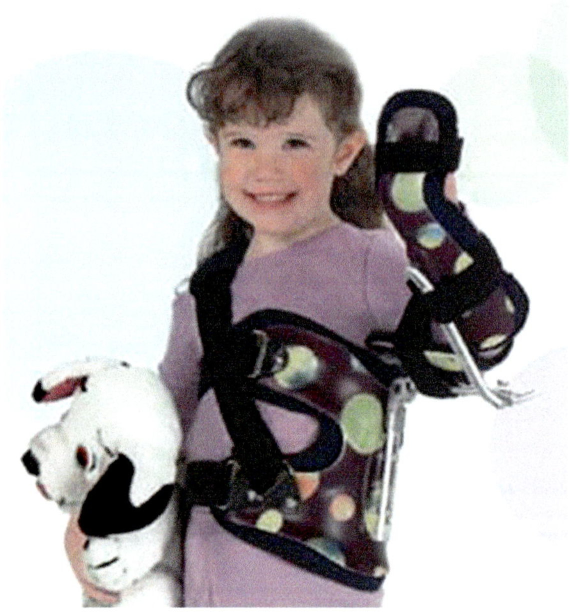

◘ **Abb. 24.1** Schulterorthese nach Sehnentransfer zur Verbesserung der aktiven Außenrotation

Spezielle Gipstechniken bei Kleinkindern Bei ausgedehnten Nervenrekonstruktionen im Kopf-Hals-Bereich (Rekonstruktion des Plexus brachialis) wird ein sog. »**Omega-Gips**« (nach seiner Klammerform benannt, ◘ Abb. 24.2) für 3 Wochen angelegt und wöchentlich kontrolliert (dabei wird die inwendige Polsterung erneuert); danach soll der behandelte Arm noch 1 Woche in einer Halsschlinge getragen werden und danach kann die physiotherapeutische Behandlung wieder aufgenommen werden.

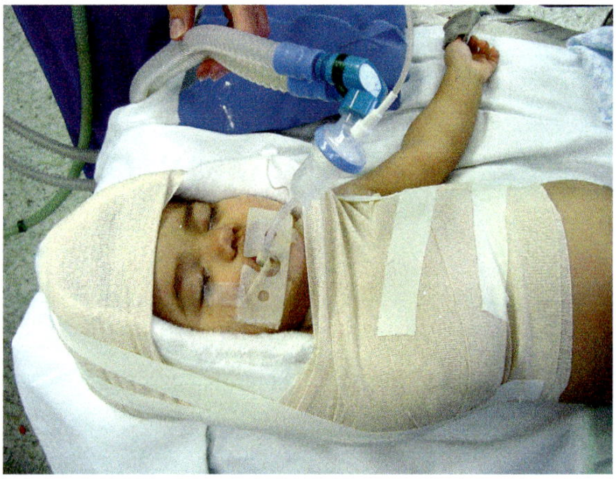

◘ **Abb. 24.2** Omega-Kopf-Hals-Gips zur Ruhigstellung nach Rekonstruktion des Plexus brachialis

- **Neurophysiologisch basierte Therapie**

Diese dient der Unterstützung bzw. Begleitung der Nervenregeneration, Integration von Bewegungen, und dem Sensibilitätstraining und ist spezifische Aufgabe des Physiotherapeuten (► Kap. 9). Ebenso muss nach einer Sehnen- bzw. Muskelverlagerung ein entsprechender Muskel- und Funktionsaufbau durch den Therapeuten, aber auch durch die Eltern, begleitet werden.

- **Ergotherapie**

Die Ergotherapie richtet sich an größere Kinder, die konkrete Aufgaben bewerkstelligen können und müssen. Hier können Aufgaben des täglichen Lebens thematisiert (Schnürsenkel binden, Zähne putzen, Hemd zuknöpfen, Haare machen) oder spezielle Bastelarbeiten und Spiele, aber auch sportliche Bewegungsmuster angegangen werden. Auch das Sensibilitätstraining ist sehr wichtig. Komplexe Bewegungsmuster können evaluiert werden.

- **Sport**

Sport ist keine Fortsetzung der Therapie (und muss nicht »rezeptiert« werden), sondern soll die Kinder spielerisch zum Unterhalt und zur Kräftigung der betroffenen Extremität bringen: Schwimmen (gut für die Schulter), Reiten (gerader Rücken, Selbstvertrauen), Ballspiele (Feinmotorik, Gleichgewicht) etc.

- **Spaßfaktor**

Spaß ist auf Dauer zur Motivation sehr wichtig. Therapiepausen sind erforderlich. Kinder müssen in ihrer eigenen Weise am Ball bleiben – es gibt dabei m. E. keine »faulen« Kinder. Sie setzen allerdings ihre Ressourcen (und dabei bevorzugt den gesunden Arm) mit Erfolgslogik ein und sind weniger rational als wir Erwachsene orientiert.

Forschung an peripheren Nerven und Muskeln

D. Schaakxs

J. Bahm (Hrsg.), *Bewegungsstörungen der oberen Extremität bei Kindern*
DOI 10.1007/978-3-662-50426-0_25

25.1 Klinischer Hintergrund: Nervenverletzung und Muskelatrophie

Periphere Nervenverletzungen betreffen etwa 300.000 Menschen jährlich in Europa und sie stellen daher eine erhebliche ökonomische Belastung für die Gesellschaft dar (Wiberg u. Terenghi 2003). Meist sind periphere Nervenverletzungen durch den Straßenverkehr oder Arbeitsunfälle bei erwachsenen Patienten verursacht. In der Literatur beschreibt man 1 von 2.000 Neugeborenen mit geburtsassoziierten Plexus-brachialis-Verletzungen (Bahm et al. 2005; Schaakxs et al. 2009).

Die periphere Nervenverletzung ist verheerend für die betroffene Extremität und führt zu einer reduzierten Gefühlswahrnehmung, motorischen Funktion und einer dauerhaften Auswirkung auf das Leben der Patienten und ihrer Fähigkeit zu arbeiten, wenn sie eine normale Funktion nicht wiederherstellen können. Das periphere Nervensystem, hat im Gegensatz zum zentralen Nervensystem, eine Kapazität zur spontanen Regeneration nach einer Verletzung. Trotzdem bleiben in der klinischen Praxis, chronische Muskelatrophie und Fibrose, sowie erhebliche Hindernisse für eine optimale funktionelle Erholung, wenn es eine längere Verzögerung bei der Nervenregeneration und der Reinnervation des Zielmuskels gibt.

Darüber hinaus sind traumatische periphere Nervenverletzungen oft mit dem **Verlust von Nervengewebe** assoziiert und erfordern ein Transplantat, um die Lücke zu füllen. Obwohl das autologe Nerventransplantat immer noch der Goldstandard in der rekonstruktiven Chirurgie ist, hat es als schweren Nachteil das Opfer eines funktionalen Spendernerven und führt zum Verlust der Empfindung und Narbenbildung an der Entnahmestelle (◘ Abb. 25.1).

Obwohl der Schwerpunkt die Wiederherstellung des Nerven an der Verletzungsstelle ist, sollte der denervierte Zielmuskel nicht übersehen werden, um die Chancen für ein besseres funktionelles Ergebnisse zu erhöhen. Die Axotomie am peripheren Nerven führt zu einem schnellen Rückgang der Zielmuskelmasse, die reversibel sein kann, wenn es eine qualitative Muskel-Reinnervation innerhalb von ca. 2 Monaten gibt Batt et al. (2005). Im Falle einer nachhaltigen Denervierung kommt es zum **progressiven Muskelzelltod** und zur **Fibrose** mit irreversiblen Muskelfunktionsstörungen (Karpati u. Engel 1968; Irintchev et al. 1990; Finkelstein et al. 1993; Fu u. Gorton 1995a,b; Kobayashi et al. 1997; Bain et al. 2001; Borisov et al. 2001). Eine optimale funktionelle Erholung nach peripherer Nervenverletzung erfordert

- dass die regenerierenden Axone funktionelle Verbindungen mit ihren ursprünglichen Muskelfasern bilden;
- eine Wiederherstellung der Anzahl und Größe der motorischen Einheiten in diesen Muskeln (Kubo et al. 2009).

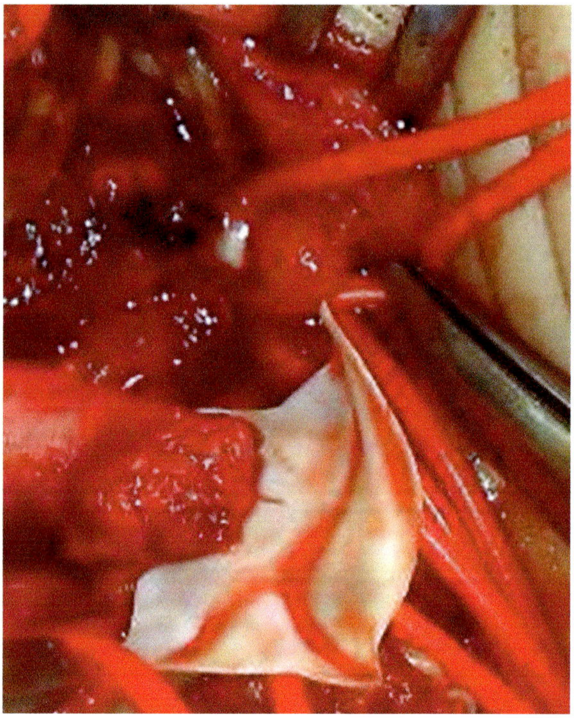

◘ **Abb. 25.1** Nervläsion. Es gibt keine gute Nervenregeneration, wenn die Naht unter Spannung ist. Dann ist ein Nerventransplantat erforderlich, um eine gute Heilung zu ermöglichen

Zur Optimierung der klinischen Erholung nach einer Nervenläsion ist es wichtig, auf zwei Ebenen zu behandeln: der **Nervenläsionsstelle** und der **neuromuskulären Junktion**. Regenerative Forschungen betreffen Behandlungen mit Stammzellen und Biomaterialien als neuen Ansatz, um die Probleme der peripheren Nervenverletzung und der entsprechenden Muskelatrophie in zwei Stufen zu behandeln. Es wird vermutet, dass dieser globale Ansatz hilft, die funktionelle Erholung nach einer peripheren Nervenläsion zu optimieren. Auch ist das Verständnis der möglichen Mechanismen einer Wirkung von Fettgewebestammzellen auf die Nervenregeneration und auf die neuromuskulären Synapse wichtig zum Verständnis der Anwendungen von neuen Zelltherapien. Menschliche Fettgewebestammzellen sind reichlich vorhanden, leicht zugänglich und sind eine optimale Quelle für die regenerative Medizin. In einer Studie wurden verschiedene Eigenschaften der menschlichen adulten Stammzellen abhängig von ihrer Lokalisation gezeigt (Kalbermatten et al. 2011).

> **Die Nervenregeneration nach einer Nervenläsion zu fordern und die Motoreinheit »lebendig« zu halten durch verschiedene Stimulationsmechanismen (Elektrostimulation, Zelltherapie) stellen den Schlüssel für die spätere klinische Anwendung bei peripheren Nervenläsionen dar.**

25.2 Anatomischer Aufbau peripherer Nerven

Als kleinste Einheit und funktionelle Grundstruktur eines peripheren Nervs ist das Neuron mit seinen begleitenden Schwann-Zellen zu sehen. **Neurone** bestehen aus einem sich im Spinalganglion befindenden Zellkörper und seinen Ausläufern, den Dendriten einerseits und dem Axon anderseits. Dendriten übertragen elektrische Impulse zum Zellkörper hin, das Axon leitet elektrische Signale von diesem weiter Radtke u. Vogt 2014).

Die einzelnen Axone eines Nervs sind von einer bindegewebigen Hülle umschlossen, die als **Endoneurium** bezeichnet wird. Mehrere Axone sind zu Nervenfaserbündeln, sogenannten Faszikeln, zusammengefasst, die wiederum von Bindegewebe (**Perineurium**) umhüllt sind. Die Bindegewebshülle um den gesamten Nerv wird als **Epineurium** bezeichnet.

Gliazellen sind unterstützende Zellen und beinhalten im peripheren Nervensystem die **Schwann-Zellen**. Im Unterschied zu Neuronen können sich Gliazellen mitotisch teilen. Gliazellen entwickeln sich aus der Neuralleiste und sind in reifen Nerven als zwei verschiedene Phänotypen, entweder den myelinisierenden oder nicht myelinisierenden vorhanden. Die myelinisierenden Schwann-Zellen produzieren die **Myelinscheide**, eine fettige Isolierschicht, die in mehreren Schichten das Axon umhüllt. Etwa 70 % des Myelin wird durch Lipide gebildet und der Rest aus unterschiedlichen Myelin spezifischen Proteinen aufgebaut. Nach stattgehabter Myelinisierung befindet sich die Schwann-Zelle in einem inaktiven Stadium und kann bei Bedarf wieder zur Myelinisierung aktiviert werden.

Zwischen das Axon umhüllenden Schwann-Zellen befinden sich Lücken, die **Ranvier-Schnürringe**, entlang derer die saltatorische Erregungsleitung von Aktionspotenzialen propagiert wird. Jede Axon-Schwann-Zelle ist innerhalb einer als Basallamina genannten extrazelluläre Matrix des peripheren Nervens enthalten. Nach einer Nervenverletzung, wird die periphere Nervenintegrität durch die enge Abstimmung und die komplexen Interaktionen zwischen den beiden zellulären und extrazellulären Komponenten erhalten (▪ Abb. 25.2).

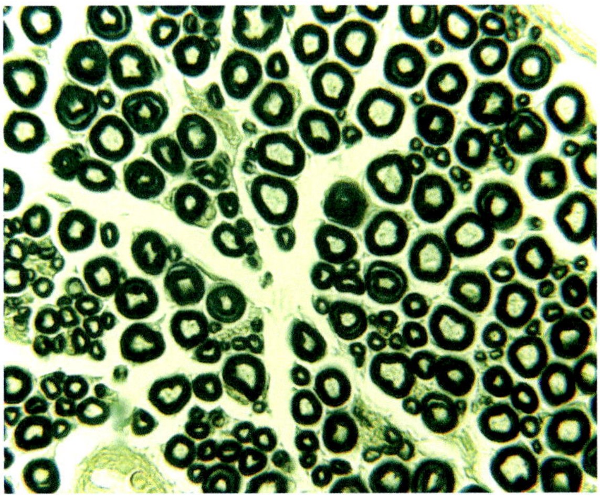

▪ **Abb. 25.2** Peripherer Nerv mit gut myelinisierten Nervenfasern

25.3 Pathophysiologie der Nervenverletzung

25.3.1 Degeneration und Regeneration peripherer Nerven, Pathophysiologie

Periphere Nerven können nach einer Verletzung zu einem gewissen Grad regenerieren, im Gegensatz zur begrenzten Regeneration von Nerven im Zentralnervensystem (ZNS). Wenn ein peripherer Nerv verletzt wird, löst dies die Aktivierung von Schwann-Zellen (SC) und Makrophagen (Burnett u. Zager 2004) aus. Die Regenerationsfähigkeit von peripheren Nerven wird von Wechselwirkungen zwischen diesen Zellelementen und den extrazellulären Matrixmolekülen der Basallamina (Hall 1997) beeinflusst.

Die pathophysiologischen Veränderungen peripherer Nerven nach Nervendurchtrennung betreffen sowohl den Zellkörper als auch das distale und proximale Ende des betroffenen Axons. Es kommt zu einem Anschwellen des Zellkörpers mit Chromatolyse und der Verlagerung des Zellkerns in die Peripherie des Zellkörpers sowie zu einer Degeneration am distalen Ende des Nervenstumpfes, der sog. **Waller-Degeneration**. Die proximalen Nervenaxone degenerieren retrograd bis zum nächsten Ranvier-Schnürring, aus dem sich dann neue Axonsprossen bilden.

Verschiedene **Botenstoffe** spielen eine entscheidende Rolle. Sie verhindern das Absterben der Nervenzelle, sind also neuroprotektiv wirksam, und regulieren ein Auswachsen der Axonkollateralen. Bleibt der Abstand zwischen den Nervenstümpfen gering, so können aus dem distalen Nervenstumpf stammende Zytokine wie »tumor necrosis factor alpha« (TNF-α), Wachstumsfaktoren wie »ciliary neurotrophic factor« (CNTF) und »neurotrophic growth factor« (NGF) sowie Interferone ein Auswachsen von Axonen unterstützen. Die aus dem proximalen Nervenstumpf auswachsenden Axonsprossen verlieren ohne eine Leitstruktur die Orientierung und wachsen ungerichtet in das entstehende Narbengewebe. Es entsteht ein Narbenneurom, das aus zahlreichen Minifaszikeln, die von einer perineuralen Bindegewebsschicht umgeben sind, besteht.

Die Waller-Degeneration mit ihren Änderungen im denervierten distalen Nervenstumpf wird ungefähr 5–8 Wochen nach der Verletzung beendet. Anfänglich sind Makrophagen für die Phagozytose der abgebauten Nervenkomponenten verantwortlich und fördern die Proliferation der Schwann-Zellen. Nach dem Zerfall der Myelinscheiden beginnen sich die Schwann-Zellen zu dedifferenzieren und zu teilen. **Dedifferenzierung** bedeutet, dass die Schwann-Zellen ihren Phänotyp von myelinisierend zu nicht myelinisierend ändern. Die neu entstandenen Schwann-Zellen ordnen sich in Längsrichtung an und bilden zusammen mit der Basallamina **Hanken-Büngnersche-Bänder**, die als Leitschienen für proximal aussprossende Axone dienen können, damit sie über die Läsion wachsen und das distale Ende erreichen (Hall 1997; Ide 1996). Zahlreiche intrazelluläre Änderungen regeln kollektiv die anschließende Regeneration der Axone und die Wiederherstellung des neuronalen Zytoskeletts Schlaepfer u. Bunge 1973). In Anbetracht dessen dass die Verletzung häufig mit einem erheblichen Abstand zum Zielorgan auftritt, dauert die Wiederherstellung der Funktion oft Monate und heilt nicht optimal (Kingham u. Terenghi 2006).

25.3.2 Klinische Einteilung von peripheren Nervenverletzungen

Die häufigsten Nervenläsionen werden durch Durchtrennung, Kompression-, Crush-, Traktion- und Ausrissmechanismen verursacht.

Seddon et al. (1943) unterteilte periphere Nervenverletzung in Neurapraxie, Axonotmesis und Neurotmesis. Sunderland verfeinerte diese Einstufung weiter und beschieb fünf Schweregrade unter Verwendung von histologischen Analysen (Sunderland 2006).

- **Neurapraxie:** Die Kontinuität des Nerven ist noch erhalten, allerdings zeigt sich durch eine segmentale Demyelinisierung ein Leitungsblock. Diese Verletzung ist reversibel, und es findet eine Regeneration innerhalb einige Monate statt. Neuropraxie wird verursacht durch Traktionen oder leichte Kompressionen.
- **Axonotmesis:** axonale Läsion mit Myelinverlust, bei der das Perineurium weiterhin erhalten ist. In diesem Fall kann es zu einer Regeneration kommen, welche im Allgemeinen länger dauert als bei einer Neurapraxie.
- **Neurotmesis:** Sie beschreibt eine komplette Nerventransektion mit Funktionsverlust. Die proximalen Axone erreichen das Zielorgan nicht und es kommt zu einer Neurombildung. Es findet keine Erholung statt. Eine mikrochirurgische Wiederherstellungschirurgie ist notwendig. In Abhängigkeit der Nervenverletzung kommt es zu entsprechenden konsekutiven histopathologischen Veränderungen (Wiberg u. Terenghi 2003; Lundborg 2000).

25.4 Muskelanatomie und Physiologie der Muskelkontraktion

Skelettmuskeln sind die willkürlich steuerbaren Teile der Muskulatur und gewährleisten die Beweglichkeit. Der Skelettmuskel besteht aus mehrkernigen, dicht gepackten Muskelfasern. Die Myofibrillenstrukturen innerhalb der Muskelfasern sind unterteilt in einzelne kontraktile Einheiten, die **Sarkomere** genannt werden. Die Sarkomere bestehen aus dicken Filamenten von **Myosin** und dünnen Filamente aus **Aktin**, die mit Troponin- und Tropomyosin-Proteinen assoziiert sind. Gemeinsam bilden diese Strukturen den Basismechanismus der Muskelkontraktion.

Skelettmuskeln heißen quergestreifte Muskeln, da ihre Myofibrillen im Gegensatz zu den glatten Muskeln ganz regelmässig angeordnet sind und dadurch ein erkennbares Ringmuster aus roten und weißen Myosinfilamenten bzw. Aktinfilamenten erzeugen. Das Myosinprotein bestimmt die Kontraktionsgeschwindigkeit des Muskels. Jedes Myosinmolekül besteht aus zwei schweren Ketten Myosin (MyHC) und vier leichten Ketten mit variable Aminosäuresequenzen (Schiaffino u. Reggiani 1985). Schnelles Myosin (»fast myosin«) ist in besonders hoher Zahl in den schnell kontrahierenden Muskelfasern zu finden; und langsames Myosin (»slow myosin«) überwiegt in den langsamen kontrahierenden Muskelfasern. Einzelne Muskelfasern sind jeweils in Typ-I- und Typ-II-Fasern klassifiziert.

Eine **motorische Einheit** umfasst ein einzelnes Motoneuron mitsamt allen von diesem innervierten Muskelfasern und stellt so für die Steuerung willkürlicher wie unwillkürlicher Motorik eines Skelettmuskels die kleinste funktionelle Einheit dar. Gemeinsam arbeiten mehrere Motoreinheiten zusammen, um die Kontraktionen eines Muskels zu koordinieren. Die neuromuskuläre Synapse besteht aus einem präsynaptischen Axonterminal, die von terminalen Schwann-Zellen umhüllt sind und dem Plasmalemm der postsynaptischen Muskelfasern, auf denen sich **Acetylcholin-Rezeptoren** (AChR) befinden. Sie werden motorische Endplatten genannt. Erreicht ein Aktionspotenzial die Synapse, so führt eine Änderung in der präsynaptischen Membran zum Einstrom von Calcium-Ionen in die terminale Nervenfaser. Die Kalziumerhöhung bewirkt eine Ausschüttung von Acetylcholin (ACh) aus dem Axonende in den synaptischen Spalt. Das Acetylcholin durchquert den synaptischen Spalt und bindet an ACh-Rezeptoren in der postsynaptischen Membran. Dadurch wird die Muskelfasermembran durchlässig für Kalium und Natrium, so dass über den Einstrom von Natriumionen ein **Aktionspotenzial** in der Muskelfaser ausgelöst werden kann. Das Aktionspotenzial wird fortgeleitet und führt zur Kontraktion der Muskelfaser.

Das Enzym Cholinesterase im synaptischen Spalt spaltet das ACh, so dass die Wirkung auf die postsynaptische Membran aufgehoben wird (Monti u. Edgerton 2001; Lampa et al. 2004; Kumai et al. 2005).

25.5 Pathophysiologie denervierter Muskel

Die funktionelle und strukturelle Aufrechterhaltung der Zielskelettmuskel ist abhängig von einer intakten und effektiven Innervation periphere Nerven, die wichtig für die Entwicklung der Muskulatur, den Stoffwechsel und die kontraktilen Eigenschaften sind. Denervierung induzierende krankhafte Veränderungen, sind eng mit dem Regenerationspotenzial des denervierten Skelettmuskels verbunden. Das Vorhandensein intrinsischer Muskelsatellitenzellen, die zwischen einer Myofibrille und der umgebenden extrazellulären Matrix sind, helfen bei der Regeneration der denervierten Muskel (Mauro 1961). In Reaktion auf eine Verletzung, werden Satellitenzellen aktiviert, replizieren und differenzieren sich in Myoblasten. Die Myoblasten können miteinander oder mit der Mutter-Muskelfaser verschmelzen, um die Muskelreparatur zu ermöglichen. Verlängerte Denervierung führt zu einem verringerten Regenerationspotenzial aufgrund der schrittweisen Muskelfaseratrophie und Fibrose und schließlich zu irreversiblen pathologischen Veränderungen.

> **Die Zeit bis zur Reinnervation stellt einen der entscheidenden Faktoren für die funktionelle Erholung der Muskeln nach einer Nervenverletzung dar. Innerhalb von 60 Tagen nach einer Axotomie fällt die Muskelmasse um 70 % ab.**

Dieser Massenverlust ist zunächst reversibel, wenn es eine gute Qualität der Muskelreinnervation innerhalb von 2 Monaten gibt. In den Fällen mit andauernder Denervierung beobachtet man progressive Atrophie, Muskelzelltod und Fibrose mit irreversibler Muskelfunktionsstörung. Nach 6 Monaten hat der denervierte Muskel 5–10 % des ursprünglichen Gewichts, wobei er vor allem durch nichtkontraktiles Bindegewebe ersetzt wird (Batt et al. 2005).

Die **Apoptose** spielt auch eine physiologisch wichtige Rolle bei der Regulierung der durch die Denervation induzierten Muskelatrophie mit pro-apoptotischen Genen wie Bax und Caspase 3 und 9, die im denervierten Muskel hochreguliert sind (Batt et al. 2005; Siu u. Alway 2005, 2009).

Während dieses Muskelumbauprozesses treten verschiedene morphologische Veränderungen an der Muskelfaser und an der neuromuskulären Synapse auf. Die Muskelatrophie betrifft bevorzugt den schnellen Muskelfasertyp in den frühen Phasen der Denervation, gefolgt von der Atrophie des langsamen Fasertyp. In den ersten 3–4 Wochen nach Denervierung, gibt es zunächst eine myogene Reaktion der Satellitenzellen gefolgt vom Ersatz verlorener Fasern; aber später, zwischen 7 und 20 Wochen, nehmen die Satellitenzellen ab und Fibrose und Fettzellen nehmen zu (Batt et al. 2005; Rodrigues et al. 2007). An der neuromuskulären Synapse wurde gezeigt, dass nach Axotomie der Denervierungprozess mehr die präsynaptischen Nervenenden als die postsynaptischen Acetylcholinrezeptoren und Muskelfasern betrifft, mit einer rasche Degeneration der präsynaptischen Nervenenden im Vergleich zu einer relativ langsamen Degeneration der postsynaptischen Acetylcholinrezeptoren und Atrophie der Muskeln beeinflusst.

Die Degeneration der neuromuskulären Synapsen (Synaptophysin, ein Bestandteil des präsynaptischen Vesikelmembran) nimmt ab nach 18 h und verschwindet völlig nach 24 h. Acetylcholin-Rezeptoren sind nach Denervation ziemlich stabil (keine signifikante Abnahme nach 4 Wochen, noch 70 % der Acetylcholin-Rezeptor-Reaktivität nach 10 Wochen) (Monti et al. 2001; Lampa et al. 2004; Kumai et al. 2005).

> **Um eine optimale funktionelle Erholung nach einer Nervenläsion zu erhalten, ist es erforderlich, dass die regenerierenden Axone funktionelle Verbindungen mit ihren ursprünglichen Muskelfasern bilden und dass die Zahl und die Größe der Motoreinheiten in diesen Muskeln wiederhergestellt werden.**

25.6 Nerventransplantation

Periphere Nervenverletzungen ohne Defekt oder mit einem kurzen Spalt können mit einer einfachen **End-zu-End-Epineuriumnahttechnik** repariert werden und so zur vernünftigen neurologischen Erholung führen. Wenn ein längerer Defekt (größer als 20 mm) vorliegt, wie es der Fall beispielsweise bei Verletzungen des Plexus brachialis ist, ist eine direkte Nervenkoaptation ohne Spannung jedoch nicht möglich und dann ein autologes Nerventransplantat erforderlich, um die Lücke zu füllen. **Autologe Nerventransplantate** enthalten Schwann-Zellen, Wachstumsfaktoren und Basalmembran-Komponenten und sind der derzeitige Goldstandard der rekonstruktiven Chirurgie peripherer Nerven. Sie haben aber gegenwärtig mehrere Nachteile, die durch die Notwendigkeit der Entnahme eines Spendernerven verursacht sind. Dieses sekundäre Verfahren opfert einige funktionelle Nerven und induziert Narben, mögliche Neurombildung und Verlust der Empfindung an der Entnahmestelle (Millesi 2006).

25.7 Nerventransplantationsalternative, künstliche Nerven-Conduits

Die Entwicklung von **Gewebezüchtungs-Alternativen**, um die autologen Nerventransplantate, die immer noch der Goldstandard in der rekonstruktiven Chirurgie sind, zu ersetzen, bleibt eine große Herausforderung. Der erfolgreiche Durchbau einer Nervenlücke beruht auf der Bildung eines neuen extrazellulären Matrixgerüstes, über das Blutgefäße, Fibroblasten und Schwann-Zellen in die Richtung des distalen Nervenstumpfes wandern können (Rodrigues et al. 2000). Alternativen zu autologen Transplantate (venöse und arterielle Leitungstransplantate) sind untersucht worden, aber diese haben keine funktionellen Vorteile gegenüber Standard-Nerventransplantaten gezeigt (Keskin et al. 2004; Battiston et al. 2005).

Allotransplantate wurden auch getestet, aber ihre Nützlichkeit ist begrenzt, weil sie eine unerwünschte Langzeit-immunsuppressive Therapie erfordern (Evans et al. 1994). Die heutigen Operationstechniken haben keine zufriedenstellende Alternative zu Standard-Nerventransplantaten, die eine gute Nervenregeneration erlauben. Daher entwickelte sich ein aktives Forschungsgebiet mit der Entwicklung von künstlich konstruierten Transplantaten oder **Conduits**, die eine geeignete Umgebung für regenerierende Axone schaffen und eine vielversprechende Alternativtherapie darstellen (Konofaos u. Ver Halen 2013).

Verschiedene synthetische Conduits von nicht abbaubaren Materialien, wie Silikon und andere wie Polyetrafluorethylen und Polypyrrol wurden getestet, aber diese zeigten Kompressionssyndrome aufgrund ihrer nicht abbaubaren Natur und ihrer Unfähigkeit, das Wachstum und die Reifung den Nerven anzupassen (Konofaos u. Ver Halen 1988; Merle et al. 1989; Mohanna et al. 2005). Somit wurden Forschungen für andere Biomaterialien unternommen. Die benutzten Materialien sollten hoch biokompatibel, idealerweise biologisch abbaubar und durchlässig sein, und günstige biomechanische und Oberflächeneigenschaften wie die Flexibilität und eine vorhersagbare Abbaurate zeigen. Unter den Materialien, die üblicherweise in Studien zur Nervenregeneration eingesetzt werden, sind die Polyester (zum Beispiel Poly-3-hydroxybutyrat [PHB], Polycaprolacton, Polyglykolid und Polylactid), Proteine (zum Beispiel Fibrin, Kollagen, Seide und Gelatine) und Polysaccharide (z. B. PHB wurde verwendet als Gerüstmaterial).

Als Beispiel für eine klinische Anwendung und als Produkt der biotechnologischen Forschung gilt **PHB.** Es gehört zur Klasse der Polyhydroxyalkonate, das heißt der biologisch abbaubaren und biokompatiblen, synthetischen, thermoplastischen Polyester, die durch Bakterien produziert werden. PHB-Transplantate bieten mehrere Vorteile, wie beispielsweise die weiche formbare Konsistenz, gute Zugfestigkeit und Flexibilität. PHB wurde zuerst als ein »wrap-around« bei direkter Nervenreparatur (Hazari et al. 1999a) verwendet und dann in Schlauchform in experimentellen Tiermodellen zur Überbrückung verwendet für kurze (Hazari et al. 1999b) wie lange (Young et al. 2002) Nervenlücken. Die faserige Zusammensetzung der PHB-Folien können in Längsrichtung der Leitung ausgerichtet werden, wodurch eine Richtungs-, Kontaktführung für die regenerierenden Axone entsteht (Young et al. 2002). Das regenerative Potenzial von PHB kann durch die Einarbeitung von Wachstumsfaktoren, Molekülen der Extrazellularmatrix und durch Zellen verbessert werden. Neuere klinische Studien haben gezeigt, dass PHB bessere Ergebnisse lieferte als epineuralen Nähte ohne Nebenwirkungen (◘ Abb. 25.3) (Åberg et al. 2009).

Die Verwendung von **Fibrin**, einem natürlich vorkommenden Molekül, imitiert die physiologischen Eigenschaften bei der Nervheilung. Fibrin ist ein Polypeptid, welches aus den Plasmakomponenten Fibrinogen und Thrombin gebildet wird. Die physiologische Fibrinbildung erfolgt als letzter Schritt in der natürlichen Blutgerinnungskaskade,

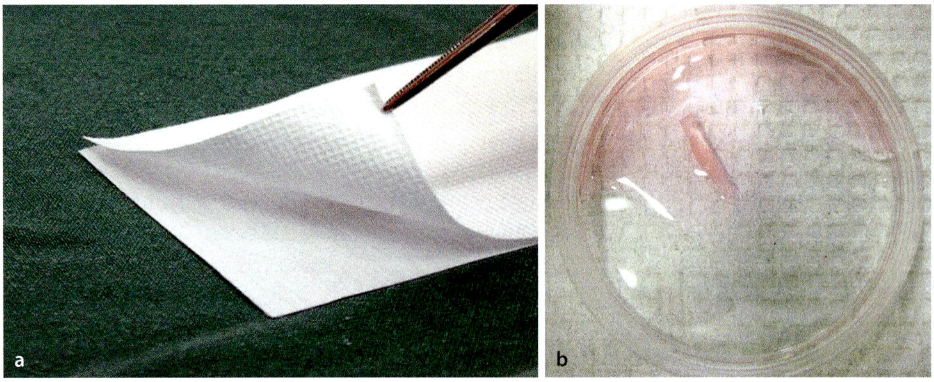

◘ **Abb. 25.3a,b** PHB-Streifen mit Zellen als offenes System ermöglicht die Kommunikation zwischen den regenerierenden Nervenfasern und den äußeren neurotrophen und Vaskularisationsfaktoren, was ein optimales Medium für die Nervenregeneration darstellt. **a** PHB-Material. **b** Fibrinmatrix-Zelle auf PHB-Streifen in vitro wodurch ein Gerinnsel zur Wundheilung beiträgt. Fibrinkleber sind im Handel erhältlich, haben eine gute Biokompatibilität (Albala u. Lawson 2006), sind weit verbreitet und werden in der chirurgischen Praxis verwendet (Fang et al. 2004): Z. B. zur Blutstillung, Nervenkoaptation und Verbesserung von Gefäßanastomosen. Fibrin wurde auch bei der Konstruktion von Nervenleitungen verwendet (Albala u. Lawson 2006; Kalbermatten et al. 2008; di Summa et al. 20011). Die kurze Resorptionszeit von Fibrinkleber macht ihn für kürzere Abstände geeignet und unterstützt den frühen Nervenregenerationsprozess, während PHB für längere Nervenlücken verwendet werden kann. Fibrin kann auch als eine Matrix für Zellen verwendet werden. Eine Kurzzeitstudie zeigte die vorteilhafte Wirkung auf die Nervenregeneration bei der Verwendung einer Fibrinmatrix Zelle innerhalb/auf PHB-Leitungen oder Streifen (eine offene Konstruktion anstatt Rohr). PHB Streifen zeigten bessere Ergebnisse und ein schnelleres Nervenregenerationsverfahren im Vergleich zu den PHB-Conduits (◻ Abb. 25.3) (Kalbermatten et al. 2008).

> **Als Zelllieferfahrzeug erleichtert ein Fibrinkleber die Zellhaftung, Proliferation, Differenzierung und einen nachfolgend gut organisierten 3D-Gewebeverband und stellt ein wichtiges Werkzeug in der biotechnologischen Forschung für die Behandlung von peripheren Nervenläsionen dar.**

25.8 Zelltherapie, regenerative Therapieansätze in der plastischen Chirurgie

25.8.1 Mesenchymale Stammzellen: adipöse Stammzellen

Mesenchymale Stammzellen (MSC) spielen eine zentrale Rolle in der regenerativen Medizin. Während die regenerativen Eigenschaften der MSC aus dem Knochenmark gut bekannt sind, ist die Erkenntnis, dass im Fettgewebe neben Adipozyten, Fibroblasten, Blutgefäßen und Präadipozyten eine Population von Zellen mit multipotentem Differenzierungspotenzial existiert, relativ neu (Zuk et al. 2001). Erst 2001 erkannten Zuk et al. das Potenzial dieser Fettgewebsstammzellen (ASC), sich in verschiedene terminale Funktionszellen zu differenzieren (Kuhbier et al. 2015).

Die meisten aktuellen regenerativen Therapieansätze der plastischen Chirurgie benutzen mesenchymale Stammzellen aus dem Fettgewebe (»adipose-derived stem cells«, ASC). Sie bieten den Vorteil, relativ einfach gewonnen werden zu können (Liposuktion, Bauchdeckenstraffung), im Gegensatz zu MSC aus dem Knochenmark, die eine invasive und schmerzhafte Knochenmarkspunktion erfordern. Für eine ausreichend große Menge an ASC bedarf es lediglich einer Liposuktion von verhältnismäßig kleinen Mengen an Fettgewebe, da mesenchymale Stammzellen im Fettgewebe in etwa 100- bis 1000-mal höherer Konzentration als im Knochenmark vorkommen (Strem et al. 2005).

Interessanterweise können diese ASC nicht nur in verschiedene Terminalzellen der mesenchymalen Linien, d. h. Fibroblasten, Osteoblasten, Chondrozyten und Adipozyten, differenzieren, sondern auch in neuronähnliche Zellen, Pankreaszellen und hämatopoetische Vorläuferzellen, ASC funktionieren als »Sekretom« von Wachstumsfaktoren, die angiogenetisch wirksam oder proliferationsfördernd sind, wie z. B. »vascular endothelial growth factor« (VEGF) »hepatocyte growth factor« (HGF), »fibroblast growth factor« (FGF) oder »platelet-derived growth factor« (PDFG). Diese Sekretion lässt sich durch Hypoxie noch deutlich stimulieren, was die Anwendung von ASC noch attraktiver macht (Kuhbier et al. 2015).

Für die rekonstruktive Chirurgie spielt Gewebeersatz eine wichtige Rolle, da ihre Aufgabe der Ersatz von durch Trauma oder Krankheit verloren gegangenem Gewebe ist. Um diese Aufgabe zu erfüllen, werden in Operationen häufig Ersatzgewebe an andere Körperstellen entnommen, wodurch wiederum ein **Hebedefekt** entsteht. Durch ein verbessertes Verständnis der Zell- und molekularbiologischen Grundlagen der Heilung haben sich in den letzten Jahren verschiedene regenerative Therapieansätze entwickelt.

Zelltherapien, bei denen bevorzugt autologe mesenchymale Stammzellen aus dem Fettgewebe eingesetzt werden, zeigen hervorragende Heilerfolge mit minimalem Hebedefekt. Doch auch wachstumsfaktorbasierte Ansätze oder die Verwendung von thrombozytenreichem Plasma führen zu außerordentlich guten Ergebnissen im Bereich der Wund- oder Knochenheilung (Kuhbier et al. 2015).

Durch verschiedene Zell- oder Molekültherapien lassen sich unter Ausnutzung biologischer Mechanismen die regenerativen Fähigkeiten des adulten Organismus verbessern. In der rekonstruktiven, aber auch in der ästhetischen Chirurgie finden viele Verfahren bereits klinische Anwendung. Doch sollten die Erfolge nicht über das potenzielle Risiko, das sowohl Zell- als auch Wachstumsfaktor-basierten Ansätzen eigen ist, hinwegtäuschen und solche Therapieverfahren bis zum Vorliegen von Langzeiterfahrungen sorgfältig indiziert werden (Kuhbier et al. 2015).

25.8.2 Fettgewebsgewinnung, Stammzellgewinnung und Kultivierung

Fettgewebe ist abundant und enthält eine höhere Konzentration an multipotenten Stammzellen im Vergleich zur Knochenmark. Das gewonnene Fettgewebe, zumindest in der ästhetischen Chirurgie, stellt meistens ein »Abfallprodukt« dar. Zur Gewinnung von Fettgewebe werden vor-

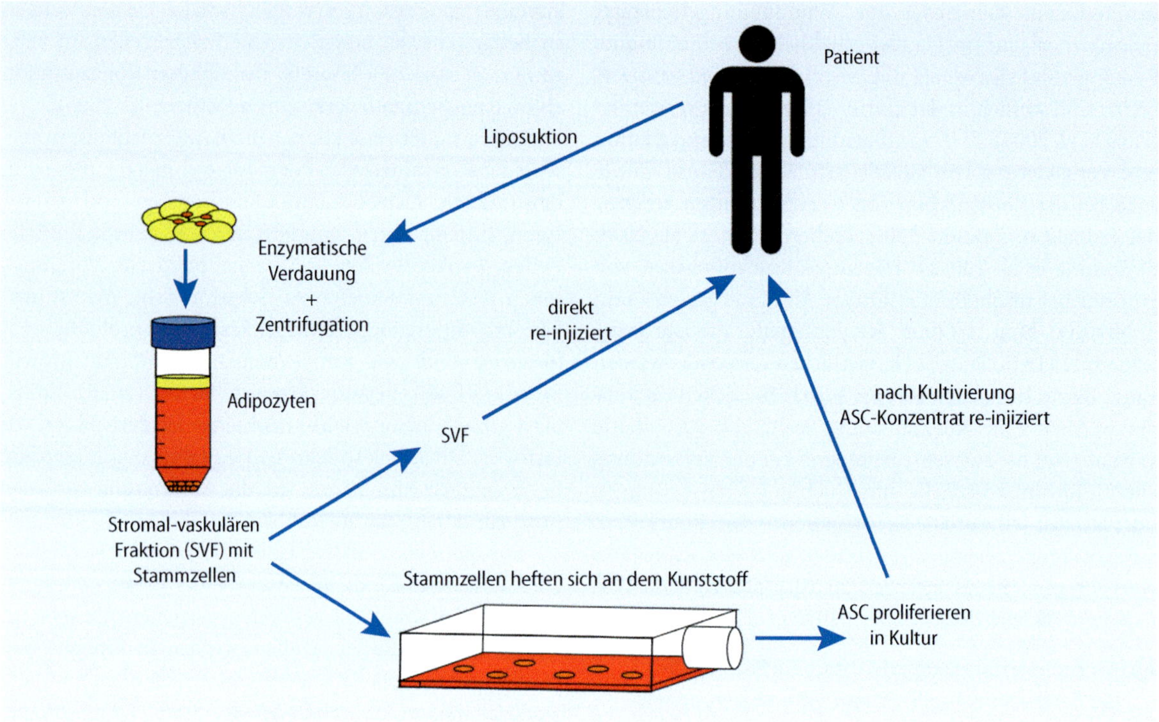

Abb. 25.4 Überblick über die Methodik der ASC-Gewinnung und Transplantation als zellbasierte Therapie

nehmlich zwei Techniken eingesetzt. Die als **Dermolipektomie** bezeichnete Exzision eines kompletten Hautlappens mitsamt subkutanem Fettgewebe ist eine Methode, die angewandt wird, wenn eine Straffung der überschüssigen Haut nicht mehr erwartet werden kann. Die **Liposuktion** oder Fettabsaugung ist dagegen ein minimal-invasives Verfahren mit minimaler Narbenbildung (Kuhbier et al. 2010).

Wird Liposuktion als Verfahren zur Gewinnung von Fettgewebe eingesetzt, kann aufgrund der suspensionsartigen Konsistenz direkt mit der Zentrifugation begonnen werden. Bei Dermolipektomien sollte der Fettlappen zunächst in 1 cm^3 große Läppchen mit einem Skalpell geschnitten werden und dann von Hautanteilen befreit werden.

Fettgewebe wird unter Verwendung von 0,15 % (w/v) Typ-I-Kollagenase (Invitrogen, UK) enzymatisch verdaut. Die Lösung wird filtriert, um nicht dissoziierten Gewebe zu entfernen und dann neutralisiert durch Zugabe von α-MEM, das 10 % (v/v) fetalem Rinderserum (FBS) und dann zentrifugiert. Hierdurch entsteht eine für Fettgewebe typische Dreischichtung: Der ölige Überstand besteht aus Lipiden und Adipozyten, die mittlere Schicht aus PBS, Kollagenase und Erythrozytenlysepuffer, das Sediment aus einer Mischpopulation der stromal-vaskulären Anteilen des Fettgewebes. An diesem Punkt ist es möglich, die stromale Zellpellet zu reinjizieren. Falls die ASC vor der therapeutischen Anwendung kultiviert werden sollen, können die stromalen Zellpellets nach Filtration resuspendiert werden und in Wachstumsmedium DMEM (Dulbeccos modifiziertes Eagle's Medium), zusätzlich supplementiert mit 1 % (v/v) antibiotischer/-mykotischer Lösung, in Zellkulturflaschen inkubiert werden. Die Kulturen werden auf subkonfluenten Ebenen in einem 37°C-Inkubator mit 5 % CO_2 und Passagen mit Trypsin/EDTA (Invitrogen, UK) bei Bedarf beibehalten (Abb. 25.4, Abb. 25.5, Abb. 25.6).

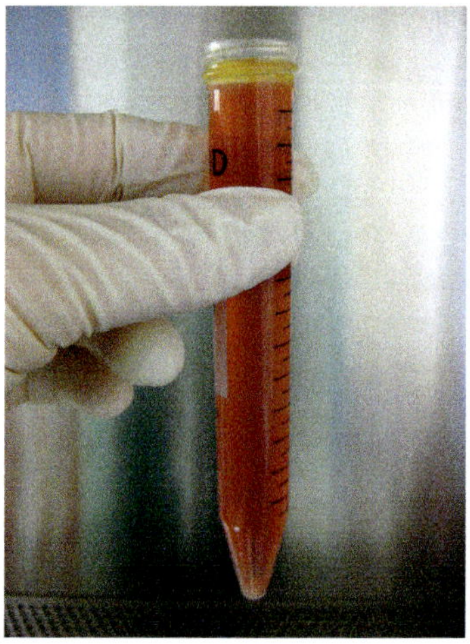

Abb. 25.5 Zentrifugationsröhrchen mit fetttypischer Dreischichtung in Öl-Fett-Emulsion (*oben*), Medium-Kollagenase-Lösung (*Mitte*) und stromal-vaskuläre Fraktion (*unten*)

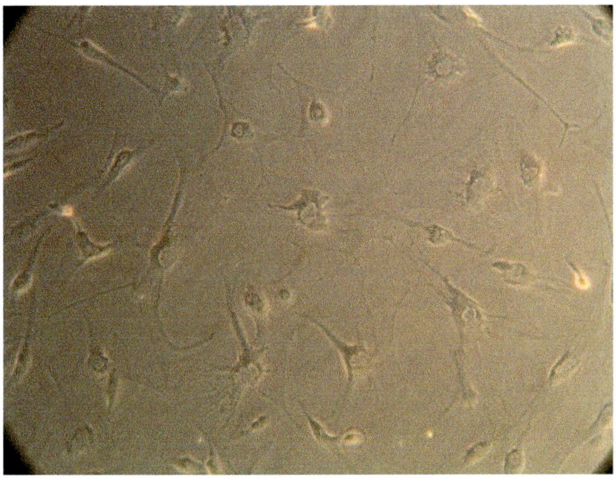

Abb. 25.6 Lichtmikroskopische Aufnahme von ASC in Kultur (Vergrößerung 10×)

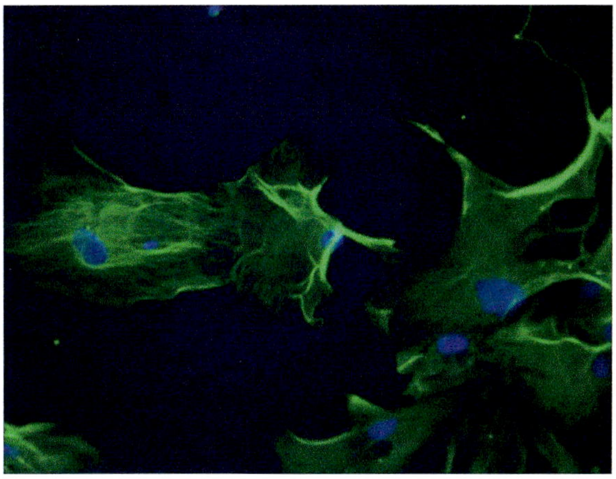

Abb. 25.7 Stammzellen exprimieren Stammzellmarker (positiv für Stro 1)

25.8.3 Regenerative Therapieansätze in der peripheren Nervenchirurgie

Schwann-Zellen und ASC als Therapiealternative für Nervenregeneration

Die **Schwann-Zellen** sind für die Myelinisierung des peripheren Nerven verantwortlich, die eine wichtige Rolle in der Nervenleitung spielen. Nach einer Nervenverletzung produzieren die Schwann-Zellen neurotrophische Faktoren und helfen somit der Nervenregeneration. Die Verwendung von Schwann-Zellen hat allerdings mehrere Nachteile: das Nutzen eines autologen Nerven, was neuropathische Schmerzen verursachen kann, und die lange In-vitro-Kultivierungszeit.

Die **adipösen Stammzellen**, die multipotent sind und ein neurotrophes Potenzial besitzen, sind eine gute Alternative für die Nerventherapie. Eine Studie hat ASC aus den beiden subkutanen Bauchfettschichten (tiefe und oberflächliche, d. h. unter oder oberhalb der Fascia scarpa) während der Bauchdeckenstraffung isoliert und die Proliferationsfähigkeit der Zellen und ihre jeweiligen neurotrophe Profile studiert. Die Fähigkeit von Zellen, sich in mehrere Zelllinien zu unterscheiden, ist ebenfalls durch die Expression von verschiedenen **Stammzell-Markern** bestimmt. Zellen von beiden Schichten exprimierten unterschiedliche Stammzell-Marker (Stro-1, Oct4, Nanog, CD54, β1-Integrin, Kollagen Typ I und Fibronektin) (Abb. 25.7). Zellen, die von der Oberflächenschicht kultiviert wurden sind eine bessere Quelle von ASC für den möglichen Einsatz bei Nervenreparatur und anderen regenerativen Therapien. ASC aus der oberflächlichen Fettschicht zeigen ein deutlich verbessertes Neuritenwachstum im Vergleich zu den Zellen der tiefen Schicht. Die RNA-Transkripte neurotrophen Faktoren zeigten ähnliche Niveaus von NGF-, BDNF-, GDNF- und NT3-Ausdruck sowohl bei tiefen und oberflächlichen ASC. Die oberflächliche Fettschicht ergab die größte Anzahl von Zellen und sie vermehrten sich erheblich schneller als ASC aus der tiefen Schicht.

Eine andere Studie hat gezeigt, dass es signifikante Unterschiede in der Konzentration von Zellen aus verschiedenen Körperbereichen gibt und dass der untere Bauchbereich die beste Quelle für Stammzellen ist (Padoin et al. 2008). Im Gegensatz dazu zeigte eine andere Studie keinen Unterschied in der Anzahl isolierter lebensfähiger Zellen vom Unterleib, aus der Hüfte oder Brustregion, aber zeigten, dass nach einer Fettabsaugung entnommene Zellen sich weniger vermehren als solche, die durch eine Fettgeweberesektion erhalten wurden (Oedayrajsingh-Varma et al. 2006).

Eine Studie an Ratten (Kingham et al. 2007) hat das neurotrophe Potenzial von Fettgewebestammzellen untersucht und ein Protokoll gefunden, um Fettgewebestammzellen in Schwann-Zell-ähnliche Zelltypen (DASC) zu differenzieren. Diese Zellen fördern das Neuritenwachstum in vitro (Kingham et al. 2007).

Künstliche Nerven-Conduits und Zelltherapie

Um ein Nerven-Conduit zu verbessern, haben mehrere Studien Conduits oder Streifen (Strip) mit Fettstammzellen oder Schwann-Zellen kombiniert, um die periphere Nervenregeneration zu fördern.

Mehrere Studien haben für Conduits mit undifferenzierten und Schwann-Zell-ähnlichen ASC eine Verbesserung der frühen Regenerationsrate gezeigt (Di Summa et al. 2010; Erba et al. 2010). Eine Langzeitstudie konnte das Überleben von undifferenzierten menschlichen Fettgewebe-Vorläuferzellen in einem Polycaprolacton-Conduit bis zu 12 Wochen nach der Transplantation zeigen (Santiago et al. 2009). Die Zugabe der Zellen zum Conduit ergab keine signifikant verbesserten langfristigen funktionellen Vorteile (Santiago et al. 2009).

Eine Kurzzeitstudie (Kalbermatten et al. 2008) hat den Vorteil, einen PHB-Streifen mit Schwann-Zellen als offenes System zu benutzen, gegenüber »geschlossenen« PHB-Conduits gezeigt. Dieses offene System ermöglicht die Kommunikation zwischen den regenerierenden Nervenfasern und den äusseren neurotrophen und Vaskularisationsfaktoren, was ein optimales Medium für die Nervenregeneration darstellt.

Eine neuere Langzeitstudie von 3 Monaten (Schaakxs et al. 2015) hat einen PHB-Streifen mit Schwann-Zellen oder Fettstammzellen benutzt und fand eine gute Nervenregeneration und geringe Muskelatrophie.

Die Kombination von gut biokompatiblen Conduits oder Streifen mit Fettstammzellen stellt ein vielversprechendes Werkzeug für die Therapie von Nervenläsionen dar.

ASC zur Prävention von Muskelatrophie

Verschiedene Studien haben sich auch auf die Zelltherapie für den betroffenen denervierten Muskel konzentriert. Eine Studie hat die Vorteile der Injektion von Satelliten- oder Myoblasten in den verletzten Muskel untersucht. In einem Kaninchenmodell wurde gezeigt, dass die Zelltherapie die Eigenschaften von denervierten Muskeln verbessern kann, wenn sie reinnerviert werden konnten (Lazerges et al. 2004). Eine andere Studie zeigte die positive Wirkung der Transplantation von embryonalen Stammzell-abgeleiteten motorischen Neuronen auf die Verhinderung des Muskelschwundes nach einer Nervenläsion (Kubo et al. 2009).

Die neuromuskuläre Verbindung besteht aus dem präsynaptischen Axonterminal, das von terminalen Schwann-Zellen bedeckt wird, und den postsynaptischen Strukturen wie der motorischen Endplatte und AChR, die sich auf den Muskelfasern befinden (Lampa et al. 2004; Kumai et al. 2005). Studien haben gezeigt, dass nach einer Axotomie die Denervierung gravierendere Auswirkungen auf die präsynaptischen Nervenenden als auf den postsynaptischen AChR und die Muskelfasern hat, was zu einer schnellen Rückbildung der präsynaptischen Nervenenden führt, verglichen mit der relativ langsamen Degeneration des postsynaptischen AChR und der Atrophie der Muskeln (Lampa et al. 2004; Kumai et al. 2005).

In einer neueren Studie (Schaakxs et al. 2013) wurden adipose Stammzellen und Schwann-Zellen intramuskulär nach einer Nervenläsion injiziert und danach die positiven Effekte dieser Zellen auf die Modulation der myogenen Antwort gezeigt. In dieser Studie wurden in einer Gruppe der Nerv repariert, bevor die intramuskuläre Injektion erfolgte, und in der anderen Gruppe wurde der Nerv mit einer Kappe bedeckt, um nur den Effekt der Zellen auf die Erhaltung des Muskels zu beurteilen. In beiden Gruppen haben die Zellen eine bessere Nervenregeneration und weniger Muskelatrophie gezeigt im Vergleich zu einer Kontrollgruppe (ohne Zellen).

Die Ergänzung der neuromuskulären Verbindungen mit exogenen Schwann-Zellen oder neurotrophen Fettstammzellen wurde verwendet, um als »Babysitter«-System die Integrität der Motoreinheit zu wahren. Diese Zellen könnten einen Einfluss sowohl auf die Erhaltung der Muskelfasern als auch die Erhöhung ihrer Reinnervation nach Nervenreparatur haben. Die exakten Mechanismen der Wirkung dieser neurotrophen Zellen sind noch nicht bekannt, aber sie könnten möglicherweise Satellitenzellen aktivieren, angiogene und neurotrophe Faktoren freisetzen, die die regenerierende Nervenfasern anziehen könnten und somit die Nervenregeneration und die Prävention der Muskelatrophie unterstützen.

25.9 Ausblick

Periphere Nervenläsion und die dadurch entstandene Muskelatrophie bleiben weiterhin eine Herausforderung für die Forschung. Trotz aller Untersuchungen, um Nerventransplantate zu ersetzen, bleiben diese dennoch der Goldstandard für die Therapie von Nervenschäden. Mehrere Studien haben die Vorteile von Fettgewebsstammzellen, die ein neurotrophes Potenzial haben, gezeigt. Die Fettgewebestammzellen zeigten eine positive Wirkung bei der Behandlung von Nervenschäden und bei der Verhinderung von Muskelatrophie. Der Schlüssel für zukünftige klinische Therapien wäre es, die Behandlung von Nerven- und entsprechenden denervierten Muskeln, zu kombinieren, um die Chancen für eine funktionelle Erholung nach einer Nervenläsion zu maximieren. Fettgewebestammzellen sind vielversprechend und stellen die zukünftigen Therapien in der Biotechnologie dar.

Literatur

Åberg M, Ljungberg, C, Edin E, Millqvist H, Nordh E, Theorin A, Terenghi G, Wiberg M (2009) Clinical evaluation of a resorbable wrap-around implant as an alternative to nerve repair: a prospective, assessor-blinded, randomised clinical study of sensory, motor and functional recovery after peripheral nerve repair. J Plast Reconstr Aesthet Surg 62: 1503–1509

Albala DM, Lawson JH (2006) Recent clinical and investigational applications of fibrin sealant in selected surgical specialities. J Am Coll Surg 202(4):685–97

Bahm J, Noaman H, Becker M (2005) The Dorsal Approach to the Suprascapular Nerve in Neuromuscular Reanimation for Obstetric Brachial Plexus Lesions. Plastic and reconstructive surgery 115: 240–4

Bain JR, Veltri KL, Chamberlan D, Fahnestock M (2001). Improved functional recovery of denervated skeletal muscle after temporary sensory nerve innervation. Neuroscience 103: 503–510

Batt J, Bain J, Goncalves J, Michalski B, Plant P, Fahnestock M, Woodgett J (2005) Differential gene expression profiling of short and long term denervated muscle. The FASEB Journal express 20(1):115–17

Battiston B, Geuna S, et al. (2005) Nerve repair by means of tubulization: litterature review and personal clinical experience comparing biological and synthetic conduits for sensory nerve repair. Microsurgery 25(4): 258–267

Borisov AB, Dedkov EI, Carlson BM (2001) Interrelations of myogenic response, progressive atrophy of muscle fibers, and cell death in denervated skeletal muscle. Anat Rec 264: 203–218

Burnett MG, Zager EL (2004) Pathophysiology of peripheral nerve injury: a brief review. Neurosurg Focus 16: 1–7

di Summa PG, Kingham PJ, Raffoul W, Wiberg M, Terenghi G, Kalbermatten DF (2010) Adipose-derived stem cells enhance peripheral nerve regeneration. J Plast Reconstr Aesthet Surg 63: 1544–1552

di Summa, PG, Kalbermatten D, Pralong E, Raffoul W, Kingham PJ, Terenghi G (2011) Long-term in vivo regeneration of peripheral nerves through bioengineered nerve grafts. Neuroscience 181: 278–291

Erba P, Mantovani C, Kalbermatten DF, Pierer G, Terenghi G, Kingham PJ (2010) Regeneration potential and survival of transplanted undifferentiated adipose tissue-derived stem cells in peripheral nerve conduits. J. Plast Reconstr Aesthet Surg 63: e811-e817

Evans PJ, Midha R, et al. (1994) The peripheral nerve allograft: a comprehensive review of regeneration and neuroimmunology. Prog Neurobiology 43(3): 187–233

Fang H, Peng S, et al. (2004) Biocompatibility studies on fibrin glue cultured with bone marrow mesenchymal stem cells in vitro.J Huazhong Univ Sci Technolog Med Sci 24: 272–4

Finkelstein DI, Dooley PC, Luff AR (1993) Recovery of muscle after different periods of denervation and treatments«. Muscle Nerve 16: 769–777

Fu SY, Gorton T (1995a) Contributing factors to poor functional recovery after delayed nerve repair: prolonged denervation. J. Neurosciences 15: 3886–3895

Fu SY, Gorton T (1995b) Contributing factors to poor functional recovery after delayed nerve repair: prolonged axotomy. J. Neurosci 15: 3876–3885

Hall S (1997) Axonal regeneration through acellular muscle grafts. J Anat 190: 57–71

Hazari A, Johansson-Ruden G, Junemo-Bostrom K, Ljungberg C, Terenghi G, Green C, Wiberg M (1999a) A new resorbable wrap-around implant as an alternative nerve repair technique J Hand Surg 24B: 291–295

Hazari A, Wiberg M, Johansson-Ruden G, Green C, Terenghi G (1999b) A resorbable nerve conduit as an alternative to nerve autograft in nerve gap repair. Br J Plast Surg 52: 653–657

Ide C (1996) Peripheral nerve regeneration. Neurosci Res 25: 101–21

Irintchev A, Draguhn A, Wernig A (1990) Reinnervation and recovery of mouse soleus muscle after long-term denervation«. Neuroscience 39: 231–243

Kalbermatten DF, P. J., Kingham PJ, Pierer G, Wiberg M, Terenghi G (2008) New fibrin conduit for peripheral nerve repair.Journal of reconstructive microsurgery

Kalbermatten DF, Schaakxs D, Kingham PJ, Wiberg M (2011) Neurotrophic activity of human adipose stem cells isolated from deep and superficial layers of abdominal fat. Cell Tissue Res 344: 251–60

Karpati G, Engel WK (1968) Correlative histochemical study of skeletal muscle after suprasegmental denervation, peripheral nerve section, and skeletal fixation. Neurology 122(1):145–155

Keskin M, Akbas H, et al. (2004) Enhancement of nerve regeneration and orientation across a gap with a nerve graft within a vein conduit graft: a functional stereological, and electrophysiological study. Plast Reconstr Surg 113(5): 1372–1379

Kingham PJ, Kalbermatten DF, Mahay D, Armstrong SJ, Wiberg M, Terenghi GPJ (2007) Adipose derived-stem cells differenciate into a Schwann cell phenotype and promote neurite outgrowth in vitro. Experimental Neurology 207: 267–74

Kingham PJ, Terenghi G (2006) Bioengineered nerve regeneration and muscle reinnervation. J Anat 209: 511–26

Kobayashi JMS, Watanabe O, Ball DJ, Gu XM, Hunter DA, Kuzon WM (1997) The effect of duration of muscle denervation on functional recovery in the rat model. Muscle Nerve 20: 858–866

Konofaos P, Ver Halen JP (1988) A comparison of nerve regeneration across a sural nerve graft and a vascularized pseudosheath. Journal of Hand Surgery 13: 935–42

Konofaos P, Ver Halen JP (2013) Nerve repair by means of tubulization: past, present, future. J Reconstr Microsurg 29: 149–64

Kubo T, Randolph MA, Gröger A, Winograd JM (2009) Embryonic stem cell-derived motor neurons form neuromuscular junctions in vitro and enhance motor functional recovery in vivo. Plast Reconstr Surg 123: 139S–48S

Kuhbier JW, Reimers K, Radtke C, Vogt PM (2015) Regenerative Therapieansätze in der plastischen Chirurgie. Chirurg 86: 214–22

Kuhbier JW, Weyand B, Sorg H, Radtke C, Vogt PM, Reimers K (2010). Stammzellen aus dem Fettgewebe: Eine neue Ressource für die regenerative Medizin? Chirurg 81: 826–32

Kumai Y, Ito T, Matsukawa A, Yumoto E (2005) Effects of denervation on neuromuscular junctions in the thyroarytenoid muscle. Laryngoscope 115:1869–1872

Lampa SJ, Potluri S, Norton AS, Laskowski MB (2004) A morphological technique for exploring neuromuscular topography expressed in the mouse gluteus maximus muscle. J Neurosci Meth 138:51–56

Lazerges C, Daussin PA, Coulet B, El Andalousi RB, Micallef JP, Chammas M, et al. (2004) Transplantation of primary satellite cells improves properties of reinnervated skeletal muscles. Muscle Nerve 29: 218–226

Lundborg G (2000) A 25-year perspective of peripheral nerve surgery: evolving neuroscientic concepts and clinical significance. J Hand Surg (Am) 25: 391–414

Mauro A (1961) Satellite cell of skeletal muscle fibers. J Biophys Biochem Cytol 9:493–5

Merle M, Dellon AL, et al. (1989) Complications from silicon-polymer intubulation of nerves. Microsurgery 10(2): 130–133

Millesi H (2006) Factors affecting the outcome of peripheral nerve surgery. Microsurgery 26: 295–302

Mohanna PN, Terrenghi G, et al. (2005) Composite PHB-GGF conduit for long nerve gap repair: a long term evaluation. Scand J. Plast Reconstr Surg Hand Surg 39(3): 129–137

Monti RJ, Edgerton RR (2001) Role of motor unit structure in defining function. Muscle Nerve;24:848–866.

Oedayrajsingh-Varma MJ, van Ham SM, et al. (2006) Adipose tissue-derived mesenchymal stem cell yield and growth characteristics are affected by the tissue-harvesting procedure. Cytotherapy 8: 166–77

Padoin AV, Braga-Silva J, Martins P, Rezende K, da Rosa Rezende AR, Grechi B, Gehlen D, Machado DC (2008) Sources of processed lipoaspirate cells: influence of donor site on cell concentration. Plastic and Reconstructive Surgery 122(2): 614–8

Radtke C, Vogt PM (2014) Nervenverletzungen und posttraumatische Versorgung. Unfallchirurg 117: 539–56

Rodrigues A de C AJ, Junior GMR, dos Santos NB, Rapucci Moraes LH, Lauris JRP (2007) Fat cell invasion in long-term denervated skeletal muscle. Microsurgery 27: 664–67

Rodriguez FJ, Verdu JE, Ceballos D, Navarro X (2000) Nerve guides seeded with autologous Schwann cells improve nerve regeneration. Exp Neurol 161: 571–584

Santiago LY, Clavijo-Alvarez J, Brayfield C, Rubin JP, Marra KG (2009) Delivery of Adipose-Derived Precursor Cells for Peripheral Nerve Repair. Cell Transplantation 18: 145–158

Schaakxs D, Bahm J, Sellhaus B, Weis J (2009) Clinical and neuropathological study about the neurotization of the suprascapular nerve in obstetric brachial plexus lesions. Journal of Brachial Plexus and Peripheral Nerve Injury 4(15): 1–11

Schaakxs D, Kalbermatten D, Pralong E, Raffoul W, Wiberg M, Kingham PJ (2015) Poly-3-hydroxybutyrate strips seeded with regenerative cells are effective promoters of peripheral nerve repair. J Tissue Eng Regen Med 10

Schaakxs D, Kalbermatten D, Raffoul W, Wiberg M, Kingham PJ (2013) Regenerative cell injection in denervated muscle reduces atrophy and enhances recovery following nerve repair. Muscle & Nerve 47: 691–70

Schiaffino S, Reggiani C (1985) Myosin isoforms in mammalian skeletal muscle. J Appl Physiol 77(2):493–501

Schlaepfer WW, Bunge RP (1973) Effects of calcium ion concentration on the degeneration of amputed axons in the tissue culture. J Cell Bio 59: 456–70

Seddon HJ, Medawar PB, Smith H (1943) Rate of regeneration of peripheral nerves in man. J Physiol 102

Siu PM, Alway SE (2005) Mitochondria-associated apoptotic signalling in denervated rat skeletal muscle. J Physiol 565(1): 309–323

Siu PM, Always SE (2009) Response and adaptation of skeletal muscle to denervation stress: the role of apoptosis in muscle loss. Frontiers in Bioscience 14: 432–452

Strem BM, Hicok KC, et al. (2005) Multipotential differentiation of adipose tissue-derived stem cells. Keio J Med 54(3): 132–41

Sunderland S (1951) A classification of peripheral nerve injuries producing loss of function. Brain Research 74: 491–516

Wiberg M, Terenghi G (2003) Will it be possible to produce peripheral nerves? Surg Technol Int 11:303–310

Young R C, Wiberg M, Terenghi G (2002) Poly-3-hydroxybutyrate (PHB): a resorbable conduit for long-gap repair in peripheral nerves«. Br J Plast Surg 55: 235–240

Zuk PA, Zhu M, Mizuno H, Huang J, Futrell JW, Katz AJ, Benhaim P, Lorenz HP, Hedrick MH (2001). Multilineage cells from human adipose tissue: implications for cell-based therapies. Tissue Eng 7: 211–28

Die nicht medizinische Betroffenheit

Drei Erfahrungsberichte zur kindlichen Plexusparese

J. Bahm

J. Bahm (Hrsg.), *Bewegungsstörungen der oberen Extremität bei Kindern*
DOI 10.1007/978-3-662-50426-0_26

26.1 Thomas

Hallo, mein Name ist Thomas, ich bin 29 Jahre alt und habe seit der Geburt eine Erbsche Lähmung bzw. Armplexusparese rechts. Meinen Eltern bin ich sehr dankbar, da sie von klein auf mit mir viel Gymnastik gemacht haben, sonst würde es heute bestimmt schlechter aussehen. Gerne möchte ich hier meine Erfahrungen wiedergeben und Probleme aufzeigen aber auch Betroffenen Mut machen. Mein gesamter rechter Arm ist sehr viel dünner und schmächtiger, ich kann den Arm nicht strecken, im Ellenbogen ist der Arm zu ca. 90° angewinkelt, ich kann ihn nicht drehen und nicht weit hochheben. Dadurch habe Ich im Alltag einige Einschränkungen.

Autofahren kann ich zwar, bevorzuge aber eine Automatikschaltung, da das Schalten in den fünften Gang umständlich ist. Auch ist meine Sitzhaltung nicht optimal, da ich aufgrund meiner Größe (ca. 2 m) eigentlich weiter hinten sitzen müsste, den Sitz jedoch immer näher am Lenkrad habe um auch vernünftig mit dem rechten Arm heranzukommen. **Fahrradfahren** kann ich auch, jedoch musste ich mir mittlerweile eine Spezialanfertigung machen lassen, da ich auch hier Probleme hatte mit der rechten Hand den Lenker zu erreichen. **Schwimmen** kann ich ebenfalls, wenn auch um einiges langsamer als jemand ohne Einschränkung. In der Grundschule habe ich damals das Schwimmabzeichen Silber gemacht. Ich bin generell recht sportlich. Bei den Bundesjugendspielen hatte ich stets eine Siegerurkunde. Einzig Boden- und Geräteturnen habe ich wegen meinem Handicap gehasst. Dafür gehörte ich beim Völkerball und Brennball immer zu den Besten. Beim Volleyball konnte ich leider nie mitspielen, da ich wegen der fehlenden Rotation im Arm nicht baggern und aufgrund des Streckdefizits nicht pritschen konnte. Dann am Seitenrand zu stehen und zuzusehen, war schon blöd. Dafür war ich umso besser in einhändigen Sportarten wie beispielsweise Badminton. Anziehen, Haare waschen und Haare stylen klappt soweit ohne Probleme. Da ich es nicht anders kenne, habe ich mich damit gut arrangiert.

Abgesehen von der ständigen Krankengymnastik hatte ich eine ganz normale Kindheit. Auf alten Photos sieht man zwar die Fehlhaltung des Armes, als Kind hat man sich aber im Gegensatz zu heute darüber keine Gedanken gemacht. Erst mit der Pubertät wurde es schwieriger, als ich mir bewusst wurde, dass ich eine Behinderung habe. Man möchte ja dazugehören und nicht anders sein. In der Schule hatte ich zwar nie Probleme mit Hänseleien, weiß aber noch, dass jemand im Abibuch in der Stichwortliste über mich geschrieben hatte »hat einen kaputten Arm«. Das wollte ich damals dort nicht lesen und habe es streichen lassen, heute wäre es mir egal. Als Jugendlicher hatte ich immer versucht mein Handicap möglichst zu kaschieren, indem ich meine rechte Hand in die Hosentasche gesteckt habe oder auf dem Weg zur Schule meinen Rucksack über die rechte Schulter geworfen und diesen mit der rechten Hand festgehalten habe. So fiel die Behinderung nicht groß auf. Dies hatte ich mir dann so angewöhnt und auch an der Uni beibehalten. Heute weiß ich rückblickend, dass es ein Fehler war: Denn mir graute vor dem Sommer im kurzen T-Shirt, weil meine Behinderung dann eben doch deutlich sichtbar war. Ich hatte damals einfach nicht genügend Selbstvertrauen (es geht nun mal jeder anders mit einer Behinderung um und kommt damit besser oder schlechter zurecht), sodass ich lange Zeit auch keinen Erfolg bei den Frauen hatte. Ich kann nur empfehlen: Steht dazu so wie ihr seid, denn so wie ihr seid, seid ihr einzigartig!

Die Jobsuche stellte nach der Uni ein großes Problem dar: Trotz Berufserfahrung durch meine Ausbildung, Top-Noten im Studium, einem Auslandssemester und weiterer praktischer Erfahrung durch ein Praktikum, war es sehr schwierig eine meiner Qualifikation entsprechende Beschäftigung zu finden. Ich habe über 200 Bewerbungen geschrieben, wurde jedoch so gut wie nie zu einem Vorstellungsgespräch eingeladen. An den fachlichen Qualifikationen konnte es nicht liegen und an meiner Person auch nicht, da die Absage stets eintraf ohne mich im Gespräch näher kennengelernt zu haben. Ich bin daher der Meinung die Einladung unterblieb größtenteils aufgrund der Tatsache, dass ich meine Schwerbehinderteneigenschaft angegeben habe. In Diskussionen habe ich häufig zu hören bekommen, die Unternehmen müssten ja eine Ausgleichsabgabe bezahlen, wenn Sie die gesetzlich vorgeschriebene Quote an schwerbehinderten Beschäftigten nicht erfüllen würden. Diese Abgabe zahlen meiner Meinung nach sehr viele Unternehmen aber lieber anstatt einen Schwerbehinderten einzustellen, welcher für das Unternehmen mit sehr vielen unbekannten Variablen verbunden ist. Selbst der öffentliche Dienst, der eigentlich dazu angehalten ist, Schwerbehinderte bei gleicher Qualifikation zum Vorstellungsgespräch einzuladen, ist dieser Verpflichtung so gut wie nie nachgekommen. Man könnte sagen, man muss die Schwerbehinderteneigenschaft nicht angeben. Ich sage mir aber wenn ich sonst im Leben auch dazu stehen soll warum sollte ich die Schwerbehinderung beim Bewerbungsgespräch dann verheimlichen, sie ist Teil von mir. Auch kann man sich nur darauf berufen, wenn dem Arbeitgeber die Schwerbehinderteneigenschaft bekannt ist (5 Tage mehr Urlaub, erweiterter Kündigungsschutz, etc.). Was ist bezüglich des Berufs noch erwähnenswert: Der Abschluss einer Berufsunfähigkeitsversicherung ist faktisch unmöglich. Ich nutze eine Linkshändertastatur, bei der der Nummernblock links angebracht ist sowie eine Vertikalmaus, da ich wegen der einseitigen Belastung des linken Armes Probleme mit den Sehnenscheiden hatte.

Auch heute habe ich einige Herausforderungen: Sei es der Klamottenkauf, bei dem es so gut wie unmöglich ist aufgrund der unterschiedlichen Armlänge Oberteile zu finden, die gut passen. Beim Schreiben am PC bekomme ich in der rechten Hand relativ schnell Krämpfe. Ich würde gerne Tanzkurse besuchen, aber Figuren zu tanzen ist schwierig, wenn man den Arm nicht strecken und heben kann.

Ich bin aber sehr stolz darauf was ich dennoch alles erreicht habe: Ich habe Abitur gemacht, eine Banklehre absolviert, studiert und war für ein Auslandssemester in Südamerika. Aktuell habe ich gerade ein Traineeprogramm bei einer großen Bank erfolgreich absolviert. Neben der Arbeit engagiere ich mich seit etwas mehr als einem ¾ Jahr ehrenamtlich für ein Projekt der Integrativen Drogenhilfe e. V. bei der man sich ein Jahr lang einmal die Woche mit einem drogenabhängigem Menschen trifft um diesem ein Leben außerhalb der Szene aufzuzeigen. Von der Welt habe ich auch schon viel gesehen: Als Backpacker bin ich einen Monat in Thailand und Kambodscha umhergereist und ich habe einen Kurztrip nach New York gemacht. Letztes Jahr habe ich meinen Urlaub in Kolumbien, Kuba und Panama verbracht. Das Highlight im letzten Sommer war definitiv die Alpen zu Fuß überquert zu haben.

Es gibt auch kuriose Sachen, die ich ohne die Schwerbehinderung wohl nie erlebt hätte und über die ich im Nachhinein lächeln kann: Meine Orthopädin schickte mich einmal zur Kur (bedingt durch die Plexusparese habe ich auch eine Skoliose und auch aufgrund meiner Körpergröße Rückenprobleme sowie zur damaligen Zeit gerade einen Bandscheibenvorfall). Da ich nach dem Studium arbeitslos war, kam ich nicht in eine gewöhnliche Kuranstalt, sondern in eine, in der ausschließlich Rentner untergebracht waren (dies hatte mit der Kostenträgerschaft zu tun). Mir ist am ersten Morgen im Frühstücksraum mit 200–300 Rentnern die Kinnlade runtergefallen, als ich mir vorkam wie in einem Altenheim! Naja, ich weiß zumindest, wie es sich dann später anfühlen wird, im hohen Alter Bingo zu spielen:-).

Häufig habe ich gedacht, warum ich? Warum muss ausgerechnet ich eine Behinderung haben? Es gibt aber im Leben viel stärkere Einschränkungen, jemand, der im Rollstuhl sitzt, kann beispielsweise viel weniger machen als ich. Seit einem Treffen des Vereins Plexuskinder e.V. weiß ich auch, dass recht viele Kinder von solch einer Plexusparese betroffen sind. Einerseits ist es gut zu wissen, dass man damit nicht alleine ist, andererseits ist es traurig, dass heutzutage immer noch so viele Kinder mit einer Plexusparese zur Welt kommen. Was die Zukunft bringt? Ich weiß es nicht. Ich sage mir aber: Es geht immer weiter. Man muss an sich glauben. Man kann so vieles schaffen und das Leben hat so viel Schönes zu bieten!

26.2 Ronja

Hallo, ich bin Ronja, 18 Jahre alt, und mache dieses Jahr mein Abitur. In meiner Freizeit spiele ich gerne Handball und treffe mich mit Freunden. Man könnte meinen mit einer Plexusparese Handball zu spielen sei schwierig oder gar unmöglich.

Meine Plexusparese habe ich durch die Geburt, kenne es also nicht anders. Es gehört zu meinem Leben und ist Teil von mir. In meinem bisherigen Leben habe ich immer einen Weg für mich gefunden und bin nur selten an meine Grenzen gestoßen. Natürlich habe ich diese auch schon erlebt und musste lernen mit ihnen umgehen zu können. Dabei halfen mir aber immer meine Familie und meine Freunde.

Meine Eltern waren immer für mich da und haben mich immer unterstützt. So sind sie in meiner Kindheit mit mir zur Krankengymnastik/Ergotherapie und regelmäßig zum Arzt. Gerade in der Pubertät mussten sie mich auch mal motivieren. Ich gehe immer noch regelmäßig zur Krankengymnastik. Mittlerweile seit 18 Jahren. Für mich ist es wichtig regelmäßig dorthin zu gehen, da ich oft Rückenschmerzen habe und mir die speziellen Übungen in meinem Arm gut tun.

Im **Alltag** habe ich so gut wie keine Probleme mit meiner Behinderung und musste auch noch nie die Erfahrung machen, gemobbt zu werden. Viele Alltagsabläufe mach ich anders als meine zwei Geschwister, habe aber meinen Weg gefunden, ohne Probleme meinen Tag zu meistern. So habe ich eine spezielle Technik, um Flaschen zu öffnen oder um den Ball im Handball zu fangen.

Beim **Handball** spielen merke ich selten einen Unterschied zu meinen Mannschaftskameraden. Auch meine Trainer machen keinen Unterschied zwischen mir und anderen. Das ist mir auch wichtig, denn ich möchte keine Sonderbehandlung. Es gibt auch manche Bewegungsvorbereitungsübungen, die ich nicht korrekt mitmachen kann, meine Trainer überlegen sich aber immer einen Ersatz für mich.

Ich erhalte von meinen Lehrern und Trainern viel Unterstützung und freue mich, wenn ich merke, dass sie sich Gedanken über meine Behinderung machen und sich für mich Ersatzmöglichkeiten überlegen. Für viele ist eine Schülerin mit Behinderung auch eine neue Situation. Ich bin ihnen gegenüber offen und versuche ihre Fragen zu beantworten. Es sollen auf keinen Fall Missverständnisse entstehen.

Letztes Jahr habe ich meinen **Führerschein** mit nur sehr geringen Einschränkungen gemacht. So kann ich zum Beispiel nur Automatikautos fahren, denn ich habe nicht genügend Kraft in meinem linken Arm, um beim Schalten das Lenkrad festzuhalten. Hört sich vielleicht nach einem Nachteil an, ich glaube allerdings, dass in ein paar Jahren eh die meisten Autos ein Automatikgetriebe haben und es weniger manuell geschaltete Autos gibt, weshalb ein Automatikführerschein keine Einschränkung sein wird. Auch benötige ich einen Knopf am Lenkrad, welcher aber auf keinen Fall eine Einschränkung ist, den auch meine Schwester hat sich angewöhnt, mit diesem zu fahren, da es auf langen Strecken bequemer ist.

In meinem Umfeld sind alle über meine Behinderung aufgeklärt und können mich immer bei offenen Fragen ansprechen. Vielen ist aber meine Behinderung nicht aufgefallen, denn man sieht sie nicht direkt, wenn man nicht weiß, dass ich sie habe. Ich kann zwar offen mit ihr umgehen und spreche auch darüber, aber sie ist nicht das erste, was ich den Menschen erzähle, wenn ich neue Leute kennen lerne. Ich glaube aber, dass das normal ist und möchte auch persönlich nicht nur über sie definiert werden.

26.3 Katja

Mein Name ist Katja, ich bin 35 Jahre alt und habe seit meiner Geburt eine Plexusparese an der kompletten rechten Seite (Schulter bis Hand).

Aus Erzählungen und Bildern war es nach meiner Geburt so, dass mein Arm erst mal ruhig gestellt worden ist. Als Baby und Kleinkind bekam ich Krankgengymnastik, was laut Erzählungen meiner Eltern sehr mühselig war.

In der ersten Klasse hatte ich mit anderen Personen meine ersten Schwierigkeiten. Bewusst kann ich mich daran erinnern, dass im Fach Handarbeit die Klassenlehrerin sich nicht darauf eingelassen hat, mich dabei zu unterstützen. Mir fiel es schwer, so um zu denken, dass ich die gezeigten Aufgaben für mich anpassen konnte. Heute kann ich das mittlerweile sehr gut, so dass ich für mein Hobby Handarbeit keine speziellen Bücher kaufen muss und einfach mit links arbeiten kann.

Auch **Sport** war ein schwieriges Fach. Es wurden mit den Lehrern und zum Teil auch der Schulleitung einige mühselige Gespräche von meinen Eltern geführt. So wollte meine Sportlehrerin mich nicht zu den Schwimmern zulassen, obwohl ich ein Schwimmkurs absolviert hatte und ich kurz vor dem Seepferdchen stand. Oder ich bekam eine schlechte Note, weil ich Volleyball nicht mitspielen konnte, da ich den Arm nicht heben kann.

Im Alter von 10 Jahre wurde mir ein Orthopäde empfohlen. Dort wurde ich zum ersten Mal mit dem Thema Operation konfrontiert. Außerdem bekam die Lähmung in meinem rechten Arm den Namen Erbsche Lähmung. Meine Eltern und ich haben uns gegen die Operation entschieden, da die Bedenken bestanden, dass es schlechter werden könnte.

Es wurde die Behandlung mit der Krankengymnastik begonnen. Dafür wurde uns eine Praxis die Bobath und Voita anwenden empfohlen. Dort bin ich bis zu meinem 21. Lebensjahr wöchentlich hingegangen. Die Therapeutin war wie eine große Schwester geworden. Meine beste Freundin hat mich oft begleitet. Es gehörte dazu und wurde dann mit einem Bummel durch die Stadt verbunden.

Während meiner **Berufsfindung** zeigten sich auch Schwierigkeiten. Meine Entscheidungen, die ich getroffen hatte, wurden von Lehrern, Eltern und Mitarbeiter der Arbeitsagentur beeinflusst. Obwohl ich eine Ausbildung als Erzieherin machen wollte, habe ich zunächst ein Fachabitur gemacht. Danach habe ich dann die Ausbildung zur Heilerziehungspflege absolviert. Dabei zeigte sich, dass ich nie bis zur Rente diesen Beruf ausüben kann. Es war auch sehr schwierig, nach der Ausbildung eine Arbeitsstelle zu bekommen, so habe ich im Anschluss ein Studium zur Diplom-Sozialpädagogin absolviert.

In der Arbeit benötige ich heute keine Unterstützung. Meine Dokumentation mache ich mit dem Ein-Fingersystem mit Unterstützung des rechten Zeigefingers für die Großschreibung.

Ich kann bei meinen Arbeitgebern nie die Dienstwagen benutzen. Daher biete ich an, dass ich berufliche Fahrten mit dem Privatwagen mache. Ich fahre ein **Automatikauto** und benötige eine Lenkhilfe. Was das Auto betrifft ist es jedes Mal ein Abenteuer, wenn es um die Anmeldung und Abnahme der Lenkhilfe geht. Man weiß nie, welche Information richtig und welche falsch sind. Zudem entstehen dabei auch immer zusätzliche Kosten.

Ich habe immer alles versucht, um in meiner Umwelt klar zu kommen, was nicht immer leicht war, aber seit zwei Jahren bin ich im Plexuskinder-Verein und es tut sehr gut, sich mit anderen Betroffen auszutauschen.

Eltern und Schule

M. Mahler

J. Bahm (Hrsg.), *Bewegungsstörungen der oberen Extremität bei Kindern*
DOI 10.1007/978-3-662-50426-0_27

Die Autorin ist Mutter eines Sohnes mit einer geburtstraumatischen Plexusparese. Sie ist Vorsitzende von Plexuskinder e.V., einem bundesweiten Selbsthilfeverein, der betroffenen Kindern und Erwachsenen und ihren Angehörigen Informationen, Ratschläge und Unterstützung bietet.

27.1 Eltern brauchen Unterstützung und Begleitung – Kinder brauchen starke Eltern

▪ Herzlichen Glückwunsch zur Geburt ihres Kindes!?

Das Baby ist endlich da. Freunde, Bekannte und Nachbarn beglückwünschen die jungen Eltern und löchern sie mit Fragen: »Junge oder Mädchen? Wie groß, wie schwer? Mutter und Kind wohlauf? Alles gut?«.

Die Antwort kommt den Eltern nicht so leicht und freudig über die Lippen wie erwartet: »Ein Junge, 51 cm 3.800 g, aber…«, sie halten inne, denn es ist nicht »alles gut«. Was ist die Etikette? Was sagt man, wenn nicht »alles gut« ist? »Es gab Komplikationen.« »Unser Baby ist eigentlich gesund, aber da ist was mit seinem Arm.«

Das erwartungsvolle Lächeln des Gegenübers verwandelt sich in einen ratlosen Gesichtsausdruck. Diese Antwort hatte man nicht erwartet. Das gestammelte: »Oh, aber das wird schon« ist wie eine Ohrfeige für die frisch gebackenen Eltern. Sie wissen nicht ob es »schon wird«, sie wissen nicht genau warum es zu dieser Verletzung gekommen ist, wie sie behandelt werden kann und wie sie sich auf das Leben ihres Kindes und auf ihr eigenes Leben auswirken wird.

▪ »Ihr Kind hat…«

Die Erkrankung oder Behinderung eines Kindes ist für Eltern immer schwer zu verarbeiten, unabhängig davon, ob sie bereits während der Schwangerschaft davon wissen, ob es Komplikationen bei der Geburt gab oder ob ein Unfall oder eine Erkrankung die Ursache ist.

Die Art, wie Eltern über den Gesundheitszustand ihres Kindes informiert werden ist, für sie von enormer Bedeutung. Selbst wenn sich ein Arzt viel Zeit nimmt und mit viel Einfühlungsvermögen, sachlich und klar in einfachen Worten erklärt, was genau los ist und wie es jetzt weiter geht, ist es schwer.

Aus Mangel an Fachwissen oder Kommunikationsgeschick, Verunsicherung, Angst vor arbeits- oder haftungsrechtlichen Konsequenzen, fehlender Empathie oder auch aus eigener Betroffenheit erleben Eltern Gesprächspartner, die sie brutal mit der Situation konfrontieren (»Ihr Sohn wird weder Pilot noch Pianist, aber da gibt es ja noch andere Berufe«) oder aber die Situation herunterspielen (»Da gehen sie mal demnächst zur Physiotherapeutin, die erklärt ihnen das, da gibt es schlimmeres«).

In den ersten Tagen nach der Geburt begegnen den Eltern vielen Menschen, die sie manchmal verständnisvoll unterstützen, oft aber unbedacht verletzend handeln. Auch Eltern von einem Kind mit einer Behinderung möchten zur Geburt beglückwünscht werden. Eine Mutter berichtet, dass sie nie das »Willkommen-auf-der-Welt«-Paket der Klinik mit Lätzchen, Windeln und Cremeproben bekam. »Zu der Mutter, die auch nach dem fünften Kind noch Probleme beim Stillen hatte, eilte sofort eine Stillberaterin und eine Übersetzerin und zu mir kam niemand« erzählt sie, auch Jahre später noch aufgewühlt bei der Erinnerung an die ersten Tage im Leben ihres Kindes.

Eltern berichten oft, wie traumatisch diese Gespräche und Begegnungen für sie waren und wie negativ sie ihr Vertrauen in die (Schul-)Medizin beeinflusst haben.

27.2 Information und Aufklärung – was Eltern wollen, was Eltern brauchen

Zunächst einmal wollen Eltern die Zeit zurückdrehen, »es« ungeschehen machen. Der Albtraum »unser Kind ist nicht gesund« soll enden. Nun ist dieser Albtraum Realität geworden. Die Eltern sind schockiert, wütend, verzweifelt und mit der Situation völlig überfordert.

»Die Geburt war schrecklich, im Kreißsaal brach Panik aus, mein Mann wurde aus dem Zimmer geworfen. Dann war das Kind da, aber etwas war nicht in Ordnung. Keiner sagte, was los war« berichtet eine Mutter nach einer Geburtskomplikation.

▪ Wer klärt die Eltern auf?

Eltern müssen umgehend und umfassend über die Diagnose, ihre Ursachen und Folgen aufgeklärt werden. Eltern möchten keinen Arzt, der einen vorbereiteten Text herunterrattert, sie möchten (manche mehr, manche weniger) an die Hand genommen werden, behutsam mit dieser neuen und unbekannten Situation konfrontiert werden und sie möchten vor allem wissen, wie es jetzt ganz konkret weitergeht und wie und wo sie mehr Informationen bekommen.

Sie wollen Antworten auf ihre Fragen und erwarten diese vom Geburtshelfer, der Hebamme und dem Kinderarzt. Handelt es sich um einen Geburtsschaden, wird in den meisten Fällen der entbindende Arzt oder die Hebamme die Familie nicht weiter betreuen und auch nie erleben, was aus dem »Notfall im Kreißsaal« geworden ist.

In vielen Fällen fühlen sich Fachkräfte nicht für die zeitaufwändige und anspruchsvolle Aufklärung und Begleitung der Familie »zuständig«. Manche wollen oder dürfen nicht zuständig sein. Sie haben nicht genug Informationen, Hintergrundwissen und Erfahrung, keine Zeit, keine Befugnis, keine Lust oder einfach Angst, die Eltern zu informieren und aufzuklären. »Ich verstehe die Eltern« sagt ein Kinderarzt, »aber die viele Zeit für Recherchen und die Beratung, das können wir gar nicht abrechnen und mein Wartezimmer ist voll.«

Oft sind es die Physiotherapeuten, die das Kind und die Familien über Jahre regelmäßig sehen, die ihnen in einfachen Worten erklären was los ist und die sich (meist unbezahlte) Zeit für Gespräche nehmen.

▪ Empathie

Für den Arzt mag es eine mäßige Beeinträchtigung sein, für die Eltern ist es eine Katastrophe, denn auf einmal ist nichts mehr wie es war. Ein lapidares »die Physiotherapeutin erklärt ihnen alles weitere« ist genauso falsch wie ein »mit so einer Behinderung kann man gut leben«.

▪ Zugeben – ich kenne mich damit nicht aus

Geburtshelfer, Kinderärzte und Therapeuten sind selten Experten in dem extrem vielseitigen Bereich der Beeinträchtigung der oberen Extremität. Bei einer seltenen Erkrankung oder Behinderung ist es von essenzieller Bedeutung, dass ein Arzt offen zugibt, dass er nicht das notwendige Fachwissen hat, um die Familie adäquat aufzuklären und umfassend zu beraten. Der Verweis auf entsprechende Experten, Fachliteratur und Selbsthilfeangebote sollte daher unbedingt und zeitnah erfolgen.

▪ Immer zum Fachmann

In allen Fällen sollte unbedingt ein Spezialist auf dem Gebiet konsultiert werden. Immer wieder berichten Familien, dass sie sich auf ihren in diesem Bereich unerfahren Arzt verlassen (»abwarten, das wächst sich aus«) und dadurch wertvolle Zeit verloren haben. Viele Behandlungen und Therapien haben aber nur ein begrenztes Zeitfenster.

▪ Recherche der Eltern unterstützen

Der junge Vater hetzt von der Geburtsklinik nach Hause und recherchiert die Fachbegriffe, die vorher durch den Raum schwirrten. Einsam vor dem Computer liest er von Prognosen, Therapien, Operationen, Hilfsmitteln, rechtlichen Konsequenzen, Behinderungsgraden und weiteren schwer verständlichen und schwer verdaulichen Dingen.

Eltern müssen Experten für die Erkrankung und Behandlung ihres Kindes werden und sollten dabei so viel Hilfe wie möglich erfahren. Sie sollten bei ihren Recherchen nach Diagnose, Behandlung, Therapien und Selbsthilfeangeboten unterstützt und wenn möglich auch begleitet werden. Hier kann eine Liste der medizinischen Fachbegriffe der Diagnose (auch auf Englisch) oder der Verweis auf für Laien verständliche Fachliteratur (z. B. Wikipedia, ein medizinisches Lehrbuch für Studenten) sehr hilfreich sein.

Die Publikationen oder die Internetseite einer Selbsthilfegruppe (z. B. Plexuskinder e.V., ▶ Abschn. 27.6) kann für Eltern eine sehr gute Informationsquelle sein. Diese sollte für medizinische Laien verständlich, sachlich, neutral und möglichst vollständig informieren. Viele Selbsthilfegruppen haben einen eigenen Bereich »Für neue Eltern« der die wichtigsten Informationen zusammenfasst.

❯ Neben den Fachinformationen ist der Austausch mit anderen Betroffenen eine große Hilfe.

▪ Verständnis für den Ausnahmezustand

Selbst wenn eine umfassende Aufklärung stattfindet, sind Eltern in dieser Situation gar nicht in der Lage, die Informationen zu verstehen und zu verarbeiten. Neben den komplizierten medizinischen Sachverhalten, der schwer verständlichen Sprache und der eventuell noch unklaren Diagnose schwebt der Gedanke »mein Kind ist behindert« über den Eltern. Hier sollte den Eltern Verständnis entgegengebracht werden.

Statt »Haben Sie Fragen?« ist es für die Eltern oft besser, wenn sie ein paar Tage nach dem Aufklärungsgespräch aufgesucht oder angerufen werden. Wenn konkrete Hilfe in Form von einer Broschüre oder einem Fachbuch weitergegeben wird, und Kontakt zu anderen betroffenen Familien oder erfahrene Therapeuten vermittelt werden.

27.3 Die Schuldfrage

Warum passiert das unserem Kind? Warum passiert das uns? Wer ist Schuld? Was haben wir falsch gemacht? Was haben der Arzt, die Hebamme, das Krankenhaus falsch gemacht? Wie hätte das vermieden werden können?

Diese Fragen beschäftigen und quälen die betroffenen Familien teilweise über Jahre und sind auch für das medizinische Fachpersonal belastend.

Zunächst hat die Diagnose und Behandlung des Kindes oberste Priorität. Die Aufarbeitung der Ursachen der Beeinträchtigung, ob durch höhere Gewalt oder bedauerliche menschliche Fehler, muss aber ebenso erfolgen. Der Austausch mit anderen Betroffenen kann den Eltern hierbei eine große Hilfe sein.

27.4 Bewältigung

❯ Eltern sollten sich unbedingt fachliche Unterstützung zur Bewältigung der Situation holen.

Die manchmal höchst dramatische und traumatische Geburt, die Schuldgefühle, Vorwürfe, Wut, Betroffenheit, Enttäuschung, Ohnmacht der betroffenen Familie sollte umgehend mit einer geeigneten Fachkraft, mit einem »Profi« (Hebamme, Ärzte, Psychologen) besprochen und aufgearbeitet werden.

Die Geburt eines Kindes mit einer Behinderung kann sehr belastend für das Paar und für die ganze Familie sein.

27.5 Die Rolle der Selbsthilfe

Für viele Behinderungen, chronische und seltene Krankheiten gibt es Selbsthilfeangebote die regional oder sogar bundesweit und international agieren.

Nicht nur der Informations- und Erfahrungsaustausch und die Tipps aus dem Alltag, sondern auch die gegenseitige emotionale Unterstützung sind wichtige Bestandteile der Selbsthilfe. »Wir sind nicht alleine, es gibt auch noch andere wie wir und die sind für uns da.«

In Selbsthilfegruppen finden betroffen Familien andere Familien, die schon viel Erfahrung mit der Beeinträchtigung gesammelt haben, die Experten auf diesem Spezialgebiet sind und die gerne »neue« Eltern an die Hand nehmen, beraten und unterstützen.

Im Gespräch mit betroffenen Eltern mit älteren oder bereits erwachsenen Kindern erleben betroffene Eltern Hoffnung und Zuversicht. Das Leben geht weiter.

Der Austausch hilft den betroffen Familien auch den Fokus zurück vom betroffenen Arm auf das gesamte Kind zu richten, das am Arm hängt.

In den nächsten Monaten und Jahren wird die Familie immer wieder Menschen begegnen, die wissen möchten, was passiert ist. Die Eltern belastet diese Aufklärungspflicht sehr. Sie durchleben die belastenden Erfahrungen bei jeder Schilderung erneut. Hier kann der Verweis auf eine für Laien verständliche Publikation, Broschüre oder Internetseite einer Selbsthilfegruppe sehr hilfreich sein.

27.6 Leitfaden für Elternkontakte und Aufklärungsgespräche

Ein Leitfaden kann das medizinische Fachpersonal bei der Vorbereitung und Durchführung von Gesprächen und beim Umgang mit betroffenen Eltern unterstützen. Der Leitfaden für Elternkontakte sollte auch für das Pflegepersonal gelten.

Mögliche Bestandteile sind:

- Wer redet mit den Eltern?
- Wortwahl
- Wann und wo findet das Gespräch statt?
- Wird das Gespräch schriftlich festgehalten?
- Wer nimmt daran teil?
- Was wird kommuniziert?
- Welche Unterlagen können die Aufklärung unterstützen und ergänzen? (Siehe Anhang)
- Verweise auf weitere Informationen, Selbsthilfeangebote?
- Angebote für Folgegespräche?

27.7 Anhang: Plexuskinder e.V.

▪ Plexusfibel

Plexuskinder e.V. hat eine »Plexusfibel« herausgegeben, in der das Krankheitsbild, seine Ursachen und Behandlungsmöglichkeiten aus der Sicht aller Beteiligten beschrieben wird: Der geburtstraumatische Plexus-brachialis-Schaden. Information für Betroffene, interessierte Laien und Fachleute (Plexusfibel), 2. Auflage. Herausgeber: Dr. Jörg Bahm, Dr. Roland Uphoff, Mirjam Mahler.

▪ Herbie Kinderbuchserie

In einer dreiteiligen Kinderbuchserie erzählt das Plexuskind Herbie von seinem Arm, seinen Operationen und seinen Therapien. Mit Hilfe von Herbie können betroffene Kinder und ihre Geschwister, Familie und Freunde besser verstehen, was eine Plexusparese ist und was ein Plexuskind anders macht.

- Herbie und sein Plexusarm
- Herbie wird operiert
- Herbie und seine Übungen

Herbie ist eine positive Identifikationsfigur. Fröhlich und selbstbewusst erzählt er von seinem Leben mit einer Plexusparese. Mit Hilfe der Bücher können Plexuskinder und Geschwister kindgerecht und anschaulich über die Plexusparese und ihre Folgen aufgeklärt werden. Auch im Umfeld der Kinder, in der Kita und in der Schule, bei der Betreuung oder im Sportverein können große und kleine Menschen mit Hilfe der Herbie-Bücher besser verstehen, was bei einem Plexuskind anders funktioniert.

Im Internetauftritt des Vereins finden sich nicht nur medizinische Themen, sondern auch Ratschläge und Ideen die helfen können, eine möglichst gute Lebensqualität zu erzielen.

Bezug der Plexusfibel und der Herbie-Bücher:
Plexuskinder e. V
Georgstraße 3
89077 Ulm
Tel.: (0731) 96427575
Fax: (0731) 96429626
www.plexuskinder. de
info@plexuskinder. de

Berufsleben und Sport

J. Bahm

J. Bahm (Hrsg.), *Bewegungsstörungen der oberen Extremität bei Kindern*
DOI 10.1007/978-3-662-50426-0_28

Häufig werde ich in der Sprechstunde von Eltern oder den heranwachsenden betroffenen Jugendlichen selbst gefragt, welche Sportarten sie ausüben dürfen oder sollen und wie es um die Berufswahl stehe. Natürlich hängt dies von der Schwere der Lähmung und hier insbesondere von der Ausprägung der Muskelschwäche, den Gelenkkontrakturen und der Armfehlstellung ab.

▪ Sport

Generell ist Schwimmen für die Entwicklung der Muskelkraft förderlich und Reiten für eine gute Ausrichtung der axialen Haltung; aber viele Jungen wollen erst einmal Fußball spielen, was sicher der allgemeinen Kondition gut tut. Verboten oder kontraindiziert ist keine Sportart, es sei denn, der Spaßfaktor geht vollkommen verloren oder es treten immer wieder starke Belastungsschmerzen auf.

Sport heißt auch soziale Integration!

Wie das im Alltag aussehen kann, ist in den Erfahrungsberichten in ▶ Kap. 26 anschaulich nachzulesen.

Sportliches Muskeltraining bei Nervenschädigung führt auch über lange Zeiträume nicht zum unbegrenzten Muskelaufbau und zum Erreichen der (Sub-)Normalität (der unbewusste Wunsch aller Eltern, den initialen Schaden doch noch rückgängig zu machen), hilft aber, allgemeine körperliche Fitness mit Gewichtskontrolle in die Gesundheitsfürsorge einzubringen.

Auch im Behindertensport tut sich bei uns sehr viel; gerade läuft mit der Selbsthilfegruppe »plexuskinder« eine deutschlandweite Schwimmkampagne (www.plexuskinder.de).

▪ Beruf

Berufswahl und -ausübung beinhalten eine jahrzehntelange Perspektive, die insbesondere die anhaltende körperliche Belastung der betroffenen oberen Extremität berücksichtigen muss: Von schwerer, wiederholter, oft ein- und beidseitiger physischer Belastung wie beim Heizungsinstallateur rate ich schon ab. Ergänzend kann hier auch eine Beratung und Einstufung beim Versorgungsamt helfen (▶ Kap. 29), wobei bei der Bemessung und Veränderung des GdB über die Jahre häufig auch Kontroversen bezüglich einer vermeintliche Unterbewertung entstehen und sich gerade bei leichter Ausprägung der Bewegungseinschränkung die Frage stellen muss, ob man den »Stempel« der Behinderung will oder ungezeichnet ins Erwachsenenalter einsteigen will.

Jeder einseitig Betroffene wird in unserer an Hilfsmitteln so reichen Arbeitswelt zurecht kommen – dies ist meine erste Botschaft an Eltern und Kinder in der ersten Sprechstunde. Aber natürlich ist es ein langer Lern-, Anpassungs- und mitunter auch Verzichtprozess bis dahin.

Die Berufswahl und -welt sind ein weiteres Bewährungskapitel, wo alle Therapeuten natürlich auch immer wieder beratend zur Seite stehen sollten. Umsichtiger Mut unter Berücksichtigung der spezifischen Einschränkungen sollte sein; Sozialisierung und eine gute Akzeptanz von Körperbild und Einschränkung, gepaart mit einem gesunden Selbstwertgefühl sind wichtige Voraussetzungen (für alle!) für ein ausgeglichenes Erwachsenenleben inmitten der Gesellschaft.

Leistungen im Schwerbehindertenrecht – Verfahren vor den Versorgungsämtern

A. Kaiser

J. Bahm (Hrsg.), *Bewegungsstörungen der oberen Extremität bei Kindern*
DOI 10.1007/978-3-662-50426-0_29

29.1 Einleitung

Bei kindlichen Bewegungsstörungen der oberen Extremitäten, also wenn zum einen fein- und grobmotorische Verrichtungen mit den Händen oder Armen, zum anderen die Übernahme von beidhändigen Verrichtungen eingeschränkt oder ausgeschlossen ist und damit eine Behinderung vorliegen könnte, können von den Betroffenen bzw. deren Eltern entsprechende Ausgleichsleistungen im Schwerbehindertenrecht in Anspruch genommen werden. Im Einzelnen besteht die Möglichkeit bei Vorliegen bestimmter Voraussetzungen wegen der Einschränkungen an den oberen Extremitäten einen Grad der Behinderung (GdB) anerkennen zu lassen, einen Schwerbehindertenausweis und ggf. verschiedene Merkzeichen als Nachteilsausgleiche zu beantragen.

Hierbei stellt eine Behinderung nicht lediglich das Vorliegen eines von der Norm abweichenden körperlichen (oder geistigen) Zustandes dar, sondern immer nur die Auswirkung einer nicht nur vorübergehenden Funktionsbeeinträchtigung, die auf einem regelwidrigen körperlichen (oder geistigen) Zustandes beruht. Als nicht nur vorübergehend gilt ein Zeitraum von mehr als sechs Monaten.

29.2 Einzel- und Gesamt-GdB

Der GdB wird nach den Auswirkungen der Beeinträchtigungen in ihrer Gesamtheit unter Berücksichtigung ihrer wechselseitigen Beziehungen nach Zehnergraden, abgestuft von 20–100, festgestellt. Dabei werden einzelne Beeinträchtigungen berücksichtigt, wenn sie für sich allein einen GdB von mindestens zehn ausmachen würden.

Sofern mehrere Beeinträchtigungen nebeneinander vorliegen, also zum Beispiel Armplexuslähmung zusammen mit Wirbelsäulenschäden, Stoffwechselerkrankungen oder Erkrankungen der Atemwege, so ist zunächst für jede Funktionsbeeinträchtigung ein Einzel-GdB zu ermitteln. Die Höhe eines Gesamt-GdB bei mehreren Funktionsstörungen hängt dann davon ab, wie diese sich in verschiedenen Lebensbereichen auswirken.

Es werden also sog. **Funktionssysteme** gebildet, z. B. Gehirn einschließlich Psyche, Augen, Ohren, Atmung, Herz-Kreislauf, Verdauung, Harnorgane, Haut, Blut, Stoffwechsel, Arme, Beine usw.

Aus den Einzel- bzw. Teil-GdBs wird dann ein Gesamt-GdB gebildet. Hierbei werden die Einzel-GdBs nicht addiert, vielmehr ist von der Funktionsbeeinträchtigung auszugehen, die den höchsten Einzel-GdB bedingt. Sodann ist im Hinblick auf alle weiteren Funktionsbeeinträchtigungen zu prüfen, ob und inwieweit hierdurch das Ausmaß der Behinderung größer wird. Bei der Bildung des Gesamt-GdB ist daher auf die Einschränkung der Teilhabe am Leben in der Gesellschaft abzustellen, also darauf, bei welchen Aktivitäten die Behinderungen zu welchen Beeinträchtigungen führen. Leichte Gesundheitsstörungen, die einen GdB von 10 bedingen, werden bei der Bildung eines Gesamt-GdB nicht berücksichtigt.

29.3 Verfahren

Im Folgenden soll eine Darstellung des Verfahrens vor den für das Schwerbehindertenrecht zuständigen Behörden zur Beantragung von Leistungen gezeigt werden:

Je nach Bundesland fällt die Zuständigkeit für diese Leistungen den Versorgungsämtern, den Landschaftsverbänden oder den Regierungspräsidien zu.

Das Verfahren zur Feststellung eines Grades der Behinderung (GdB), zur Erlangung eines Schwerbehindertenausweises und ggf. von Merkzeichen beginnt wie alle sozialrechtlichen Verfahren mit einem **Antrag** bei der zuständigen Behörde. Im Antrag werden zunächst die persönlichen Daten des betroffenen Kindes abgefragt, sodann müssen die beim Kind vorliegenden Gesundheitsstörungen, die als Behinderung festgestellt werden sollen, möglichst mit den jeweiligen Funktionseinbußen angegeben werden.

Schließlich müssen Angaben dazu gemacht werden, bei welchen Ärzten, Therapeuten und Rehabilitationseinrichtungen das Kind wegen der festzustellenden Behinderungen und Bewegungseinschränkungen an Armen und Händen in der Vergangenheit wurde oder noch behandelt wird.

Hier ist es bereits sinnvoll, die im Antrag erforderlichen Angaben zu den behandelnden Ärzten und Therapeuten ausführlich vorzunehmen, da von der Behörde entsprechend der im Antrag erfolgten Angaben zunächst die gesamten Behandlungsunterlagen bei den behandelnden Ärzten und Therapeuten angefordert werden. Dem Antrag selbst müssen daher nicht unbedingt eigene bereits vorliegende Behandlungsunterlagen beigefügt werden.

Sollte bereits ein Feststellungsbescheid über einen bestimmten GdB vorliegen und sind nun weitere Funktionsbeeinträchtigungen oder Einschränkungen hinzugekommen, ist gleichfalls ein Antrag bei der zuständigen Behörde auf Feststellung von Änderungen zu stellen. Wesentlich ist eine Änderung allerdings nur dann, wenn sich der GdB durch Verschlimmerung der Behinderung um wenigstens 10 nach oben ändert oder wenn Merkzeichen im Ausweis zusätzlich vermerkt werden sollen.

Wenn die Behörde sodann alle Angaben und Unterlagen zusammengetragen hat, wird in nahezu allen Fällen der im Auftrag der Versorgungsämter, Regierungspräsidien und Landschaftsverbände tätige versorgungsärztliche

Dienst mit der **Begutachtung** beauftragt. Dieser soll also anhand der vorliegenden medizinischen Unterlagen prüfen, ob und wenn ja welcher Grad der Behinderung festzustellen ist.

Grundlage für die Bewertung einzelner Behinderungen ist die sog. Versorgungsmedizin-Verordnung, in der für sämtlicher Behinderungs- und Krankheitsbilder jeweils nach Abstufung der Schwere und des Ausmaßes jeweils ein Einzel-GdB angegeben ist.

Bei einem Änderungsantrag prüft die zuständige Behörde die Voraussetzungen ähnlich wie bei einem Erstantrag mithilfe aktueller Befundunterlagen. Diese Überprüfung kann aber auch zu dem Ergebnis führen, dass der GdB herabgesetzt wird, z. B., wenn sich die Behinderung entgegen der Annahme des Antragstellers nicht verschlimmert, sondern gebessert hat oder die frühere Bewertung unrichtig war.

Liegt die versorgungsärztliche Stellungnahme vor, erlässt die zuständige Behörde auf dieser Basis einen **Bescheid**, in welchem ein bestimmter GdB, der mindestens 20 betragen muss, festgestellt wird. Gleichzeitig wird im Bescheid auch die genaue Bezeichnung der Behinderung aufgeführt.

Sollte ein GdB in Höhe von mindestens 50 festgestellt worden sein, gilt der Betroffene als **schwerbehindert** und es wird gleichfalls ein Schwerbehindertenausweis ausgestellt.

Nur ab einem GdB von mindestens 50 kommen sog. Merkzeichen mit den dazugehörigen Nachteilsausgleichen in Betracht, die gleichfalls im Bescheid festgestellt werden.

Bei Kindern mit Bewegungsstörungen an den oberen Extremitäten kommen in Einzelfällen und unter bestimmten Voraussetzungen die Merkzeichen H und B in Betracht.

Das **Merkzeichen H** steht für »hilflos«. Nach den Versorgungsmedizinischen Grundsätzen ist derjenige hilflos, der infolge von Gesundheitsstörungen nicht nur vorübergehend für eine Reihe von häufig und regelmäßig wiederkehrenden Verrichtungen zur Sicherung der persönlichen Existenz im Ablauf eines jeden Tagen fremder Hilfe dauernd bedarf. Auch hier gilt ein Zeitraum von mehr als sechs Monaten als nicht vorübergehend. Unter die Verrichtungen die zur Sicherung der persönlichen Existenzsicherung häufig und regelmäßig wiederkehrend anfallen, gehören in Anlehnung an die Kriterien, die im Rahmen der Begutachtung von Pflegebedürftigkeit maßgeblich sind im Wesentlichen das An- und Auskleiden, die Nahrungsaufnahme (Essen und Trinken) die Körperpflege (Waschen, Kämmen, Rasieren), Verrichten der Notdurft (Stuhlgang, Wasserlassen) und Mobilität (Aufstehen, Zubettgehen, Bewegung in der Wohnung und außerhalb). Daneben wird aber auch der Zeitaufwand für geistige Anregung und Kommunikation, also Sehen, Hören, Sprechen, Fähigkeit zu Interaktion mit berücksichtigt.

Insgesamt muss nach der Rechtsprechung des Bundessozialgerichts für mindestens drei der vorgenannten Verrichtungen ein täglicher Zeitaufwand von mindestens 2 h anfallen, um die Voraussetzungen für das Merkzeichen »H« zu erfüllen.

Das **Merkzeichen B** erhält man, wenn eine Person regelmäßig und dauerhaft auf fremde Hilfe bei der Benutzung von öffentlichen Verkehrsmitteln angewiesen ist, etwa beim Ein- und Aussteigen oder während der Fahrt. Der Nachteilsausgleich B kann nach dem Gesetzeswortlauf nur bei schwerbehinderten Menschen erteilt werden, bei denen zusätzlich der Nachteilsausgleich H festgestellt wurde. Das Merkzeichen berechtigt die schwerbehinderten Menschen, im öffentlichen Personenverkehr ohne Kilometerbegrenzung eine Begleitperson kostenlos mitzunehmen.

Bei der Beurteilung von Säuglingen und Kindern wird nicht der Vergleich mit gleichaltrigen Kindern als Maßstab herangezogen, sondern es wird geprüft, ob die festgestellten Gesundheitsstörungen bei Erwachsenen die Zuerkennung des Nachteilsausgleiches B rechtfertigen würde. Bei Kindern mit Bewegungsstörungen an den oberen Extremitäten wird die Erteilung des Merkzeichens B nur bei sehr schweren Plexuslähmungen in Betracht kommen.

Sollte der Bescheid nicht den Erwartungen des Antragstellers an die Höhe des GdB bzw. die Feststellung von Merkzeichen entsprechen, weil das Behinderungsbild des Kindes und die damit zusammenhängenden Auswirkungen auf das tägliche Leben anders oder höher zu bewerten sein, kann gegen den Bescheid der zuständigen Behörde innerhalb eines Monates nach Zugang dieses Bescheides **Widerspruch** eingelegt werden.

Eine Begründung muss das Widerspruchsschreiben nicht enthalten, ist aber sinnvoll, um der Behörde aufzuzeigen, in welchen Punkten man den Bescheid für rechtswidrig hält. Der gesamte Verwaltungsvorgang wird sodann nochmals dem versorgungsärztlichen Dienst zur Stellungnahme vorgelegt. Hiernach ergeht sodann ein Widerspruchsbescheid der zuständigen Behörde, mit welchem das Widerspruchsverfahren und damit das außergerichtliche Verfahren insgesamt abgeschlossen wird. Entweder die Behörde hat dem Widerspruch des Antragstellers entsprochen oder nicht.

Wurde der Widerspruch abgelehnt, besteht nun die Möglichkeit, im Wege der **Klage vor den Sozialgerichten**, noch zu der begehrten Leistung zu gelangen. Die Klage ist, wie der Widerspruch, innerhalb eines Monates nach Zustellung des Widerspruchsbescheides einzulegen.

Es ist empfehlenswert, sich rechtzeitig vor Ablauf der Widerspruchs- und/oder Klagefrist mit dem behandelnden Arzt oder Therapeuten und ggf. mit einem Rechtsanwalt in Verbindung zu setzen, um die Erfolgsaussichten für einen Widerspruch oder eine Klage zu besprechen. In diesem Zusammenhang besteht auch für den Betroffenen bzw. dessen Eltern jederzeit die Möglichkeit Akteneinsicht in den Verwaltungsvorgang der zuständigen Behörde zu nehmen.

Hat man das Verfahren bis zum Sozialgericht gebracht, wird im Klageverfahren von dort häufig nochmals eine unabhängige ärztliche Stellungnahme eines externen Gutachters zur Bestimmung der genauen Höhe des GdB und/oder der Merkzeichen angefordert, so dass es sich bei dem gesamten Verfahren zur Anerkennung eines GdB und/oder Merkzeichen bewährt hat, dieses bis zum Sozialgericht zu betreiben.

Das Klageverfahren vor dem Sozialgericht endet dann meistens mit einem Urteil, welches grundsätzlich mit der Berufung angegriffen werden kann, was im Einzelfall dann genau zu überprüfen ist.

Forensisch-juristische Fragestellungen

Rechtliche Fragestellungen und forensische Probleme bei geburtsassoziierter Plexusparese

R. Uphoff

J. Bahm (Hrsg.), *Bewegungsstörungen der oberen Extremität bei Kindern*
DOI 10.1007/978-3-662-50426-0_30

30.1 Einleitung

Die Entstehung von Armplexusparesen – auch bei Kindern – kann auf unterschiedlichen Ursachen beruhen (Übersicht bei Müller-Vahl et al. 2014). Sieht man von den geburtsassoziierten Plexusparesen ab, so stehen als Schädigungsursachen Unfälle im Vordergrund. Es ist auch bekannt, dass es bei fehlerhafter Lagerung eines Patienten auf dem Operationstisch zur Entstehung von Armplexusparesen kommen kann, insbesondere in den Fällen, in denen beim Patienten eine bestimmte anatomische Besonderheit vorliegt, d. h. eine in den Armplexus hineinragende Halsrippe. Fälle solcher Art beschäftigen die Rechtsprechung extrem selten. Sie werfen auch keine besonderen rechtlichen Probleme auf.

Anderes gilt dagegen für die Fälle der geburtsassoziierten Plexusparesen. Diese Geburtskomplikation kommt häufig vor und beschäftigt daher die Gerichte sehr oft.

Zur **Inzidenz der geburtsassoziierten Plexusparese** liegen in der Literatur unterschiedliche Angaben vor; genaue statistische Erhebungen fehlen. Berle et al. zufolge, die eine Auswertung der Daten der Hessischen Perinatalerhebung und der Horst-Schmidt Kliniken in Wiesbaden vorgenommen haben, liegt die Inzidenz der Schulterdystokie bei 0,82 % aller vaginalen Geburten aus Schädellage, die Inzidenz der Plexusparese bei 0,2 % (Berle et al. 2003). Diese Zahlenangaben ermöglichen folgende Abschätzung:

Die Gesamtzahl der Geburten lag im Jahre 2014 in der Bundesrepublik bei 714.927. Von dieser Zahl müssen Entbindungen durch Sectio und vaginale Entbindungen aus anderen Geburtslagen abgezogen werden. Bei Heranziehung üblicher Erfahrungssätze dürfte demgemäß die Zahl der vaginalen Geburten aus Schädellage bei etwa 470.000 gelegen haben. Geht man entsprechend den Angaben bei Berle davon aus, dass es in 0,82 % dieser Geburten zu Schulterdystokien und in 0,2 % zu einer Plexus-brachialis-Parese gekommen ist, so errechnen sich folgende Zahlen:

- Jährliche Zahl der bei Geburt auftretenden Schulterdystokien: 3.854
- Jährliche Zahl der geburtsassoziierten Plexusparesen: 940

Aus forensischer Sicht stellt demgemäß die geburtsassoziierten Armplexusschädigung ein Massenphänomen dar.

Die Zahl der Rechtsstreitigkeiten, die aus geburtsassoziierten Armplexusparesen resultieren, ist nicht genau bekannt. Auch hierüber gibt es keine statistischen Angaben.

Aus den Vereinigten Staaten stammt die (ebenfalls nicht genauer belegte) Angabe, dass fast jeder Fall einer geburtsassoziierten Armplexusschädigung in einen Prozess einmünde. Bezogen auf die Bundesrepublik dürfte dies nicht zutreffen, jedoch ist die Zahl der entsprechenden Prozesse auch hier hoch.

Für die Eltern eines geschädigten Kindes liegt in diesen Fällen die Vermutung nahe, dass die nach einer Schulterdystokie in der letzten Phase der Geburt auftretende Armplexusparese durch ein anderes ärztliches Vorgehen hätte verhindert werden können, sei es durch eine prophylaktische Sectio, wenn schon vor der Geburt Risikofaktoren für das Auftreten einer Schulterdystokie bekannt waren, sei es durch anderes ärztliches Vorgehen nach erkannter Schulterdystokie. Obwohl die Rechtsprechung immer wieder betont hat, dass allein aus dem Auftreten einer geburtsassoziierten Armplexusparese nicht auf einen ärztlichen Fehler geschlossen werden dürfte, drängt sich für den medizinischen Laien die Überlegung auf, dass, wenn in etwa 75 % der Fälle einer Schulterdystokie das Auftreten einer Armplexusparese vermieden werden kann, auch in ihrem konkreten Fall eine Armplexusparese möglicherweise vermeidbar gewesen wäre.

Die Auswirkungen einer Plexusparese auf die Lebenschancen eines Kindes sind stark. Eine permanente Armplexusparese führt typischerweise dazu, dass dem betroffenen Kind eine Vielzahl von Berufen, z. B. die Berufe eines Handwerkers oder eines Arztes, von vornherein unzugänglich sind. Auch das Spielen eines Musikinstruments ist unmöglich. Zudem führt eine Armplexusparese zu erheblichen Einschränkungen bei der Ausübung eines Sports und zu einer drastischen Verminderung der Chance, zu heiraten und eine Familie gründen zu können. Diese Umstände lassen es verständlich erscheinen, dass es jedenfalls in einer sehr großen Zahl von Fällen geburtsassoziierter Armplexusschädigungen zu einer gerichtlichen Auseinandersetzung kommt. Aus der anwaltlichen Praxis kann berichtet werden, dass die geburtsassoziierte Armplexusparese die bei weitem am häufigsten auftretende forensisch bedeutsame Geburtskomplikation darstellt.

> **Insgesamt lässt sich demgemäß die Aussage treffen, dass Rechtsstreitigkeiten wegen geburtsassoziierter Armplexusparesen ebenso wie diese Paresen selbst ein Massenphänomen darstellen.**

30.2 Aufklärungsmangel

Ein Erfolg des Patienten in einem Arzthaftungsprozess setzt allgemein entweder das Vorliegen einer Aufklärungsmangels oder eines Behandlungsfehlers voraus. Der Aufklärungsmangel spielt in Arzthaftungsprozessen eine sehr große Rolle. Das gilt auch für die Prozesse, in denen über die ärztliche Haftung wegen einer Schulterdystokie gestritten wird.

30.2.1 Rechtsprechung des Bundesgerichtshofs zum Aufklärungsmangel

Wie der Bundesgerichtshof in einer Vielzahl von Entscheidungen formuliert hat, ist der Arzt in einer normalen Entbindungssituation grundsätzlich nicht verpflichtet, die vor der Geburt stehende Frau auf die Möglichkeit einer Schnittentbindung hinzuweisen. Eine Aufklärung über das Bestehen einer Behandlungsalternative ist jedoch dann erforderlich, wenn sich eine Risikogeburt konkret abzeichnet bzw. dem Kind bei Durchführung oder Fortsetzung der vaginalen Entbindung erstzunehmende Gefahren drohen und eine Sectio im konkreten Fall unter Berücksichtigung der Konstitution und der Befindlichkeit der Mutter eine medizinisch verantwortbare Alternative darstellt (ständige Rechtsprechung BGH, Urt. v. 17.05.2011, VersR 2011, 1146, 1147). Der Arzt muss der Mutter in diesen Fällen eine Sectio anbieten; er muss ihr die letzte Entscheidung überlassen.

Diese Rechtsprechung gilt auch und besonders für die Fälle, in denen ein erhöhtes Risiko dafür besteht, dass es unter der Geburt zu einer Schulterdystokie kommt aus der sich dann eine Armplexusparese des Kindes ergeben kann (BGH VersR 1993, 835, 836).

Ob die Entbindung durch Kaiserschnitt als taugliche Prophylaxe einer kindlichen Armplexusparese in Betracht kommt, wird in Medizinerkreisen diskutiert. Das wesentliche Argument gegen den prophylaktischen Kaiserschnitt geht dahin, dass, wenn man konsequenterweise allen vor der Geburt stehenden Frauen für den Fall, dass ein erhöhtes Risiko einer Schulterdystokie besteht, die Sectio als Behandlungsalternative anbieten wollte, die Zahl der Schnittentbindungen auf eine nicht mehr tolerable Höhe ansteigen könne. Manchmal wird (mit sehr unterschiedlichen Ergebnissen) zu berechnen versucht, wie viele Schnittentbindungen notwendig wären, um auch nur eine einzige Armplexusparese zu verhindern. Zusätzlich wird geltend gemacht, dass Schulterdystokien in der letzten Phase der Geburt häufig auch in Fällen auftreten, in denen präpartal keinerlei erhöhte Risiken ersichtlich waren.

Die Rechtsprechung hat diese Überlegungen bisher nicht übernommen. Der Bundesgerichtshof geht davon aus, dass die statistische Risikodichte für eine vor der Geburt stehende Frau letztlich ohne Bedeutung sei; es müsse in den Fällen, in denen eine Behandlungsalternative bestehe, weil für die vaginale Geburt erhöhte Risiken bestünden, der vor der Geburt stehenden Frau überlassen bleiben, ob sie ein bestimmtes Risiko in Kauf nehmen oder ihm ausweichen wolle. In der Rechtsprechung wird allgemein akzeptiert, dass eine ernsthafte Behandlungsalternative im Sinne der Rechtsprechung des Bundesgerichtshofs erst bei einer deutlichen Erhöhung der Risiken der vaginalen Geburt besteht. Es bedarf also der Festsetzung von Cut-off-Werten. Deren Festlegung im Einzelnen überlässt der Bundesgerichtshof der medizinischen Wissenschaft, konkret also den im Rechtsstreit beauftragten Sachverständigen. Folgt ein Gericht dem von ihm beauftragten Sachverständigen, weil es sein Gutachten für überzeugend hält, so ist ein solches Urteil regelmäßig frei von irgendwelchen Rechtsfehlern, die der Bundesgerichtshof korrigieren könnte. Daraus folgt zwangsläufig, dass die Rechtsprechung der Untergerichte, deren Aufgabe darin besteht, Tatsachenentscheidungen zu treffen, nicht völlig einheitlich sein kann.

30.2.2 Cut-off-Werte

Obwohl es auch bei Kindern, deren Geburtsgewicht völlig im Bereich des Normalen liegt, zu Schulterdystokien kommen kann, ist gleichwohl anerkannt, dass die **fetale Makrosomie** das Hauptrisiko für eine Schulterdystokie darstellt. Sie dominiert als prädisponierender Faktor gegenüber allen anderen Einflussgrößen (Gnirs u. Schneider in Schneider et al. 2011 unter Hinweis auf zahlreiche Einzeluntersuchungen). Mit dem Geburtsgewicht steigt das Risiko einer Schulterdystokie steil an. Bei einem Geburtsgewicht von mehr als 4.000 g liegt es bei durchschnittlich 3 %, bei einem Geburtsgewicht von mehr als 4.500 g bei 11 % und bei einem Geburtsgewicht von mehr als 5.000 g bei 40 %.

Neben dem vorausgeschätzten Geburtsgewicht des Kindes gibt es eine große Anzahl weiterer Risikofaktoren. Sie werden in der gerichtlichen Praxis meistens der Einfachheit halber als »sonstige Risiken« bezeichnet.

Die Tendenz der Rechtsprechung, die sich in einer Vielzahl von Entscheidungen niedergeschlagen hat, geht dahin, bei Fehlen sonstiger Risikofaktoren eine ärztliche Aufklärungspflicht zu bejahen, sofern das mittels sonographischer Untersuchung vorausgeschätzte Geburtsgewicht des Kindes bei 4.500 g oder darüber liegt, weil in diesen Fällen das allgemeine Risiko einer Schulterdystokie signifikant erhöht ist (Übersicht über das Entscheidungsmaterial bei Martis/Winkhart 2014). Die Rechtsprechung stellt dabei auf das aus dem sonographischen Bild mithilfe bestimmter Formeln ermittelte Geburtsgewicht ab, ohne irgendwelche Risikozuschläge zu machen. Dieses ist insoweit bedenklich, da, wie allgemein bekannt ist, die sonographische Gewichtsschätzung relativ ungenau und gerade im oberen Bereich häufig zu niedrig ist.

Was die Behandlung der sonstigen Risikofaktoren anlangt, so ist die Rechtsprechung uneinheitlich. Es gibt eine Reihe von Risikofaktoren, die von manchen Sachverständigen als »unselbstständig« bezeichnet werden, weil sie lediglich zusätzliche Hinweise darauf geben, dass mit der Geburt eines makrosomen Kindes zu rechnen ist. Hierzu zählen:

- Adipositas der Mutter
- Über der Norm liegende Gewichtszunahme während der Schwangerschaft
- Vorausgegangene Geburt eines makrosomen Kindes
- Terminüberschreitung

Nach Auffassung der Mehrheit der Sachverständigen sind diese unselbstständigen Risikofaktoren nicht gesondert zu berücksichtigen.

Anderes gilt hingegen für den **mütterlichen Diabetes**, insbesondere den Gestationsdiabetes. Er führt vor allem in den häufigen Fällen, in denen er nicht erkannt und/oder behandelt worden ist, zu einem überproportionalem Wachstum des Kindes, und zwar, was entscheidend ist, zu einem dysproportionierten Wachstum, das vor allem den Körper des Kindes und weniger den Kopf betrifft. Aus diesem Grund sind makrosome Kinder diabetischer Mütter besonders gefährdet, da bei ihnen das Verhältnis des Kopfumfanges zum Umfang der Schulterbreite besonders ungünstig ist. Das Risiko einer Schulterdystokie ist in diesen Fällen um den Faktor 5 erhöht (Gnirs u. Schneider 2011).

Aus diesem Grunde besteht bei den Sachverständigen, die häufiger von den Gerichten herangezogen werden, mehrheitlich die Auffassung, dass bei dieser Konstellation der Cut-off-Wert niedriger festgesetzt werden müsste, d. h. auf 4.000 g.

Eine Sonderstellung unter den Risikofaktoren nimmt das **Wiederholungsrisiko** ein. Ist es bei einer vorangegangenen Geburt bereits zu einer Schulterdystokie gekommen, so liegt das Wiederholungsrisiko zwischen 7,3 und 25 %. Für diese Fälle geht die Mehrheitsmeinung dahin, dass über die Schnittentbindung als Behandlungsalternative immer aufgeklärt werden muss, zumal es eine Erfahrungstatsache ist, dass sich das Kindesgewicht bei Mehrgebärenden von Geburt zu Geburt erhöht (Gnirs u. Schneider 2011).

30.2.3 Rechtsfolgen der unterlassenen Aufklärung

Der Bundesgerichtshof bewertet ein vaginales Geburtsmanagement, sofern die Schnittentbindung eine ernsthafte Behandlungsalternative darstellte, über die aufgeklärt werden musste, in ständiger Rechtsprechung als rechtswidrig, sodass die Behandlungsseite für alle negativen Folgen der vaginalen Geburt haftet, insbesondere auch für eine Armplexusparese. War eine Aufklärung erforderlich, so muss der Arzt beweisen, dass sie stattgefunden hat.

Er kann sich zu seiner Verteidigung darauf berufen, dass für den Fall, dass die vor der Geburt stehende Frau korrekt über das Bestehen einer Behandlungsalternative aufgeklärt worden wäre, diese sich für den normalen Geburtsmodus entschieden hätte. Das Argument der hypothetischen Einwilligung ist vom Bundesgerichtshof ausdrücklich zugelassen worden (BGH, Urt. v. 17.04.2007, VersR 2007, 999). Wird dieser Einwand geltend gemacht, so muss die Mutter stets vor Gericht angehört werden. Sie kann das Argument, sie hätte bei korrekter Aufklärung in den vaginalen Entbindungsmodus eingewilligt, jedoch schon mit der plausiblen Darlegung entkräften, dass sie bei korrekter Aufklärung in einen Entscheidungskonflikt gekommen wäre. Dies ist aber so gut wie immer möglich, weil die Mutter stets plausibel geltend machen kann, sie hätte, wenn ihr das Risiko dargestellt worden wäre, dass aus dem vaginalen Geburtsmodus eine Armplexusparese des Kindes resultieren könne, für ihre eigene Person die Risiken einer Sectio in Kauf genommen, als eine Schädigung des Kindes hinzunehmen.

Nicht selten wird vom am Rechtsstreit beteiligten Arzt oder Krankenhaus geltend gemacht, auch die Vornahme einer Schnittentbindung könne die Entstehung eines Armplexusschadens nicht mit völliger Sicherheit verhindern. Es wird diskutiert, dass es auch bei Schnittentbindungen – wenngleich nicht häufig – zu Armplexusschäden des Kindes kommen kann, weil manchmal beim Herausheben des Kindes aus dem Uterus nicht unerhebliche Kräfte aufgewandt werden müssen, die auf den Armplexus des Kindes einwirken können.

Dieses Argument ist nicht schlüssig. Richtig ist, dass, wenn sich der Haftungsgrund aus einem Aufklärungsmangel ergibt, der Kläger beweisen muss, dass der ihm entstandene Schaden aus der mangels Aufklärung rechtswidrigen Behandlung, hier also aus der vaginalen Geburt, resultiert.

Ein relevanter Einwand gegen das Bestehen dieses Kausalzusammenhanges ergibt sich jedoch nicht aus dem bloßen Hinweis auf die Möglichkeit, dass es auch bei einer Sectio zu einem Armplexusschaden kommen könne.

Wenn nach der Geburt des Kindes eine Armplexusschädigung festgestellt wird, nachdem in der letzten Phase der Geburt eine Schulterdystokie aufgetreten ist, die nur durch eine gewisse Kraftentfaltung überwunden werden konnte, so spricht alles dafür, dass der Armplexusschaden unmittelbare Folge der vorausgegangenen Schulterdystokie ist.

Die bloße Berufung darauf, dass es auch bei einem ganz anderen Verlauf zu einem Armplexusschaden des Kindes habe kommen können, würde das Bestehen eines solchen Kausalzusammenhanges nur ausräumen, wenn es bei der Schnittentbindung stets oder zumindest regelmäßig zu Armplexusschäden des Kindes käme, welches aber ersichtlich nicht der Fall ist. Die Berufung auf einen hypothetischen Kausalzusammenhang hilft dem Arzt, der die vor der Geburt stehende Frau nicht ordnungsgemäß aufgeklärt hat, also nicht weiter.

Demgegenüber wird die Berufung des Arztes auf das Fehlen eines Kausalzusammenhanges zwischen dem vaginalen Geburtsmodus einerseits, der Schulterdystokie andererseits von den Gerichten durchaus ernstgenommen.

Der Arzt kann sich darauf berufen, dass im konkreten Fall der Armplexusschaden bereits intrauterin eingetreten sei, also in keinem Kausalzusammenhang zum Geburtsmodus stehe. Dieses Argument knüpft an eine Zahl US-amerikanischer Untersuchungen an, die auf die Möglichkeit der intrauterinen Entstehung von Armplexusparesen hingewiesen haben. Es ist fast schon üblich geworden, dass im Rechtsstreit auch dieses Argument vorgebracht wird. Daher müssen sich die von den Gerichten beauftragten medizinischen Sachverständigen auch mit der Möglichkeit der intrauterinen Schadensentstehung auseinandersetzen.

Schon bei Zweifeln daran, ob die Armplexusparese des Kindes als Folge einer Schulterdystokie entstanden ist, kann die Aufklärungsrüge nicht durchdringen. Auf die fachmedizinischen Diskussionen hinsichtlich der Frage, ob Armplexusschäden auch intrauterin entstehen können, kann hier nicht eingegangen werden. Insoweit handelt es sich nicht um eine Rechtsfrage. Allerdings lässt sich feststellen, dass die große Mehrheit der Sachverständigen, die von Gerichten zur Erstattung geburtshilflicher Gutachten herangezogen werden, heute aufgrund der erwähnten amerikanischen Untersuchungen von der Möglichkeit einer intrauterinen Entstehung von Armplexusschäden ausgeht. Jedenfalls entspricht es dem gegenwärtigen medizinischen Diskussionsstand, dass sich diese Möglichkeit nicht ausschließen lässt.

Auf einem ganz anderen Blatt steht hingegen die Frage, ob in dem jeweiligen konkreten Geburtsfall, insbesondere also, wenn es in der letzten Phase der Geburt zu einer Schulterdystokie gekommen ist, die Möglichkeit einer **intrauterinen Entstehung** der unmittelbar nach der Geburt festgestellten Armplexusparese ernsthaft in Betracht gezogen werden kann. Die Erfahrung lehrt, dass dies höchst selten der Fall ist.

Die Fälle, in denen eine intrauterine Schadensentstehung denkbar ist, lassen sich von den Schulterdystokie-Fällen gut abgrenzen. Den einschlägigen Untersuchungen zufolge kommt eine intrauterine Schadensentstehung nur bei besonderen Konstellationen vor, d. h.:

- Bei Uterusmissbildungen, z. B. bei Vorliegen eines Uterus bicornis
- Beim Vorliegen von so genannten Uterussepten oder großen Myomen, die auf dem Körper des Kindes intrauterin Druck ausüben können
- Bei intrauterinen Malpositionen, insbesondere Querlagen

In solchen Fällen ist es nach derzeitigem Erkenntnisstand plausibel, dass es bereits intrauterin zu Krafteinwirkungen auf den Armplexus kommen kann. Vor allem tritt jedoch in der letzten Phase der Geburt solcher Kinder, die meistens auch nicht makrosom, sondern eher unterdurchschnittlich groß sind, durchweg keine Schulterdystokie ein. Die Armplexusparese wird in diesen Fällen nach der Geburt meistens völlig überraschend festgestellt.

Ist das Kind nach der Geburt genauer untersucht worden, und zwar vor allem im Zusammenhang mit einer operativen Behandlung der Armplexusparese, so lässt sich zudem genau feststellen, in welcher Weise es zu den schädigenden Einwirkungen auf den Armplexus gekommen ist. Liegt, wie es häufiger der Fall ist, eine Zerrung oder Zerreißung der aus der Wirbelsäule austretenden Nervenstränge C5 bis Th1 vor oder sind Nervenwurzeln aus dem Rückenmark ausgerissen worden, so liegt ein Traktionsschaden vor, dessen Erklärung durch eine längerdauernde intrauterine Krafteinwirkung nicht möglich ist.

30.2.4 Sekundäre Sectio als Behandlungsalternative

Es kommt nicht selten vor, dass eine Entbindung zunächst im vaginalen Geburtsmodus begonnen wird, es unter der Geburt jedoch zu Schwierigkeiten kommt, insbesondere zu einem Geburtsstillstand. Es ist allgemein bekannt, dass die Makrosomie eines Kindes auch das Risiko eines Geburtsstillstandes erhöht.

In diesen Fällen wird dem geburtsleitenden Arzt eine schnell zu treffende Entscheidung abverlangt.

Befindet sich der Kopf des Kindes noch auf Beckenmitte, so kommen neben der Sectio vor allem die Methoden der vaginal-operativen Entbindung (Forzepsentbindung, Vakuumextraktion) in Betracht. Manche Geburtshelfer entscheiden sich in diesen Fällen auch für die Anwendung des Kristeller'schen Manövers. Bei allen diesen Entbindungsmethoden kommt es zu einer erheblichen Erhöhung des Risikos der Schulterdystokie.

> **Forzeps- und Vakuumextraktion, erst recht das Kristeller'sche Manöver stellen sekundäre Risikofaktoren für den Eintritt einer Schulterdystokie dar (Gnirs u. Schneider 2011).**

Es kommt vor, dass in diesen Fällen bei richtiger Betrachtung keine Behandlungsalternative besteht. Ist z. B. das Kind akut durch Sauerstoffmangel bedroht, was regelmäßig aus dem CTG ersichtlich ist, und steht der Kopf des Kindes bereits zangen- oder vakuumgerecht, so ist die vaginal-operative Entbindung vorzugswürdig, weil sie schneller geht.

Umgekehrt gilt: Befindet sich der Kopf des Kindes noch nicht in zangen- bzw. vakuumgerechter Position, so ist eine vaginal-operative Entbindung zu gefährlich; dann ist die Sectio vorzugswürdig.

Die kritischen Fälle sind diejenigen, in denen die Sectio einerseits, die vaginal-operative Entbindung andererseits zur Wahl stehen, also beides ernsthaft in Betracht kommt. In diesen besteht eine Behandlungsalternative, über die konsequenterweise die im Geburtsvorgang befindliche Frau aufgeklärt werden muss.

Der Bundesgerichtshof hat in diesem Zusammenhang entschieden, dass, sofern eine solche Situation schon vor Geburtsbeginn konkret vorhersehbar war, die Mutter vorab aufgeklärt und gefragt werden müsse, wie sie sich in einem solchen Fall entscheiden wolle.

War die Situation nicht vorhersehbar, so stellt sich die Frage, ob noch unter der Geburt eine Aufklärung der gebärenden Frau über Behandlungsalternativen möglich und notwendig sei. Von Ärzten wird dies häufig verneint. Eine Frau, die unter Geburtswehen stehe, sei für irgendwelche ärztlichen Ansprachen nicht mehr zugänglich. In solchen Fällen müsse also der Geburtshelfer allein die Entscheidung über das weitere Vorgehen treffen.

Tatsächlich entspricht es jedoch nicht der allgemeinen Erfahrung, dass eine Frau unter der Geburt nicht mehr ansprechbar sei. Wenn man berücksichtigt, dass es im Grunde um eine sehr einfache Wahl geht, dass also die unter der Geburt stehende Frau nur zu fragen ist, ob sie eine Sectio oder eine vaginal-operative Entbindung vorziehe, wird man im allgemeinen sagen können, dass eine solche Ansprache durchaus noch möglich ist, dies speziell in den Fällen, in denen unter der Geburt zur Schmerzdämpfung eine Peridural- oder Spinalanästhesie eingesetzt worden ist.

In diesem Zusammenhang ist auch von Bedeutung, dass, da nach allgemeinen Regeln auch in dieser Phase der Geburt die Mutter über eine bestehende Behandlungsalternative aufgeklärt werden muss, den Arzt die Beweislast für die Behauptung trifft, eine Aufklärung selbst in der notwendigen äußerst kurzen und prägnanten Form sei nicht mehr möglich gewesen.

Im Ergebnis bedeutet dies, dass es in diesen Fällen, in denen sich der geburtsleitende Arzt, ohne nach irgendwelchen Wünschen oder Willensäußerungen der Mutter zu fragen, eigenmächtig für die vaginal-operative Entbindung entscheidet, zur Feststellung der ärztlichen Haftung kommt, sofern es bei Einsatz der Zange oder der Saugglocke (und erst recht bei Anwendung des Kristeller'schen Manövers) zu einer Schulterdystokie kommt, die dann nachfolgend in eine Armplexusparese einmündet.

Gegen diese Entscheidungen ist von Ärzten der Einwand erhoben worden, die Gerichte maßten sich an, unter Inanspruchnahme einer Sachkunde, die ihnen nicht zukomme, in ihre Therapiefreiheit einzugreifen.

Der Einwand ist ungerechtfertigt; denn die ärztliche Therapiefreiheit besteht nur in den Grenzen des Rechts. Jede ärztliche Therapie muss Entscheidungsfreiheit und Menschenwürde des Patienten beachten. Sofern in einer konkreten Situation, in der eine aufklärungsbedürftige Behandlungsalternative besteht, dem Patienten sein Wahlrecht genommen wird, liegt in gerichtlichen Entscheidungen, die hieran eine Sanktion knüpfen, kein Eingriff in die ärztliche Therapiefreiheit.

30.3 Behandlungsfehler

30.3.1 Allgemeines

Wird vom Kläger geltend gemacht, dass eine geburtsassoziierte Plexusparese auf einen Behandlungsfehler zurückzuführen sei, so stellt sich die Beweislage für den Kläger auf den ersten Blick viel ungünstiger dar als in den Fällen, in denen ein Aufklärungsfehler geltend gemacht wird.

In den Fällen, in denen die Haftung auf einen Aufklärungsmangel gestützt wird, braucht der Kläger, wenn seine Klage schlüssig sein soll, im Rechtsstreit nicht mehr vorzutragen, als dass eine Situation gegeben war, in der eine Aufklärung über eine Behandlungsalternative erforderlich gewesen wäre (dies muss er beweisen), und dass eine Aufklärung nicht erfolgt sei. Ist streitig, ob in einem solchen Fall eine ordnungsgemäße Aufklärung erfolgt ist, so liegt noch dazu die Beweislast bei der Behandlungsseite.

Die Anforderungen an die vom Kläger zu erbringenden Beweise sind demgegenüber in dem Fall, dass geltend gemacht wird, der Gesundheitsschaden des Kindes beruhe auf einem Behandlungsfehler, weitaus höher.

Der bloße Umstand, dass es bei einer Geburt nach Eintritt einer Schulterdystokie zu einer Armplexusparese des Kindes gekommen ist, rechtfertigt, wie die Rechtsprechung immer wieder betont hat, nicht den Schluss auf das Vorliegen eines Behandlungsfehlers und begründet auch keine in diese Richtung gehende Vermutung.

Obwohl in der großen Mehrzahl der Schulterdystokien (nach den Angaben bei Berle in mehr als 75 % der Fälle) der Eintritt einer Armplexusparese vermieden werden kann, entspricht es allgemeiner Auffassung, dass auch bei völlig kunstgerechtem Vorgehen zur Behebung einer Schulterdystokie der Eintritt einer Armplexusparese nicht immer verhindert werden kann.

Der Patient muss jedoch nicht nur das Vorliegen eines Behandlungsfehlers beweisen, sondern auch den Kausalzusammenhang zwischen diesem Behandlungsfehler und dem Primärschaden, d. h. dem Eintritt der Armplexusparese. Zu einer Beweislastumkehr in der Kausalitätsfrage kommt es nach feststehender Rechtsprechung des Bundesgerichtshofs nur, wenn der der Behandlungsseite anzulastende Fehler als »grob« im Sinne der vom Bundesgerichtshof in ständiger Rechtsprechung verwendeten Definition anzusehen ist.

Ein **grober Behandlungsfehler** liegt nach dieser sehr unscharfen Definition vor, wenn der Arzt eindeutig gegen bewährte ärztliche Behandlungsregeln oder gesicherte medizinische Erkenntnisse verstoßen und dadurch einen Fehler begangen hat, der aus objektiver ärztlicher Sicht nicht mehr verständlich erscheint weil ein solcher Fehler einem Arzt schlechterdings nicht unterlaufen darf (BGH, Urt. v. 19.06.2012, NJW 2012, 2653). Das Vorliegen eines solchen Behandlungsfehlers kann festgestellt werden, wenn bei objektiver Betrachtung Verstöße gegen elementare medizinische Behandlungsstandards oder elementare medizinische Erkenntnisse vorliegen (Geiß/Greiner 2014, S. 211 mit umfangreichen Nachweisen).

Diesen für den Kläger bestehenden Beweisnachteilen steht, was für die Praxis entscheidend ist, jedoch gegenüber, dass die Standards, an denen sich die geburtshilfliche Behandlung messen lassen muss, weitgehend feststehen, im Prinzip sogar völlig unumstritten sind. Während im Bereich der Aufklärung über Behandlungsalternativen vieles streitig ist, herrscht über das richtige Vorgehen zur Behebung der Schulterdystokie kein Streit, sodass sich insoweit die Gerichte, die Sachverständigen und auch die Prozessparteien auf viel sichererem Boden bewegen als im Bereich der Aufklärungsrüge. Das macht es erklärlich, dass die große Mehrzahl der gerichtlichen Entscheidungen zugunsten der Klägerseite auf der Feststellung von Behandlungsfehlern beruht. Diese Behandlungsfehler können in Gruppen bzw. Typen eingeteilt werden.

30.3.2 Standarisiertes Vorgehen

Kommt es in der letzten Phase der Geburt, d. h. zu einer Zeit, zu der der Kopf des Kindes bereits teilweise aus dem Geburtskanal ausgetreten ist, zu einem plötzlichen Geburtsstillstand, so spricht dies schon auf den ersten Blick für das Vorliegen einer Schulterdystokie.

In dieser Phase der Geburt ist es zunächst wichtig, die beiden Formen der Schulterdystokie, d. h. den **hohen Schultergeradstand** vom **tiefen Schulterquerstand**, zu unterscheiden, der viel leichter als der hohe Schultergeradstand zu beheben ist und geburtshilflich weit geringere Schwierigkeiten bietet. Für den Geburtshelfer wird die Schulterdystokie in der Form des hohen Schultergeradstandes erkennbar, wenn der bereits geborene Kopf in die Vulva eingezogen ist (so genanntes **Turtle-Phänomen**; Gnirs u. Schneider 2011). Das Turtle-Phänomen ist unverkennbar.

Zur Vermeidung von Verletzungen des Kindes infolge einer Schulterdystokie gibt es klar definierte geburtshilfliche Maßnahmen (OLG Karlsruhe, Urt. v. 15.08.2001, AHRS III, 2500/317). Sie werden in einer einschlägigen Entscheidung des Oberlandesgerichts Düsseldorf, (Urt. v. 10.01.2002, AHRS Teil III, 2500/326) wie folgt beschrieben:

> » Sachgerecht ist es, die Wehentätigkeit medikamentös zu unterbinden; sodann ist zur Verringerung des Weichteilwiderstands und vor allem zur Gewährleistung eines optimalen vaginalen Zugangs eine großzügige Episiotomie anzulegen. Nach diesen Vorbereitungshandlungen kann und muss der Versuch unternommen werden, die verkeilte Schulter durch geeignete Manipulation zu lösen; häufig gelingt es, durch mehrfaches Beugen und Strecken der mütterlichen Beine die Entbindung fortzusetzen; daneben ist es möglich, das bestehende Hindernis durch äußerlichen Druck oberhalb der Symphyse zu beseitigen; schließlich kann durch Manipulationen im Geburtskanal eine Rotation der kindlichen Schulter herbeigeführt werden.

In völlig gleicher Weise wird das sachgemäße Vorgehen in den einschlägigen Lehrbüchern (z. B. Gnirs u. Schneider 2011) und in der einschlägigen, erstmals im Jahre 1998 publizierten Behandlungsrichtlinie (Empfehlungen zur Schulterdystokie, Erkennung, Prävention und Management) geschildert.

Entscheidend ist in diesem Zusammenhang, dass nach Eintritt einer Schulterdystokie sehr wenig Überlegungszeit besteht. Der geburtsleitende Arzt muss demgemäß das richtige Vorgehen »wie im Schlaf« beherrschen. Es wird allgemein empfohlen, das Vorgehen zur Behebung einer Schulterdystokie regelmäßig am Phantom zu üben. Wird der dargestellte Behandlungspfad eingehalten, so können dem Arzt, selbst wenn die Geburt am Ende in eine Plexusparese einmündet, keine Behandlungsfehler angelastet werden.

Umso erstaunlicher ist es, dass bis zum heutigen Tag in der gerichtlichen Praxis immer wieder Fälle auftauchen, in denen, ohne dass man hierfür eine Erklärung findet, von dem weitgehend festgeschriebenen Behandlungsstandard abgewichen wurde. Besonders häufig kommt es vor, dass vergessen wird, vor allen weiteren Maßnahmen eine Wehenhemmung herbeizuführen. Häufig wird auch die Anlegung einer Episiotomie vergessen, was dann zu Schwierigkeiten und Verzögerungen führt, wenn im weiteren Verlauf der Behandlung interne vaginal-operative Maßnahmen (Manöver nach Woods, Manöver nach Rubin, Entwicklung des hinteren Armes) notwendig werden.

30.3.3 Unterschreitungen des Facharztstandards

Nach feststehender Rechtsprechung hat jeder Patient, daher auch jede Gebärende Anspruch auf Einhaltung des Facharztstandards bei der ärztlichen Behandlung. Das schließt nicht aus, dass eine Geburt zunächst allein von einer Hebamme betreut wird. Hebammen sind befugt, unkompliziert verlaufende Geburten auch ohne Anwesenheit eines Arztes zu begleiten und in diesem Zusammenhang eine ganze Reihe von Maßnahmen aufgrund ärztlicher Delegation selbst vorzunehmen.

Die schwangere Frau darf jedoch, falls sie nicht ausdrücklich darauf verzichtet, erwarten, dass die Geburt von einem bestimmten Stadium an unter der Leitung und Verantwortung des Arztes stattfindet (vgl. Behandlungsrichtlinie unter dem Titel »Empfehlungen zur Zusammenarbeit von Arzt und Hebamme in der Geburtshilfe, erstmals publiziert im Jahre 1999). Jedenfalls sollte auch bei normalem Geburtsverlauf spätestens bei Beginn der Pressperiode ein Arzt anwesend sein, wie sich aus derselben Behandlungsrichtlinie ergibt. Dies ist von Bedeutung, weil eine Schulterdystokie stets erst nach Beginn der Pressperiode eintritt.

> **In jedem Fall endet die Zuständigkeit der Hebamme mit dem Eintritt einer Schulterdystokie (OLG Karlsruhe, Urt. v. 26.10.2005, AHRS Teil III, 3210/311).**

In der Praxis kommt es überraschenderweise sehr häufig vor, dass Hebammen bei Eintritt einer Schulterdystokie allein sind. Zu Maßnahmen zur Behebung einer Schulterdystokie sind sie in einem solchen Fall nur dann befugt, wenn ärztliche Hilfe nicht zu erlangen ist. Ist dies der Fall, so ist die Hebamme von einer eigenen Haftung frei. Meistens wird in solchen Situationen, in denen die Hebamme keine Möglichkeit hat, einen Arzt zur Behebung der Schulterdystokie hinzuzuziehen, indes ein Organisationsmangel vorliegen. Gleiches gilt, wenn die Hebamme keinen Facharzt, sondern nur einen Assistenzarzt ohne Facharztqualifikation hinzuziehen kann.

In derartigen Fällen der Unterschreitung des gebotenen geburtshilflichen Standards spricht eine Vermutung dafür, dass der dem Kind entstandene Schaden auf der Standardunterschreitung, d. h. der nicht ausreichenden Qualifikation der mit der Behebung der Schulterdystokie befassten Behandlungspersonen beruht.

30.3.4 Fehlende oder unzureichende Dokumentation

Es ist inzwischen allgemein anerkannt, dass das Vorgehen bei der Behebung einer Schulterdystokie einer exakten zeitlichen und inhaltlichen Dokumentation bedarf (vgl. die Behandlungsrichtlinie unter dem Titel »Empfehlungen zur Schulterdystokie – Erkennung, Prävention und Management). Alle ergriffenen Maßnahmen müssen chronologisch dokumentiert werden. Auch müssen die Namen der aktiven Geburtshelfer mit den jeweilig unternommenen Maßnahmen festgehalten werden.

Gegen diese Regel wird häufig verstoßen. Die Rechtsprechung hat es mehrfach kritisiert, dass sich z. B. im Geburtsprotokoll nur die Angabe »erschwerte Schulterentwicklung« findet. Jedoch auch Dokumentationen, die nicht ganz so lakonisch sind, werden beanstandet, wenn sie eine Rekonstruktion des Vorgehens zur Behebung der Schulterdystokie nicht ermöglichen.

> **Nach feststehender Rechtsprechung des Bundesgerichtshofs stellen Dokumentationsfehler keine eigenständige Haftungsgrundlage dar. Sie können jedoch Vermutungen begründen, insbesondere die Vermutung, dass dokumentationsbedürftige Maßnahmen unterblieben sind. Ein Behandlungsfehler kann dann aus dem Unterlassen derartiger Maßnahmen abgeleitet werden.**

Der Bundesgerichtshof lässt es indes zu, dass aus dem völligen Fehlen einer Dokumentation noch weitergehende Schlussfolgerungen gezogen werden können. Im Bereich der Geburtshilfe ist inzwischen allgemein anerkannt, dass das Fehlen einer nachvollziehbaren Dokumentation des Vorgehens zur Behebung der Schulterdystokie die Vermutung eines fehlerhaften Vorgehens begründet (grundlegend OLG Saarbrücken, VersR 1988, 916; OLG Stuttgart VersR 1999, 582; OLG Köln, VersR 1994, 1425; Übersicht über die einschlägigen Entscheidungen bei Martis u. Winkhart 2014, S. 803ff.). Wenn demgemäß der geburtshilfliche Sachverständige in seinem für das Gericht erstatteten Gutachten zu dem Ergebnis gelangt, anhand des Geburtsprotokolls lasse sich nicht feststellen, wie zur Behebung der Schulterdystokie vorgegangen worden sei, so führt dies zur Haftung der Behandlungsseite.

30.3.5 Generell unzulässige Maßnahmen zur Behebung einer Schulterdystokie

Es ist in der medizinischen Literatur allgemein anerkannt und wird daher von den gerichtlich beauftragten Sachverständigen regelmäßig hervorgehoben, dass die Anwendung des **Kristeller-Manövers** zu Behebung einer Schulterdystokie, d. h. vor Lösung der Blockade der vorangehenden Schulter, generell unzulässig ist. Im Allgemeinen ist das Kristellern zur Behebung einer Schulterdystokie ungeeignet, weil durch dieses Manöver die Schulter nur noch fester auf die blockierende Symphyse aufgepresst wird.

Ein weiteres strikt verbotenes Manöver ist der Zug am kindlichen Kopf vor Behebung der Fehlstellung der vorangehenden Schulter. O'Leary zufolge ist der Zug am kindlichen Kopf, insbesondere ein schräger Zug unter seitlicher Abwinkelung des Kopfes (sog. »**oblique traction**«) die weitaus häufigste Schadensursache. Ein solcher Zug ist nicht nur dann als grob fehlerhaft zu beurteilen, wenn die vorangehende Schulterdystokie noch durch die Symphyse blockiert ist. Ein schräger Zug am kindlichen Kopf ist vielmehr auch nach Überwindung der Schulterdystokie unzulässig, d. h. sobald sich die vorangehende Schulter des Kindes von der Symphyse gelöst hat (O'Leary et al. 2009), und zwar deswegen, weil bei fetaler Makrosomie auch noch nach Lösung der Schulterdystokie der kindliche Körper sehr fest im Geburtskanal stecken kann.

Zu den generell unzulässigen Maßnahmen zählt schließlich auch die äußere Überdrehung des kindlichen Kopfes mit dem Ziel, auf diese Weise den Schultergürtel mitzuziehen.

Dies wurde früher anders gesehen. Die äußere Überdrehung des Kopfes wurde als Mittel zur Überwindung einer Schulterdystokie durchaus empfohlen, wobei lediglich die Einschränkung gemacht wurde, dass die äußere Überdrehung des kindlichen Kopfes nur als prophylaktische Maßnahme eingesetzt werden dürfe, d. h. nur solange, als die vorangehende Schulter des Kindes nicht fest auf die Symphyse aufgepresst werde. Spätestens seit dem Jahr 2004 hat sich jedoch die feste Regel durchgesetzt, dass die äußere Überdrehung des kindlichen Kopfes sehr gefährlich ist:

> » Die teilweise noch angegebene äußere Überdrehung des Kopfes wurde in den letzten 10 Jahren zunehmend kritisch diskutiert und kann jedenfalls heute nicht mehr empfohlen werden, da bei fixierter Schulter gerade dadurch die Überdehnung des Armplexus begünstigt wird. Es stehen schonendere und effizientere Methoden zur Überwindung der Schulterdystokie zur Verfügung (Behandlungsrichtlinie unter dem Titel Empfehlungen zur Schulterdystokie – Erkennung, Prävention und Management, Fassung 2004).

Wie der Verlauf von Beweisaufnahmen über Geburtsvorgänge häufig zeigt, sind diese strikt verbotenen Maßnahmen nicht selten ein Ergebnis des Umstandes, dass die geburtsleitenden Personen bei Auftreten einer Schulterdystokie von einer gewissen Panik überwältigt worden sind.

Nicht ohne Grund ist in der amerikanischen Literatur, was die Hauptursachen der geburtsassoziierten Plexusparese anbelangt, von den »**3 P**« (»panic, pushing, pulling«) die Rede. Im Lehrbuch von Feige et al. (2006) ist zu diesem Punkt folgende Passage zu lesen:

> » Nach Eintritt des pathologischen Ereignisses einer Schulterdystokie wird das meist erfolgreiche Entbindungsmanöver nach McRoberts nicht angewendet. Stattdessen wird ziel- und planlos agiert und genau das getan, was strikt unterlassen werden muss: Kräftiges Ziehen am kindlichen Kopf mit Lateralflexion und Fundusdruck durch Kristeller-Handgriff.

Ob zur Behebung der Schulterdystokie in unzulässiger Weise am kindlichen Kopf gezogen wurde, ist regelmäßig streitig. Selbst wenn die Mutter oder der bei der Geburt anwesende Vater des Kindes bei der Vernehmung im Rechtsstreit behaupten, es sei in der kritischen Situation stark am Kopf des Kindes gezogen worden, wird dieses von den Behandlungspersonen abgestritten; dann steht Aussage gegen Aussage, was regelmäßig zu Lasten des beweispflichtigen Klägers geht.

An dieser Situation hat sich jedoch infolge der Zunahme von Armplexusoperationen einiges geändert. Bei der Operation eines Armplexusschadens kann ein starker Zug am kindlichen Kopf als Schadensursache regelmäßig erkannt werden. Insbesondere in den Fällen, in denen es zur kompletten Zerreißung von Nervsträngen oder gar zum Ausriss von Nervsträngen aus dem Rückenmark gekommen ist, kommt als Ursache hierfür allein ein starker Zug am kindlichen Kopf in Betracht. Die Stärke dieses Zuges lässt sich zumindest näherungsweise aus dem Schadenbild rekonstruieren (Müller-Vahl et al. 2014). Es gibt demgemäß inzwischen mehrere gerichtliche Entscheidungen, die allein aufgrund einer Analyse des bei der Armplexusparese festgestellten Schadensbildes durch den Sachverständigen zu dem Ergebnis gelangt sind, dass die Ursache des geburtsassoziierten Armplexusschadens in einem unzulässigen Zug am kindlichen Kopf zu sehen sei.

30.3.6 Schadenshöhe

Die von den Gerichten im Falle einer Verurteilung der Behandlungsseite den geschädigten Kindern zuerkannten Schmerzensgelder bewegen sich – je nach dem Schweregrad der Armplexusläsion – in der Größenordnung um 70.000 €. Hinzu tritt regelmäßig noch ein materieller Schadensersatz wegen einer behinderungsbedingten Vermehrung der Bedürfnisse (§ 843 BGB). Insoweit geht es um die in Fällen einer Armplexusparese erheblich erhöhten Betreuungskosten, insbesondere Zeiten der Therapie nach Vojta, Ergotherapie oder Manualtherapie. Diese werden nach den allgemeinen, im Arzthaftungsrecht üblichen Regeln berechnet. Insoweit bestehen für den Rechtsstreit wegen einer geburtsassoziierten Armplexusparese keine Besonderheiten.

30.4 Zusammenfassung

Die rechtlichen Fragestellungen und forensischen Probleme in den Fällen der geburtsassoziierten Plexusparese sind komplex und bedürfen einer genauen medizinischen und haftungs-/medizinrechtlichen Recherche.

Geburtsassoziierte Armplexusparesen stellen für die betroffenen Familien und Kinder eine große Herausforderung und Lebensveränderung dar. Mithin ist eine gute medizinische und medizinrechtliche Information und Beratung der Eltern zwingend erforderlich.

Literatur

Berle P, Misselwitz B, Scharlau J (2003) Mütterliche Risiken für eine Makrosomie, Inzidenz von Schulterdystokie und Plexus-brachialis-Parese, Zeitschrift für Geburtshilfe und Neonatologie 207: 148–152

Feige A, Rempen A, Würfel W, Jawny J, Rohde A (2006) Frauenheilkunde, 3. Aufl. Urban und Fischer, München

Geiß K, Greiner H (2014) Arzthaftpflichtrecht, 7. Aufl. Beck, München

Gnirs J, Schneider KTM (2011) Schulterdystokie. In: Schneider H, Husslein P, Schneider KTM (Hrsg.) Die Geburtshilfe, 4. Aufl. Springer, Berlin Heidelberg New York

Martis R, Winkhart-Martis M (2014) Arzthaftungsrecht, 4. Aufl. Otto-Schmidt-Verlag, Köln

Müller-Vahl H, Mumenthaler M, Stöhr M (2014) Läsionen peripherer Nerven und radikuläre Syndrome. Thieme, Stuttgart

O'Leary I (2009) Shoulder Dystocia and Birth Injury, 3rd ed. Humana Press, Totowa N.J.

Standpunkt des rekonstruktiven Chirurgen

J. Bahm

J. Bahm (Hrsg.), *Bewegungsstörungen der oberen Extremität bei Kindern*
DOI 10.1007/978-3-662-50426-0_31

31.1 Forensik der kindlichen Plexusläsion

Bei der kindlichen, geburtsassoziierten Plexusschädigung stellt sich die Frage des Zusammenhangs zwischen den unter der Geburt auf die Halsregion einwirkenden Zugkräften und der intraoperativ am Plexus brachialis gefundenen Verletzungsmuster mit den typischen isolierten Nervenzerreißungen und ihren Folgeerscheinungen, den **Neuromen**. Typischerweise ist die Verletzungszone oberhalb und hinter dem Schlüsselbein gelegen, und demnach finden sich die Zerreißungen entweder auf Höhe der Trunki und Wurzeln oder und selten weiter proximal am Austritt der Radizellen aus dem vorderen Rückenmark (man spricht dann von **Wurzelausrissen**).

31.2 Ursachen von Wurzelausrissen

Der Wurzelausriss findet sich entweder als Maximum eines Traktionsschadens auf den supraklavikulären Plexus; anstelle einer Zerreißung im Plexus mit verbleibenden proximalen Wurzelstümpfen kommt es zu einer Fortleitung der Zugkräfte in das Foramen an die Übergangszone zwischen dem zentralen und peripheren Nervensystem auf Höhe der das Myelon verlassenden Radizellen.

Die einzige weitere bekannte Ursache für einen Wurzelausriss, diesmal durch Abscherung der Radizellen, findet während einer Steißgeburt statt, wenn übermäßiger axialer Zug in Verlängerung des Kopfes auf das Myelon bei fixierter Halswirbelsäule auftritt und dabei die Radizellen an den fixierten knöchernen Foramina abscheren (◘ Abb. 31.1).

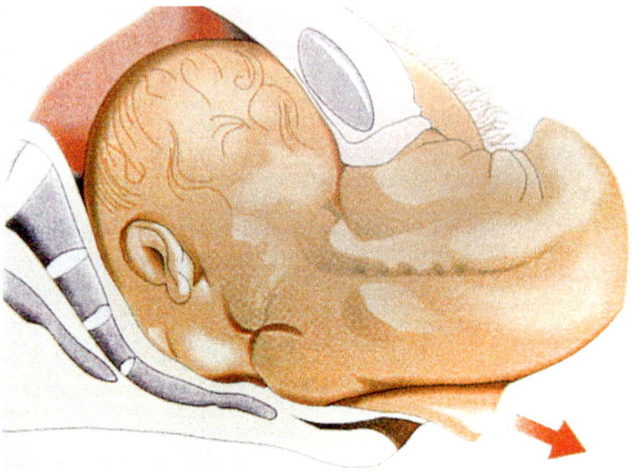

◘ **Abb. 31.1** Besondere Pathophysiologie der Steißgeburt und axialen Abscherung der Radizellen

31.3 Pathophysiologische Einschätzung unter der Operation

Intraoperativ können die supraklavikulären Nervenschäden visuell und photographisch dokumentiert werden (wir arbeiten seit Jahren mit einer Skizze auf festem Karton). Sie zeugen von einer nur das Nervengewebe schädigenden Zugkraft (bei Druck müssten die umgebenden Gewebeschichten verletzt sein, und daraus Stigmata an Haut und Unterhautgewebe, an Muskeln und Gefäßen in Form von Narben und Strikturen sichtbar sein, was aber nie der Fall ist).

Darüber hinaus können wir keine forensische Aussage machen, also weder, welche Zugkraft während des Geburtsverlaufes den Plexus verletzt hat, noch, ob diesen Kräften etwas Fehlerhaftes oder Vermeidbares anhaftet.

Nur ein Geburtshelfer kennt die Bewegungen des Feten und die angebrachten Kräfte bei einer natürlichen Kindesentwicklung oder bei geburtsfördernden Handgriffen; nur er kann etwas aussagen zu dem Kraftausmaß, das auf das zu gebärende Kind oder in der Übungssituation auf das Simulationsphantom einwirkt (und dies sowohl im Normal- als auch Notfall) und somit einen Bezug zur Pathophysiologie der dokumentierten Nervenschädigung herstellen.

31.4 Grundlagenwissen

Ein wichtiger Forschungsbeitrag ist die immer wieder zitierte Arbeit von Metaizeau, einem französischen Kinderorthopäden, der die zu einer Nervenzerreißung erforderlichen Kräfte an totgeborenen Säuglingen gemessen und dokumentiert hat (Metaizeau et al.1979).

Alle weiteren Diskussionen müssen den Geburtshelfern und Juristen überlassen werden; wobei natürlich der rekonstruktive Chirurg, der mit schweren und schwersten Plexusschäden im Situs beschäftigt ist, sich unweigerlich fragt, was während der Geburt passiert sein muss, um dieses individuelle Schadensausmaß zu erreichen.

Literatur

Métaizeau JP, Gayet C, Plenat F (1979) Les lésions obstétricales du plexus brachial. Chir Pédiatr 20: 159–163

Standpunkt des Medizinjuristen

R. Uphoff

J. Bahm (Hrsg.), *Bewegungsstörungen der oberen Extremität bei Kindern*
DOI 10.1007/978-3-662-50426-0_32

32.1 Zu starker Zug am kindlichen Kopf – die häufigste Ursache von Armplexusparesen

Aus haftungsrechtlicher Sicht ist anknüpfend an die medizinischen Ausführungen festzuhalten, dass ein zu starker Zug am kindlichen Kopf nach Eintritt einer Schulterdystokie und vor Behebung der Blockade der Schulter ein behandlungsfehlerhaftes Vorgehen darstellt. Dieses ist weniger eine rechtliche, sondern eine medizinische Feststellung, die auch deswegen als gesichert angesehen werden kann, weil es eine Vielzahl von gerichtlichen Entscheidungen gibt, die – jeweils aufgrund von Sachverständigengutachten – eine solche Aussage getroffen haben. Auch die einschlägige Behandlungsrichtlinie der Deutschen Gesellschaft für Gynäkologie und Geburtshilfe erwähnt, dass starker Zug am kindlichen Kopf vor Behebung der Fehlstellung der vorangehenden Schulter als Behandlungsfehler, und zwar den meisten Entscheidungen zufolge als grober Behandlungsfehler, zu werten ist.

Eine weitere Frage ist, ob sich in einem konkreten Einzelfall beweisen lässt, dass der Armplexusschaden des Kindes auf einen derartigen Zug zurückzuführen ist. In diesem Zusammenhang ist darauf aufmerksam zu machen, dass verschiedene Sachverständige mitunter aus dem konkreten Schädigungsbild ableiten konnten und abgeleitet haben, dass die Ursache nur ein starker Zug am kindlichen Kopf sein konnte.

Hiermit ist aber nicht geklärt, unter welchen allgemeinen Voraussetzungen, d. h. bei welchen Gegebenheiten des festgestellten Schadensbildes, eine solche Schlussfolgerung möglich ist. Es gibt hierzu zwar gerichtliche Entscheidungen, die jedoch immer nur den konkreten Einzelfall in den Blick nehmen und sich insoweit auf das jeweils eingeholte Sachverständigengutachten beziehen. Die Frage, wann – allgemein gesprochen – das bei dem Kind bestehende Verletzungsbild den Schluss auf einen zu starken Zug am Kopf ermöglicht, ist jedoch gerichtlich nicht geklärt, schon gar nicht in solcher Weise, dass man insoweit davon sprechen könnte, dass sich eine bestimmte Auffassung in der gerichtlichen Praxis im Wesentlichen durchgesetzt habe. Ein Schluss von einer bestimmten Schadensfolge auf eine allein in Betracht kommende Ursache ist immer schwierig. Unter welchen Voraussetzungen ein solcher Schluss möglich ist, ist daher nach derzeitigem Stand eine rein medizinische Frage.

Die medizinische Literatur hat sich mit diesem Problem durchaus beschäftigt. Insoweit kann auf das Handbuch von Müller-Vahl et al. (2014) verwiesen werden. In diesem Handbuch sind die Untersuchungen von Gilbert und Métaizeau ausdrücklich erwähnt und inhaltlich referiert.

Von den beklagten Ärzten und Hebammen wurde stets geltend gemacht, dass diese Untersuchungen überholt seien oder dass die Untersuchungen deswegen nichts besagten, weil sie an tot geborenen Kindern vorgenommen worden waren und sich die bei diesen Untersuchungen ermittelten Ergebnisse auf lebende Kinder nicht übertragen ließen. Es gibt inzwischen neuere Untersuchungen von amerikanischen Forschern (Allen 2007; Gurewitsch 2007) die aufgrund von Versuchen am Phantom ermittelt haben, welche Kräfte auf den Armplexus eines Kindes bei korrekt, d. h. lege artis durchgeführter Behebung einer Schulterdystokie mittels der anerkannten Manöver maximal einwirken können, woraus man dann den Umkehrschluss ziehen kann, dass, wenn die Einwirkung stärkerer Kräfte aufgrund des Verletzungsbildes feststeht, ein verbotenes Manöver zur Anwendung gekommen sein muss. Insoweit ist aber, soweit beurteilbar, im medizinischen Bereich, genauer gesagt im Bereich der medizinischen Forschung, noch alles im Fluss.

Aus diesem Grunde gehört eine ausführlichere Diskussion der sich insoweit stellenden Fragen nicht in den Bereich rechtlicher Fragestellungen und auch nicht in den Bereich der Darstellung der typischen prozessualen Konstellationen. Juristen können vielmehr nur hoffen, dass es den Medizinern vielleicht irgendwann gelingt, Licht in das noch bestehende Dunkel zu bringen.

Der Ansatz von Métaizeau ist hierbei überzeugend. Es ist kaum vorstellbar, dass die Zugfestigkeit von biologisch vitalen Nervsträngen geringer sein sollte als die von totem Material. Wenn es medizinisch plausibel gemacht werden könnte, dass die Ergebnisse der Untersuchungen von Métaizeau auch für lebendes Nervengewebe maßgeblich sind, so würde dies die Situation in vielen Prozessen verändern, weil sich dann unter gleichzeitiger Heranziehung der Untersuchungen von Allen und Gurewitsch in sehr vielen Fällen belegen ließe, dass auf den Armplexus des geschädigten Kindes Kräfte eingewirkt haben, die das Maß der Kräfte, die bei lege artis durchgeführter Behandlung einer Schulterdystokie auftreten können, weit überstiegen haben. An einer aktuellen Untersuchung, die die Ergebnisse von Métaizeau bestätigt, fehlt es aber. Die Ergebnisse der Untersuchung von Métaizeau werden häufig von den gerichtlich beauftragten Sachverständigen ignoriert. Hier wäre es wichtig, die medizinische und medizinjuristische Diskussion fortzuführen.

In diesem Zusammenhang ist noch folgender Gesichtspunkt zu diskutieren:

Es ist bekannt, dass es auch bei der Beckenendlage zu Armplexusschäden (ohne vorausgehende Schulterdystokie) kommen kann. Diese Thematik spielt im medizinjuristischen und prozessualen Bereich keine wirkliche Rolle, weil die Konstellation, dass es im Zuge einer vaginalen Entbindung bei Beckenendlage zu einer Armplexusschädigung des Kindes gekommen ist, kaum forensisch relevant ist. Dieses hat anscheinend seine Ursache darin, dass in den meisten Fällen der Beckenendlage heute die Entbindung (nach Aufklärung der Mutter über eine Behandlungsalternative) durch Sectio erfolgt. Die wenigen Geburtshelfer, die die schwierige Technik der vaginalen Entbindung bei Beckenendlage wirklich beherrschen und häufiger anwenden, machen jedoch im Allgemeinen keine nachweisbaren oder vorwerfbaren Fehler.

32.2 Prävention

Können wir aus den heutigen Erkenntnissen vorbeugende Maßnahmen ableiten?

Es gibt sichere Daten, die beim Risikotraining des Managements einer Schulterdystokie einen deutlichen Rückgang der Häufigkeit von begleitenden Komplikationen, insbesondere der Plexuslähmung aufzeigen.

Andere Schwerpunkte könnten in der Gewichtszunahmekontrolle der Schwangeren, der durch Ultraschall bestimmten Gewichtsbemessung des Feten und einer besseren Kommunikation zwischen der Gebärenden und dem Pflegeteam (auch hinsichtlich der Erwägung eines Kaiserschnittes) liegen.

Die Betreuungskontinuität zwischen den Kollegen vor und im Krankenhaus ist auch wichtig, da die neunmonatige Vorbereitung einen Erfahrungsgewinn ermöglicht, der durch den Übergang an ein Krankenhausteam mit anderen Ärzten und Hebammen verloren gehen kann und mitverantwortlich für eine »aufgeweichte« Sicherheitsstrategie sein könnte.

Werden wir in der Medizin und insbesondere Geburtshilfe alle Risikofaktoren kontrollieren können? Wenn auch die Überwachungstechnik sich ständig verbessert, so entwickeln sich doch parallel andere, neue Risikofaktoren (Gewichtszunahme der jungen Bevölkerung, insbesondere auch der Schwangeren), die einen Rückgang der Inzidenz von Plexusparesen verhindern.

Literatur

Allen R (2007) On the Mechanical Aspects of Shoulder Dystocia and Birth Injury. Clinical Obstetrics and Gynecology 50: 607–623

Gilbert A (1981) Resultats de lésions »obstétricales« experimentales du plexus brachial. Communication à la 7éme Reunion du Groupe pour L'Avancement de la Microchirurgie (GAM), Lausanne

Gurewitsch E (2009) Optimizing Shoulder Dystocia to Prevent Birth Injury. Clinical Obstetrics and Gynecology 50: 592–606

Métaizeau JP, Gayet C, Plenat F (1979) Les lésions obstétricales du plexus brachial. Chir Pédiatr 20: 159–163

Müller-Vahl H, Mumenthaler M, Stöhr M (2014) Läsionen peripherer Nerven und radikuläre Syndrome. Thieme, Stuttgart

Erratum zu: Bewegungsstörungen der oberen Extremität bei Kindern

Jörg Bahm

Erratum zum: Frontmatter in:
J. Bahm (Hrsg.) *Bewegungsstörungen der oberen Extremität bei Kindern*, DOI 10.1007/978-3-662-50426-0

Im Autorenverzeichnis wurde versehentlich eine falsche Adresse von Thomas Becher publiziert.

Die korrekte Adresse lautet:

Becher, Thomas
Facharzt für Kinder- und Jugendmedizin
SP Neuropädiatrie
Diplom Heilpädagoge
Gestalt-Psychotherapeut (GIK)
Mydlinghoven 4
40629 Düsseldorf, Germany
thbecher@web.de

Die aktualisierte Originalversion des Buches ist verfügbar unter:
https://doi.org/10.1007/978-3-662-50426-0

J. Bahm (Hrsg.), *Bewegungsstörungen der oberen Extremität bei Kindern*
https://doi.org/10.1007/978-3-662-50426-0_33

Serviceteil

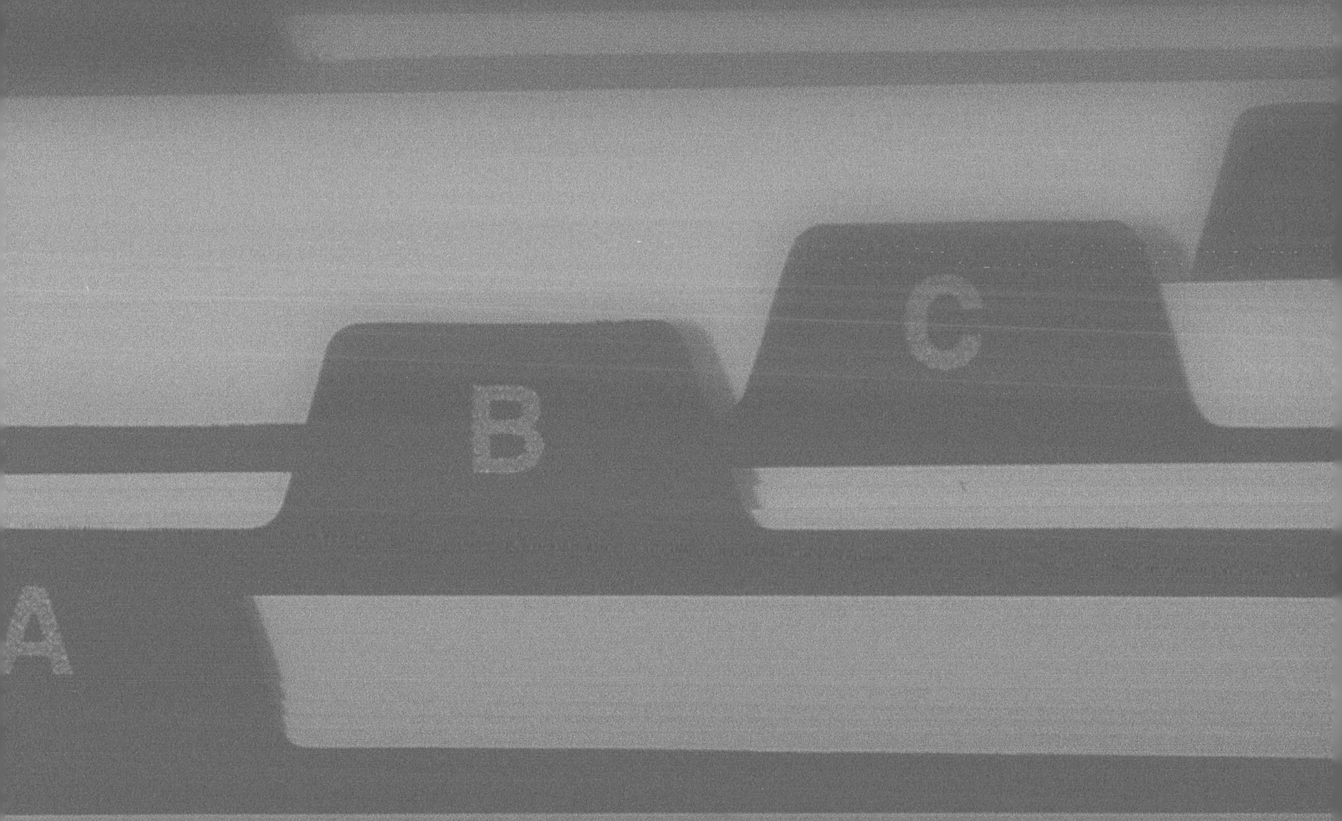

J. Bahm (Hrsg.), *Bewegungsstörungen der oberen Extremität bei Kindern*
DOI 10.1007/978-3-662-50426-0

Literatur

Allen RH (2007) On the mechanical aspects of shoulder dystocia and birth injury. Clinical Obstetrics and Gynecology 50(3): 607–623

Allen GM (2008) Shoulder ultrasound imaging - integrating anatomy, biomechanics and disease processes. Eur J Radiol 68: 137–146

Allende CA, Gilbert A (2004) Forearm supination deformity after obstetric paralysis. Clin Orthop Relat Res 426: 206–211

Akinci M, Ay S, Kamiloglu S, Ercetin O (2005) External rotation osteotomy of the humerus for the treatment of shoulder problems secondary to obstetric brachial plexus palsy. Acta Orthop Traumatol Turc 39: 328–333

Anastakis DJ, Malessy MJ, Chen R, Davis KD, Mikulis D (2008) Cortical plasticity following nerve transfer in the upper extremity. Hand Clinics 24: 425–444

Antoniadis G, König RW, Mohr K, Kretschmer T, Richter HP (2003) Management bei geburtstraumatischen Läsionen des Plexus brachialis – Eigene Erfahrungen mit der primären operativen Behandlung. Handchirurgie Mikrochirurgie Plastische Chirurgie 35: 98–105

Aszmann OC, Dietl H, Frey M (2008) Selective nerve transfers to improve the control of myoelectrical arm prostheses. Handchir Mikrochir Plast Chir 40: 60–65

Bae DS, Waters PM (2007) External rotation humeral osteotomy for brachial plexus birth palsy. Tech Hand Upper Extrem Surg 11: 8–14

Bahm J, Uphoff R, Mahler M (2012) Die kindliche Plexusparese. Shaker, Herzogenrath

Bahm J, Gilbert A (2002) Surgical correction of supination deformity in children with obstetric brachial plexus palsy. J Hand Surgery 27B(1): 20–23

Bahm J (2004) Die kindliche Armplexusparese – Eine aktuelle Übersicht sekundärer Operationsverfahren. Handchirurgie Mikrochirurgie Plastische Chirurgie 36(1): 37–46

Bahm J, Becker M, Disselhorst-Klug C, Williams C, Meinecke L, Müller H, Sellhaus B, Schröder JM, Rau G (2004) Surgical Strategy in Obstetric Brachial Plexus Palsy - the Aachen Experience. Seminars in Plastic Surgery 18: 285–299

Bahm J, Noaman H, Becker M (2005) The dorsal approach to the suprascapular nerve in neuromuscular reanimation for obstetric brachial plexus lesions. Plast Reconstr Surg 115: 240–244

Bahm J, Ocampo-Pavez C, Noaman H (2007) Microsurgical technique in obstetric brachial plexus repair: a personal experience in 200 cases over 10 years. J Brachial Plexus Peripheral Nerve Injury 2 1–7

Bahm J, Wein B, Alhares G, Dogan C, Radermacher K, Schuind F (2007) Assessment and treatment of glenohumeral joint deformities in children suffering from obstetric brachial plexus palsy. J Ped Orthop 16B: 243–251

Bahm J, Ocampo-Pavez C (2008) Free functional gracilis muscle transfer in children with severe sequelae from obstetric brachial plexus palsy. JBPPNI 3:23

Bahm J, Elkazzi W, Schuind F (2012) Forearm problems in obstetric brachial plexus palsy. In: De Smet L, Schuind F (eds) Difficult problems and Complications at the Forearm (FESSH 2012) Instructional Course Book). Sauramps Medical, Montpellier

Bahm J (2014) Arguments for a neuroorthopaedic strategy in upper limb arthrogryposis .JBPPNI 17: 8–9

Bahm J (2014) Die Folgen der geburtsassozierten Plexusparese im Kindes- und Jugendalter: Motorisches Ungleichgewicht, Fehlhaltung und Wachstumsstörung. Obere Extremität 9: 78–83

Bahm J (2015) Brachial Plexus Injuries in Children. In: Tubbs RS, Rizk E, Shoja MM, Loukas M, Barbaro N, Spinner RJ (eds) Nerves and Nerve Injuries. Elsevier, Amsterdam

Bahm J (2016) The surgical strategy to correct the rotational imbalance of the glenohumeral joint after obstetric brachial plexus palsy. J Brachial Plexus Periph Nerve Injury

Battiston B, Geuna S, Ferrero M, Tos P (2005) Nerve repair by means of tubulization: literature review and personal clinical experience comparing biological and synthetic conduits for sensory nerve repair. Microsurgery 25(4):258–67

Becker MHJ, Lassner F, Bahm J, Ingianni G, Pallua N (2002) The cervical rib. A predisposing factor for obstetric brachial plexus lesions. J Bone Joint Surgery 84B: 740–743

Becker MHJ, Ingianni G, Lassner F, Atkins D, Schröder JM (2003) Intraoperative Schnellschnittdiagnostik bei der geburtstraumatischen Plexusläsion- Gegenüberstellung von Makroskopie, HE-Schnellschnitten und Semidünnschnitten mit Toluidinblau-Färbung. Handchirurgie Mikrochirurgie Plastische Chirurgie 35: 112–116

Bertelli JA, Santos MA, Kechele PR, Ghizoni MF, Duarte H (2007) Triceps motor nerve branches as a donor or receiver in nerve transfers. Neurosurgery 61:333–338

Bertelli JA (2009) Lower trapezius muscle transfer for reconstruction of elbow extension in brachial plexus injuries. J Hand Surg Eur 34: 459–464

Bertelli JA, Ghizoni MF (2010) Transfer of supinator motor branches to the posterior interosseous nerve in C7-T1 brachial plexus palsy. J Neurosurg 113: 129–132

Birch R, Bonney G, Wynn Parry CB (1998) Surgical Disorders of the Peripheral Nerves. Churchill Livingstone, Edinburgh

Birch R (2001) Medial rotation contracture and posterior dislocation of the shoulder. In: Gilbert A (ed) Brachial Plexus Injuries. Dunitz, London

Birch R, Ahad N, Kono H, Smith S (2005) Repair of obstetric brachial plexus palsy: Results in 100 children. J Bone Joint Surgery 87B: 1089–1095

Bisinella GL, Birch R, Smith SJM (2003) Neurophysiological predicition of outcome in obstetric lesions of the brachial plexus. J Hand Surgery 28B(2): 148–152

Blaimont P, Taheri A (1995) Contribution à la biomécanique de l'épaule. Acta Orthop Belg 61(Suppl): 44–47

Blaimont P, Taheri A (2006) Biomécanique de l'épaule: De la théorie à la clinique. Springer, Paris

Brown T, Cupido C, Scarfone H, Pape K, Galea V, McComas A (2000) Developmental apraxia arising from neonatal brachial plexus palsy. Neurology 55: 24–30

Carlioz R, Carlioz H, Brahimi L (1971) Place of internal disinsertion of the subscapularis muscle in the treatment of obstetric paralysis of the upper limb in children. Ann Chir Infant 12: 159–167

Carlstedt T (2007) Central Nerve Plexus Injury. Imperial College Press, London

Carlstedt T (2011) Spinal Cord Surgery Restores Motor and Sensory Function in Patients with Brachial Plexus Avulsion Injury. Invited lecture at the FESSH Congress, Oslo

Chammas M, Goubier JN, Coulet B, Reckendorf GM, Picot MC, Allieu Y (2004) Glenohumeral arthrodesis in upper and total brachial plexus palsy. A comparison of functional results. J Bone Joint Surg Br 86(5):692–5

Chuang DC, Ma HS, Wei FC (1998) A new strategy of muscle transposition for treatment of shoulder deformity caused by obstetric brachial plexus palsy. Plast Reconstr Surg 101: 686–94

Chuang DCC, Mardini S, Ma HS (2005) Surgical strategy for infant obstetrical brachial plexus palsy: Experiences at Chang Gung Memorial Hospital. Plastic Reconstructive Surgery 116: 132–142

Chuang DCC (2007) Neurotization and free muscle transfer for brachial plexus avulsion injury. Hand Clinics 23(1): 91–104

Chung KC, Yang LJS, Mc Gillicuddy JE (2012) Practical Management of Pediatric and Adult Brachial Plexus Palsies. Elsevier, Amsterdam

Codman EA (1934) The Shoulder. Thomas Todd, Boston

Cohen G, Rampal V, Aubart-Cohen F, Seringe R, Wicart P (2010) Traitement des séquelles scapulaires de paralysie obstétricale du plexus brachial par arthrolyse et transfert tendineux. Rev Chir Orthop Traumatol 96: 397–403

Colbert SH, Mackinnon S (2006) Posterior approach for double nerve transfer for restoration of shoulder function in upper brachial plexus palsy. Hand 1 71–77

Comtet JJ, Herzberg G, Al Naasan I (1989) Biomechanical basis of transfers for shoulder paralysis. Hand Clinics 5 1–14

Cutti AG, Veeger HEJ (2009) Shoulder biomechanics: today's consensus and tomorrow's perspectives. Med Biol Eng Comput 47: 463–466

de Boer KS, Rozing PM, Arendzen JH (2004) Treatment of recurrent posterior dislocation of the shoulder in cerebral palsy by injection with botulinum toxin A into the subscapularis muscle. Clin Rehabil 18: 764–766

DeMatteo C, Bain JR, Galea V, Gjertsen D (2006) Botulinum toxin as an adjunct to motor learning therapy and surgery for obstetrical brachial plexus injury. Developmental Medicine Child Neurology 48: 245–252

Disselhorst-Klug C, Bahm J (2009) An update on kinematic evaluation of the upper extremity. Seminar of the Department of Orthopaedics and Traumatology. Erasme University Hospital, Brussels

Egloff DV, Raffoul W, Bonnard C, Stalder J (1995) Palliative surgical procedures to restore shoulder function in obstetric brachial palsy. Hand Clinics 11: 597–606

Einarsson F, Hultgren T, Ljung BO, Runesson E, Friden J (2008) Subscapularis muscle mechanics in children with obstetric brachial plexus palsy. J Hand Surg Eur 33: 507–512

El Gammal TA, Saleh WR, El Sayed A, Kotb MM, Imam HM, Fathi NA (2006) Tendon transfer around the shoulder in obstetric brachial plexus paralysis: Clinical and computed tomographic study. J Pediatric Orthopaedics 26(5): 641–646

Fairbank HAT (1913) Birth palsy: subluxation of the shoulder joint in infants and young children. Lancet 1 217–223

Filler A (2009) Magnetic Resonance Neurography and Diffusion Tensor Imaging: Origins, History, and Clinical Impact of the First 50 000 Cases With An Assessment of Efficacy and Utility in A Prospective 5000-Patient Study Group. Neurosurgery 65: A29–A43

Friden J, Lieber RL (2002) Tendon transfer surgery: clinical implications of experimental studies. Clin Orthop Relat Res 403: S163–170

Friden J (2005) Neue Konzepte zur Rekonstruktion der Arm- und Handfunktion bei Tetraplegie- Grundlagenforschung und klinische Anwendung. Handchir Mikrochir Plast Chir 37: 223–229

Frostick SP, Yin Q (1998) Schwann cells, neurotrophic factors, and peripheral nerve regeneration. Microsurgery 18: 397–405

Futami T, Tsukamoto Y, Fujita T (1992) Rotation osteotomy for dislocation of the radial head. Acta Orthop Scand 63: 455–456

Gonik B, Walker A, Grimm M (2000) Mathematic modeling of forces associated with shoulder dystocia: a comparison of endogenous and exogenous sources. American J Obstetrics Gynecology 182: 689–691

Gu YD, Wu MM, Zhen YL et al. (1987) Microsurgical treatment for root avulsion of the brachial plexus. Chin Med J 100: 519–522

Gu YD, Wu MM, Zhen YL et al. (1989) Phrenic nerve transfer for treatment of brachial plexus root avulsion. Report at Brachial Plexus Symposium, Lausanne

Gu YD, Zhang GM, Chen DS et al. (1989) Cervical nerve root transfer from healthy side for treatment of brachial plexus root avulsion. Report at Brachial Plexus Symposium, Lausanne

Gurewitsch ED (2007) Optimizing shoulder dystocia management to prevent birth injury. Clinical Obstetrics and Gynecology 50(3): 592–606

Haastert-Talini K, Geuna S, Dahlin LB, Meyer C, Stenberg L, Freier T, Heimann C, Barwig C, Pinto LF, Raimondo S, Gambarotta G, Samy SR, Sousa N, Salgado AJ, Ratzka A, Wrobel S, Grothe C (2013) Chitosan tubes of varying degrees of acetylation for bridging peripheral nerve defects. Biomaterials 34: 9886–9904

Hattori Y, Doi K, Sakamoto S, Yukata K (2009) Sensory recovery of the hand with intercostal nerve transfer following complete avulsion of the brachial plexus. Plast Reconstr Surg 123(1): 276–83

Heilmann A, Krishnan KG, Heubner G, Pinzer Th, Schackert G, Gahr M (2003) Therapeutisches Vorgehen bei geburtstraumatischer Plexus-brachialis-Läsion. Ärzteblatt Sachsen 9: 423–426

Heine N (2011) Operative Behandlung der Innenrotationsfehlstellung der Schulter nach kindlicher Plexuslähmung: Entscheidungskriterien, chirurgische Strategie, Resultate. Thesis in Medicine, Aachen

Ho ES, Curtis CG, Clarke HM (2006) Pediatric Evaluation of Disability Inventory: Its application to children with obstetric brachial plexus palsy. J Hand Surgery 31A: 197–202

Ho ES, Roy T, Stephens D, Clarke HM (2010) Serial casting and splinting of elbow contractures in children with obstetric brachial plexus palsy. J Hand Surg 35A: 84–91

Hoffer MM, Wickenden R, Roper B (1978) Brachial plexus birth palsies-results of tendon transfers to the rotator cuff. J Bone Joint Surg 60A: 691–695

Hogendoorn S, van Overvest KL, Watt I, Duijsens AH, Nelissen RG (2010) Structural changes in muscle and glenohumeral joint deformity in neonatal brachial plexus palsy. J Bone Joint Surg 92A 935–942

Horii E, Nakamura R, Koh S, Inagaki H, Yajima H, Nakao E (2002) Surgical treatment for chronic radial head dislocation. J Bone Joint Surgery 84A(7): 1183–1188

Hultgren T, Einarsson F, Runesson E, Hemlin C, Friden J, Ljung BO (2010) Structural characteristics of the subscapularis muscle in children with medial rotation contracture of the shoulder after obstetric brachial plexus injury. J Hand Surg Eur 35: 23–28

Johnson GR, Spalding D, Nowitzke A, Bogduk N (1996) Modelling the muscles of the scapula. Morphometric and coordinate data and functional implications. J Biomechanics 29: 1039–1051

Kambhampati SBS, Birch R, Cobiella C, Chen L (2006) Posterior subluxation and dislocation of the shoulder in obstetric brachial plexus palsy. J Bone Joint Surg 88B: 213–219

Karski T, Malicki M (1990) The role of static- dynamic factors in genesis of femoral head and neck deformation in dysplastic hips. A physical-mathematical interpretation. Chir Narzadow Ruchu Ortop Pol 55: 195–203

Kern H, Boncompagni S, Rossini K, Mayr W, Fano G, Zanin ME, Podhorska-Okolow M, Protasi F, Carraro U (2004) Long-term denervation in humans causes degeneration of both contractile and excitation-contraction coupling apparatus, which is reversible by functional electrical stimulation (FES): a role for myofiber regeneration? J. Neuropathol Exp Neurol 63: 919–931

Kirkos JM, Kyrkos MJ, Kapetanos GA, Haritidis JH (2005) Brachial plexus palsy secondary to birth injuries: Long-term results of anterior release and tendon transfers around the shoulder. J Bone Joint Surgery 87B: 231–235
Kohler R, Seringe R (2008) Congenital dislocation of the hip: Current concepts as a preliminary for diagnosis and treatment. Rev Chir Orthop 94: 217–227
Krumlinde-Sundholm L (2003) Development of the Assisting Hand Assessment: a rasch-built measure intended for children with unilateral upper limb impairments. Scandinavian J Occupational Therapy 10: 16–26
Krumlinde-Sundholm L, Holmefur M, Kottorp A, Eliasson AC (2007) The Assisting Hand Assessment: current evidence of validity, reliability, and responsiveness to change. Developmental Medicine and Child Neurology 49: 259–264
Küsswetter W (1979) Einfluss der Membrana interossea antebrachii auf die Umwendbewegungen der Hand. Fortschritte der Medizin 35: 1505–1508
Kuminack KF, Reising K, Schwering L, Sudkamp NP, Strohm PC (2007) Congenital radial head dislocation on both sides. Unfallchirurg 110: 171–175
Landi A, Cavazza S, Caserta G, Leti A, Sartini S, Gagliano MC, Manca M (2003) The upper limb in cerebral palsy - surgical management of shoulder and elbow deformities. Hand Clinics 19: 631–648
Lang EM, Borges J, Carlstedt T (2004) Surgical treatment of lumbosacral plexus injuries. J Neurosurg 1:64–71
Lassner F, Becker M, Fansa H, Mawrin C Pallua N (2003) [Reconstruction of defects at the neuromuscular junction]. Handchir Mikrochir Plast Chir 35: 127–131
Leechavengvongs S, Witoonchart K, Uerpairojkit C, Thuvasethakul P (2003) Nerve transfer to deltoid muscle using the nerve to the long head of the triceps. Part II A report of 7 cases. J Hand Surg Am 28: 633–638
Leechavengvongs S, Witoonchart K, Uerpairojkit C Thuvasethakul P Malungpaishrope K (2006) Combined nerve transfers for C5 and C6 brachial plexus avulsion injury. J Hand Surg Am 31: 183–189
Lippit S, Matsen F (1993) Mechanisms of glenohumeral joint stability. Clin Orthop Rel Research 20–28
Liverneaux PA, Diaz LC, Beaulieu JY, Durand S, Oberlin C (2006) Preliminary results of double nerve transfer to restore elbow flexion in upper type brachial plexus palsies. Plast Reconstr Surg 117: 915–919
Lugo R, Kung P, Ma CB (2008) Shoulder biomechanics. Europ J Radiol 68: 16–24
Lundborg G (2005) Nerve Injury and Repair (2nd edition) Churchill Livingstone, New York
Mackinnon SE, Roque B, Tung TH (2007) Median to radial nerve transfer for treatment of radial nerve palsy. Case report. J Neurosurg 107: 666–671
Malessy MJ, Thomeer RT (1998) Evaluation of intercostals to musculocutaneous nerve transfer in reconstructive brachial plexus surgery. J Neurosurg 88: 266–271
Malessy MJ, Thomeer RT, van Dijk JG (1998) Changing central nervous system control following intercostals nerve transfer. J Neurosurg 89: 568–574
Malessy MJ, de Ruiter GC, de Boer KS, Thomeer RT (2004) Evaluation of suprascapular nerve neurotisation after nerve graft or transfer in the treatment of brachial plexus traction lesions. J Neurosurg 101: 377–389
Malisoux L, Jamart C, Delplace K, Nielens H, Francaux M, Theisen D (2007) Effect of long-term muscle paralysis on human single fiber mechanics. J Appl Physiol 102(1):340–9
Mallet J (1972) Paralysie obstétricale du plexus brachial. II. Traitement des séquelles. Méthodes d'expression des résultats. Rev Chir Orthop 58 (Suppl 1): 166–168
Malungpaishrope K, Leechavengvongs S, Uerpairojkit C, Witoonchart K, Jitprapaikulsarn S, Chongthammakun S (2007) Nerve transfer to deltoid muscle using the intercostal nerves through the posterior approach: an anatomic study and two case reports. J Hand Surg Am 32: 218–224
Marcus JR, Clarke HM (2003) Management of obstetrical brachial plexus palsy: evaluation, prognosis and primary surgical treatment. Clin Plast Surg 30: 289–306
Maricq C, Jeunehomme M, Mouraux D, Rémy P, Brassinne E, Bahm J, Schuind F (2014) Objective evaluation of elbow flexion strength and fatigability after nerve transfer in adult traumatic upper brachial plexus injuries. Hand Surg 19(3): 335–41
McPherson EJ, Friedman RJ, An YH, Chokesi R, Dooley RL (1997) Anthropometric study of normal glenohumeral relationships. J Shoulder Elbow Surgery 6 105–112
Merrell GA, Barrie KA, Katz DL, Wolfe SW (2001) Results of nerve transfer techniques for restoration of shoulder and elbow function in the context of a meta-analysis of the English literature. J Hand Surg Am 26: 303–314
Métaizeau JP, Gayet C, Plenat F (1979) Les lésions obstétricales du plexus brachial. Chir Pédiatr 20: 159–163
Millesi H, Zoch G, Reihsner R (1995) Mechanical properties of peripheral nerves. Clin Orthop Relat Res 314: 76–83
Millesi H, Schmidhammer R (2008) Nerve fiber transfer by end-to-side coaptation. Hand Clin 24: 461–483
Moukoko D, Ezaki M, Wilkes D, Carter P (2006) Posterior shoulder dislocation in infants with neonatal brachial plexus palsy. J Bone Joint Surg 86A: 787–793
Narakas AO (1991) Neurotization in the treatment of brachial plexus injuries. In: Gelberman RH (ed): Operative nerve repair and reconstruction. Lippincott, Philadephia, pp 1329–1358
Nath RK, Paizi M (2007) Scapular deformity in obstetric brachial plexus palsy: a new finding. Surg Radiol Anat 29: 133–140
Nath RK, Paizi M (2007) Improvement in abduction of the shoulder after reconstructive soft-tissue procedures in obstetric brachial plexus palsy. J Bone Joint Surgery 89B: 620–626
Nath RK, Paizi M, Melcher SE, Farina KL (2007) Upright MRI of glenohumeral dysplasia following obstetric brachial plexus injury. Magn Reson Imaging 25: 1277–1282
Nath RK, Liu X (2009) Nerve reconstruction in patients with obstetric brachial plexus injury results in worsening of glenohumeral deformity: a case-control study of 75 patients. J Bone Joint Surg 91B: 649–654
Noetzel MJ, Wolpaw JR (2000) Emerging concepts in the pathophysiology of recovery from neonatal brachial plexus injury. Neurology 55: 5–6
Oberlin C, Ameur NE, Teboul F, Beaulieu JY, Vacher C (2002) Restoration of elbow flexion in brachial plexus injury by transfer of ulnar nerve fascicles to the nerve to the biceps muscle. Tech Hand Up Extrem Surg 6: 86–90
Oberlin C, Durand S, Belheyar Z, Shafi M, David E, Asfazadourian H (2008) Nerve transfers in brachial plexus palsies. Chir Main 25: S1297–1302
Oner FC, Diepstraten AFM (1993) Treatment of chronic post-traumatic dislocation of the radial head in children. J Bone Joint Surg 75B: 577–581
Ozkan T, Aydin A, Ozer K, Ozturk K, Durmaz H, Ozkan S (2004) A surgical technique for pediatric forearm pronation: brachioradialis rerouting with interosseous membrane release. J Hand Surgery 29A: 22–27

Ozkan T, Tuncer S, Aydin A, Hosbay Z, Gulgonen A (2004) Brachioradialis re-routing for the restoration of active supination and correction of forearm pronation deformity in cerebral palsy. J Hand Surg 29B: 265–270

Pagnotta A, Haerle M, Gilbert A (2004) Long-term results on abduction and external rotation of the shoulder after latissimus dorsi transfer for sequelae of obstetric palsy. Clinical Orthopaedics and related research 426: 199–205

Palazzi S, Palazzi JL, Caceres JP (2006) Neurotization with the brachialis muscle motor nerve. Microsurg 26: 330–333

Palmgren T, Peltonen J, Linder T, Rautakorpi S, Nietosvaara Y (2007 Sensory evaluation of the hands in children with brachial plexus birth injury. Developmental Medicine and Child Neurology 49: 582–586

Pauwels F (1965) Gesammelte Abhandlungen zur funktionellen Anatomie des Bewegungsapparates. Springer, Berlin

Pauwels F (1973) Atlas zur Biomechanik der gesunden und kranken Hüfte. Springer, Berlin

Pearl ML, Edgerton BW (1998) Glenoid deformity secondary to brachial plexus birth palsy. J Bone Joint Surg 80A: 659–667

Pondaag W, de Boer R, van Wijlen-Hempel MS, Hofstede-Buitenhuis SM Malessy MJ (2005) External rotation as a result of suprascapular nerve neurotization in obstetric brachial plexus lesions. Neurosurgery 57: 530–537

Pondaag W, Malessy MJA (2006) Recovery of hand function following nerve grafting and transfer in obstetric brachial plexus lesions. J Neurosurgical Pediatrics 105: 33–40

Popovic N (2010) Modellbasierte Erfassung der dreidimensionalen Kinetik der Bewegung der oberen Extremitäten. Dissertation RWTH Aachen Elektrotechnische Fakultät

Raimondi P (1993Evaluation of results in obstetric brachial plexus palsy: The hand. Presented at the International Meeting on Obstetric Brachial Plexus Palsy. Heerlen, The Netherlands

Rayegani SM (2012) Basic Principles of Peripheral Nerve Disorders. www.intechopen.com

Saifuddin A, Hefferman G, Birch R (2002) Ultrasound diagnosis of shoulder congruity in chronic obstetric brachial plexus palsy. J Bone Joint Surg 84B: 100–103

Scaglietti O (1941) Le lesioni ostetriche della spalla. Cappelli, Bologna

Schaakxs D, Bahm J, Sellhaus B, Weis J (2009) Clinical and neuropathological study about the neurotization of the suprascapular nerve in obstetric brachial plexus lesions. J Brachial Plexus Peripheral Nerve Injury 4: 15

Schmelzer-Schmied N, Ochs BG, Carstens C (2005) Die Schulterluxation beim Neugeborenen. Orthopäde 34: 454–461

Schönau E, Fricke O (2006) Muscle and bone- a functional unit. Deutsches Ärzteblatt 103: 3414–3419

Schröder JM (2001) Pathology of Peripheral Nerves. Springer, Berlin Heidelberg

Schuind F, Linscheid RL (1998) Mechanics of the distal radioulnar joint. In: Cooney WP, Linscheid RL, Dobyns JH (eds) The wrist-Diagnosis and operative treatment. Mosby, St Louis

Schuind F, Phan QD, Cermak K, El Kazzi W, Bahm J (2011) Stimulation biologique de la régénération axonale. Cours européen de pathologie chirurgicale du membre supérieur et de la main, Paris

Schwenzer T, Bahm J (2016) Schulterdystokie und Plexusparese. Springer, Berlin Heidelberg

Shaaban H, Giakas G, Bolton M, Williams R, Wicks P, Scheker LR, Lees VC (2006) The load-bearing characteristics of the forearm: pattern of axial and bending force transmitted through ulna and radius. J Hand Surg 31B: 274–279

Shaaban H, Pereira C, Williams R, Lees VC (2008) The effect of elbow position on the range of supination and pronation of the forearm. J Hand Surg Eur 33: 3–8

Sibinski M Sherlock DA Hems TE Sharma H (2007) Forearm rotational profile in obstetric brachial plexus injury. J Shoulder Elbow Surg 16: 784–787

Sinis N, Boettcher M, Werdin F, Kraus A, Schaller HE (2009) Restoration of shoulder abduction function by direct muscular neurotization with the phrenic nerve fascicles and nerve grafts: a case report. Microsurgery 29: 552–555

Sinsel NK, Opdebeeck H, Guelinckx PJ (1998) The effect of unilateral partial facial paralysis and muscle ablation on craniofacial growth and development: an experimental study in the rabbit. Plast Reconstr Surg 102: 1894–1912

Sinsel NK, Opdebeeck H, Guelinckx PJ (2002) Mandibular condylar growth alterations after unilateral partial facial paralysis: an experimental study in the rabbit. Plast Reconstr Surg 109: 181–189

Siqueira MG, Martins RS (2009) Phrenic nerve transfer in the restoration of elbow flexion in brachial plexus avulsion injuries: how effective and safe is it? Neurosurgery 65A: 125–131

Skahen JR, Palmer AK, Werner FW, Fortino MD (1997) The interosseous membrane of the forearm: anatomy and function. J Hand Surg 22: 981–985

Smith SJM (1996) The role of neurophysiological investigation in traumatic brachial plexus injuries in adults and children. J. Hand Surgery 21B: 145–148

Songcharoen P, Wongtrakul S Mahaisavariya B Spinner RJ (2001) Hemi-contralateral C7 transfer to median nerve in the treatment of root avulsion brachial plexus injury. J Hand Surg Am 26: 1058–1064

Songcharoen P, Wongtrakul S, Spinner RJ (2005) Brachial plexus injuries in the adult. nerve transfers: the Siriraj Hospital experience. Hand Clin 21: 83–89

Soubeyrand M, Wassermann V, Hirsch C, Oberlin C, Gagey O, Dumontier C (2011) The middle radioulnar joint and triarticular forearm complex. J Hand Surg Eur 36: 447–454

Soucacos PN, Vekris MD, Zoubos AB, Johnson EO (2006) Secondary reanimation procedures in late obstetrical brachial plexus palsy patients. Microsurgery 26: 343–351

Spicher C (2003) Manuel de rééducation sensitive du corps humain. Editions Médecine et Hygiène, Genève

Strömbeck C, Krumlinde-Sundholm L, Remahl S, Sejersen T (2007) Long-term follow-up of children with obstetric brachial plexus palsy I: functional aspects. Developmental Medicine and Child Neurology 49: 198–203

Strömbeck C, Remahl S, Krumlinde-Sundholm L, Sejersen T (2007) Long-term follow-up of children with obstetric brachial plexus palsy II: neurophysiological aspects. Developmental Medicine and Child Neurology 49: 204–209

Teboul F, Kakkar R, Ameur N, Beaulieu JY Oberlin C (2004) Transfer of fascicles from the ulnar nerve to the nerve to the biceps in the treatment of upper brachial plexus palsy. J Bone Joint Surg Am 86: 1485–1490

Terzis JK, Kostas I, Soucacos PN (2006) Restoration of shoulder function with nerve transfers in traumatic brachial plexus palsy patients. Microsurg 26: 316–324

Terzis JK, Kokkalis ZT (2009) Selective contralateral c7 transfer in posttraumatic brachial plexus injuries: a report of 56 cases. Plast Reconstr Surg 123: 927–938

Uerpairojkit C, Leechavengvongs S, Witoonchart K, Malungpaishorpe K, Raksakulkiat R (2009) Nerve transfer to serratus anterior muscle using the thoracodorsal nerve for winged scapula in C5 and C6 brachial plexus root avulsions. J Hand Surg Am 34: 74–78

van der Sluijs JA, van Ouwerkerk WJR, de Gast A, Wuisman PIJM, Nollet F, Manoliu RA (2001) Deformities of the shoulder in infants younger than 12 months with an obstetric lesion of the brachial plexus. J Bone Joint Surg 83B: 551–555 van der Sluijs JA, van Ouwerkerk WJR, de Gast A, Wuisman PIJM, Nollet F, Manoliu RA (2002) Retroversion of the humeral head in children with an obstetric brachial plexus lesion. J Bone Joint Surg 84B 583–587

van der Sluijs JA, van Ouwerkerk WJR, de Gast A, Nollet F, Winters H, Wuisman PIJM (2004) Treatment of internal rotation contracture of the shoulder in obstetric brachial plexus lesions by subscapular tendon lengthening and open reduction: early results and complications. J Ped Orthop 13B: 218–224

Van Dijk JG, Pondaag W, Malessy MJA (2001) Obstetric lesions of the brachial plexus. Muscle Nerve 24: 1451–1461

van Gelein Vitringa VM, van Kooten EO, Mullender MG, van Doorn-Loogman MH, van der Sluijs JA (2009) An MRI study on the relations between muscle atrophy, shoulder function and glenohumeral deformity in shoulders of children with obstetric brachial plexus injury. J Brachial Plexus Periph Nerve Injury 4 5

van Kooten EO, Ishaque MA, Winters HA, Ritt MJ, van der Sluijs HA (2008) Pronating radius osteotomy for supination deformity in children with obstetric brachial plexus palsy. Tech Hand Up Extrem Surg 12:34–37

Vredeveld JW, Blaauw H, Sloof BACJ, Rozeman CAM (2000) The findings in paediatric obstetric brachial plexus palsy differ from those in older patients: a suggested explanation. Developmental Medicine Child Neurology 42: 158–161

Wang SF (2009) Posterior subluxation of the humeral head. Presentation at the XVIth International Symposium on Brachial Plexus Surgery, Luxemburg

Waters PM, Smith GR, Jaramillo D (1998) Glenohumeral deformity secondary to brachial plexus birth palsy. J Bone Joint Surg 80A: 668–677

Waters PM, Bae DS (2005) Effect of tendon transfers and extra-articular soft-tissue balancing on glenohumeral development in brachial plexus birth palsy. J Bone Joint Surg 87A: 320–325

Waters PM (2005) Update on management of pediatric brachial plexus palsy. J Ped Orthop 14A 233–244

Weiss APC, Hastings H (1992) The anatomy of the proximal radioulnar joint. Journal of Shoulder and Elbow Surgery 1: 193–199

Werner CM, Favre P, Gerber C (2007) The role of the subscapularis in preventing anterior glenohumeral subluxation in the abducted, externally rotated position of the arm. Clin Biomech 22: 495–501

Wiberg M, Vedung S, Stalberg E (2001) Neuronal loss after transsection of the facial nerve: a morphological and neurophysiological study in monkeys. Scand J Plast Reconstr Surg Hand Surg 35: 135–140

Williams PE, Goldspink G (1978) Changes in sarcomere length and physiological properties in immobilized muscle. J Anat 127: 459–468

Originaloperationsskizzen

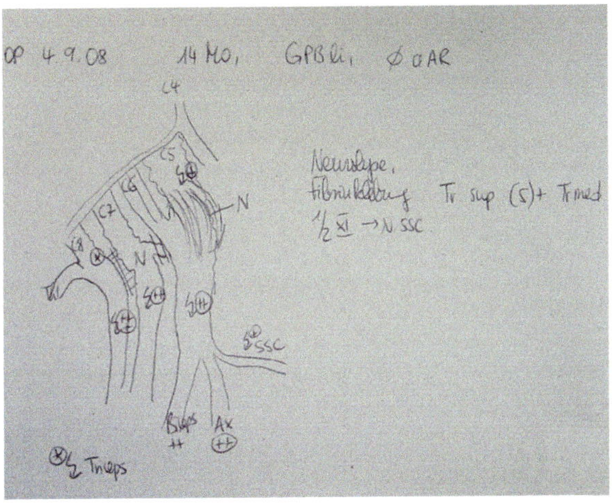

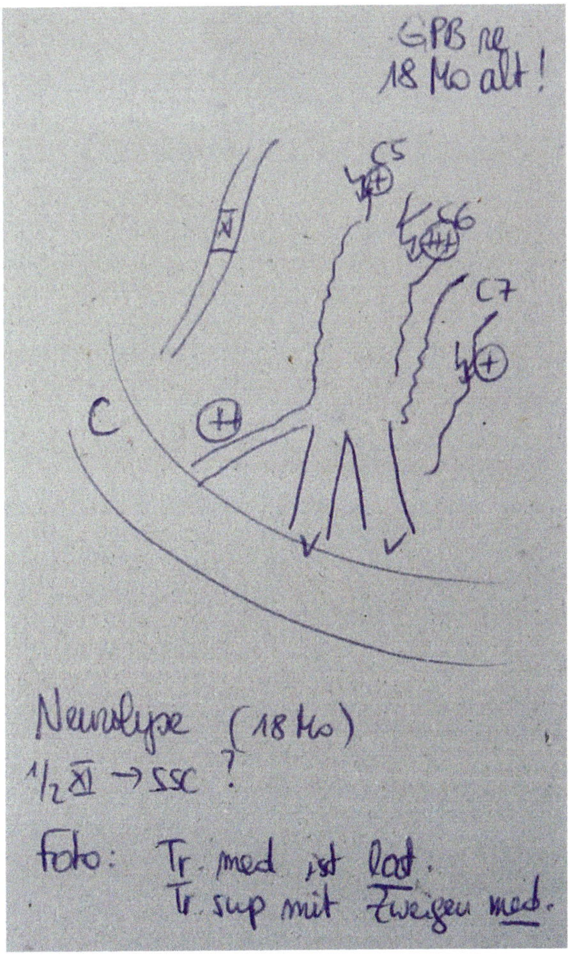

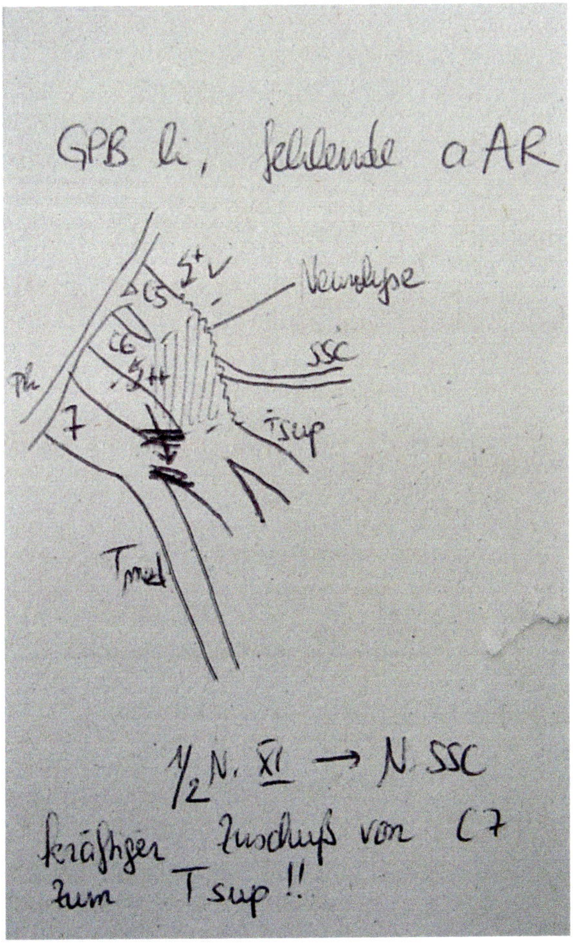

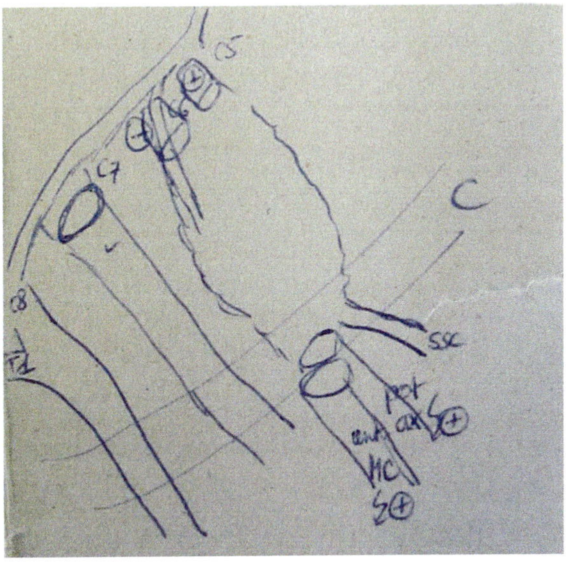

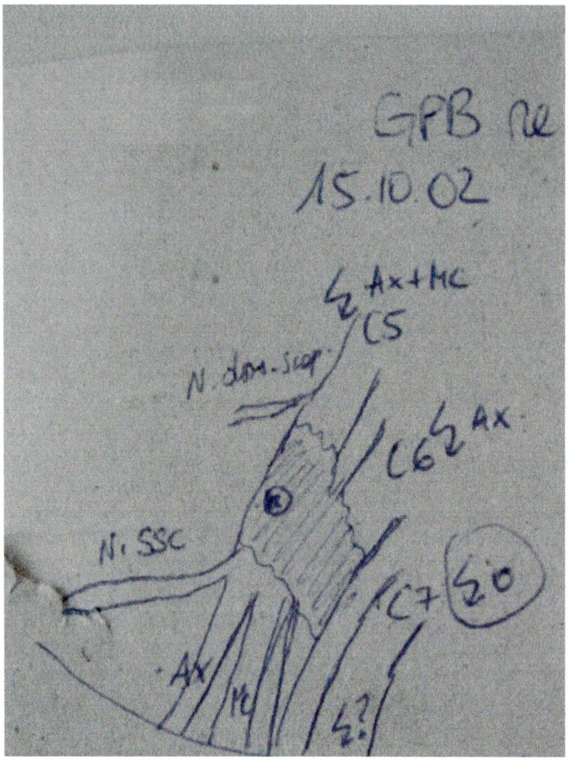
GPB re
15.10.02
Ax+Mc
C5
N. dors. scap
C6
Ax
N. SSC
C7
Ax
Mc

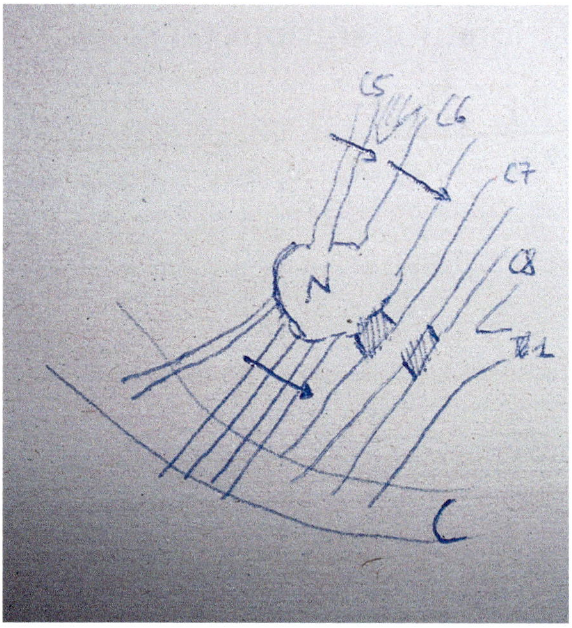
C5
C6
C7
C8
N
C

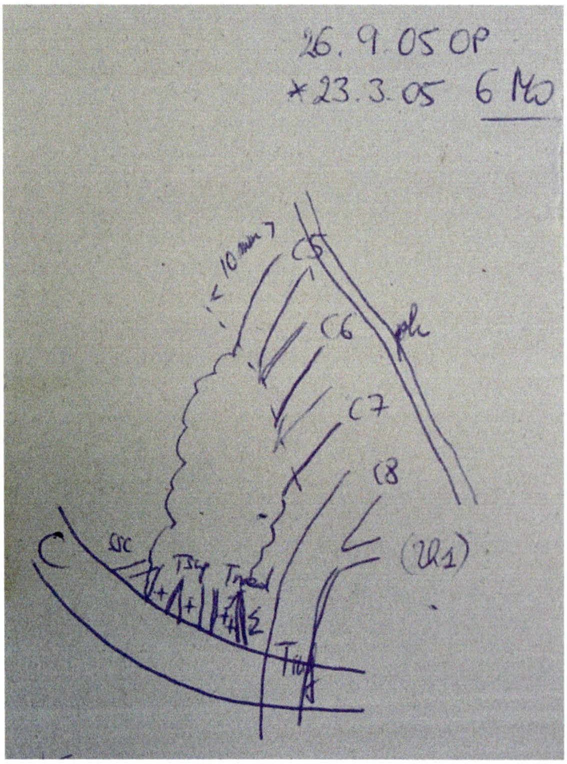
26. 9. 05 OP
*23.3.05 6 Mo
C5
C6
ph
C7
C8
C

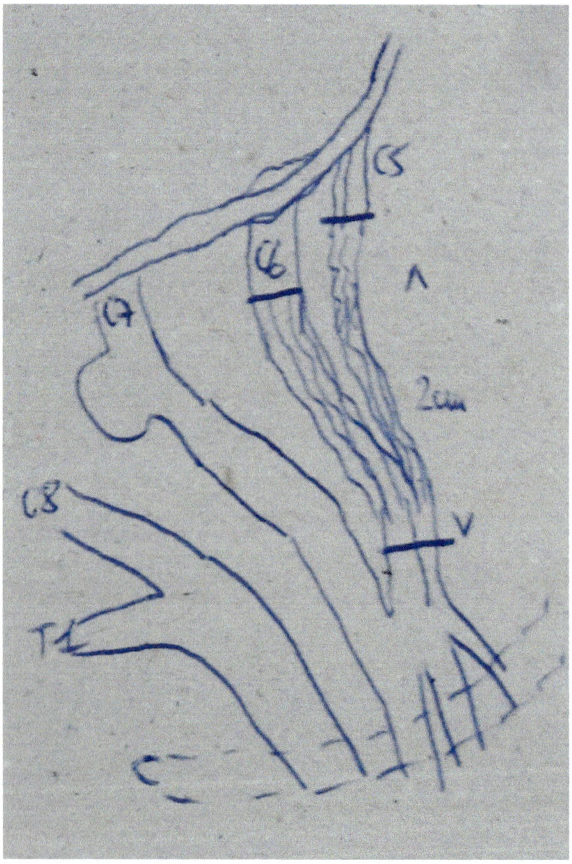
C5
C6
C7
2cm
C8
T1

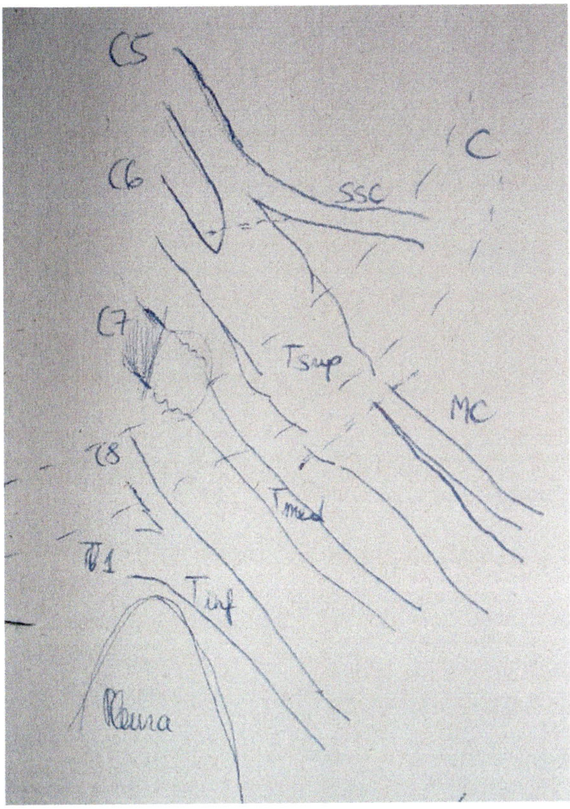
C5
C6
C
SSC
C7
Tsup
MC
C8
Tmed
T1
Tinf
Pleura

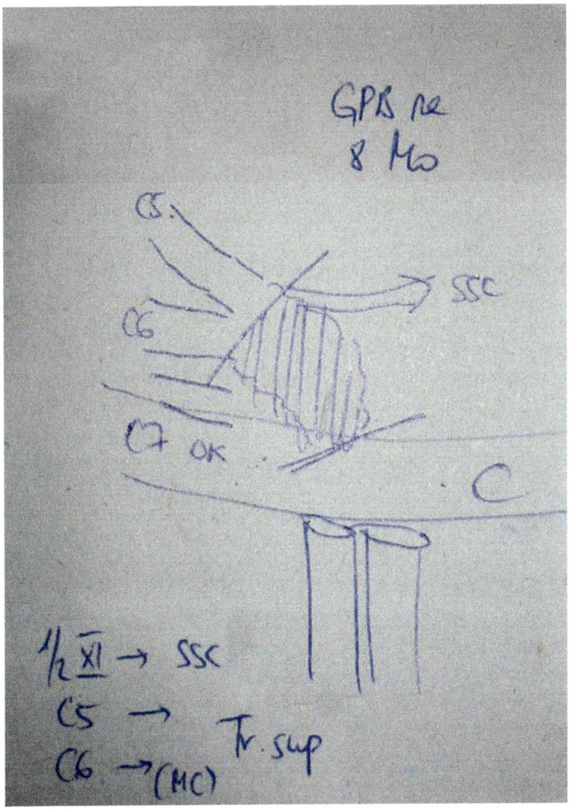
GPB re
8 Mo
C5
C6
SSC
C7 OK
C
1/2 XI → SSC
C5 →
C6 → (MC)
Tr. sup

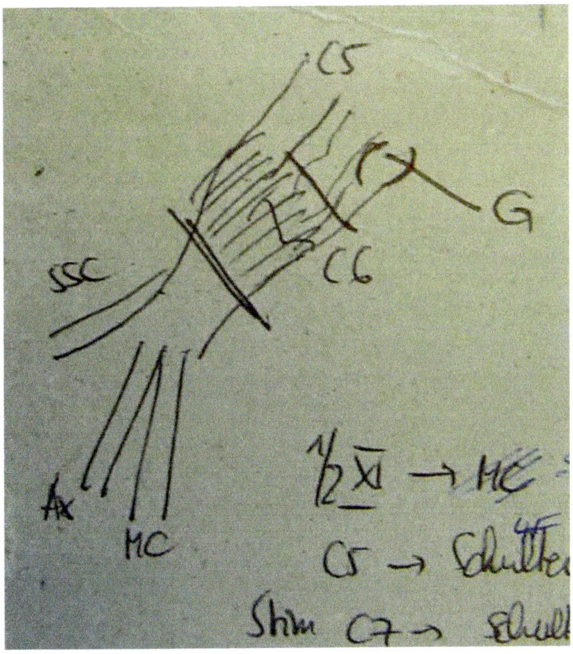
C5
C7
G
C6
SSC
Ax
MC
1/2 XI → MC

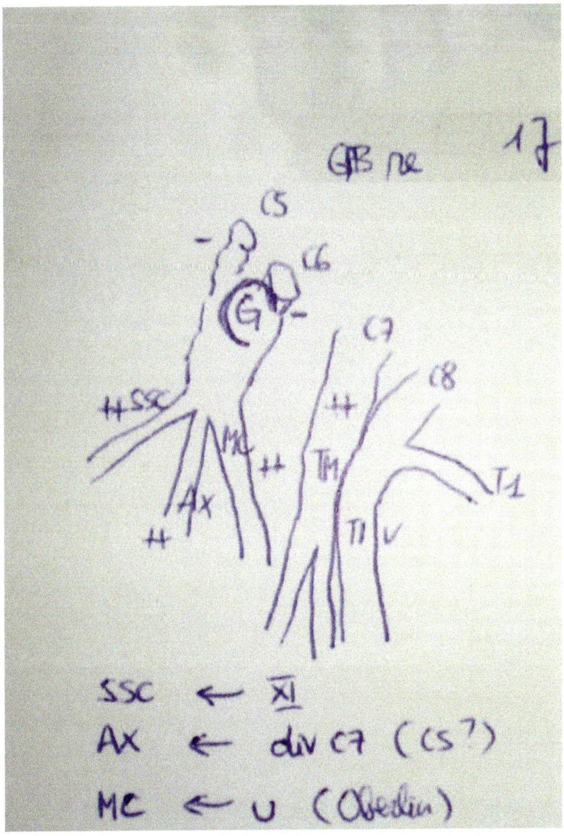
GPB re
17
C5
C6
G
C7
C8
SSC
MC
Ax
TM
TI
T1
SSC ← XI
Ax ← div C7 (C5?)
MC ← U (Oberlin)

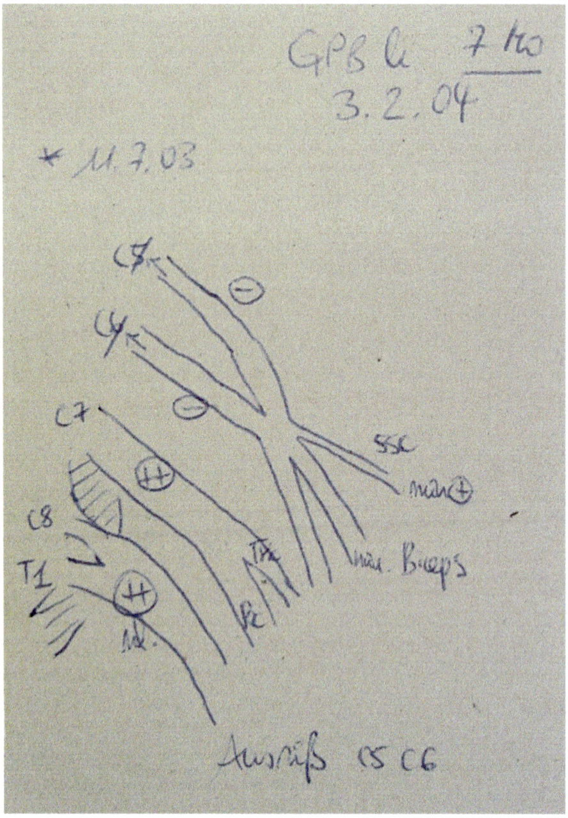
GPB li 7 Mo
3.2.04
* 11.7.03
C5
C6
C7
C8
T1
SSC
Ausriß C5 C6

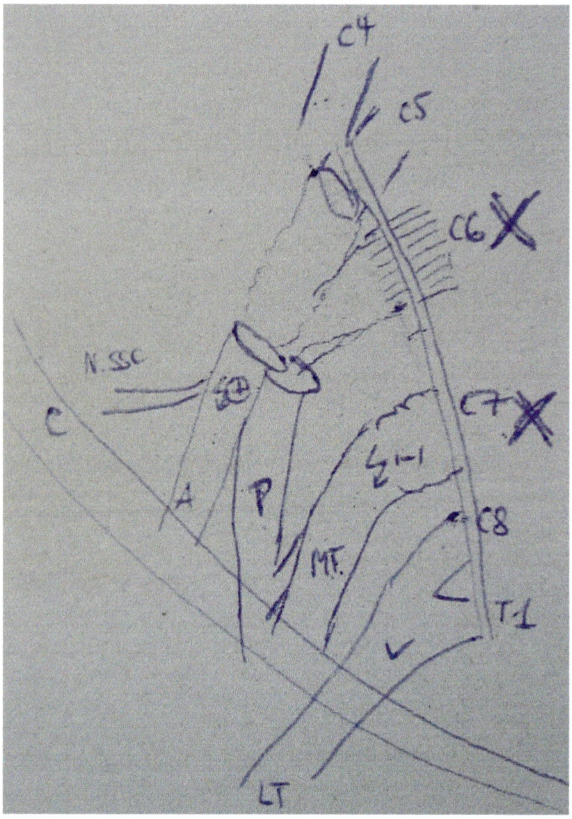
C4
C5
C6
C7
C8
T1
N. SSC
C
A
P
MT.
LT

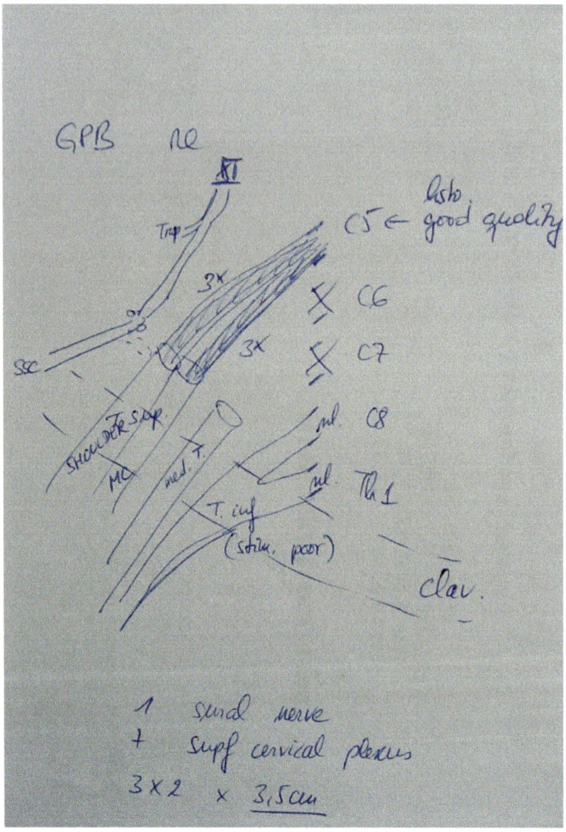
GPB re
XI
Trap
C5 ← listo good quality
C6
C7
C8
Th1
SSC
3x
T. inf (stim. poor)
Clav.
1 sural nerve
+ supf cervical plexus
3 x 2 × 3,5 cm

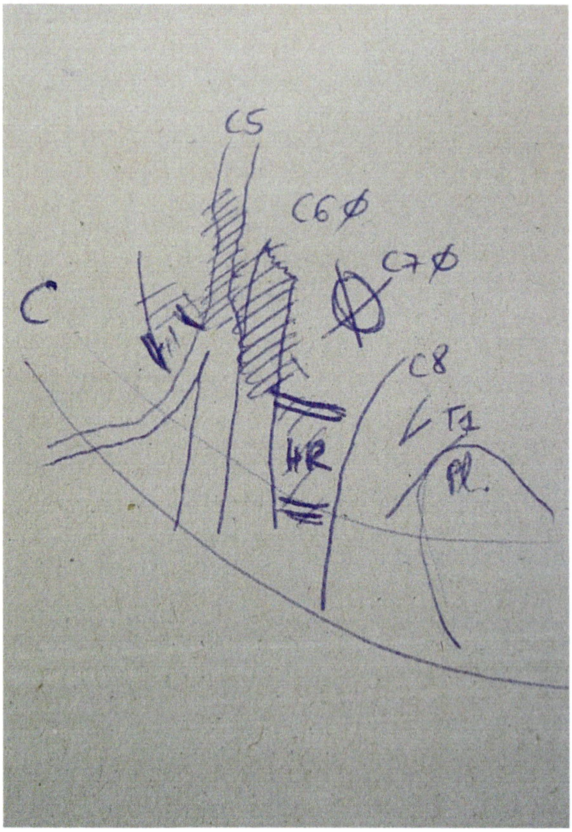
C5
C6 Ø
C7 Ø
C8
T1
C
HR
Pl.

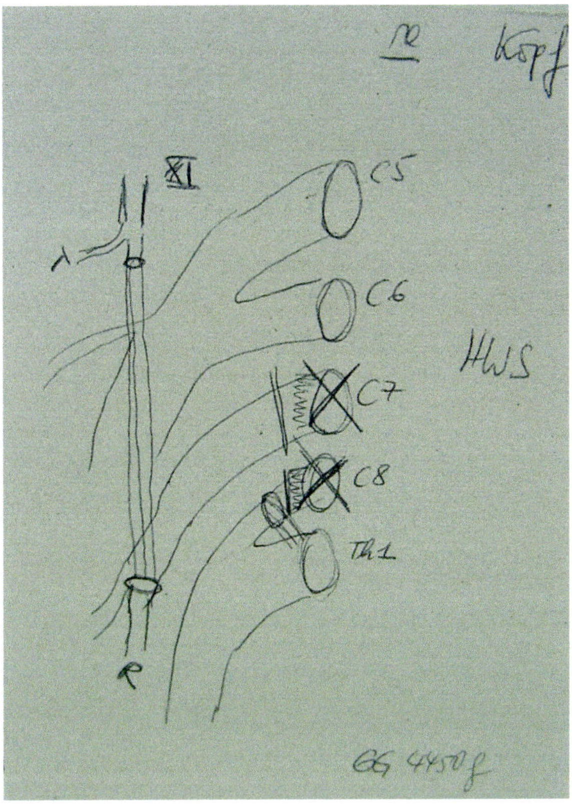
re
Kopf
XI
C5
C6
HWS
C7
C8
Th1

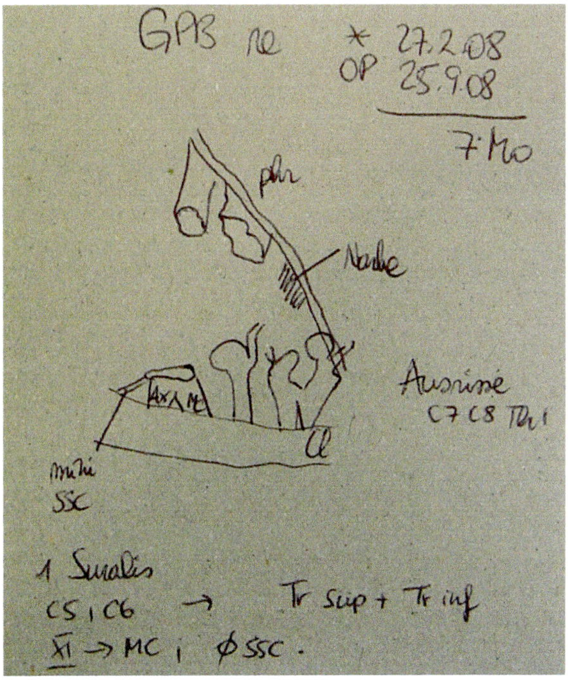
GPB re
* 27.2.08
OP 25.9.08
7 Mo
phr
Narbe
Ausrisse
C7 C8 Th1
Cl
SSC
1 Suralis
C5, C6 → Tr sup + Tr inf
XI → MC, Ø SSC.

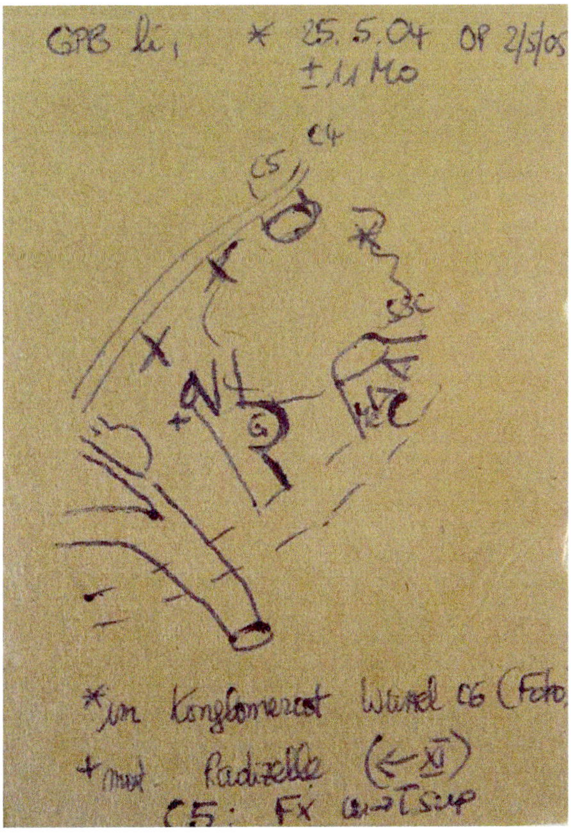
GPB li, * 25.5.04 OP 2/5/05
± 11 Mo
C4
C5
SSC
*im Konglomerat Wurzel C6 (Foto)
+ mit Radizelle (← XI)
C5: Fx ↔ T sup

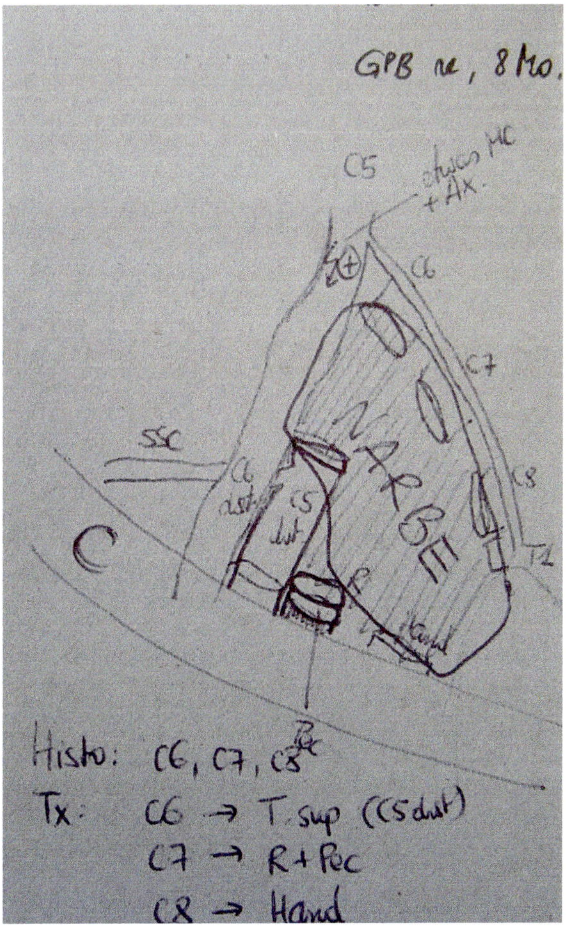
GPB re, 8 Mo.
C5
etwas MC + Ax.
C6
C7
C8
T1
SSC
NARBE
C6 dist
C5 dist
Histo: C6, C7, C8
Tx: C6 → T. sup (C5 dist)
C7 → R + Pec
C8 → Hand

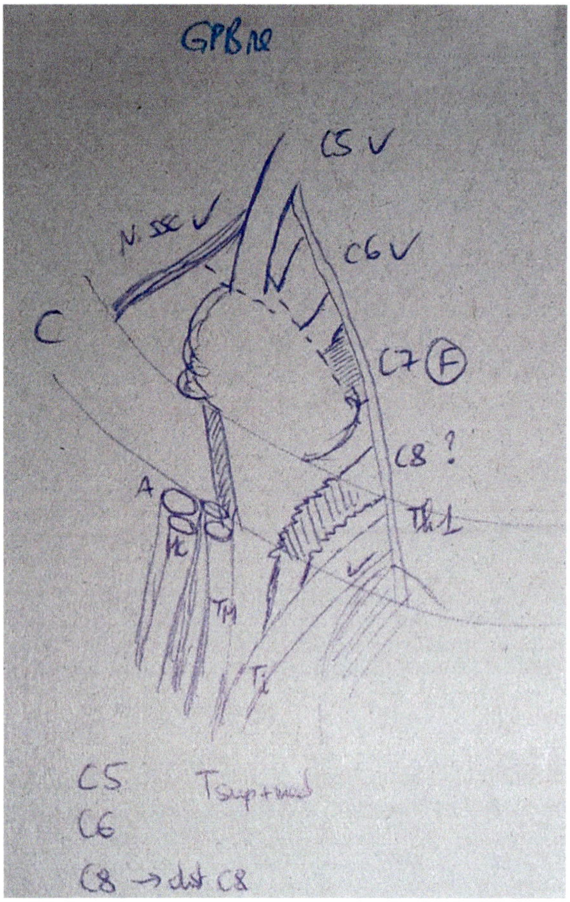
GPB re
C5 ✓
N. ssc ✓
C6 ✓
C
C7 (F)
C8 ?
A
TM
C5
C6
C8 → dist C8

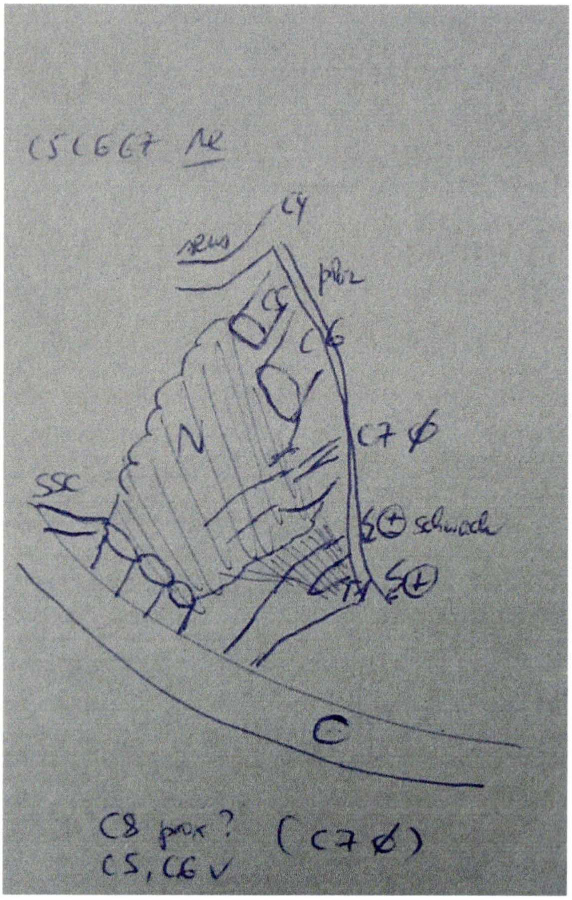
C5 C6 C7 re
C4
C6
N
C7 ⌀
SSC
C
C8 prox ? (C7 ⌀)
C5, C6 ✓

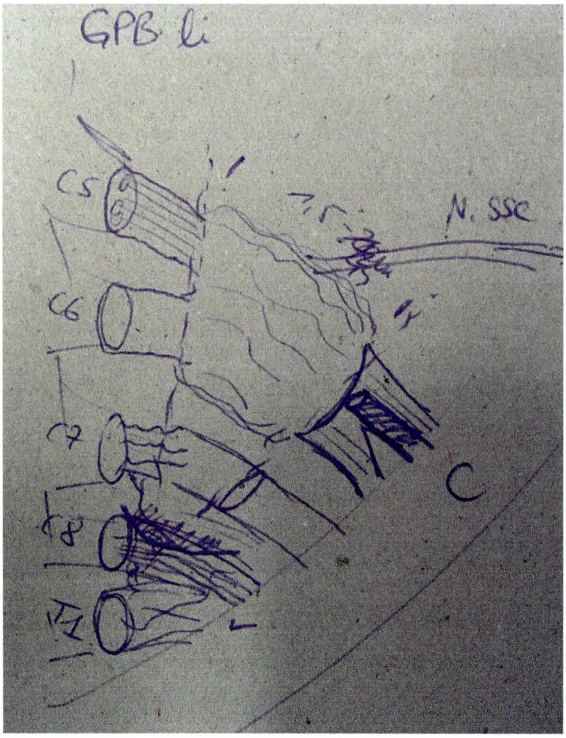
GPB li
C5
N. ssc
C6
C7
C8
T1
C

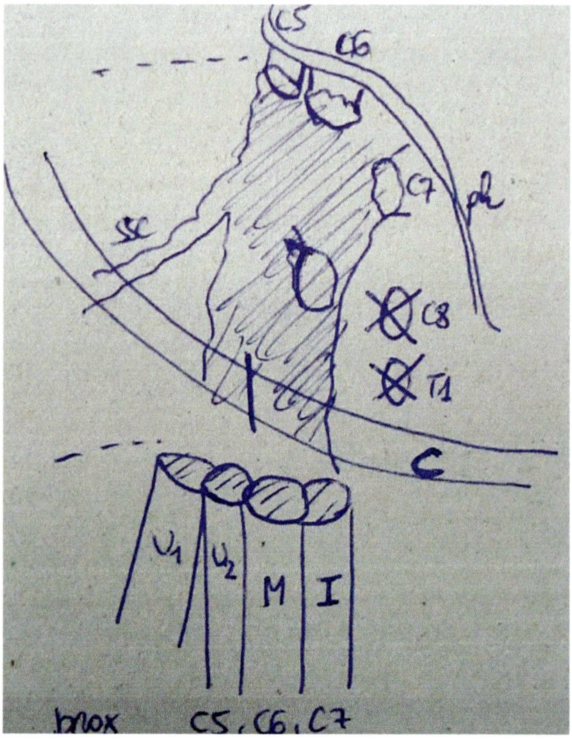
C5
C6
C7
SSC
C8
T1
C
U1
U2
M
I
prox C5, C6, C7

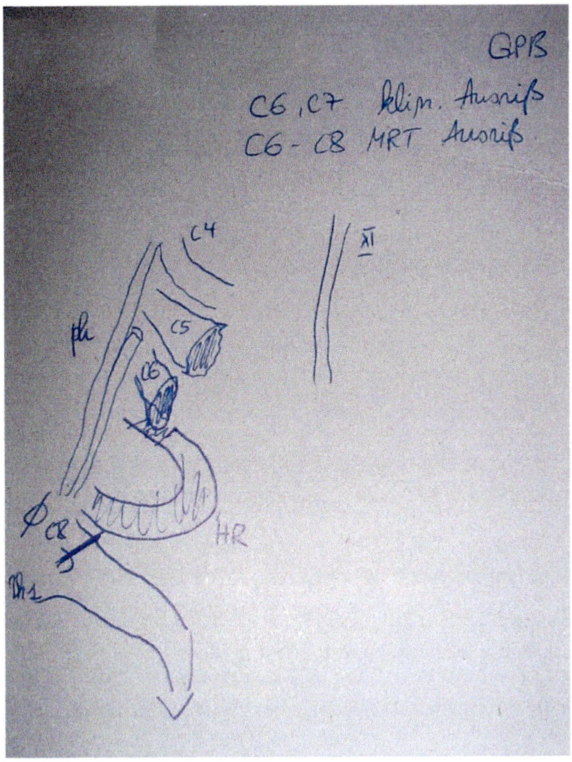
GPB
C6, C7 klin. Ausriß
C6 - C8 MRT Ausriß
C4
XI
C5
C6
C8
HR

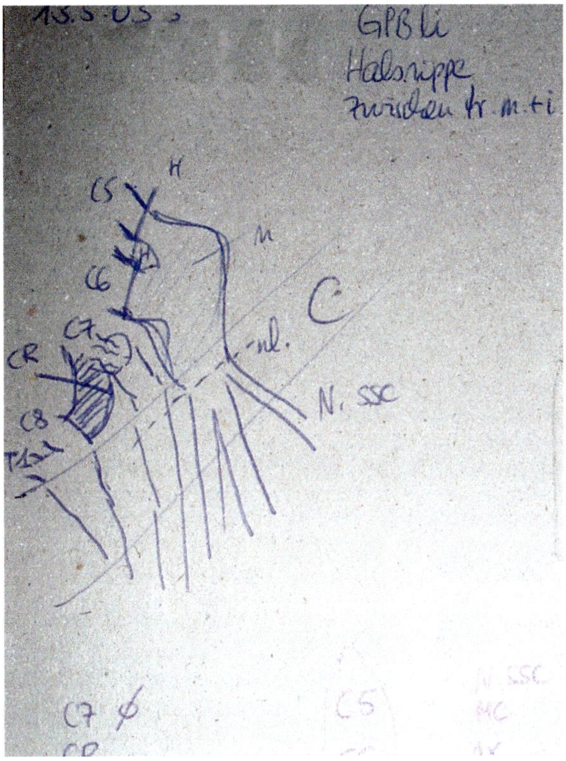
GPB li
Halsrippe
H
C5
C6
M
C7
CR
C8
C
N. SSC
C7 ∅
C5

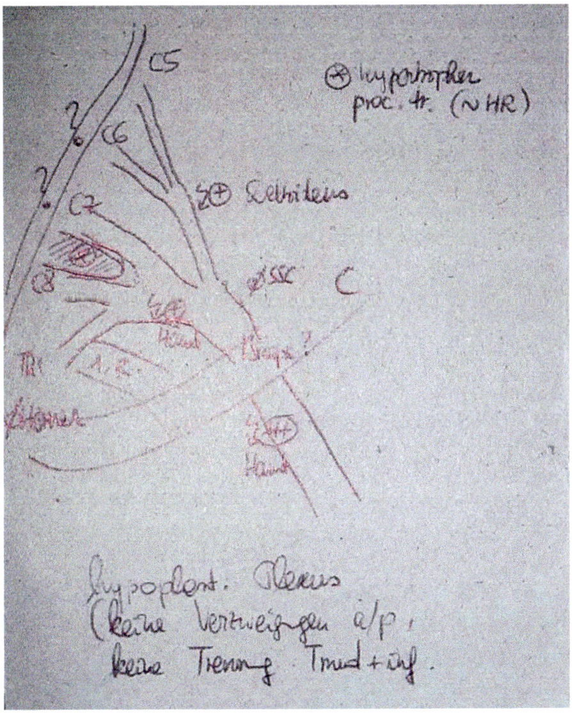
C5
C6
C7
C8
proc. tr. (~HR)
C
hypoplast. Plexus

Stichwortverzeichnis

N

O

P

V

W

Z

Printed by Printforce, the Netherlands